COMER
— PARA —
VENCER
DOENÇAS

COMER
VENCER
DOENÇAS

DR. WILLIAM W. LI

COMER PARA VENCER DOENÇAS

AS NOVAS EVIDÊNCIAS CIENTÍFICAS
DE COMO O SEU CORPO É CAPAZ
DE SE CURAR

Tradução
GUILHERME MIRANDA

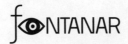

Copyright © 2019 by William W. Li, MD
Publicado mediante acordo com Grand Central Publishing, Nova York, NY, EUA.
Todos os direitos reservados.

O selo Fontanar foi licenciado para a Editora Schwarcz S.A.

Grafia atualizada segundo o Acordo Ortográfico da Língua Portuguesa de 1990,
que entrou em vigor no Brasil em 2009.

TÍTULO ORIGINAL Eat to Beat Disease: The New Science of How Your Body Can Heal Itself

CAPA Eduardo Foresti

PREPARAÇÃO Maria Fernanda Alvares

ÍNDICE REMISSIVO Luciano Marchiori

REVISÃO Carmen T. S. Costa e Clara Diament

Dados Internacionais de Catalogação na Publicação (CIP)
(Câmara Brasileira do Livro, SP, Brasil)

William W. Li
    Comer para vencer doenças : As novas evidências cien-
tíficas de como o seu corpo é capaz de se curar / William
W. Li ; tradução Guilherme Miranda. — 1ª ed. — São Paulo :
Fontanar, 2019.

    Título original: Eat to Beat Disease : The New Science of
How Your Body Can Heal Itself.
    ISBN 978-85-8439-147-9

    1. Alimentação 2. Dietoterapia – Obras populares 3.
Doenças induzidas pela nutrição – Prevenção 4. Nutrição – Obras populares I. Título.

19-28604   CDD-613.2

Índice para catálogo sistemático:
1. Alimentação e saúde : Nutrição 613.2

Maria Paula C. Riyuzo – Bibliotecária – CRB-8/7639

[2019]
Todos os direitos desta edição reservados à
EDITORA SCHWARCZ S.A.
Rua Bandeira Paulista, 702, cj. 32
04532-002 — São Paulo — SP
Telefone: (11) 3707-3500
facebook.com/Fontanar.br

*Este livro é dedicado a minha família,
meus mentores e aos pacientes que me inspiraram
a trazer o futuro da saúde para mais perto
daqueles que precisam de ajuda hoje.*

Sumário

Introdução 9

PARTE I — PROGRAMADO PARA A SAÚDE: OS SISTEMAS NATURAIS
DE DEFESA DO NOSSO CORPO 21
1. Angiogênese 25
2. Regeneração 39
3. Microbioma 59
4. Proteção do DNA 81
5. Imunidade 99

PARTE II — COMER PARA VENCER DOENÇAS: AS EVIDÊNCIAS
A FAVOR DO ALIMENTO COMO REMÉDIO 121
6. Deixe sua doença com fome, alimente sua saúde 125
7. Regenere sua saúde 158
8. Alimente seu ecossistema interno 190
9. Direcione seu destino genético 224
10. Ative seu centro de comando imunológico 255

PARTE III — PLANEJE, ESCOLHA E AJA: COLOQUE A COMIDA PARA
TRABALHAR 287
11. A estrutura 5 × 5 × 5: comer para vencer doenças 291
12. Repensando a cozinha 317

13. Alimentos excepcionais 337
14. Guia modelo de refeições e receitas 350
15. Doses de alimentos 389

Epílogo: nota sobre a ciência 415

Agradecimentos 419
Apêndice A — Planilha diária 5 × 5 × 5 423
Apêndice B — Avalie seus riscos 432
Notas 449
Índice remissivo 500

Introdução

Estamos diante de uma encruzilhada no combate às doenças. Todos temos uma oportunidade enorme para assumir o controle de nossa vida usando o alimento para transformar nossa saúde. Podemos decidir sobre o que comer e beber com base nas evidências científicas obtidas em testes de alimentos com os mesmos sistemas e métodos usados para descobrir e desenvolver remédios. Os dados gerados quando estudamos alimentos como se fossem remédios mostram claramente que o alimento pode influenciar nossa saúde de modo benéfico e específico.

Primeiro, um pouco sobre mim. Sou médico, especialista em clínica médica e pesquisador. Na faculdade, estudei bioquímica (hoje chamada de biologia molecular e celular) e passei a primeira metade da carreira imerso no mundo da biotecnologia. Nos últimos 25 anos, dirigi a Angiogenesis Foundation, uma organização sem fins lucrativos que cofundei em 1994 com uma única missão: melhorar a saúde global focando em um "denominador comum" compartilhado por muitas doenças: angiogênese, o processo que nosso corpo emprega para criar novos vasos sanguíneos.

Como cientista, sempre foi meu interesse e minha paixão encontrar denominadores comuns entre doenças. A maior parte da pesquisa médica é dedicada a explorar a individualidade da doença, buscando o que torna cada doença distinta das demais, na intenção de encontrar curas. Minha abordagem foi completamente oposta. Ao buscar aspectos em comum entre muitas doenças e questionar se esses aspectos poderiam levar a novos tratamentos, descobri que é possível obter avanços não apenas em uma doença, mas em muitas ao mesmo tempo.

No começo da minha carreira, decidi estudar angiogênese. Os vasos sanguíneos são essenciais para a saúde porque transportam oxigênio e nutrientes a todas as células do nosso corpo. Meu mentor, Judah Folkman, foi um brilhante cientista-cirurgião em Harvard que primeiro teve a ideia de que se ocupar dos vasos sanguíneos que alimentavam o câncer poderia ser uma forma totalmente nova de tratar a doença. A angiogênese falhada não é um problema apenas no caso do câncer, mas um denominador comum em mais de setenta doenças diferentes, incluindo algumas das que mais matam no mundo: doença cardíaca, acidente vascular cerebral, diabetes, doença de Alzheimer, obesidade e outras. Em 1993, tive uma inspiração: e se controlar o desenvolvimento de vasos sanguíneos pudesse ser uma perspectiva única para tratar de todas essas doenças graves?

Esse trabalho é precisamente o que a Angiogenesis Foundation tem feito ao longo dos últimos 25 anos, em parceria com uma longa lista de colegas e apoiadores incríveis. Coordenamos pesquisas e defendemos novos tratamentos tomando essa via de denominador comum. Trabalhamos com mais de trezentos dos mais brilhantes cientistas e médicos da América do Norte, da Europa, da Ásia, da Austrália e da América Latina; mais de cem empresas inovadoras em biotecnologia, equipamentos médicos e tecnologias diagnósticas e de imagem; bem como líderes visionários dos Institutos Nacionais de Saúde dos Estados Unidos, da Food and Drug Administration (FDA) e das principais sociedades médicas de todo o mundo.

Alcançamos um grande sucesso. Coordenando esforços coletivos, foi criado um novo campo da medicina conhecido como terapia baseada em angiogênese. Alguns dos tratamentos inovadores impedem que os vasos sanguíneos cresçam em tecidos adoecidos, como no caso do câncer ou de doenças que provocam cegueira, como degeneração macular neovascular relacionada à idade e retinopatia diabética. Outros tratamentos que alteraram a prática médica estimulam vasos sanguíneos novos a curar tecidos vitais, como em úlceras varicosas e diabéticas das pernas. Hoje, já são mais de 32 medicamentos, equipamentos médicos e produtos de tecidos baseados na angiogênese e aprovados pela FDA.

Esses tratamentos, antes meras ideias, transformaram-se em novos padrões importantes de cuidado em oncologia, oftalmologia e tratamento de lesões, ajudando pacientes a levar uma vida melhor e mais longa. Trabalhamos até com veterinários e desenvolvemos novos tratamentos que ajudaram a salvar a vida de cachorros de estimação, golfinhos, peixes de coral, aves de rapina, um rinoceronte e até um urso-polar. Tenho orgulho de ter participado desses avanços e, considerando os mais de 1500 testes clínicos sobre angiogênese em andamento, outros certamente ainda estão por vir.

Mas, apesar de todo o sucesso, o fato desanimador é que a quantidade de novas doenças está disparando. As maiores ameaças à saúde para as pessoas de todo o mundo são as doenças não transmissíveis, que incluem câncer, doença cardíaca, acidente vascular cerebral, diabetes, obesidade e doenças neurodegenerativas. Todos conhecem alguém na vida que tenha sofrido de uma dessas doenças. Segundo a Organização Mundial da Saúde (OMS), as doenças cardiovasculares mataram 17,7 milhões de pessoas em 2015; o câncer, 8,8 milhões; e o diabetes, 1,8 milhão.

Mesmo com inovações extraordinárias em tratamentos e aprovações pela FDA, apenas o tratamento não é uma solução duradoura para doenças não transmissíveis, em parte por causa do ônus estratosférico dos novos medicamentos. Pode custar mais de 2 bilhões de dólares para desenvolver um único novo fármaco biotecnológico. O custo de alguns dos medicamentos mais recentemente aprovados pela FDA é assombroso, variando de 200 mil dólares por ano a mais de 900 mil dólares por ano em alguns casos. Como poucos podem bancar esses preços altos, os tratamentos mais avançados não chegam a todos que precisam, ao mesmo tempo que a população idosa fica cada vez maior e continua adoecendo.

Por si sós, os tratamentos medicamentosos não são capazes de nos manter saudáveis. A questão, então, passa a ser: como podemos fazer um trabalho melhor de prevenção de doenças antes de termos de curá-las? Uma resposta moderna: comendo. Todos os médicos sabem que a má alimentação está relacionada a doenças evitáveis, e a comida está se tornando um tópico de relevância ainda maior na comunidade médica. Algumas faculdades de medicina de ponta até chegaram a acrescentar aulas de culinária em seus currículos. O alimento é facilmente acessível e as intervenções alimentares não dependem de tratamentos farmacêuticos caros.

São poucos os médicos que sabem falar com seus pacientes sobre uma dieta saudável. Isso não é culpa dos médicos em especial, mas sim um efeito colateral de como recebem pouca educação nutricional. De acordo com David Eisenberg, professor da Harvard T. H. Chan School of Public Health, apenas uma em cada cinco faculdades de medicina nos Estados Unidos exige que seus alunos façam uma disciplina de nutrição. Em média, as faculdades de medicina oferecem apenas dezenove horas letivas sobre nutrição, e poucos são os cursos de especialização em nutrição para médicos que já atuam na profissão.

Para agravar esse problema, os diferentes ramos da ciência que estudam alimentação e saúde tradicionalmente atuam de maneira independente, como campos separados. Tecnólogos em alimentos estudam as propriedades químicas e físicas de substâncias comestíveis. Pesquisadores de ciências da vida estudam organismos vivos, incluindo os humanos. Epidemiologistas estudam populações do mundo real. Cada campo contribui com perspectivas e ideias importantes, mas raramente se reúnem para responder a questões práticas sobre quais alimentos e bebidas podem ser responsáveis por um benefício à saúde do corpo humano, em que quantidades e o que há dentro de um alimento específico que gera esse efeito.

O que isso tudo significa é que seu médico, ainda que munido de competências aprofundadas e de um conhecimento inestimável sobre medicina, pode não ser versado em aconselhar você sobre o que comer para que sua saúde vença a doença.

Presenciei as consequências disso em primeira mão em minha prática médica. Quando estava cuidando de pacientes mais velhos em um hospital para veteranos de guerra, sempre me questionava sobre o que havia acontecido com o corpo deles. Esses pacientes, em sua maioria homens, eram no passado exemplos da forma física perfeita, treinados como guerreiros para lutar por seu país. Décadas depois, ao atendê-los, muitos estavam com sobrepeso, quando não propriamente obesos, diabéticos, devastados por doenças cardíacas e pulmonares terríveis e, com muita frequência, câncer.

Como médico deles, eu dava a notícia de um diagnóstico terrível. Eles me perguntavam: *É muito ruim? Qual é o tratamento? Quanto tempo tenho de vida?*. Eu dava minha melhor estimativa. Depois, ao saírem do consultório, quase todos viravam para me perguntar: "Ei, doutor, o que posso comer para ajudar meu corpo?".

Eu não tinha resposta para essa pergunta — porque não tinha sido ensinado ou treinado sobre como responder. Isso me pareceu errado, e assim começou a jornada em busca das respostas que me levaram a escrever este livro.

Para entender os benefícios do alimento para a saúde, precisamos antes entender a definição de *saúde*. Para a maioria das pessoas, saúde é a ausência de doença. Mas é muito mais que isso. Na realidade, a definição de saúde precisa de uma grande atualização.

O que está claro é que nossa saúde é um estado ativo, protegido por uma série de sistemas extraordinários de defesa do corpo que agem em capacidade total, desde o nascimento até nosso último dia de vida, mantendo nossas células e órgãos funcionando perfeitamente. Esses sistemas de defesa da saúde são projetados em nosso corpo para nos proteger. Alguns são tão poderosos que conseguem até reverter doenças como o câncer. E, embora ajam como sistemas de defesa separados, também se apoiam e interagem uns com os outros. Esses sistemas de defesa são os denominadores comuns de saúde. Ao reorientar nossa visão sobre prevenção de doenças e nos concentrar nesses denominadores comuns, podemos desenvolver uma abordagem unificada para interceptar doenças antes que elas se instaurem. Isso pode ser tão poderoso quanto encontrar denominadores comuns para tratar doenças, como fizemos duas décadas atrás.

Cinco sistemas de defesa formam pilares fundamentais para sua saúde. Todos são influenciados pela alimentação. Quando sabemos o que comer para apoiar cada uma das defesas, descobrimos como usar a dieta para manter a saúde e vencer a doença.

Quando ensino outros médicos e estudantes sobre alimentação e saúde, uso a analogia de que o corpo é como uma fortaleza medieval, protegido não apenas por suas muralhas de pedra, mas por uma grande variedade de defesas internas inteligentes. Em castelos, inclusive, algumas dessas defesas, como o baluarte, a cova de lobo e o buraco assassino, não eram sequer aparentes antes da invasão inimiga. Pense em seus sistemas de defesa da saúde como as defesas ocultas da fortaleza corporal. Essas defesas curam o corpo de dentro para fora, de modo que agora é possível examinar sistematicamente como reforçar sua saúde.

Os cinco sistemas de defesa são angiogênese, regeneração, microbioma, proteção do DNA e imunidade.

ANGIOGÊNESE

Noventa e seis mil e quinhentos quilômetros de vasos sanguíneos percorrem nosso corpo e transportam oxigênio e nutrientes a todas as células e órgãos. A angiogênese é o processo pelo qual esses vasos sanguíneos se formam. Alimentos como soja, chá verde, café, tomate, vinho tinto, cerveja e até queijos duros podem influenciar o sistema de defesa da angiogênese.

REGENERAÇÃO

Alimentado por mais de 750 mil células-tronco distribuídas pela medula óssea, pulmões, intestino e quase todos os órgãos, nosso corpo se regenera todos os dias. Essas células-tronco mantêm, reparam e regeneram o corpo durante toda a vida. Alguns alimentos, como chocolate amargo, chá preto e cerveja, podem mobilizá-las e nos ajudar a nos regenerar. Outros, como batata-roxa, podem matar células-tronco mortais que desencadeiam o crescimento do câncer.

MICROBIOMA

Quase 40 trilhões de bactérias habitam nosso corpo, a maioria das quais atua em defesa de nossa saúde. Essas bactérias não apenas produzem metabólitos benéficos à saúde a partir dos alimentos que engolimos e entregamos ao nosso intestino, mas também controlam nosso sistema imunológico, influenciam a angiogênese e até ajudam a produzir hormônios que influenciam nossa função social e cerebral. Podemos estimular nosso microbioma comendo alimentos como *kimchi*, chucrute, queijo cheddar e pão de fermentação natural.

PROTEÇÃO DO DNA

O DNA é nossa planta genética, mas também é projetado para ser um sistema de defesa. Ele tem mecanismos surpreendentes de reparo que nos protegem contra danos causados por radiação solar, produtos químicos de uso doméstico, estresse, débito de sono, má alimentação, entre outros ataques. Alguns alimentos podem não apenas incentivar o DNA a se autorreparar como também ativar genes benéficos e desativar os prejudiciais, enquanto outros alongam nossos telômeros, que protegem o DNA e retardam o envelhecimento.

IMUNIDADE

O sistema imunológico defende nossa saúde de maneiras sofisticadas muito mais complexas do que acreditávamos antes. Ele é influenciado pelo intestino e pode ser manipulado para atacar e eliminar o câncer, inclusive em idosos. Descobertas recentes mudaram completamente nossa compreensão do sistema imunológico. Alimentos como amoras, nozes e romãs podem ativar o sistema imunológico, enquanto outros podem desacelerar suas atividades e ajudar a reduzir os sintomas de doenças autoimunes.

Este livro foi escrito para oferecer o conhecimento e as ferramentas para tomar decisões melhores ao escolher o que comer a cada dia. Ele tem o objetivo de ajudar você a viver mais comendo alimentos de que realmente gosta. Se você está em forma e com boa saúde, e quer continuar assim, este livro é para você. Se está começando a sentir o peso da idade e quer evitar a deterioração e afastar doenças crônicas, este livro é para você. Se é uma dos milhões de pessoas vivendo com doenças cardíacas, diabetes, doenças autoimunes ou outra doença crônica, este livro é para você. E, se você está combatendo ativamente uma doença temida como o câncer, ou se tem alta probabilidade de um dia vir a sofrer de alguma devido ao seu histórico familiar, este livro é para você.

Quero deixar claro que este livro não apresenta uma "dieta absoluta". Se você estiver seguindo um regime alimentar para perder peso, lidar com uma intolerância a glúten, controlar sua glicemia, retardar a doença de Alzheimer ou reverter uma doença cardíaca, você precisa saber que minha intenção não é substituir essas dietas específicas, mas sim apresentar evidências e recomendações científicas sobre alimentos que é bom incorporar em seu plano, escolhas que tornarão o plano ainda melhor. Também incluí algumas receitas saborosas para ajudá-lo a fazer exatamente isso.

Todo mundo tem medo de doenças. Se sua intenção é permanecer saudável e, especialmente, se está lutando contra alguma doença, é melhor ter informações confiáveis com base em ciência e fatos, além de medidas práticas que possa tomar agora para melhorar sua situação. Os conselhos sobre alimentos presentes neste livro não pretendem substituir um bom cuidado médico. Não sou daqueles médicos que rejeitam a biomedicina ocidental e sugerem que o alimento é a solução mágica. Muito pelo contrário: quando o assunto é diagnóstico e tratamento, meu treinamento e minha experiência em clínica médica orientam meu uso criterioso da medicina baseada em evidências, incluindo cirurgias e medicamentos de ponta.

O que falta no kit de ferramentas da maior parte dos médicos é a habilidade de orientar as pessoas, quer estejam saudáveis quer não, sobre de que maneira usar o alimento como forma de resistir a doenças. Quantas pessoas você conhece que perguntaram ao médico sobre o que deveriam comer para ter mais saúde e receberam como resposta um olhar inexpressivo ou a resposta desdenhosa "coma o que quiser"? Este livro oferece um conjunto muito diferente de respostas, que proporciona autonomia ao paciente.

Comer para vencer doenças tem três partes. Na primeira parte, relato a história fascinante do poder dos sistemas de defesa da saúde, como foram descobertos, como funcionam e como podemos tirar proveito de seus poderes de cura. Ainda mais animador, agora os cientistas estão estudando os alimentos com os mesmos métodos e ferramentas usados para estudar farmacoterapias. Na segunda parte, revelo os alimentos que ativam os sistemas de defesa da saúde, incluindo algumas surpresas. Exponho a pesquisa extraordinária sobre mais de duzentos alimentos que promovem a saúde, com alguns resultados de cair o queixo. Na terceira parte, apresento maneiras fáceis e práticas de incorporar esses alimentos em sua vida. Elaborei uma ferramenta flexível chamada estrutura 5 × 5 × 5 que facilita reforçar sua saúde escolhendo a cada dia os alimentos que você ama.

Para aproveitar este livro ao máximo, recomendo que primeiro o leia uma vez, do início ao fim, para ter uma noção completa de como se alimentar para derrotar doenças. Você vai aprender sobre as defesas da saúde, os alimentos e por que e como ingeri-los.

Em seguida, reveja as muitas tabelas e gráficos que incluí para resumir as diferentes comidas (e bebidas) e como elas influenciam sua saúde positivamente. Fique de olho nos alimentos que você sabe que gosta, e naqueles que ainda não conhece mas está disposto a provar. Você *sempre* deve comer alimentos de que gosta e que interessam a você.

Quando estiver pronto, volte à terceira parte, mas agora com papel e caneta na mão. Faça sua lista personalizada de alimentos favoritos e complete a Planilha Diária 5 × 5 × 5 no Apêndice A, como descrito no capítulo 11. Depois é só partir para o abraço: use sua planilha para fazer as escolhas do que vai comer por dia para derrotar as doenças.

Não existe nenhuma "solução mágica" para nenhuma doença nem para a saúde geral ou a longevidade. Não há um fator único na vida que previna doenças. Mas minha pesquisa mostra que temos algo ainda melhor. Sempre há uma maneira de melhorar nosso sistema de defesa para que o corpo possa se curar. Essas revelações nos dizem que subestimamos drasticamente nosso poder de transformar e restaurar nossa saúde.

Se seu objetivo é estender o número de anos saudáveis que tem pela frente, suas escolhas alimentares podem virar o jogo a seu favor. Ao fortalecer seus sistemas de defesa e mantê-los em boa forma, você vai ter uma chance maior de derrotar as doenças e estender não apenas a duração, mas também a qualidade da sua vida.

As decisões que você toma sobre sua alimentação diária ao longo da vida oferecem oportunidades perfeitas para se manter saudável ao mesmo tempo que aproveita a vida. Assim como tomar o cuidado extra de trancar as portas antes de ir para a cama à noite ou confirmar se o gás está desligado antes de sair de casa, tomar medidas deliberadas no que diz respeito à alimentação é uma simples questão de bom senso. Em combinação com atividade física, sono de boa qualidade, controle do estresse e fortes laços sociais, sua dieta pode ajudá-lo a atingir seu potencial máximo de saúde.

Vivemos em um momento de progresso científico gigantesco e empolgante, de modo que a boa saúde deveria estar ao alcance da maioria. Contudo, milhões ainda sofrem e morrem de doenças crônicas que poderiam ter sido evitadas, apesar de todos os tratamentos de ponta inventados. Somando os custos crescentes dos tratamentos de saúde e o meio ambiente cada vez mais tóxico e desequilibrado, uma saúde melhor é uma questão de igualdade que afeta a todos. O custo esmagador da assistência médica não para de crescer, criando uma situação precária em que todo o sistema de medicina moderna fica à beira do colapso. A única forma de reduzir o custo da assistência médica de maneira inclusiva é diminuir o número de pessoas que adoecem.

Precisamos fazer nossa parte, e a melhor forma de tornar o mundo um lugar mais seguro é começar com as escolhas que você faz e as pessoas com quem se importa. Deixe de lado a ideia de que saúde é a ausência de doença e comece a comer para vencer as doenças todos os dias. *Bonne santé* e *bon appétit*.

PARTE I

PROGRAMADO PARA A SAÚDE
Os sistemas naturais de defesa do nosso corpo

Tuas forças naturais, as que estão dentro de ti,
serão as que curarão tuas doenças.
Hipócrates

Saúde não é simplesmente a ausência de doença. Saúde é um estado ativo. O corpo humano tem cinco sistemas de defesa: angiogênese, regeneração, microbioma, proteção do DNA e imunidade. Esses sistemas são responsáveis por manter nossa saúde e combater males constantes que enfrentamos diariamente como parte da vida — e nos curam quando incursões de doenças causam danos ao corpo. Ao descobrir como esses sistemas defendem seu corpo como uma fortaleza, você pode tirar proveito de seus poderes de cura para levar uma vida mais longa e saudável.

Cada um dos sistemas de defesa da saúde tem uma história fascinante de pesquisa e descoberta. Cada um é apoiado por uma sinfonia bem orquestrada de músicos: órgãos, células, proteínas, entre outros. Todos são denominadores comuns para prevenir não uma, mas muitas doenças. E todos esses cinco sistemas trabalham em conjunto para manter você em ótima saúde, desde o ventre da sua mãe até seu último suspiro. Junte-se a mim nos próximos cinco capítulos para conhecer esses sistemas e os benefícios que podem nos oferecer.

1. Angiogênese

Todas as pessoas têm cânceres crescendo no corpo. Todas, sem exceção.

Em estudos de autópsia com indivíduos que nunca receberam diagnóstico de câncer ao longo da vida, quase 40% das mulheres entre quarenta e cinquenta anos tinham tumores microscópicos na mama, cerca de 50% dos homens entre cinquenta e sessenta tinham cânceres microscópicos na próstata, e quase 100% das pessoas acima de setenta anos tinham cânceres microscópicos na glândula tireoide.[1] Tumores como esses se desenvolvem quando células saudáveis cometem erros naturais durante a divisão celular ou quando o DNA de uma célula sofre uma mutação causada por exposições ambientais. Todos os dias, podem ocorrer até 10 mil erros no DNA durante a divisão de células no corpo humano, o que faz da formação de cânceres algo não apenas comum mas inevitável.[2] No entanto, esses cânceres microscópicos são completamente inofensivos. A maioria nunca se torna perigosa. Eles começam minúsculos, menores do que a ponta de uma caneta esferográficas, e, se não conseguirem se expandir e invadir órgãos, não conseguem se propagar e matar.

O corpo humano tem um sistema de defesa incrível que mantém os cânceres microscópicos pequenos ao privá-los do suprimento sanguíneo e dos nutrientes de que precisariam para crescer — e você pode potencializar esse sistema de defesa com os alimentos que ingere. Mais de cem alimentos podem melhorar a capacidade do corpo de privar o câncer de suprimento e manter esses tumores pequenos e inofensivos, entre eles soja, tomate, framboesa negra, romã e até alguns surpreendentes, como alcaçuz, cerveja e queijo. As armas de defesa para manter esses tumores sob controle podem ser encontradas no mercado, na feira e no seu jardim.

O sistema de defesa que permite que nosso corpo intercepte o câncer dessa forma é chamado de angiogênese. A angiogênese é o processo usado pelo corpo para criar e manter vasos sanguíneos. Em circunstâncias normais, os vasos sanguíneos são sustentáculos da vida, fornecendo oxigênio e nutrientes vitais a todos os órgãos. Mas, quando são criados vasos sanguíneos anormais, eles podem alimentar esses cânceres microscópicos. Um sistema de angiogênese saudável regula quando e onde os vasos sanguíneos devem crescer e pode impedir que os tumores recrutem um suprimento sanguíneo particular para obter o oxigênio de que precisam para se expandir. Quando o corpo perde essa capacidade de controlar os vasos sanguíneos, diversas doenças podem surgir, incluindo o câncer.

Quando o sistema de angiogênese funciona corretamente, os vasos sanguíneos crescem no lugar certo na hora certa — nem demais, nem de menos, mas na quantidade perfeita. A manutenção desse equilíbrio perfeito no sistema circulatório está no centro de como a angiogênese defende a saúde mantendo-nos em um estado de homeostase. A homeostase é definida como a manutenção da estabilidade do corpo tendo em vista a função normal, ao mesmo tempo que se fazem ajustes às condições em constante mudança. A angiogênese representa um papel fundamental na criação e na manutenção de todo o sistema circulatório, bem como na adaptação a diversas situações ao longo da vida, a fim de proteger nossa saúde.

Por causa desse sistema poderoso de defesa da saúde que bloqueia naturalmente o suprimento sanguíneo para os tumores, o câncer não precisa ser uma doença.[3] Na segunda parte, vou contar como as evidências científicas mais recentes sobre angiogênese estão moldando nossa compreensão de quais alimentos podem ajudar o sistema de angiogênese a manter a homeostase e como você pode comer para privar o câncer de suprimento, criar vasos sanguíneos para alimentar o coração e prevenir doenças mortais para ter uma vida mais longa e saudável. Mas, para entender completamente como o alimento influencia a angiogênese e a sua saúde, vejamos antes a forma como os vasos sanguíneos trabalham a seu favor diariamente.

ANGIOGÊNESE EM AÇÃO

Dentro de você, existem 96,5 mil quilômetros de vasos sanguíneos cuja função é fornecer oxigênio e nutrientes para manter as células vivas. Esses vasos são vitais para nutrir os órgãos e proteger de doenças. Se todos os seus vasos sanguíneos fossem enfileirados, de uma extremidade à outra, eles dariam duas voltas na Terra. É impressionante, mas leva apenas sessenta segundos do momento em que seu coração bombeia uma gota de sangue para ela circular por todo o corpo e voltar.

Os vasos sanguíneos menores são chamados de capilares. São mais finos que um fio de cabelo e o corpo humano tem 19 bilhões deles. Os capilares têm uma relação peculiar com todas as outras células porque são o último elo na cadeia do sistema de fornecimento dos vasos sanguíneos para as células. Como eles são o fim da linha, quase todas as células no corpo ficam a menos de duzentos micrômetros de um capilar.[4] Isso é muito perto, não muito mais do que a largura de um fio de cabelo humano. Cada órgão tem sua própria densidade e padrão específico de capilares, dependendo do que o órgão faz e do fluxo sanguíneo de que ele precisa. Os músculos, por exemplo, têm uma demanda enorme de oxigênio, por isso precisam de quatro vezes mais suprimento sanguíneo do que os ossos, que atuam como suporte estrutural. Outros órgãos com alta demanda de fluxo sanguíneo são o cérebro, o coração, os rins e o fígado. Todos eles têm uma densidade capilar de incríveis 3 mil vasos por milímetro cúbico, trinta vezes mais que os ossos.

Sob o microscópio, os capilares parecem obras de arte, esculpidas para se encaixarem no órgão em que estão crescendo. Os capilares que alimentam a pele parecem fileiras de ganchos de velcro, com uma argola após a outra de vasos fornecendo o sangue que proporciona calor e cor à superfície corporal. Ao longo dos nervos, desde a medula espinal até a ponta dos dedos, os capilares correm feito linhas telefônicas alimentando neurônios e mantendo seus sentidos aguçados. No cólon, os capilares têm a bela forma geométrica de um favo de mel, para que possam se distender com o cólon quando ele se preenche de matéria digerida, ao mesmo tempo que fornecem o máximo de área de superfície para absorver e devolver líquidos à corrente sanguínea.

A importância da angiogênese para apoiar a vida é tão fundamental que começa no sistema reprodutivo, antes mesmo da concepção. Quando o esperma encontra um óvulo, o útero já está preparado com o endométrio, um revestimento de vasos sanguíneos novos prontos para receber e nutrir o óvulo fertilizado. Se não houver gravidez, esse revestimento é descamado mensalmente durante a menstruação. Se o óvulo fertilizado for implantado, os vasos sanguíneos atuam como as primeiras linhas de suprimento para o feto em desenvolvimento. Cerca de oito dias depois da implantação, um novo órgão vascular, a placenta, é criado para transportar sangue da mãe para o feto.[5] Nos nove meses seguintes, acontece uma sinfonia de angiogênese dentro do feto, formando todo um sistema circulatório do zero, e depois preenchendo todos os órgãos no corpo em desenvolvimento. Perto do fim da gestação, conforme o corpo se prepara para o parto, a placenta libera um fator antiangiogênico natural, chamado solução Flt-1, que retarda o desenvolvimento dos vasos sanguíneos. Essa capacidade de ativação, controle e desativação é característica do sistema de defesa da saúde angiogênico, não apenas para desenvolver a vida durante a gestação, mas para proteger nossa saúde por toda a vida.

A defesa angiogênica é um método de proteção de todos os animais com sistema circulatório, incluindo os humanos. Se você já sofreu um corte profundo, quer por uma cirurgia ou trauma, sem dúvida notou que a área machucada começa a passar por mudanças em questão de segundos, dando início a um processo que continua até a lesão cicatrizar. Se já ralou o joelho a ponto de sangrar e depois formar uma crosta, e arrancou essa casquinha cedo demais, você viu esse processo se desenrolando diante de seus olhos. Sob a crosta da ferida, o tecido estava vermelho-vivo e brilhante. Nessa área vermelha, milhares de novos vasos sanguíneos estavam crescendo para restaurar o tecido machucado de volta à saúde.

Ao ver esse processo, você está assistindo à angiogênese, que se inicia no tecido cicatrizado assim que o sangramento começa. O gatilho é a hipóxia, isto é, os níveis reduzidos de oxigênio, causados pela interrupção do fluxo sanguíneo normal na lesão. A falta de oxigênio é o sinal para criar mais vasos sanguíneos a fim de transportar mais oxigênio. A hipóxia faz com que as células lesionadas comecem a liberar sinais de proteína chamados fatores de crescimento, cujo trabalho é estimular a angiogênese. A inflamação é muito importante no começo da cicatrização. Células inflamatórias chamadas macrófagos e neutrófilos entram na ferida para limpar quaisquer bactérias e resíduos do machucado, e elas também liberam seus próprios fatores de crescimento angiogênicos, ampliando a resposta geradora do vaso sanguíneo.

A partir de então, vários acontecimentos se desenrolam no nível celular para a criação de vasos sanguíneos. Graças a células especiais que revestem as veias, chamadas células endoteliais, há uma equipe de resgate a postos para receber os sinais de fatores de crescimento, que instruem as células endoteliais a se movimentarem. Cerca de 1 trilhão de células endoteliais reveste o sistema circulatório, o que as torna o tipo de célula mais abundante no corpo humano. Pense em cada uma dessas células endoteliais como um motor de carro, conectado a uma ignição. Agora imagine os fatores de crescimento que foram liberados do local do ferimento como as chaves do carro. Os fatores de crescimento se encaixam em receptores específicos em volta da superfície das células endoteliais, assim como as chaves do carro se encaixam na ignição. Quando a chave certa se encaixa na ignição certa, o motor é ligado, e as células endoteliais ficam prontas para migrar na direção de onde vêm os fatores de crescimento de proteína, e começam a se dividir e formar tubos que vão se transformar em novos vasos sanguíneos. Primeiro, porém, as células endoteliais precisam sair da veia. Elas liberam enzimas que digerem a parede da veia, a qual se assemelha a uma mangueira fora da célula, criando buracos na parede venosa. A partir de então, as células endoteliais ativadas começam a brotar por esses buracos, seguindo o gradiente de fatores de crescimento enviados da área machucada e criando novos vasos sanguíneos na direção deles. Conforme os brotos de vasos sanguíneos vão se alongando, eles se enrolam no sentido do comprimento para criar tubos. Depois de um tempo, os tubos se ligam nas pontas para formar argolas capilares. À medida que cada vez mais argolas capilares se formam na área cicatrizante, uma nova circulação de cicatrização nasce.

Os vasos sanguíneos recém-formados são frágeis demais para aguentar o fluxo sanguíneo sozinhos, por isso recebem ajuda de outro tipo de célula, o pericito, que os auxilia a amadurecer. Os pericitos contribuem de duas maneiras. Primeiro, eles se enrolam nos tubos endoteliais, como uma meia de cano alto em torno do tornozelo, para proporcionar estabilidade arquitetônica. Ao mesmo tempo, os pericitos retardam a angiogênese, para que não haja um excesso de vasos sanguíneos.[6] As células pericitos se metamorfoseiam. Depois de ancoradas em um vaso sanguíneo novo, estendem ramos feito tentáculos para abraçar as células endoteliais em torno delas. Um único pericito consegue tocar até vinte células por vez e liberar um sinal químico que desativa a atividade frenética em torno da angiogênese.[7]

Depois que os vasos novos brotaram e foram estabilizados, começa o fluxo sanguíneo. A inundação de oxigênio novo interrompe os sinais de fatores de crescimento, refreando os motores de angiogênese até que parem finalmente. Ao mesmo tempo, os inibidores de angiogênese naturais são liberados na área, contendo ainda mais o crescimento de novos vasos sanguíneos. Quando os novos vasos sanguíneos estão firmes no lugar, as células endoteliais que os revestem produzem proteínas chamadas fatores de sobrevivência, que ajudam as células de cicatrização em torno da área onde a angiogênese aconteceu. Quando construídos corretamente, esses novos vasos sanguíneos defensivos podem durar por toda a vida, mantendo a pele e os demais órgãos vivos.

O sistema da angiogênese identifica constantemente onde e quando são necessários mais vasos para manter os órgãos saudáveis e funcionais. Como mestres de obra, os vasos sanguíneos detectam a necessidade dos músculos depois de um treino: é preciso mais fluxo sanguíneo para desenvolver músculos. Por outro lado, o sistema também fica constantemente atento a situações em que os vasos sanguíneos precisam ser contidos. Nem mais, nem menos, apenas o equilíbrio e a combinação exatos de vasos sanguíneos são o de que um sistema de angiogênese saudável é feito para conseguir, 24 horas por dia.

É como um regulador de intensidade. A intensidade pode ser aumentada para criar mais vasos sanguíneos quando necessário. Quando ela precisa ser diminuída, o corpo humano tem inibidores endógenos (naturalmente presentes no corpo) de angiogênese que contêm o processo. Os estimuladores e as medidas preventivas estão por toda parte, incluindo os músculos, o sangue, o coração, o cérebro, o leite materno e até o sêmen.

O controle da angiogênese no corpo precisa estar perfeito para manter a saúde ideal. Ao longo da vida, porém, vários fatores podem atrapalhar esse sistema de defesa, provocando angiogênese excessiva, o que pode alimentar tecidos doentes, ou, por outro lado, angiogênese insuficiente, que pode causar perda de tecido e morte. Você vai aprender sobre os alimentos que ajudam a reforçar suas defesas de angiogênese para ajudar o corpo a resistir a doenças na segunda parte. Antes, vamos voltar a falar dos cânceres microscópicos presentes no corpo humano para ver como a falha das defesas acontece e quais são suas consequências terríveis — para que você aprenda por que é tão importante comer os alimentos certos para ter saúde. O principal responsável por impedir o crescimento dos cânceres microscópicos são os inibidores de angiogênese naturais do corpo. Essas medidas preventivas controlam os tumores, privando-os de suprimento sanguíneo. Como pesquisadores da Harvard Medical School descobriram já em 1974, se não houver crescimento de vasos sanguíneos para alimentar os tumores, as células cancerígenas permanecerão dormentes e inofensivas. Depois de um tempo, o sistema imunológico, sobre o qual vou falar mais no capítulo 5, as localiza e destrói. Com o tempo, porém, alguns ninhos minúsculos de câncer podem derrotar o sistema de defesa e superar as medidas preventivas antiangiogênicas liberando quantidades enormes dos sinais de fator de crescimento envolvidos na cicatrização da lesão. Em experimentos laboratoriais, depois que novos vasos sanguíneos brotam no pequeno aglomerado de células cancerígenas, um tumor pode crescer exponencialmente, expandindo-se até 16 mil vezes de seu tamanho original em apenas duas semanas depois do início da angiogênese.[8] Quando os tumores assumem o controle do sistema de defesa de angiogênese para criar sua própria circulação, um câncer inofensivo logo se torna potencialmente letal. Pior ainda, os vasos sanguíneos que alimentam tumores cancerígenos também servem como canais de saída para que células malignas escapem para dentro da corrente sanguínea. Isso é conhecido como metástase, e é o aspecto mais perigoso do câncer. Pacientes com câncer raramente morrem pelo tumor inicial, que muitas vezes pode ser removido por cirurgia — o que mata é a metástase que bombardeia o corpo.

Ajudar o corpo a evitar a angiogênese indesejada pode ter o efeito poderoso de suprimir o câncer. O objetivo é estimular as defesas angiogênicas, ajudando as medidas preventivas naturais do corpo a manter os vasos sanguíneos na zona de equilíbrio normal, o que significa que as células cancerígenas não têm a oportunidade de ser alimentadas e, assim, não podem crescer. O primeiro paciente a se beneficiar com um tratamento antiangiogênico foi um garoto de doze anos chamado Tom Briggs, que morava em Denver, no Colorado, Estados Unidos. Ele foi diagnosticado com uma doença chamada hemangiomatose capilar pulmonar, que levou ao crescimento de tumores em seus pulmões. Conforme os tumores se expandiam, a respiração dele foi ficando difícil, o que interferiu em sua capacidade de praticar seus esportes preferidos como beisebol e, às vezes, até de ter uma boa noite de sono. Como última medida, o menino tomou um remédio chamado interferon alfa, que os médicos sabiam ser capaz de conter a angiogênese. No decorrer de um ano, seus tumores pulmonares encolheram e Tom voltou a viver a vida como um garoto normal. O caso de Tom se revelou tão incrível que foi publicado como o "primeiro caso humano" no *New England Journal of Medicine*, como uma visão do futuro do tratamento de tumores.[9]

As empresas de biotecnologia começaram a desenvolver drogas específicas para tratar a angiogênese de tumores a partir dos anos 1990. O primeiro câncer a mostrar o benefício da terapia angiogênica foi o câncer colorretal, em que atacar os vasos sanguíneos do tumor aumentou a sobrevivência de pacientes usando um tratamento chamado Avastin. Muitos outros cânceres se tornaram tratáveis com o fortalecimento das medidas preventivas de angiogênese do próprio corpo, pelo uso de Avastin e de mais de uma dezena de outras drogas sintéticas que inibem a angiogênese. Entre eles, estão cânceres de fígado, pulmão, cérebro, tireoide, fígado, cervical, ovário e mama, além de diversos mielomas. Em 2004, o comissário da FDA Mark McClellan declarou: "Os inibidores de angiogênese agora podem ser considerados a quarta modalidade da terapia contra o câncer (depois de cirurgia, quimioterapia e radiação)".[10]

A angiogênese excessiva é responsável por muitas outras doenças além do câncer, como a perda da visão. No olho saudável, a visão é possível porque a luz pode passar através do cristalino até a retina e ser registrada pelo cérebro, sem a interferência de vasos sanguíneos. A angiogênese no olho é tão fortemente controlada que as células endoteliais que revestem os vasos sanguíneos na retina normalmente se dividem apenas duas vezes durante a vida de uma pessoa. Mas, tanto na degeneração macular relacionada à idade (DMRI) — a principal causa de cegueira no mundo em pessoas com mais de 65 anos — como na perda de visão relacionada a diabetes, a angiogênese causa a formação de massas anormais de vasos sanguíneos, que liberam líquidos e sangue. A consequência desastrosa da angiogênese indesejada destrói a visão. Felizmente, essas doenças agora podem ser tratadas com medicamentos biológicos aprovados pela FDA que são injetados por oftalmologistas no olho para deter a angiogênese destrutiva, impedir o sangramento e proteger a visão. Alguns pacientes conseguem até recuperar a visão perdida. Tive uma paciente que se tornou legalmente cega pela degeneração macular e não podia dirigir nem jogar golfe, seu passatempo favorito. Depois do tratamento, ela pôde voltar a dirigir com segurança e a treinar seu *backswing* no campo de golfe.

Tanto na artrite reumatoide como na artrite degenerativa, a inflamação nas articulações gera novos vasos sanguíneos que liberam enzimas destrutivas. Essas enzimas destroem a cartilagem, causando dores articulares terríveis. No caso da psoríase, uma doença de pele desfiguradora, a angiogênese anormal embaixo da pele ajuda a formar áreas de placas de pele vermelha salientes acompanhadas de inchaço, coceira irritante e dor.

Descobriu-se que a doença de Alzheimer envolve a angiogênese anormal e excessiva. Em 2003, em parceria com o psiquiatra dr. Anthony Vagnucci, propus que as anormalidades nos vasos sanguíneos cerebrais contribuíam para a doença de Alzheimer em um artigo publicado no *The Lancet*.[11] Hoje sabemos que os vasos sanguíneos em cérebros afetados por Alzheimer são anormais e realmente não melhoram o fluxo sanguíneo; ao contrário, liberam neurotoxinas que matam células cerebrais.

Até a obesidade tem uma forte relação com a angiogênese. Embora a obesidade seja uma doença multifatorial, comer demais e comer os alimentos errados geram níveis altos de fatores de crescimento estimuladores da angiogênese circulando no sangue.[12] Assim como os tumores, uma massa de gordura exige o crescimento de novos vasos sanguíneos para alimentar as células adiposas.[13] Para todos esses problemas de saúde, e muitos outros, novos tratamentos estimulantes estão exibindo resultados promissores em laboratório e testes clínicos.

Suprimir o excesso de vasos sanguíneos é importante, mas de igual importância é manter a capacidade do corpo de criar um sistema circulatório adequado para proteger os órgãos que precisam aumentar ou restaurar seu suprimento sanguíneo. Geralmente, à medida que vamos envelhecendo, é natural que nossa circulação diminua, e essa capacidade precisa ser estimulada e reforçada para que tecidos e órgãos saudáveis sejam alimentados e mantidos. Quando comprometida, a incapacidade de montar uma resposta angiogênica de defesa tem consequências graves.

Uma dessas consequências é a neuropatia. As neuropatias ocorrem quando a função de seus nervos é comprometida. Isso pode causar dormência ou dor que varia de leve a incapacitante. Os nervos periféricos são a fiação elétrica que corre pelo corpo e transmite instruções do cérebro para os músculos contraírem e relaxarem. Os nervos também enviam sensações da pele para o cérebro. Esses fios elétricos têm seu próprio minissistema circulatório chamado *vasa nervorum*, que mantém o sangue fluindo para os nervos. Quando o *vasa nervorum* se deteriora, os nervos começam a morrer. Os sintomas podem variar de formigamento a dor insuportável, somados a dormência nas mãos, nas pernas e nos pés.

Pessoas com diabetes podem ter o suprimento sanguíneo nervoso comprometido, ainda mais se o açúcar no sangue não for bem controlado. O diabetes também retarda a angiogênese, o que danifica os nervos. Pesquisadores vêm trabalhando em novas maneiras de melhorar o fluxo sanguíneo para os nervos usando angiogênese terapêutica. Em laboratório, pesquisadores injetaram nos músculos de animais diabéticos o gene para a proteína angiogênica VEGF (do inglês *vascular endothelial growth factor*, fator de crescimento endotelial vascular) e descobriram que foi possível aumentar o fluxo sanguíneo para os nervos e restaurar sua função para perto de níveis normais.[14] Outra causa comum da neuropatia periférica é a quimioterapia contra o câncer, que não apenas mata células cancerígenas como também pode ser altamente tóxica para os nervos e destruir seu minissistema circulatório. Em laboratório, a terapia genética usando VEGF protegeu completamente os nervos e seu suprimento sanguíneo contra a perda da função.[15]

Quando as defesas angiogênicas de uma pessoa estão fracas, muitas outras doenças podem invadir a vida dela. Lesões crônicas são outro exemplo. Enquanto ferimentos normais cicatrizam em menos de uma semana, lesões crônicas são lentas para cicatrizar ou não cicatrizam. Essas lesões se tornam infectadas, gangrenosas e muitas vezes é necessário amputar o membro afetado. Isso atinge mais de 8 milhões de pessoas só nos Estados Unidos, afligindo especificamente pessoas com diabetes, aterosclerose ou mau funcionamento das válvulas nas veias das pernas, ou em pessoas confinadas à cama ou à cadeira de rodas. É uma epidemia silenciosa e letal com uma taxa de mortalidade maior do que a de câncer de mama e de cólon.[16] Se você tem uma lesão crônica, um dos principais objetivos do seu médico deve ser iniciar a angiogênese para melhorar o fluxo sanguíneo e acelerar a cicatrização. Isso pode ser feito com uma variedade de aparelhos médicos e outras técnicas, incluindo dieta. Vamos falar sobre alimentos que estimulam a angiogênese no capítulo 6.

O coração e o cérebro também dependem do sistema de defesa da angiogênese para responder sempre que houver alguma ameaça à circulação desses órgãos. Restaurar o fluxo sanguíneo até eles é literalmente uma questão de vida ou morte. Quando há bloqueios aos vasos sanguíneos — o que acontece na aterosclerose —, o sistema de defesa se ativa e cria novos vasos sanguíneos para ajudar a formar um *bypass* natural em torno dos canais bloqueados. *Bypasses* naturais, chamados de vasos colaterais, se formam quando os bloqueios acontecem devagar, com o estreitamento gradual dos vasos coronários ou das artérias carótidas. As pessoas podem viver anos ou décadas com doenças cardíacas coronarianas ou doenças carotídeas se o sistema de defesa de angiogênese cumprir sua função. Mesmo no caso de bloqueios súbitos, como acontece em um ataque cardíaco ou AVC isquêmico, se o paciente sobreviver, a defesa de angiogênese vai se ativar para formar *bypasses* naturais.

Essa defesa acontece lentamente se o paciente tiver uma doença que enfraquece a angiogênese, como diabetes ou hipercolesterolemia, ou for fumante ou idoso. Testes clínicos de terapias que estimulam a angiogênese no coração ou no cérebro demonstraram ser possível oferecer novas terapias para acelerar esse processo, mas ainda estão em estágios experimentais e a anos de serem usadas para tratar pacientes. Na segunda parte, vou falar sobre os alimentos que você pode usar em casa para ajudar a angiogênese cardiovascular e a cicatrização.

ALIMENTOS E ANGIOGÊNESE

É evidente que um sistema de defesa de angiogênese funcional nos protege de muitas doenças. Nossa saúde depende de um equilíbrio normal do sistema circulatório, sem sangue excessivo ou insuficiente nos órgãos. Quando esse equilíbrio é perturbado, o corpo precisa de ajuda. Pesquisadores de empresas de aparelhos médicos e biofarmacêuticos estão correndo para desenvolver novos tratamentos para salvar membros, visão e vidas, mas criar uma nova terapia pode levar uma década ou mais, custar mais de 1 bilhão de dólares e, mesmo que seja eficaz, pode não ser acessível a todos que precisam dela por causa do custo e da disponibilidade. Além disso, esses medicamentos e aparelhos são feitos para o tratamento de doenças, não para a prevenção.

A alimentação pode ser usada para prevenir doenças, além de ajudar a complementar o tratamento. Pesquisas conduzidas em todo o mundo estão revelando que bebidas e alimentos específicos, incluindo muitos que reconhecemos e de que gostamos, podem reforçar as defesas de angiogênese em ambos os lados da equação. Mesmo a forma como preparamos e combinamos os ingredientes alimentares pode influenciar a angiogênese. Isso traz uma perspectiva inteiramente nova sobre como pensamos em quais alimentos comer e como consumi-los. E abre novas portas para aumentar as chances de prevenir doenças influenciadas pela angiogênese. Uma pessoa que esteja batalhando contra uma doença dependente de angiogênese pode controlar ou até vencer essa doença ao escolher os alimentos certos.

Há cada vez mais evidências sobre o poder dessa estratégia. Na Ásia, as pessoas que consomem muita soja, verduras, legumes e chá na dieta têm um risco significativamente mais baixo de desenvolver câncer de mama e outros cânceres. No Japão, há mais de 69 mil pessoas acima de cem anos de idade.[17] A China também tem uma população cada vez maior de centenários. Meu tio-avô, que viveu até os 104 anos, morava na cidade de Changshu, perto de Xangai, ao pé da montanha Yu Shan, onde se cultiva chá verde. Os enérgicos centenários de Icária, na Grécia, e da Sardenha central seguem a dieta mediterrânea, não estritamente vegana e repleta de ingredientes que fortalecem as defesas de angiogênese. Entender que a angiogênese é um dos principais sistemas de defesa do corpo é o segredo para desvendar novos segredos para a saúde prolongada dentro do corpo e fora do sistema de saúde.

DOENÇAS EM QUE AS DEFESAS ANGIOGÊNICAS SÃO ROMPIDAS

Angiogênese excessiva	Angiogênese insuficiente
Artrite reumatoide	Alopecia
Câncer cerebral	Disfunção erétil
Câncer cervical	Doença arterial periférica
Câncer colorretal	Doença cardíaca isquêmica
Câncer de fígado	Insuficiência cardíaca
Câncer de mama	Neuropatia
Câncer de ovário	Neuropatia periférica
Câncer de próstata	Úlceras de pé diabético
Câncer de pulmão	Úlceras de perna varicosa
Câncer de rim	Úlceras de pressão
Câncer de tireoide	
Degeneração macular relacionada à idade	
Doença de Alzheimer	
Endometriose	
Leucemia	
Linfoma	
Mieloma múltiplo	
Obesidade	
Perda de visão relacionada ao diabetes	
Psoríase	

2. Regeneração

Se a angiogênese cria novos vasos sanguíneos para alimentar os órgãos como defesa da saúde, o que é responsável por criar e manter esses órgãos? A resposta: células-tronco. As células-tronco são tão fundamentais para a saúde que, se pararem de funcionar de repente, você vai estar morto em uma semana. Desde o momento em que fomos concebidos, as células-tronco representam um papel fundamental na geração e na manutenção de nosso corpo e de nossa saúde. Somos literalmente feitos de células-tronco. Cerca de cinco dias depois que o esperma do seu pai encontrou o óvulo de sua mãe, você começou a vida como uma bolinha com cerca de cinquenta a cem células-tronco embrionárias (CTE) no útero. O mais extraordinário sobre essas células-tronco é que elas são pluripotentes, o que significa que podem formar qualquer célula ou tecido do corpo, desde músculos até nervos, pele, cérebro e globo ocular. Quando o embrião amadurece, depois de doze semanas, para se tornar um feto, todos os órgãos básicos foram criados de células-tronco que se transformaram em células mais especializadas para cumprir as funções de cada órgão. Em pouco tempo, à medida que o corpo se forma, as células especializadas dos órgãos começam a exceder as células-tronco não especializadas.

As células-tronco no feto não apenas desenvolvem o organismo mas também proporcionam defesa da saúde — inclusive para a mãe. Os cientistas da Mount Sinai School of Medicine de Nova York estabeleceram um marco com um experimento laboratorial no qual estudaram ataques cardíacos em camundongos fêmeas gestantes. Os ataques cardíacos foram sérios o suficiente para danificar 50% da principal câmara de bombeamento do coração. Em um humano, esse grau de dano seria o bastante para causar insuficiência cardíaca ou mesmo morte súbita.[1] Nas camundongos fêmeas sobreviventes, semanas depois do ataque cardíaco, a pesquisa descobriu que as células-tronco do feto haviam migrado do útero para a corrente sanguínea da mãe. A partir daí, incrivelmente, as células-tronco fetais se abrigaram na área danificada do coração da gestante e começaram a regenerar e reparar o órgão. Cerca de um mês depois do ataque cardíaco, 50% das células-tronco fetais no coração da mãe haviam se tornado células cardíacas adultas, capazes de bater espontaneamente. Esse estudo foi um dos primeiros a provar que as células-tronco do feto podem ajudar a defender a saúde da mãe.

No momento do parto, a maioria das células do indivíduo em desenvolvimento já assumiu a forma final do órgão, deixando uma mínima fração de células-tronco restantes. Depois do parto, algumas ficam retidas no cordão umbilical e na placenta. As células-tronco do cordão umbilical podem ser coletadas como sangue do cordão, o qual pode ser enviado a um banco de células-tronco, onde elas são congeladas e reservadas para uso medicinal futuro. Elas podem vir a ser úteis para o filho ou mesmo para a mãe e parentes a fim de ajudar a regenerar ou curar órgãos doentes no futuro. É uma chance única, e definitivamente recomendo coletar e guardar o sangue do cordão.

Apesar da pequena quantidade, as células-tronco continuam a atuar na vida adulta. Elas regeneram silenciosamente a maioria dos órgãos "nos bastidores" à medida que vamos envelhecendo. O processo acontece em um ritmo próprio, e é diferente para cada órgão:[2]

- O intestino delgado se regenera a cada dois ou quatro dias.

- Os pulmões e o estômago, a cada oito dias.

- A pele, a cada duas semanas.

- Os glóbulos vermelhos, a cada quatro meses.

- As células adiposas, a cada oito anos.

- O esqueleto, a cada dez anos.

O ritmo da regeneração também muda com a idade. Aos 25 anos, cerca de 1% das células no coração são renovadas anualmente, mas o ritmo diminui conforme se envelhece. Aos 75 anos, apenas 0,45% das células cardíacas se renovam a cada ano.[3]

As células imunológicas são regeneradas a cada sete dias. Portanto, se suas células-tronco desaparecessem, você morreria de infecção logo na sequência. Se conseguisse sobreviver à infecção, morreria de hemorragia, porque os elementos do sangue chamados plaquetas, responsáveis pela coagulação, são substituídos a cada dez dias. Se conseguisse passar disso, sua pele se descamaria em seis semanas. Depois os pulmões falhariam, e você morreria sufocado. As células-tronco defendem nossa saúde e são uma de nossas linhas de salvação.

O PODER CURATIVO DAS CÉLULAS-TRONCO

O que sabemos sobre as células-tronco do nosso corpo remonta à bomba atômica. A aniquilação nuclear de Hiroshima e Nagasaki matou cerca de 200 mil pessoas em 1945, pondo fim à Segunda Guerra Mundial. Os médicos observaram que alguns sobreviventes da explosão inicial sucumbiram em uma segunda onda de mortes porque a exposição à radiação destruiu a capacidade do corpo de renovar suas próprias células na medula óssea. Enquanto os governos se preparavam para futuras guerras nucleares, os cientistas foram em busca de células-tronco que pudessem ser utilizadas para tratar e proteger os sobreviventes da radiação letal. Dois pesquisadores canadenses, James Till e Ernest McCulloch, mostraram em 1961 que havia células-tronco presentes na medula óssea e no baço e conseguiram regenerar células sanguíneas. Till e McCulloch descobriram que, se injetadas a tempo, essas células-tronco eram capazes de resgatar animais de laboratório expostos a quantidades letais de radiação.[4]

A pesquisa de Till e McCulloch levou ao desenvolvimento do transplante de medula óssea, um procedimento capaz de salvar vidas, agora realizado em todo o mundo para resgatar pacientes de câncer que são tratados com quimioterapias mais agressivas e doses mais altas de radiação. Embora a quimioterapia e a radiação matem as células do câncer, elas também destroem as células-tronco saudáveis da medula óssea. Sem as células-tronco, o sistema imunológico do paciente com câncer falha, e ele pode morrer por infecções avassaladoras. Contudo, ao transplantar células-tronco tiradas da medula óssea de um doador para o paciente com câncer, os médicos conseguem resgatar pacientes da morte certa. As células-tronco do doador circulam na medula óssea do paciente e se enxertam. Em seguida, reconstituem o sistema imunológico. Essa técnica de transplante de medula óssea usando células--tronco foi considerada uma revolução médica. Seu pioneiro, E. Donnall Thomas, ganhou o prêmio Nobel de Fisiologia ou Medicina de 1990, dividido com o pioneiro do transplante de rim, Joseph Murray. No entanto, mesmo que as células-tronco não sejam danificadas pela quimioterapia ou pela exposição à radiação, o corpo precisa delas porque o reconstituem continuamente de dentro para fora.

Dos 37,2 trilhões de células no corpo humano, as células-tronco representam um subgrupo potente, ainda que minúsculo, apenas 0,002%, capaz de regenerar a saúde.[5] As células-tronco reparam, substituem e regeneram as células mortas e desgastadas quando necessário. Como soldados das forças especiais pelo corpo, elas coletam informações, conduzem o reconhecimento e executam missões para manter os órgãos em perfeito estado. Sempre que alguém sofre uma lesão ou desenvolve uma doença, suas células-tronco entram em ação: para criar novos tecidos que curam ou ajudar o corpo a derrotar a doença. Esse é o sistema regenerativo de defesa da saúde. E, assim como o sistema angiogênico, as pesquisas mais modernas mostram que as células-tronco são fortemente influenciadas pela dieta.

Quer você seja um atleta desenvolvendo músculos, uma grávida desenvolvendo um feto ou alguém combatendo os males do envelhecimento, os alimentos certos podem ajudar a melhorar o número e o desempenho de suas células-tronco e a capacidade delas de regenerar o corpo. Você pode comer para proteger seu coração, manter a mente afiada (regeneração cerebral), cicatrizar ferimentos e manter o corpo em um estado jovem. Vou falar sobre os alimentos capazes de ajudar as defesas de saúde das células-tronco na segunda parte, mas primeiro vou apresentar uma cartilha sobre a regeneração, para que você possa entender por que comer os alimentos certos pode salvar sua vida.

CÉLULAS-TRONCO E LESÃO

O sistema de defesa de regeneração é projetado para a qualquer momento responder a lesões ou traumas. Células-tronco adultas permanecem não especializadas, à espera de serem necessárias e chamadas para agir. Elas podem se renovar e se replicar por divisão celular e ainda assim manter a pluripotência. Quando estão em serviço, sentem o ambiente e usam os sinais ao redor como instruções para se transformarem no tipo exato de células que precisa de regeneração. Se estão em um pulmão, elas se tornam pulmão. Se estão no fígado, se tornam fígado.

A história de como as células-tronco cumprem essas funções protetoras começa com o lugar onde ficam em seu estado inativo, indiferenciado e renovável. Elas residem em esconderijos especiais chamados nichos. Os nichos são encontrados na pele, ao longo das paredes intestinais, na base dos folículos capilares, nos testículos e nos ovários, na gordura, no coração e no cérebro e, especialmente, na medula óssea, o material esponjoso dentro da cavidade dos ossos.

A medula óssea é uma unidade de armazenamento de pelo menos três tipos diferentes de células-tronco. As células-tronco hematopoéticas (CTH) se transformam em células formadoras de sangue. Os precursores chamados de células-tronco mesenquimais (CTM) formam músculos, gordura, cartilagem, osso e outros elementos não sanguíneos. As células progenitoras endoteliais (EPC) contribuem para a construção de novos vasos sanguíneos regenerando os órgãos. Em conjunto, elas são chamadas de células mononucleares da medula óssea (CM-MO) porque todas residem na medula óssea.

Quando uma parte do corpo que precisa ser regenerada convoca as células-tronco para a ação, há uma série de acontecimentos para levá-las de seus nichos para o sistema circulatório. As células-tronco na medula óssea são alertadas por sinais de fatores de crescimento liberados pelo órgão em apuros. Um fator de crescimento específico, o fator de crescimento endotelial vascular (VEGF, do inglês *vascular endothelial growth factor*), é um ativador potente da célula-tronco. Esse sinal de perigo chega à medula óssea através dos vasos sanguíneos que penetram no osso. Depois de entrar, esses sinais viajam dentro da medula ao longo de um sistema de capilares conhecidos como canais sinusoidais, que levam o sinal para as células-tronco fixadas às paredes do canal. Essas células-tronco interpretam o sinal como um alerta químico e respondem de acordo. O que começa como um pedido de socorro termina com um enxame de células-tronco saindo feito abelhas da colmeia para o sistema circulatório do corpo.[6] Esse passo importante na regeneração de uma parte lesionada do corpo é chamado de mobilização das células-tronco.

O que acontece depois é um exemplo formidável de como as células-tronco foram projetadas para agir de maneira inteligente. As células-tronco chegam rapidamente às linhas de frente do ferimento sempre que há uma emergência. Levadas no fluxo veloz da corrente sanguínea e propulsionadas pela ação bombeadora do coração, as células-tronco usam um localizador biológico para descobrir o local exato no órgão que enviou o pedido de socorro. Como um míssil teleguiado mirando no alvo, a célula-tronco encontra seu local de pouso. As proteínas na célula-tronco chamadas de receptores se ligam a proteínas na zona de pouso. Elas se fixam como um velcro celular, garantindo que as células-tronco se fixem apenas no local da lesão.[7] Tudo isso acontece muito rapidamente depois que o sinal de perigo é enviado. Pesquisas mostram, por exemplo, que, 48 horas depois que um cirurgião fez uma incisão, o número de células progenitoras endoteliais no sistema circulatório aumenta catorze vezes em comparação com antes da cirurgia, por causa da necessidade de cicatrização.[8]

Depois de se fixarem na zona de pouso, as células-tronco avaliam o ambiente do órgão no qual pousaram e executam sua missão com base nas instruções apontadas pelo ambiente. Se estão na pele, elas se tornam células cutâneas e reagem de maneira a atender às necessidades da pele. Se estão no coração, se tornam células de músculo cardíaco (cardiomiócitos) e atendem às necessidades do coração. As células-tronco cumprem seu trabalho como parte de um conjunto mais amplo de agentes depois de uma lesão. Toda uma equipe de resposta a desastres — incluindo células inflamatórias e outras células imunológicas, células de vasos sanguíneos e células de coagulação sanguínea — aparece com tarefas específicas para realizar.

O que exatamente as células-tronco fazem depois de se introduzir no tecido lesionado ainda é um mistério relativo. Sabemos que elas se transformam no tecido local e o regeneram. Mas as células-tronco não permanecem por muito tempo. Duram apenas alguns dias, no máximo. Cientistas estão trabalhando para documentar o que realmente acontece com elas. Algumas teorias: as células-tronco transformam sua aparência e se camuflam, tornando-se indissociáveis do tecido normal que estão reparando. Ou é possível que elas representem um papel vital mas breve e morram assim que sua missão tiver sido cumprida.

O que sabemos é que as células-tronco são fábricas de proteínas conhecidas como fatores de crescimento, citocinas e fatores de sobrevivência que são necessários em órgãos que estão crescendo ou sendo reparados. Elas também podem liberar reservatórios moleculares especiais chamados exossomas e microvesículas, cheios de uma carga de proteínas e informações genéticas. Quando liberadas em um órgão, elas instruem outras células sobre o que fazer em seguida para consertar o dano.[9] As células-tronco liberam essa carga para estimular outras células a criarem uma região mais saudável em torno da zona de pouso. O nome disso é efeito parácrino. Um estudo examinando a regeneração óssea demonstrou que células-tronco podem liberar ao menos 43 fatores de crescimento que ajudam a melhorar a região do osso machucado.[10]

Alguns desses fatores de crescimento envolvidos na resposta da célula-tronco são exatamente os mesmos que deflagram a angiogênese, ligando os dois sistemas de defesa da saúde. Quando o fator de crescimento endotelial vascular é liberado pelas células por causa da falta de oxigênio (hipóxia) ou por lesão, por exemplo, acontece a angiogênese no local, enquanto, à distância, no nicho da medula óssea, as células-tronco são alertadas por esse fator. Se uma nova massa de tecido é regenerada, ela vai precisar de um suprimento sanguíneo novo. A angiogênese se ativa nesse momento e fornece a nutrição necessária para sustentar o tecido regenerado formando novos vasos sanguíneos. Em contrapartida, as células-tronco também contribuem para criar novos vasos sanguíneos angiogênicos, tratando-se portanto de uma cooperação vantajosa para ambas as partes. Algo entre 2% e 25% das células nos novos vasos sanguíneos provêm das células-tronco.

CAUSAS DO DANO A CÉLULAS-TRONCO

Por mais vital que nosso sistema de defesa regenerativo seja para a boa saúde e a cicatrização, nossas células-tronco são altamente vulneráveis a fatores comuns que atacam o corpo ao longo da vida. Um dos mais prejudiciais é o tabaco. O déficit de oxigênio causado quando um fumante inspira a fumaça do cigarro inicia o recrutamento de células-tronco para a corrente sanguínea. Com o tempo, porém, fumar regularmente exaure o número de células-tronco armazenadas na medula óssea, deixando um total menor de células disponíveis para a regeneração e o reparo.[11] Ainda pior, as células-tronco remanescentes nos fumantes não funcionam de maneira adequada — sua capacidade de se multiplicar é reduzida em até 80%, e sua participação na regeneração é reduzida em quase 40%.[12] Esse comprometimento no número e no funcionamento das células-tronco ajuda a explicar, além do mal direto que o tabagismo provoca nos vasos sanguíneos, o maior risco de doenças cardiovasculares e pulmonares nos fumantes.

Mesmo que você não fume, não é seguro ficar perto de quem fuma. O tabagismo passivo pode ser quase tão prejudicial quanto. Mesmo trinta minutos de exposição à fumaça de tabaco exalada por outra pessoa são suficientes para atordoar as células-tronco.[13] Não é de surpreender que a poluição do ar seja igualmente prejudicial. Pesquisadores descobriram que, em pessoas que moram em comunidades com grandes problemas de poluição, a exposição a materiais particulados durante ondas de poluição reduz o número de células progenitoras endoteliais no sangue.[14]

O consumo habitual de álcool mata as células-tronco. O álcool as afeta de diversas formas. Pesquisadores estudaram macacos que receberam pequenas quantidades de álcool para beber e, surpreendentemente, eles tinham *mais* células-tronco em seu sistema circulatório do que os macacos abstêmios. As células-tronco dos macacos que bebiam, porém, eram deficientes e menos eficazes em sua capacidade de participar da regeneração.[15] Pense nelas como células-tronco embriagadas com dificuldade de andar em linha reta. A síndrome do alcoolismo fetal é uma consequência desastrosa quando mulheres grávidas consomem muito álcool. O feto em desenvolvimento sofre dano cerebral permanente e anormalidades de crescimento. O álcool é tóxico para as células-tronco fetais, portanto a devastação da síndrome do alcoolismo fetal pode se dever, em parte, a células-tronco danificadas, o que foi confirmado por pesquisadores da Universidade Estadual da Louisiana que estudaram o desenvolvimento fetal em camundongos.[16] O consumo excessivo de álcool esporádico também desfere um golpe contra a saúde da célula-tronco. Pesquisadores na Universidade de Kentucky descobriram que o consumo excessivo de álcool reduz a atividade das células-tronco cerebrais chamadas progenitoras de oligodendrócitos, necessárias para a criação de novos neurônios. O efeito foi especialmente pronunciado na região do hipocampo do cérebro. Essa é a parte do cérebro responsável pela criação de memórias de curto e longo prazos.[17] A boa notícia aqui é que o dano pôde ser revertido quando o consumo imoderado de álcool foi interrompido.

Podemos evitar certo risco a nossas células-tronco reduzindo a exposição à poluição do ar, ao tabaco e ao álcool, mas alguns outros riscos são mais difíceis de evitar. O envelhecimento, por exemplo, desgasta continuamente nossa capacidade de nos regenerar. Conforme envelhecemos, temos naturalmente menos células-tronco na medula óssea. Não só nossas reservas se esgotam com o tempo, como também as células-tronco que restam são menos ativas do que na juventude.[18] O colesterol alto também prejudica o funcionamento das células-tronco, embora nem todo colesterol seja igual.[19] A lipoproteína de alta densidade (HDL, do inglês *high-density lipoprotein*), chamada de colesterol "bom", refreia a morte celular programada de células progenitoras endoteliais. Estratégias alimentares que aumentam o HDL protegem essas células.[20] Isso traz benefícios para a saúde, pois as células progenitoras de HDL podem ajudar a prevenir a aterosclerose, proteger contra o acúmulo de placas de gordura nas paredes dos vasos sanguíneos — as quais reduzem o fluxo sanguíneo — e reparar o revestimento dos vasos sanguíneos. Esse tipo de proteção vascular realizado pelas células-tronco é mais um motivo pelo qual o HDL é considerado o colesterol "bom".

Doenças crônicas também podem ter um efeito prejudicial nas células-tronco. O diabetes é um verdadeiro assassino de células-tronco. Pessoas com diabetes têm menos células-tronco, e as poucas que existem são incapazes de cumprir seu serviço corretamente. O problema é o nível alto de açúcar no sangue. Células-tronco expostas a um ambiente de alto nível de açúcar são menos capazes de regenerar o tecido. Elas não conseguem se multiplicar para produzir mais de si mesmas, e não conseguem se mover muito bem pelo corpo. São, portanto, incapazes de participar adequadamente da construção de tecidos novos. Além disso, secretam menos fatores de sobrevivência do que células-tronco normais.[21] Pesquisadores descobriram que o alto nível de açúcar no sangue afeta as células-tronco mesmo em adultos saudáveis, sem diabetes.[22] É ainda mais um motivo para tomar cuidado com a ingestão de açúcar.

O dano a células-tronco é visto nos diabetes tipos 1 e 2. O diabetes tipo 1 é uma doença em que o sistema imunológico do corpo destrói as células produtoras de insulina necessárias para controlar corretamente o metabolismo do açúcar. Do mesmo modo, o diabetes tipo 2 é um problema do metabolismo do açúcar no sangue, mas não é causado por um ataque autoimune. Em vez disso, em virtude da genética, de um estilo de vida inativo e/ou da obesidade, o corpo para de responder corretamente à insulina ou não produz insulina suficiente. Um estudo da Universidade de Nova York mostrou que as células progenitoras endoteliais têm a capacidade de crescer comprometida em quase 50% no diabetes tipo 2, com um enfraquecimento ainda pior se os níveis de açúcar no sangue do paciente não estiverem sob controle.[23] Quando pesquisadores testaram o desempenho de células progenitoras endoteliais, tiradas de pessoas com diabetes, ajudando a formar vasos sanguíneos, elas eram 2,5 vezes menos propensas a participar do processo do que células-tronco de não diabéticos. Um efeito semelhante foi encontrado na Holanda por pesquisadores que estudaram o enfraquecimento de células-tronco no diabetes tipo 1.[24]

A devastação de células-tronco é um problema de proporções gigantescas quando paramos para pensar que o diabetes é uma pandemia que afeta mais de 422 milhões de pessoas no mundo, sendo responsável por 1,6 milhão de mortes por ano. O diabetes é uma das maiores causas subjacentes de ataques cardíacos, AVCs, cegueira, insuficiência renal, lesões crônicas e deficiência causada por amputações dos membros inferiores. Todas são complicações médicas associadas de uma maneira ou de outra a células-tronco disfuncionais. Quaisquer métodos para proteger ou melhorar o desempenho de células-tronco no diabetes, na hiperlipemia e no envelhecimento podem salvar vidas.[25]

A doença vascular periférica é uma doença grave associada à aterosclerose e ocorre com frequência como resultado do diabetes preexistente. Nessa doença, o estreitamento aterosclerótico severo das artérias reprime o suprimento de oxigênio para as pernas. Trata-se de uma doença que se agrava com o tempo, e o fluxo sanguíneo para os músculos, os nervos e a pele da perna fica cada vez mais precário. As células na perna ficam deficientes de oxigênio e acabam morrendo, provocando lesões de pele e feridas abertas chamadas de úlceras isquêmicas de perna. Como a cicatrização do ferimento em si já está reduzida no diabetes, quando ocorrem úlceras isquêmicas de perna em pessoas com diabetes, a infecção pode se estabelecer sem dificuldade, causando gangrena. Muitas vezes, é necessário amputar o membro para salvar a vida do paciente. Pesquisadores na Universidade de Padova, na Itália, estudaram as células-tronco que circulam em pacientes com diabetes tipo 2 e doença vascular periférica e as compararam às de indivíduos saudáveis sem diabetes.[26] Pacientes com doença vascular diabética tinham 47% menos células-tronco, e aqueles com as menores quantidades também sofriam de úlceras isquêmicas nos pés, o que reflete a importância das células-tronco para a regeneração e o reparo da lesão.

A lição a ser aprendida aqui é que o bom controle do diabetes é fundamental para proteger o sistema de defesa regenerativo. Controlar melhor o açúcar no sangue conduz a uma saúde melhor das células-tronco. Por outro lado, o mau controle do diabetes prejudica seriamente a função das células-tronco. Melhorar o controle do açúcar no sangue pode aumentar o número e melhorar o funcionamento das células progenitoras endoteliais. Portanto, se você tem diabetes, não deixe de fazer o melhor controle possível do açúcar no sangue — isso pode literalmente salvar sua vida.[27]

BENEFÍCIOS DE FORTALECER AS CÉLULAS-TRONCO

Quando nosso sistema de células-tronco se deteriora, o mesmo acontece com nossa saúde. Mas, quando tomamos medidas para fortalecer nossas células-tronco, o efeito em nossa saúde pode ser positivo. Considere a doença cardiovascular. Pesquisadores de Homburg, na Alemanha, publicaram no *New England Journal of Medicine* um estudo com 519 indivíduos que mostrou que medir os níveis basais de células progenitoras endoteliais circulantes poderia prever se um indivíduo teria um ataque cardíaco ou um AVC nos doze meses subsequentes, e os níveis puderam prever até se o indivíduo viveria ou morreria em consequência do evento.[28] Nesse estudo específico, as pessoas com níveis basais mais elevados de células progenitoras endoteliais tinham um risco 26% menor de sofrer um grande evento. Pessoas com níveis de células-tronco basais mais altos também tinham um risco 70% menor de morrer por causas cardiovasculares.

Outro estudo histórico, o Estudo de Câncer e Dieta de Malmö, na Suécia, também examinou a relação entre níveis de células-tronco e doenças cardiovasculares.[29] O estudo começou em 1991 com um grupo de participantes de meia-idade. Durante dezenove anos, os pesquisadores acompanharam a saúde dos participantes com exames de sangue e questionários de nutrição regulares para explorar as correlações com doenças. Desse grupo, os pesquisadores mediram um marcador sanguíneo chamado fator de célula-tronco em 4742 pessoas. O fator de célula-tronco é uma proteína produzida na medula óssea que alimenta o conjunto de células-tronco aguardando na reserva. A proteína também é encontrada na corrente sanguínea, onde guia células-tronco em suas ações, como multiplicação, migração e, mais adiante, transformação sob demanda em tecido específico, um processo denominado diferenciação. O fator de célula-tronco é essencial para a função da célula-tronco saudável. Os pesquisadores descobriram que, entre os participantes do Malmö, aqueles com os níveis mais altos de fator de célula-tronco tinham um risco 50% mais baixo de insuficiência cardíaca, 34% mais baixo de AVC e 32% mais baixo de morte por qualquer causa em comparação com os participantes com os níveis menores de fatores de células-tronco. Não surpreende que o estudo também tenha confirmado que pessoas com níveis mais baixos de fatores de células-tronco no sangue tendiam a fumar, consumir altos níveis de álcool ou sofrer diabetes, o que deixa clara a relação íntima entre estilo de vida, função das células-tronco e risco de doença crônica.

No sistema cardiovascular, as células-tronco têm funções protetoras extraordinárias. As células progenitoras endoteliais não apenas contribuem para a formação de novos vasos sanguíneos na regeneração de órgãos como também representam um papel importante no reparo do dano dentro de vasos sanguíneos preexistentes. A aterosclerose, um processo que enrijece e estreita as artérias, aumenta o risco de ataque cardíaco, AVC, doença vascular periférica e até disfunção erétil. As placas que tendem a se formar nas paredes das artérias crescem onde o revestimento interno dos vasos sanguíneos está prejudicado, como ferrugem crescendo em um cano desgastado.

Se o dano no revestimento não for reparado, cada vez mais placas vão se acumular, amontoando-se com o tempo de modo a estreitar o diâmetro do vaso sanguíneo e bloquear a circulação. Como uma costureira celular, as células progenitoras endoteliais podem reparar o revestimento. Portanto, o dano às células-tronco reduz as defesas regenerativas contra a aterosclerose. Manter as células-tronco felizes reduz o risco de acúmulo aterosclerótico e protege o paciente de desenvolver doenças cardiovasculares.

A perda de células-tronco cerebrais tem relação com o desenvolvimento de demência.[30] Essas células-tronco, chamadas progenitoras de oligodendrócitos, regeneram e substituem neurônios no cérebro; são cruciais para manter a função mental aguçada com o avanço da idade. São as mesmas células-tronco afetadas pelo consumo excessivo de álcool. Pesquisadores estão trabalhando agora para descobrir maneiras de apoiar e reforçar as células-tronco cerebrais a fim de tratar a doença de Alzheimer. Outro tipo de células cerebrais especializadas, as micróglias, se desenvolve a partir de células-tronco hematopoéticas. Essas micróglias são responsáveis pela limpeza do cérebro e pela remoção de placas beta-amiloides, que destroem o cérebro e se formam no Alzheimer. Em laboratório, cientistas da Universidade de Ciência e Tecnologia de Huazhong, na China, injetaram uma proteína chamada fator de recrutamento de células-tronco (SDF-1) no cérebro de camundongos com doença de Alzheimer. Eles descobriram que essa proteína era capaz de recrutar as células-tronco hematopoéticas da medula óssea no cérebro, as quais se transformavam em micróglias e melhoravam a limpeza dos resíduos amiloides que se acumulam com a doença.[31]

CÉLULAS-TRONCO NA MEDICINA

A importância das células-tronco na saúde é inegável, e ensaios clínicos estão em andamento em todo o mundo para desenvolver terapias de células-tronco. Embora haja muitas maneiras de criar terapias regenerativas, uma forma comum é injetar células-tronco no corpo para reforçar a regeneração do órgão em doenças do coração, do cérebro, dos olhos, do rim, do pâncreas e do fígado. Se você estiver à procura de ensaios clínicos sobre terapia regenerativa, acesse clinicaltrials.gov [em inglês], a base de dados mais abrangente do mundo sobre pesquisas em humanos. Mantido pela Biblioteca Nacional de Medicina dos Estados Unidos, esse site é um recurso extremamente valioso para pacientes ou cuidadores em busca dos tratamentos mais modernos que estão sendo desenvolvidos. Para encontrar ensaios clínicos em medicina regenerativa, basta digitar o termo de busca "BM-MNC" (do inglês *bone marrow derived mononuclear cells*, células mononucleares derivadas da medula óssea), "progenitor" ou "regenerative", acompanhado do nome da doença para a qual está procurando tratamento.

Os resultados vão mostrar experimentos específicos, o que estão testando, onde estão sendo conduzidos, se o estudo está ou não recrutando pacientes e, muitas vezes, caso tenham sido finalizados, os resultados. Atualmente, há mais de 6 mil ensaios sobre regeneração listados, o que torna essa área uma das mais agitadas da pesquisa clínica em medicina. Entre os ensaios mais desafiadores e intrigantes com células-tronco estão os voltados para reverter esclerose múltipla, doença de Parkinson e até autismo.[32]

As células-tronco usadas na terapia regenerativa vêm de uma grande variedade de fontes, e é importante que você saiba como as terapias de células-tronco são realizadas em centros médicos. Origens comuns das células-tronco utilizadas nesses tratamentos são medula óssea, sangue, gordura e até pele. As células-tronco da medula óssea, por exemplo, são removidas posicionando uma agulha no osso ilíaco e sugando parte da medula líquida. Outra forma é a remoção das células-tronco do sangue através de um processo chamado aférese e, em seguida, concentrá-las antes de serem reinjetadas no paciente. Muitas vezes, as células-tronco colhidas passam por algumas medidas de processamento para garantir que estejam seguras e em plena forma antes de os médicos as recolocarem no corpo.

Imagine o seguinte: o cirurgião realiza uma lipossucção para remover o tecido adiposo (gordura) da barriga de um paciente com doença cardíaca. O tecido removido é então processado na clínica para separar as células-tronco adiposas da gordura e, em seguida, as células-tronco são entregues a um cardiologista que está aguardando para injetá-las no coração do paciente. Neste momento, isso está sendo feito em ensaios clínicos. Os primeiros resultados em pacientes mostraram que a injeção de 20 milhões de células-tronco derivadas de gordura pode gerar uma redução de 50% na magnitude do dano gerado por um ataque cardíaco.[33]

Outra fonte de células-tronco realmente singular é a pele, que contém um tipo de célula chamada célula-tronco pluripotente induzida (ipsc, do inglês *inducible pluripotent stem cell*). Essas células-tronco estão longe de ser as mais comuns. São um tipo especial de células cutâneas maduras que, na verdade, podem ser revertidas em uma célula-tronco e, então, redirecionadas de maneira a se tornarem uma nova célula especializada de um órgão inteiramente diferente.

Essa descoberta, feita pelo pesquisador médico Shinya Yamanaka em 2006, fez com que livros inteiros de biologia precisassem ser reescritos. Yamanaka dividiu o prêmio Nobel de Fisiologia ou Medicina por essa descoberta com Sir John B. Gurdon em 2012. A ciência já está sendo convertida em prática. Em 2014, um grupo de pesquisa no Centro Riken de Biologia do Desenvolvimento em Kobe, no Japão, estava tratando uma senhora de 77 anos que sofria de perda progressiva da visão causada por degeneração macular neovascular relacionada à idade, uma doença também chamada de dmri.

Para o tratamento, os pesquisadores realizaram a remoção cirúrgica de um pedaço de 4,5 milímetros da pele dessa senhora e depois coletaram ipscs desse tecido. Em seguida, reprogramaram as ipscs para formar uma camada de células retinianas especiais encontradas naturalmente no olho, chamadas de epitélio pigmentar da retina (epr). Na sequência, transplantaram as células de epr para a retina e descobriram não apenas que o transplante foi seguro e bem tolerado mesmo depois de dois anos, mas também que as células impediram a perda de visão adicional e até restauraram parte da visão da paciente.[34]

Embora ainda faltem anos para muitas aplicações do uso clínico generalizado de células-tronco para medicina regenerativa, os pacientes em ensaios clínicos e alguns centros particulares já estão se beneficiando disso. Vi isso com meus próprios olhos em 2016, quando participei de uma conferência realizada pelo Vaticano chamada Cellular Horizons, reunindo líderes mundiais de medicina, ciência, filantropia e religião para discutir o avanço no potencial de colher células-tronco adultas para defender a saúde e curar doenças. Fui convidado a apresentar novos conceitos usando uma abordagem alimentar para a regeneração de tecidos doentes, e outros pesquisadores apresentaram seus trabalhos e resultados incríveis.

Entre os casos mais memoráveis estavam os de Richard Burt, da Universidade Northwestern, que tratou pacientes tão incapacitados por doenças autoimunes que precisavam viver com um respirador. Uma mulher chamada Grace Meihaus foi diagnosticada aos dezessete anos com esclerodermia, uma doença extremamente dolorosa em que o sistema imunológico ataca o corpo e cria inflamação e superprodução de colágeno. Com o tempo, a esclerodermia deixa a pele e os órgãos com uma rigidez de pedra. Os pacientes podem literalmente ficar duros como esculturas. Grace sentia seu corpo ficar rígido e contraído, sofria de falta de ar e se cansava facilmente. Outra jovem, Elizabeth Cougentakis, sofria de miastenia grave, a ponto de seus músculos terem ficado tão enfraquecidos que ela tinha de ficar de cama, sustentada por um respirador e alimentada por um tubo de alimentação. Seus médicos tinham pouco a oferecer além disso. Burt achou que a terapia regenerativa poderia ser benéfica, e injetou nas pacientes células-tronco delas mesmas.[35] Depois dos tratamentos, as pacientes logo sentiram uma melhora e recuperaram a função rapidamente. Ambas voltaram a ter uma vida normal e estavam vigorosas e capazes de viajar ao Vaticano, completamente bem, para nos contar pessoalmente sobre sua experiência. Em abril de 2018, o Vaticano reuniu outro evento médico chamado Unite to Cure, em que foram descritas outras aplicações extraordinárias de células-tronco, incluindo o tratamento de paralisia cerebral e autismo, com os primeiros sinais estimulantes de benefício.

A cura regenerativa, porém, não depende apenas de injetar células-tronco. Algumas técnicas estimulam as células-tronco do próprio paciente a entrar em ação. Lembre-se de que a placenta é um reservatório das células e das proteínas necessárias para a regeneração de tecido durante a gravidez. A membrana fina da placenta, chamada de membrana amniótica, é usada por cirurgiões para cicatrizar feridas. Ela contém mais de 256 citocinas e fatores regenerativos e de crescimento capazes de atrair as células-tronco. Quando um cirurgião coloca a membrana em uma ferida de cicatrização lenta, os fatores regenerativos são liberados, as células-tronco são recrutadas da medula óssea do paciente e se abrigam na ferida. Os ensaios clínicos usando essa membrana demonstraram uma cura significativamente melhor em pacientes com úlceras de pé diabético e úlceras varicosas em comparação a técnicas de tratamento de lesões tradicionais.[36] Em 2012, identifiquei o mecanismo que envolvia o recrutamento das células-tronco do próprio paciente e cunhei o termo "ímã de célula-tronco" para descrever qualquer método em que uma tecnologia externa ao corpo pudesse ser aplicada para atrair as células-tronco do próprio paciente para um lugar que precisasse ser regenerado.[37]

Outra técnica para atrair as células-tronco do próprio paciente para a cicatrização envolve a aplicação de ondas ultrassom na pele. Um equipamento especial chamado MIST borrifa um banho fino de gotículas de água diante de um raio de ultrassom de baixa frequência. Quando o spray é apontado para uma lesão, as gotas de água captam a energia sonora e pousam na ferida do paciente, onde ela é liberada no tecido. Isso envia um sinal às células-tronco na medula óssea e as recruta para o sistema circulatório e, em seguida, para a ferida. Como essa técnica regenera o tecido de dentro para fora, o MIST foi usado para prevenir as úlceras de pressão. São lesões que se formam quando uma pessoa fica deitada por um longo período na mesma posição sem se mexer, em um leito de hospital ou casa de repouso, por exemplo. Cerca de um terço dos pacientes em casas de repouso tem essas lesões.[38] Elas podem se tornar rapidamente uma catástrofe médica quando uma infecção se instala e a lesão piora até o músculo e o osso estarem expostos. Antes de uma úlcera de pressão se abrir, toda a área sob a pele começa a morrer. Isso é chamado de lesão tissular profunda. Se nada for feito, a pele vai acabar se decompondo e uma cavidade de ferida vai se abrir, expondo a carne sob ela. O MIST é usado para prevenir úlceras de pressão tratando lesões tissulares profundas. O tratamento tem a intenção de reverter a lesão sob a pele morta mas ainda intacta. As gotículas de água energizadas pelo som atingem a pele e a energia recruta as células-tronco, que se direcionam à lesão tissular profunda e melhoram seu fluxo sanguíneo, prevenindo o desenvolvimento de uma lesão.

Em termos simples, a medicina regenerativa já está mudando o modo como a medicina é praticada, e isso vai levar a formas futuras de vencer doenças agora consideradas complicadas e invencíveis.

ALIMENTOS E CÉLULAS-TRONCO

A regeneração não depende apenas de tecnologias avançadas na clínica médica. Agora é possível estimular a defesa regenerativa do corpo humano na cozinha. Alimentos e bebidas podem ativar as células-tronco da pessoa, estimulando a capacidade do corpo de se regenerar e se curar de dentro para fora. É um enfoque totalmente novo na regeneração que não exige médico, hospital ou injeções. A regeneração alimentar utiliza seu próprio reservatório de células-tronco para restaurar a saúde. Alguns alimentos impulsionam a atividade das células-tronco e promovem a regeneração, enquanto comprovou-se que outros prejudicam as células-tronco, tornando-as impotentes. Atordoar as células-tronco obviamente não é o objetivo desejável — a menos que sejam células-tronco cancerígenas, o que nesse caso poderia salvar vidas. Alguns alimentos podem fazer exatamente isso. Se você é saudável e quer aumentar sua força ou simplesmente envelhecer bem, ou se tem uma doença crônica grave, como cardiopatia, doença de Alzheimer, diabetes ou até mesmo câncer, há uma maneira de usar a dieta para direcionar as células-tronco a ajudar na cura de dentro para fora. Na segunda parte, vou contar tudo sobre os alimentos que influenciam as células-tronco e como eles podem ser usados para melhorar sua saúde.

ALGUMAS DOENÇAS EM QUE A REGENERAÇÃO É NECESSÁRIA

Alopecia	Doença de Parkinson
Artrite degenerativa	Esclerodermia
Aterosclerose	Esclerose múltipla
Atrofia cerebral	Hipercolesterolemia
Autismo	Infarto do miocárdio
AVC	Insuficiência cardíaca
Câncer (todos)	Insuficiência hepática
Cegueira	Insuficiência renal
Degeneração macular relacionada à idade	Lesão cerebral aguda
Demência	Lesão da medula espinal
Demência vascular	Lesão tissular profunda
Depressão	Lesões crônicas
Diabetes	Miastenia grave
Disfunção erétil	Osteoporose
Doença arterial periférica	Paralisia cerebral
Doença de Alzheimer	

3. Microbioma

Em uma era de identidades em constante expansão, aqui vai uma novidade. Você não é mais apenas um ser humano — é um holobionte. O termo "holobionte" descreve um organismo que funciona como um conjunto de diversas espécies mutuamente benéficas. Você é um holobionte porque seu corpo não é uma entidade única, mas um ecossistema de alta complexidade que inclui 39 trilhões de bactérias, a maioria benéfica, fervilhando dentro e na superfície do seu corpo. Essas bactérias são numerosas: a quantidade delas é quase equivalente ao número de células humanas (cerca de 37 trilhões) e, combinadas, pesam quase um quilo e meio, o equivalente ao peso do cérebro.[1] Elas são incrivelmente fortes, resistindo ao ácido estomacal e ao caldeirão químico dos intestinos.

Embora a comunidade médica visse os microrganismos como vetores de doenças perversos que deveriam ser limpos, esterilizados e mortos com antibióticos, sabemos agora que a maioria das bactérias em nosso corpo age de formas altamente sofisticadas para defender nossa saúde e influenciam até nosso comportamento. Em vez de inquilinos passivos, as bactérias saudáveis, chamadas coletivamente de microbioma, formam um sistema biológico complexo que interage com as células e órgãos de diversas maneiras. (Esse sistema também inclui fungos, vírus e microrganismos conhecidos como arqueias, mas o foco deste capítulo serão as bactérias.)

Estamos aprendendo mais a cada dia com pesquisadores de todo o mundo sobre nosso microbioma e como ele promove a saúde e até ajuda a vencer doenças como o câncer. Algumas bactérias intestinais, como *Lactobacillus plantarum*, *Lactobacillus rhamnosus* e *Bacillus mycoides*, têm funções hormonais endócrinas e podem até produzir e liberar neurotransmissores como oxitocina, serotonina, GABA (do inglês *gamma-aminobutyric acid*, ácido gama-aminobutírico) e dopamina. Essas substâncias químicas ativam os sinais cerebrais que exercem uma forte influência sobre o humor.[2] Algumas bactérias liberam metabólitos capazes de proteger contra o diabetes. Outras controlam o crescimento de gordura abdominal. Demonstrou-se que um tipo de bactéria intestinal, a *Bifidobacteria*, reduz o estresse e a ansiedade por meio de uma interação singular do intestino com o cérebro.[3] Nossas bactérias influenciam a angiogênese, as células-tronco e a imunidade. Podem influenciar até os hormônios, a aptidão sexual e o comportamento social. São capazes de alimentar as células humanas ou irritá-las e inflamá-las. A microbiota pode representar a diferença entre vida e morte, entre desenvolver uma doença grave ou resistir a ela.

O alimento tem uma capacidade surpreendente de influenciar esses poderes do microbioma. Afinal, nossas bactérias comem o que comemos. Elas metabolizam a comida e a bebida que consumimos e criam subprodutos benéficos (ou prejudiciais) que influenciam nossa saúde. Mas, antes de nos aprofundarmos nas especificidades da influência dos alimentos sobre as bactérias, quero compartilhar o que estamos aprendendo a respeito desses colonos solícitos em nosso corpo. Há novas pesquisas surpreendentes sobre a origem deles e o que fazem. É uma revolução médica em crescimento que está tirando proveito do poder inexplorado do sistema de defesa do microbioma em nosso corpo a fim de prevenir e tratar doenças.

A RELAÇÃO ENTRE HUMANOS E BACTÉRIAS: POSITIVA E NEGATIVA

Os humanos evoluíram com as bactérias neste planeta. Na origem do *Homo sapiens*, 300 mil anos atrás, nossos ancestrais caçadores-coletores comiam o que conseguiam encontrar: grãos, nozes, leguminosas e frutos pré-históricos, todos com grandes quantidades de fibras que alimentam os micróbios.[4] O alimento era colhido à mão do solo e da vegetação coberto de bactérias, de maneira que todo pedaço engolido por nossos ancestrais era cheio de micróbios do ambiente que entravam no intestino. Mesmo depois da primeira Revolução Agrícola de 10 000 a.C., quando os humanos abandonaram a caça e a coleta para subsistir à base de alimentos cultivados, os ingredientes básicos continuaram sendo majoritariamente vegetais. Esse padrão alimentar, com alto teor das fibras que os micróbios consomem e repleto das bactérias do ambiente, preparou nosso corpo para a sobrevivência durante a evolução.[5]

Por mais intrinsecamente interligados que nossos destinos estejam, durante a maior parte da história, os humanos não faziam ideia da existência dessas bactérias, muito menos do papel que as bactérias saudáveis representam dentro de nosso corpo. Mas, ao longo dos últimos séculos, a ciência transformou nossa compreensão de como as bactérias contribuem para a saúde e a doença. Tudo começou com a doença. Nos primórdios do campo da microbiologia, a maior parte do que descobrimos sobre bactérias se concentrava nas bactérias "más" — por um bom motivo. Afinal, ao longo da história, epidemias devastadoras varreram o mundo, matando indiscriminadamente quase todos pelo caminho. Durante a Idade das Trevas, doenças terríveis como a febre tifoide, a praga, a disenteria e a lepra estavam desenfreadas, causando sofrimento e morte em milhões de pessoas. Os médicos da época tinham apenas teorias sobre as causas dessas doenças. Faziam ainda menos ideia de que as condições insalubres em torno deles permitiam a proliferação das bactérias. Naqueles tempos, na maioria das comunidades do mundo, fezes, urina, comida rançosa e pestes se misturavam nas casas e nas ruas, criando esgotos onipresentes que permitiam que enxames bacterianos se desenvolvessem e propagassem.

Um dos momentos de inspiração da medicina veio em 1861 durante uma epidemia de altas taxas de mortalidade materna em Viena. Um número espantoso de mulheres estava morrendo de infecção depois de dar à luz bebês em certa clínica obstétrica. Ignaz Semmelweis, médico na clínica, notou um padrão: os médicos que realizavam os partos das mulheres que morreram chegavam diretamente do necrotério, onde conduziam autópsias em mulheres mortas, para a sala de parto, onde atendiam a próxima mãe em processo de parto. Semmelweis se questionou se o que havia matado as primeiras mulheres não estaria viajando com os médicos para fazer novas vítimas. Ele desenvolveu uma ideia nova: os médicos deveriam lavar as mãos com uma solução "antibiótica" entre as autópsias e os partos para se limpar da ameaça. Deu certo. As taxas de mortalidade materna por infecção despencaram a um dígito.[6]

A descoberta de Semmelweis foi um momento crítico no desenvolvimento de procedimentos médicos sanitários. No marco histórico seguinte, Joseph Lister (que dá nome ao enxaguante bucal) advertiu que lavar as mãos não estava nem perto de ser o bastante: todos os instrumentos cirúrgicos também tinham de ser esterilizados com uma solução química.[7] O resultado foi a redução da gangrena pós-cirúrgica. Inovações como essas levaram aos altos padrões de sanitização e esterilização em hospitais, salas de cirurgia e consultórios médicos que hoje consideramos normais — e continuam a salvar milhões de vidas.

Houve, porém, uma consequência indesejada. Quanto mais as pessoas aprendiam a controlar e eliminar as bactérias que poderiam causar infecções, mais difundida se tornou a ideia de que todas as bactérias são prejudiciais. Assim surgiu a era da germofobia, que se mantém até hoje. A maioria de nós cresceu lavando, esterilizando e evitando as bactérias sempre que possível. A velha mensagem de que as bactérias são maléficas e precisam ser destruídas com antibióticos permeou a saúde pública e a consciência pública. Desinfetantes, antissépticos para as mãos e sabonetes antimicrobianos se tornaram artigos domésticos. Em nosso sistema alimentar, pesticidas, pasteurização e antibióticos na pecuária se tornaram generalizados, matando bactérias por toda parte. Na prática, a revolução antibiótica mudou completamente a medicina moderna — eliminando em grande parte as epidemias destrutivas do passado ao colocar o poder de matar bactérias e salvar vidas nas mãos de médicos, hospitais e clínicas de saúde pública em todo o mundo.

Discretamente, porém, a ciência veio fazendo descobertas que iam contra o senso comum. Algumas bactérias na verdade conferem benefícios à saúde e são capazes de salvar vidas. Já em 1907, um zoólogo russo, Ilya Metchnikoff, passou a questionar a ortodoxia "todas as bactérias são más". Durante a epidemia de cólera de 1892 na França, Metchnikoff misturou bactérias em uma placa de Petri e descobriu que algumas delas estimulavam o crescimento do cólera, mas, para sua surpresa, outras retardavam esse crescimento.[8] Isso o levou a especular se a ingestão de determinados tipos de bactérias benéficas poderia ser útil para prevenir doenças mortais. Ele também ficou surpreso com o fato de que algumas pessoas viviam até uma idade avançada apesar das condições rurais rigorosas e da má higiene associada à pobreza. Observou que, na Cordilheira do Cáucaso, na Bulgária, havia camponeses que viviam mais de cem anos; e que os aldeões mais velhos bebiam iogurte fermentado contendo as bactérias *Lactobacillus bulgaricus*. Metchnikoff sugeriu então que um dos segredos para a longevidade é o consumo de bactérias saudáveis. A história provou que ele estava certo (e também lhe concedeu o prêmio Nobel de 1908 por seu trabalho pioneiro sobre imunidade).

A CIÊNCIA DO MICROBIOMA

Atualmente, o microbioma é reconhecido como uma das áreas mais fascinantes e inovadoras da pesquisa médica. É um campo que não para de crescer. Em 2000, havia apenas 74 artigos publicados sobre microbioma. Em 2017, mais de 9600 artigos de pesquisa vieram à tona. A ciência está avançando tão rapidamente que não há como resumir tudo a meia dúzia de pontos-chave. Enciclopédias inteiras serão escritas sobre nossas contrapartes bacterianas, e o conhecimento vai transformar a maneira como entendemos nossa saúde e também a prática médica, as políticas de saúde pública e a fabricação de suplementos, fármacos e testes diagnósticos pela indústria de alimentos no futuro.

Optei por destacar aqui as descobertas das pesquisas atuais mais avançadas que podem ajudar a fazer melhores escolhas alimentares hoje. Para facilitar as coisas, quando eu descrever os alimentos e as bactérias que eles influenciam, vou nomear apenas uma seleção de bactérias associadas a determinado benefício para a saúde. Essa simplificação deliberada de um campo de alta complexidade vai ajudar você a se familiarizar com o microbioma e não se sentir massacrado pela taxonomia bacteriana e pela ciência da metagenômica.

Meu conselho é que você aja como se estivesse indo ao zoológico pela primeira vez, concentrando-se em entender os pontos principais das atrações em vez de tentar memorizar os detalhes de cada animal em exibição. Os nomes em latim das bactérias são difíceis de pronunciar e de decorar. Mas acostume-se com eles, porque as bactérias fazem parte de quem você é e, com certeza, no futuro, os nomes de bactérias benéficas serão tão comuns que as crianças no ensino fundamental vão conhecê-los.

Actinobacteria, Bacteroidetes, Firmicutes, Lactobacillus, Proteobacteria... são alguns dos nomes que você vai ler aqui, mas são apenas o começo. Estima-se a existência de mais de 1 bilhão de espécies de bactérias no mundo. A vasta maioria não tem relação direta com os humanos, mas muitas outras variedades evoluíram para crescer em nosso corpo. São mais de mil espécies conhecidas de bactérias intestinais. Mais de quinhentas espécies de bactérias foram encontradas na boca humana, e na boca de qualquer indivíduo há 25 espécies ou mais. Um milímetro de saliva (cerca de um quinto de uma colher de chá) contém até 100 milhões de bactérias orais.[9] É uma população quase três vezes maior do que a área metropolitana de Tóquio (37 milhões de pessoas) em um gole.

Para desvendar os mistérios do microbioma humano, os Institutos Nacionais de Saúde dos EUA lançaram o Projeto do Microbioma Humano em 2008, inspirados pelo Projeto do Genoma Humano.[10] O projeto publicou um artigo histórico na prestigiosa revista científica *Nature* em 2012 documentando as bactérias do microbioma de 242 indivíduos. O estudo examinou diversas partes do corpo de cada voluntário, em diferentes ocasiões. As partes do corpo investigadas incluíram boca, nariz, pele, intestino e trato genital. Os pesquisadores descobriram que a diversidade microbiana era enorme. Não apenas os indivíduos variam muito no número e na diversidade de espécies em seus microbiomas como também as bactérias presentes em partes diferentes do corpo de um indivíduo variavam muito. Não havia um único grupo de bactérias universal a todos, mesmo entre os indivíduos saudáveis.[11]

A diversidade microbiana é uma marca importante da saúde. Assim como em comunidades humanas, a diversidade de nosso ecossistema bacteriano gera força e mais colaborações efetivas para proteger a saúde. Quanto mais numerosas e diversas são nossas bactérias, mais saudáveis ficamos. Como um recife de corais deslumbrante que se desenvolve com muitas espécies coabitando bem próximo umas das outras, o microbioma é um ecossistema que depende do equilíbrio delicado dos membros da comunidade se tolerando e trabalhando em conjunto em prol da nossa saúde.

O microbioma influencia a saúde de inúmeras formas, incluindo todas as substâncias que as bactérias produzem enquanto processam o alimento que passa pelo intestino. Dessas substâncias, as mais conhecidas são os metabólitos bacterianos chamados ácidos graxos de cadeia curta (AGCCs). Eles são o subproduto da digestão bacteriana de fibras vegetais. (Por sinal, o termo "prebiótico" geralmente se refere a essa fibra dietética que alimenta as bactérias produtoras de AGCCs.) Descobriu-se que os AGCCs têm uma gama incrível de funções para a saúde. Eles protegem o intestino e a saúde geral por meio de suas propriedades anti-inflamatórias e têm a capacidade de aprimorar a capacidade do corpo de metabolizar glicose e lipídios.[12] Os AGCCs também melhoram a imunidade, guiam a angiogênese e ajudam as células-tronco, atuando como uma conexão entre quatro dos sistemas de defesa da saúde. Tanto os *Lactobacillus* como as *Bifidobacteria* são considerados benéficos porque produzem AGCCs.

Cada um dos três principais AGCCs — propionato, butirato e acetato — desempenha um papel único no corpo. O propionato, por exemplo, pode baixar o colesterol, reduzir a inflamação, proteger contra o acúmulo de placa aterosclerótica nas artérias e melhorar a saúde digestiva.[13] Ele também ativa as células imunológicas.[14] O butirato é uma das principais formas de energia para as células intestinais no cólon e promove um cólon saudável, além de ter efeitos anti-inflamatórios. Também estimula a angiogênese para nutrir a cicatrização de lesões e guia as células-tronco para se transformarem em tipos diferentes de órgãos.[15] O acetato é liberado no tecido periférico, onde estimula a leptina, que suprime a fome.[16]

Outros metabólitos do microbioma também podem estimular a saúde. As bactérias *Lactobacillus plantarum*, por exemplo, produzem metabólitos que estimulam uma resposta anti-inflamatória das células-tronco intestinais.[17] Isso pode acalmar irritações no intestino e definir o estágio da cicatrização intestinal. Em estudos com *kimchi*, descobriu-se que esse condimento coreano fermentado picante contém *Lactobacillus plantarum*, que cria um produto bacteriano que protege contra a infecção da influenza A.[18] Os lignanos são polifenóis vegetais que atuam como prebióticos. Eles são metabolizados pelo microbioma para produzir bioativos conhecidos como enterodiol e enterolactona. Demonstrou-se que essas substâncias suprimem o desenvolvimento do câncer de mama.[19] O p-cresol e o hipurato também são metabólitos produzidos no intestino que reduzem o estresse e a ansiedade (eles podem ser fortalecidos com o consumo de chocolate).[20] Pesquisadores da Universidade da Finlândia Oriental descobriram que uma dieta rica em grãos integrais e fibras fazia com que as bactérias produzissem ácido indolpropiônico, metabólito que protege contra o diabetes tipo 2.[21]

Por outro lado, algumas substâncias produzidas por nosso microbioma podem ser tóxicas. Portanto, nosso objetivo deve ser limitar sua produção. Por exemplo, bactérias como *Desulfovibrio* produzem sulfeto de hidrogênio, um composto que cheira a ovo podre, encontrado geralmente em vulcões e fontes termais. O sulfeto de hidrogênio é altamente tóxico para nosso intestino. Quando produzido pela *Desulfovibrio*, danifica o revestimento intestinal que geralmente veda o conteúdo alimentar e aquoso, impedindo-o de escapar para o resto do corpo. O dano faz com que os intestinos vazem, como uma roupa de mergulho perfurada, tornando mais fácil que as partículas alimentares e os dejetos internos escapem. O vazamento de partículas alimentares causa uma reação inflamatória em torno do intestino que pode gerar reações semelhantes a alergias a alimentos e até colite. Não é de admirar que as bactérias que produzem sulfeto de hidrogênio sejam encontradas nas fezes de pacientes com doença inflamatória intestinal.[22]

LOCALIZAÇÃO, LOCALIZAÇÃO, LOCALIZAÇÃO

O microbioma está espalhado pelo corpo todo, especialmente na pele e nas cavidades corporais. As bactérias promotoras da saúde habitam nos dentes, nas gengivas, na língua e nas amígdalas, bem como dentro do nariz, nos pulmões, nas orelhas, na vagina e, especialmente, no intestino.

O sistema digestório não é nada mais do que um tubo comprido de cerca de nove metros, quase o comprimento de duas caminhonetes. Ele começa na boca e termina no ânus. Entre essas duas extremidades estão o estômago, o intestino delgado e o cólon. O cólon é um dos centros populacionais do microbioma. No interior dele, uma camada de muco pegajosa protege o órgão. O revestimento mucoso forma uma barreira para manter toda substância nociva que você tenha comido ou gerado pela digestão ou pelo microbioma dentro do revestimento intestinal. Tanto o muco como o revestimento podem ser influenciados pelas bactérias intestinais. Algumas chegam a vicejar no muco. Longe de ser um simples recipiente digestório, o intestino é um centro de comando para a saúde encabeçado pelo microbioma.

As bactérias saudáveis que residem no intestino se instalam antes de o indivíduo nascer. Quando eu estava na faculdade de medicina, ensinavam que o útero de uma mulher grávida é esterilizado e que as bactérias saudáveis são introduzidas no bebê apenas durante o parto, quando a cabeça passa através do canal vaginal. As bactérias vaginais entram em contato com os lábios do bebê e as bactérias que formam colônias no intestino são engolidas. A ideia de útero estéril foi derrubada. Hoje sabemos que as bactérias saudáveis são transferidas da mãe para o feto durante a gravidez.[23] Tanto a placenta como o líquido amniótico em que o feto flutua por nove meses contêm bactérias que colonizam o humano em desenvolvimento e contribuem para seu microbioma e sua saúde futura.[24] Claro, durante o parto vaginal, as bactérias também são transferidas para o bebê.

Mesmo depois de o bebê nascer, a mãe continua a formar o microbioma dele. Os recém-nascidos são entregues imediatamente para a mãe a fim de estabelecer contato cutâneo e proximidade com ela. O encontro de pele com pele coloca o bebê em contato com bactérias. Em seguida, a amamentação carrega o bebê com ainda mais micróbios.[25] Mais uma vez, a compreensão moderna derruba o que ensinaram aos médicos na faculdade, quando aprenderam que o leite materno é um líquido estéril. Errado. Sabemos agora que as células especiais do sistema imunológico da mãe, chamadas células dendríticas, pegam bactérias do intestino e as transportam através de canais linfáticos até os dutos lactíferos do seio. Isso significa que o leite materno é repleto de bactérias saudáveis destinadas ao intestino do bebê. Na realidade, estima-se que quase 30% das bactérias intestinais do bebê venham do leite materno, dos quais 10% vêm de sugar o mamilo e engolir bactérias cutâneas e o restante, de exposições prévias ao ambiente.[26] Como o bebê consome cerca de 750 mililitros de leite por dia, estima-se que até 10 milhões de bactérias sejam engolidas a cada 24 horas. Agora, pense no impacto potencial dos antibióticos administrados à mãe ou ao bebê na época do parto. Isso pode reduzir as bactérias saudáveis cruciais na mãe ou interferir com sua transmissão durante o parto e a lactação. Os bebês alimentados com fórmula têm diferenças substanciais em seu microbioma, comparados àqueles que foram amamentados por pelo menos seis semanas após o parto.[27]

Quando o bebê passa para uma dieta de comida sólida, a flora intestinal muda novamente, conforme as bactérias e os prebióticos no alimento ganham acesso ao intestino. Aos três anos, as crianças têm colônias sólidas que vão ajudá-las a defender sua saúde pelo resto da vida. Um estudo com 1095 "pessoas ridiculamente saudáveis" sem nenhum problema de saúde ou histórico familiar de doença grave em todos os grupos etários (de três a mais de cem anos de idade) demonstrou que um denominador comum entre jovens e idosos é um microbioma quase idêntico.[28]

A comunidade médica enfrenta agora o dilema de como usar os antibióticos. Como médico, conheço a importância dos antibióticos e vi com meus próprios olhos as vantagens de seu uso criterioso. Mas nosso conhecimento crescente do microbioma está nos ensinando a pensar sobre as consequências de matar os "mocinhos". Todo médico viu em seu treinamento uma infecção chamada C. *difficile*. O C vem de *Clostridium*, que, descobriu-se, não é um invasor estranho, e sim parte do microbioma normal. No entanto, é uma das bactérias intestinais cujo crescimento precisa ser controlado por outras bactérias. Quando pacientes doentes recebem antibióticos como clindamicina, a C. *difficile* pode crescer demais e causar distúrbio intestinal, com diarreia grave, febre, cãibra e complicações potencialmente fatais, como perfuração e sangramento gastrintestinal. Mas, à medida que aprendemos mais sobre como nosso microbioma defende nossa saúde, repensamos a forma como nossas bactérias intestinais podem contribuir para os números misteriosamente crescentes de alergias alimentares, diabetes, obesidade, doença cardiovascular, câncer, doença de Alzheimer e até depressão. O mistério está longe de ser solucionado, mas deve nos tornar muito mais cautelosos sobre o uso displicente de antibióticos e até de antissépticos, e nos mostra que precisamos pensar mais sobre como manter as bactérias intestinais em boa forma para o bem de nossa saúde geral. A alimentação é uma das estratégias.

COMO SUA DIETA INFLUENCIA O MICROBIOMA

A maneira como o microbioma intestinal funciona é fortemente influenciada por nossa dieta. Ao longo da vida, sessenta toneladas de alimentos passarão pelo trato digestório de uma pessoa.[29] O que ela come também alimenta suas bactérias. Os alimentos prebióticos podem melhorar a função bacteriana. Podemos introduzir novas bactérias em nosso ecossistema comendo alimentos que naturalmente contêm micróbios saudáveis, como alguns alimentos fermentados comuns. Você verá exemplos deles no capítulo 8. São os alimentos probióticos.

Outros alimentos modificam o ambiente do intestino, tornando o crescimento de algumas bactérias mais favorável.

Ao longo da vida, introduzimos constantemente bactérias novas no corpo, e até trocamos com amigos e familiares diversas bactérias, que se tornam parte do nosso microbioma. Um beijo pode introduzir até 80 milhões de bactérias.[30] Mas a via de entrada mais comum é a alimentação. Os alimentos que influenciam o microbioma são divididos entre probióticos e prebióticos. Os alimentos probióticos, como iogurte, chucrute, kimchi e queijo, contêm bactérias vivas e, portanto, trazem sua própria contribuição bacteriana para nosso ecossistema interno. Um queijo bastante conhecido exemplifica esse efeito: o camembert, um queijo de leite de vaca macio e cremoso produzido na França. Pesquisadores do Institut National de la Recherche Agronomique da França e da Universidade Paris Descartes estudaram os efeitos do queijo camembert em doze voluntários humanos saudáveis, que receberam três cubos de queijo do tamanho de um dadinho (quarenta gramas cada) cortados do mesmo lote de queijo, para comer duas vezes ao dia por quatro semanas.[31] Eles coletaram amostras de fezes dos participantes antes do estudo, duas vezes ao longo do estudo e mais uma vez depois. Examinaram então os micróbios nas amostras de queijo e também verificaram se houve mudanças nas bactérias fecais. Foram encontrados vários organismos notáveis. Um é o fungo chamado *Geotrichum candidum*, que não costuma estar presente em humanos mas é encontrado na cultura inicial para a fabricação do queijo camembert. Isso prova que um organismo originário do queijo pode chegar até o intestino. A bactéria *Leuconostoc mesenteroides*, usada na cultura bacteriana inicial, também foi encontrada nas fezes. E a *Lactobacillus plantarum*, uma bactéria encontrada tanto no camembert como no microbioma humano saudável, havia proliferado nos humanos depois do consumo diário de camembert. Portanto, comer queijo não apenas introduziu bactérias novas no intestino como também influenciou as bactérias já presentes ali.

Os prebióticos são alimentos não digestíveis que alimentam as bactérias nos intestinos. Não são micróbios em si, mas reforçam a função das bactérias intestinais saudáveis fornecendo o alimento de que elas precisam para prosperar e, em consequência, criam metabólitos saudáveis ou influenciam o sistema imunológico. Geralmente, os prebióticos são fibras dietéticas metabolizadas pela microbiota para formar um grande número de metabólitos benéficos, em particular os AGCCS mencionados anteriormente. Vamos discutir diferentes alimentos probióticos e prebióticos em mais detalhes na segunda parte.

O alimento também pode influenciar o microbioma ao alterar o ambiente intestinal para que se torne mais favorável ao crescimento de bactérias saudáveis. Imagine espécies de bactérias competindo em esportes em equipe. Estão todas treinando e se preparando para se testarem umas contra as outras a fim de se tornar dominantes. Dar a uma espécie seu alimento preferido pode impulsionar seu crescimento em comparação ao outro time, proporcionando uma vantagem competitiva. Pesquisadores descobriram que existe todo um subgrupo de nutrição do microbioma, segundo o qual a proporção de açúcar, gordura e fibra no alimento pode determinar quais bactérias acabam se tornando dominantes no intestino.

Pequenas mudanças no ambiente também podem favorecer uma espécie em detrimento de outra. No túnel do intestino, o muco que cobre a parede intestinal é lar de algumas bactérias. O muco contém um carboidrato formador de gel que ajuda a manter sua propriedade de revestimento. Esse carboidrato também é utilizado por bactérias intestinais para metabolizar o alimento. Certos alimentos podem afetar o revestimento mucoso e ajudar essas bactérias a melhorar seu ambiente. A *Akkermansia* é uma bactéria benéfica importante para o microbioma que habita e prospera no revestimento mucoso intestinal. Comer alimentos que reforçam o muco intestinal, como *cranberry* ou romã, ajuda as *Akkermansia* a crescerem. Esses alimentos serão abordados na segunda parte.

MICROBIOMA E GERAÇÕES FUTURAS

Enquanto estamos aprendendo sobre como as bactérias influenciam a saúde, outras pesquisas estão revelando como o microbioma pode ser passado adiante para gerações futuras, como um legado do estilo de vida que você levou. Como mencionado anteriormente, quanto mais diversas as bactérias em nosso ecossistema, mais saudáveis somos. No entanto, cientistas de Stanford, Harvard e Princeton que estudam dieta e microbioma demonstraram que, quando não somos cuidadosos, a maneira como nos alimentamos pode até causar a extinção de algumas bactérias intestinais, impactando a saúde de gerações futuras. Os cientistas conduziram experimentos com camundongos sem germes em que foram implantadas bactérias intestinais obtidas de um humano saudável. Isso envolveu a introdução de matéria fecal de um voluntário humano saudável no intestino de um camundongo para que as bactérias formassem colônia no camundongo e replicassem o ecossistema encontrado no intestino humano saudável.

Em um estudo, foi alterada a dieta com baixo teor de gordura e alto teor de fibra (semelhante a uma alimentação vegetariana saudável tanto para os humanos como para bactérias benéficas) de um grupo desses camundongos para uma dieta insalubre de alto teor de gordura e baixo teor de fibra (semelhante à dieta ocidental) por sete semanas. Essa mudança de dieta alterou tudo no microbioma. Espantosos 60% das diversas bactérias originalmente presentes no voluntário saudável reagiram à dieta insalubre caindo para a metade da quantidade inicial. E o pior está por vir. Quando os camundongos foram colocados de volta na dieta vegetariana mais saudável, apenas 30% das bactérias reduzidas voltaram aos níveis anteriores. Na verdade, depois disso o perfil geral do microbioma permaneceu alterado por até quinze semanas (cerca de 10% da vida de um camundongo). Os cientistas concluíram que algumas bactérias saudáveis são resistentes e podem se recuperar de um ataque alimentar, ao passo que outras não. Eles chamaram a deficiência persistente de "cicatriz" deixada no microbioma pela dieta.

É aqui que o estudo fica interessante. A cicatriz no microbioma se tornou maior com o passar das gerações, quando os pesquisadores começaram a cruzar os camundongos e expor cada geração de camundongos à dieta ocidental de alto teor de gordura e baixo teor de fibra. A cada geração, um número crescentemente maior das bactérias originais do humano saudável desapareceu do microbioma. Na quarta geração (tataranetos dos originais), assustadores 72% dos micróbios dos camundongos saudáveis iniciais já não eram detectáveis. A dieta insalubre de alto teor de gordura e baixo teor de fibra por gerações erradicou os micróbios intestinais saudáveis para sempre.[32] Eles foram extintos e não puderam ser regenerados pela dieta vegetariana mais saudável como antes.

Mesmo a curto prazo, as dietas insalubres causam estragos no microbioma e deixam uma cicatriz que leva tempo para recuperar mesmo depois da reintrodução de uma dieta mais saudável. Essas cicatrizes podem criar desequilíbrios graves na saúde. Como o microbioma está ligado a outros sistemas de defesa da saúde, uma dieta insalubre pode, por extensão, prejudicar a defesa de angiogênese, perturbar a função das células-tronco, tornar mais difícil para o corpo proteger o DNA e comprometer o sistema imunológico.[33] Isso é grave porque algumas bactérias ativam as defesas imunológicas para proteger contra o câncer e infecções. Outras bactérias benéficas diminuem a resposta imunológica, prevenindo reações alérgicas a alimentos que entram no intestino. Vou apresentar mais detalhes sobre isso quando discutirmos o sistema imunológico no capítulo 5.

MICROBIOMA E DOENÇA

Embora a civilização moderna tenha passado a maior parte do século xx lutando contra doenças causadas por micróbios, no século xxi, podemos combater doenças usando as bactérias a nosso favor. Comecei a entender o potencial disso quando ouvi uma palestra de Susan Erdman, que dirige a Divisão de Medicina Comparativa no Instituto de Tecnologia de Massachusetts, em Boston. Como codiretor de uma conferência anual sobre cicatrização, convidei Erdman para apresentar sua pesquisa sobre uma bactéria chamada *Lactobacillus reuteri*, uma espécie que é parte do microbioma humano. Ela descreveu de forma fascinante sua pesquisa, mostrando como essa bactéria pode fazer as lesões cicatrizarem mais rápido, e apresentou dados convincentes de que a *L. reuteri*, encontrada em alguns iogurtes e suplementos alimentares, poderia acelerar a cicatrização de lesões em camundongos se colocada no bebedouro deles. Ela também funcionou em humanos quando dada como probiótico. Depois disso, Erdman e eu colaboramos em uma pesquisa para entender como essas bactérias ajudavam a acelerar a cicatrização. A resposta: quando engolida, a *L. reuteri* acelera a angiogênese na cicatrização de lesões de pele. Encontramos mais uma conexão entre os sistemas de defesa da saúde.

Mas a cicatrização de lesões era apenas o começo. Em laboratório, a *L. reuteri* também reduziu a gordura abdominal e a obesidade em camundongos, mesmo quando eles se alimentaram com uma dieta de junk food de batatas fritas. A *L. reuteri* pode estimular o crescimento de um cabelo grosso, brilhante e saudável, melhorar o tom da pele, fortalecer o sistema imunológico e prevenir o crescimento de tumores de cólon e mama. E não para por aí. Experimentos mostraram que, em camundongos machos, a *L. reuteri* na água potável aumenta o tamanho do testículo, a produção de testosterona e a frequência de acasalamento. Uma descoberta verdadeiramente fascinante foi que a *L. reuteri* estimula o cérebro a liberar o hormônio oxitocina, substância neuroquímica de vínculo emocional liberada no cérebro durante um abraço ou aperto de mão de um amigo íntimo, durante o beijo, a amamentação e o orgasmo. A profundidade da pesquisa conduzida com essa única bactéria é tão impressionante que levou a um artigo no *The New York Times* intitulado "Microbes, a Love Story" [Micróbios, uma história de amor].[34] Desnecessário dizer que as evidências científicas de suas ações e benefícios potenciais mostram que vale a pena tomar esse probiótico.

MICROBIOMA EM DESEQUILÍBRIO

Disbiose é a perturbação no ecossistema bacteriano, um desequilíbrio das bactérias intestinais associado a doenças tão variadas como diabetes, obesidade, autismo, doença inflamatória intestinal, câncer, asma, psoríase, esclerose múltipla, doença de Parkinson, aterosclerose, insuficiência cardíaca, doença celíaca, doença hepática, síndrome da fadiga crônica, cáries, esquizofrenia e depressão.[35] O micróbio ou os mecanismos do desequilíbrio microbiano que causam cada uma dessas doenças e que podem ser sua causa ou seu efeito ainda estão sendo pesquisados por algumas estrelas em ascensão da pesquisa científica; e o sistema médico está começando a prestar atenção nisso. Antes muito utilizado e agora banido, o agente antimicrobiano Triclosan estava presente em pastas de dente, sabonetes, detergentes e mais de 2 mil produtos de consumo; porém, descobriu-se que ele altera o microbioma intestinal em bebês e aumenta a colite e o desenvolvimento de tumores em camundongos.[36]

A indústria biotecnológica está ansiosa para aproveitar o poder do microbioma. Um procedimento conhecido como transplante de microbiota fecal (TMF) foi desenvolvido para tratar a disbiose substituindo bactérias intestinais insalubres por bactérias intestinais benéficas das fezes de um doador saudável. O procedimento foi usado para tratar pacientes que sofriam de *Clostridium difficile*, uma complicação comum do uso de antibiótico, como discutido anteriormente. Embora o padrão de tratamento seja a aplicação de mais antibióticos para matar a *C. difficile*, a infecção volta em até 60% das pessoas. Nessas situações, os médicos estão recorrendo ao TMF. Um voluntário saudável doa uma amostra fecal que é misturada à água e, em seguida, borrifada ao longo de todo o cólon do paciente por um médico usando um colonoscópio. Apesar do fator desagradável do TMF, seus proponentes afirmam que o procedimento é eficiente em cerca de 90% dos casos depois de uma única aplicação. Ensaios clínicos estão em andamento para verificar se o TMF pode ajudar a prevenir ou curar infecções recorrentes do trato urinário, constipação crônica, diabetes, colite ulcerativa e até obesidade.

Algumas empresas de biotecnologia estão desenvolvendo fórmulas especiais de probióticos, fibras dietéticas e bioativos vegetais em forma de *smoothie* para promover a recuperação de bactérias saudáveis no intestino como meio de tratar diabetes, obesidade e outras condições. Outras empresas estão fazendo uma abordagem diagnóstica, oferecendo-se para analisar as fezes das pessoas e dar um relatório sobre sua microbiota. Um exame de fezes chamado SmartGut sequencia o DNA das bactérias nas fezes e diz se existe algum agente negativo e que medidas tomar. Um exame de microbiota vaginal chamado SmartJane identifica não apenas doenças sexualmente transmissíveis, mas 23 tipos de bactérias vaginais saudáveis.

Suplementos probióticos são vendidos como um jeito fácil de introduzir bactérias saudáveis no intestino, mas, apesar da enorme indústria existente — 36 bilhões de dólares em 2016 e deve crescer para 65 bilhões de dólares até 2024 —, a eficácia deles ainda não está clara.[37] Produtos probióticos contendo *Lactobacillus* e *Bifidobacteria*, por exemplo, são vendidos em mercados, farmácias e pela internet. O desafio é que os probióticos comerciais, em sua maioria, não são tão bem estudados quanto os alimentos que você vai descobrir no capítulo 8. Apesar disso, em geral, eles são considerados seguros em pessoas com sistema imunológico saudável e potencialmente benéficos para amenizar diarreia e outras perturbações digestórias.

A alimentação pode ser a ferramenta mais poderosa para influenciar nosso microbioma. Alimentos naturais oferecem uma variedade maior — por exemplo, iogurte, alimentos fermentados e algumas bebidas são cheios de bactérias. No entanto, mesmo quando não consumimos diretamente bactérias probióticas, o que comemos tem efeito diário bem profundo sobre nosso sistema de defesa do microbioma. Nossa alimentação pode encolher ou expandir as populações diferentes da microbiota intestinal de uma hora para outra. Os alimentos que consumimos influenciam na capacidade do intestino de se curar, às vezes de forma surpreendente. Na segunda parte, vou contar como diferentes tipos de alimento podem interagir com o microbioma e desenvolvê-lo melhor. Por exemplo, você pode influenciar a população de determinada espécie de bactéria benéfica no intestino, o que, por sua vez, demonstrou aumentar a eficácia de certos tratamentos de câncer.

Mas antes quero contar sobre outro sistema de defesa poderoso que o corpo possui para manter você saudável: os mecanismos do corpo para proteger o DNA.

DOENÇAS COM DISBIOSE DO MICROBIOMA

Alergias alimentares	Doença de Alzheimer
Artrite reumatoide	Doença de Crohn
Asma	Doença de Parkinson
Aterosclerose	Doença hepática
Autismo	Doença pulmonar obstrutiva crônica
Câncer colorretal	Esclerose múltipla
Câncer de esôfago	Esquizofrenia
Câncer de estômago	Insuficiência cardíaca
Câncer de mama	Obesidade
Câncer de pâncreas	Psoríase
Câncer de vesícula	Síndrome da fadiga crônica
Colite ulcerativa	Síndrome do intestino irritável
Depressão	Síndrome do intestino permeável
Diabetes	Síndrome metabólica
Doença celíaca	Transtorno bipolar

PRINCIPAIS AGENTES DO MICROBIOMA

Principais filos bacterianos	
Bacteroidetes	As Bacteroidetes consistem na segunda maior porção do microbioma. Muitas delas são bactérias produtoras de AGCCs.
Firmicutes	As Firmicutes constituem a maior porção do microbioma, e são as mais diversas. As bactérias produtoras de AGCCs mais benéficas estão no filo Firmicutes, mas outras variedades se provaram patogênicas.
Proteobacteria	Em excesso, as Proteobacteria costumam ser consideradas prejudiciais. Vários estudos demonstram uma abundância de Proteobacteria em transtornos metabólicos e doença inflamatória intestinal.
Actinobacteria	Em geral, as Actinobacteria são consideradas benéficas. O filo contém as *Bifidobacteria*, que costumam ser incluídas em suplementos probióticos.
Verrucomicrobia	Verrucomicrobia é um filo muito pequeno e recém-descoberto. É importante por conter as bactérias benéficas *Akkermansia*.

Bactérias benéficas notáveis		
Gênero/estirpe	**Filo**	
Akkermansia muciniphila (cepa)	Verrucomicrobia	Benéfica; aumentada por certos polifenóis alimentares. Ajuda a controlar o sistema imunológico, melhora o metabolismo de glicose no sangue, reduz a inflamação intestinal e combate a obesidade. Melhora a eficácia de alguns tratamentos contra o câncer.
Bacteroides (gênero)	Bacteroidetes	Neutras; associadas ao consumo mais alto de proteína e gordura animal. Responsáveis pela clivagem de glicano.
Bifidobacteria (gênero)	Actinobacteria	Benéficas; comumente incluídas em suplementos probióticos. Produzem AGCCs.

L. casei (cepa)	Firmicutes	Benéficas; comumente incluídas em suplementos probióticos e encontradas naturalmente em produtos lácteos fermentados. Protegem contra gastroenterite, diabetes, câncer, obesidade e até depressão pós-parto.
L. plantarum (cepa)	Firmicutes	Benéficas; comumente incluídas em suplementos probióticos. Encontradas naturalmente em produtos alimentícios fermentados como chucrute e queijo gouda. Produzem riboflavina, uma vitamina B.
L. reuteri (cepa)	Firmicutes	Benéficas; encontradas em suplementos probióticos, produtos laticínios fermentados e pão de fermentação natural. Beneficiam a imunidade, resistem ao desenvolvimento de tumores de mama e cólon, influenciam o eixo intestino-cérebro para produzir o hormônio social, a oxitocina, estimula a angiogênese.
L. rhamnosus (cepa)	Firmicutes	Benéficas; encontradas em suplementos probióticos e produtos lácteos fermentados. Mais comumente encontradas no trato geniturinário feminino e são suplementos benéficos no caso de infecções de crescimento bacteriano excessivo.
Prevotella (gênero)	Bacteroidetes	Benéficas, associadas a dietas ricas em vegetais. Produzem AGCCS.
Ruminococcus (gênero)	Firmicutes	Benéficas; encontradas em suplementos probióticos e associadas a um maior consumo de leguminosas. Produzem AGCCS.

Bactérias prejudiciais		
Gênero/estirpe	**Filo**	
Clostridium (gênero)	Firmicutes	Prejudiciais; esse gênero contém várias cepas de bactérias patogênicas, como a *C. difficile* (causa diarreia) e a *C. botulinum* (botulismo).
C. histolyticum (cepa)	Firmicutes	Prejudiciais; cepa de bactérias patogênicas dentro do gênero *Clostridium*. Conhecidas por causar gangrena gasosa.
Desulfovibrionaceae (gênero)	Proteobacteria	Prejudiciais; bactérias redutoras do sulfato. O sulfeto de hidrogênio danifica o revestimento intestinal. Podem resultar em maior permeabilidade intestinal e inflamação.

4. Proteção do DNA

Imagine o DNA como sua planta genética pessoal, enrolada na forma de uma escadaria em espiral (chamada de hélice dupla) e miniaturada para caber dentro de uma célula. A escada é composta de genes que você herdou de seus pais. Esse é seu código-fonte do qual todos os aspectos da sua saúde dependem para mantê-lo vivo e capaz de funcionar normalmente. Contudo, o DNA é bastante frágil e alvo de muitos ataques violentos ao longo da vida.

Seu DNA sofre mais de 10 mil danos naturais por dia.[1] Alguns dos erros são rompimentos espontâneos que ocorrem ao acaso quando trilhões de células estão trabalhando e se replicando sem cessar, dia após dia. Outros erros são efeito colateral de algo destrutivo que acontece dentro do corpo, como uma inflamação ou infecção. Outros ainda são o resultado de substâncias tóxicas no ar que respiramos, nos alimentos que consumimos ou do que absorvemos através da pele por produtos domésticos e outras fontes ambientais. Em todo caso, cada erro tem o potencial de sabotar o do DNA e destruir nossa saúde. Considerando essa ofensiva diária de danos ao DNA, você deve estar se perguntando por que não ficamos doentes com mais frequência, viramos mutantes ou formamos cânceres fatais todo dia. É porque o DNA é projetado para defender e proteger a si mesmo e, por conseguinte, nossa saúde contra as consequências desse dano.

A maior parte do que se ouve sobre o DNA tem relação com genealogia, mas há descobertas importantes em rastreio genético que ajudam a detectar o risco pessoal de cânceres hereditários e outras doenças. A testagem genômica também está sendo usada para guiar a terapia contra o câncer na nova era de medicina personalizada. Você já pode ter ouvido falar de tecnologias usadas para editar o DNA e substituir genes defeituosos por genes saudáveis. Mas a história mais fascinante sobre o DNA é a que vou contar agora: sua atuação como um de nossos sistemas de defesa.

Quando o DNA é danificado por algum motivo, podem ocorrer erros na maneira como as instruções genéticas são seguidas no corpo. Quando se herdam mutações nos genes, as consequências podem ser doenças catastróficas. Com o avançar da idade, o DNA vai se desgastando. À medida que passamos pela vida, as escolhas que fazemos — onde moramos, o que comemos, nosso estilo de vida — ajudam ou prejudicam o DNA. Proteger nosso DNA é fundamental para ter saúde. Quando o código genético humano funciona perfeitamente, é sinal de boa saúde. Quando ele se rompe ou sofre mutações, a saúde está sob ameaça.

O DNA usa mecanismos distintos para se proteger. As células evoluíram com processos de reparo formidáveis que monitoram constantemente anormalidades estruturais no DNA. Quando alguma é encontrada, a equipe de reparos analisa os vários conjuntos de informações idênticas codificadas pelo DNA. As partes danificadas são recortadas por tesouras moleculares nas células e substituídas pela estrutura e pela sequência corretas. Isso impede que a grande maioria das anormalidades que podem se desenvolver no DNA seja passada adiante quando ele se replicar.

Outra forma de o sistema de defesa do DNA agir é através de uma resposta chamada mudança epigenética. Ela permite que o DNA reaja a exposições ambientais e de estilo de vida, inclusive a alimentação, ampliando os genes benéficos e bloqueando os nocivos. Isso torna determinados genes mais ou menos disponíveis de acordo com as circunstâncias.

Os telômeros são outro fator essencial na proteção do DNA. Parecem aquelas agulhetas que cobrem as pontas dos cadarços, e estão localizados nas duas extremidades dos cromossomos. Eles protegem o DNA do desgaste conforme envelhecemos. Boa alimentação, sono de qualidade, exercício regular e outras atividades saudáveis podem proteger os telômeros.

A alimentação tem um papel importante para maximizar a força desses sistemas de proteção do DNA. Na segunda parte, vou revelar detalhes sobre quais alimentos demonstraram apoiar o reparo do DNA, quais causam mudanças epigênicas que promovem a saúde e quais protegem e até fortalecem os telômeros. Além do progresso moderno feito com a testagem genômica, edição de genoma e terapia genética, começamos a decifrar como a alimentação influencia o sistema de defesa da saúde do DNA. Para ver até onde chegamos e entender o papel da dieta, convém rever rapidamente a história da origem da pesquisa do DNA.

UMA HISTÓRIA DO DNA

É impressionante que, embora hoje até crianças do ensino fundamental aprendam sobre DNA, sabemos sobre a existência dele há cerca de 150 anos apenas, e só nos últimos cinquenta anos fomos decifrar seu código. O estudo da herança genética remonta a um cientista e frei agostiniano de uma cidadezinha chamada Brno, na Morávia (atualmente República Tcheca). O nome dele era Gregor Mendel. Mendel notou que, ao cruzar as ervilhas que cresciam em seu jardim em determinadas combinações, poderia obter determinadas características, como forma e cor. Em 1866, ele publicou sua pesquisa mostrando que certas leis se aplicavam à passagem de características de uma geração à outra.[2] Elas foram chamadas de leis de herança mendeliana — e Mendel especulou que alguns fatores invisíveis (genes) transportavam as informações que determinariam as características de todo organismo.

A primeira evidência física real do DNA foi descoberta em 1869 por Friedrich Miescher, um médico que conduzia pesquisas em Tubinga, na Alemanha.[3] Miescher examinava o pus extraído dos curativos de soldados feridos na Guerra da Crimeia e encontrou alguns materiais diferentes que acreditou virem de dentro das células. Ele os denominou nucleínas. Doze anos depois, em 1881, o ex-professor de Miescher, o bioquímico alemão Albrecht Kossel, achou que valia a pena examinar esses achados mais de perto. Kossel concluiu que as nucleínas eram compostas de ácido desoxirribonucleico — e cunhou o termo "DNA" [do inglês *deoxyribonucleic acid*]. Em 1910, essa descoberta lhe garantiu o primeiro de vários prêmios Nobel concedidos a pesquisas sobre DNA.

A verdadeira natureza do DNA, porém, permaneceu um mistério por mais 71 anos. Então, em 1952, as primeiras imagens em alta resolução do DNA foram tiradas por Rosalind Franklin, que trabalhava no King's College de Londres. Guiados pelas imagens, James Watson e Francis Crick examinaram no ano seguinte a estrutura do DNA na Universidade de Cambridge, decifrando o "código da vida", trabalho que lhes garantiu o segundo prêmio Nobel para trabalhos sobre DNA em 1962. Depois disso, dezenas de milhares de cientistas correram para o campo de pesquisa do DNA a fim de desvendar os segredos do código-fonte que nos torna humanos.

Em 1990, teve início uma das empreitadas científicas mais ambiciosas de toda a história humana: o Projeto Genoma Humano. O objetivo desse projeto, que envolveu mais de vinte universidades nos Estados Unidos, na França, na Alemanha, na Espanha, no Reino Unido, na China e no Japão, assim como os Institutos Nacionais de Saúde dos Estados Unidos e uma empresa privada chamada Celera Genomics, era mapear todos os genes no corpo humano. Em 14 de abril de 2003, dois anos antes do prazo de quinze anos, o governo norte-americano anunciou que todo o genoma humano tinha sido oficialmente sequenciado. Essa conquista histórica foi conduzida por dois cientistas pioneiros, Francis Collins e Craig Venter.[4] Desde então, o sequenciamento completo do genoma foi além dos humanos para incluir outras espécies, incluindo chimpanzés, cachorros, camundongos e até sapos.

A CIÊNCIA DO DNA

O código-fonte do DNA é escrito em substâncias químicas com nomes que começam com estas quatro letras: A (adenina), T (timina), C (citosina) e G (guanina). Os degraus da escada em espiral são compostos de diferentes pares dessas letras (A-T e C-G). Uma sequência desses pares que codificam as instruções para uma proteína completa é conhecida como gene, o que corresponderia a um grupo de degraus da escada. Coletivamente, os genes especificam as instruções necessárias para produzir as 10 mil proteínas de que o corpo precisa para se manter vivo.

É impressionante, mas cada célula do corpo sabe ler esse código-fonte. As células usam o código baixando-o em mecanismos celulares que agem como mini-impressoras 3D. A produção dessas proteínas acontece nos bastidores, em silêncio, a cada segundo da vida humana — desde o momento em que uma pessoa é concebida até o momento de sua morte. O propagado termo "genoma humano" se refere ao conjunto completo de genes, composto pelo DNA, que precisam codificar para as necessidades do corpo ao longo da vida.

Para começar a entender como o genoma humano se mantém saudável, primeiro considere a surpreendente quantidade de DNA dentro do corpo. Cada célula contém cerca de 180 centímetros de DNA enrolados em espiral, que formam pacotinhos compactos chamados cromossomos — são 46 deles dentro do núcleo de cada célula (23 vindos da mãe e 23, do pai). Se esticássemos o DNA de todas as células do corpo (a estimativa atual é de 37,2 trilhões de células) e o alinhássemos de uma extremidade à outra, teríamos uma rodovia genética de 67 bilhões de quilômetros de comprimento.[5] É a distância da Terra até Plutão multiplicada por dez! O mais interessante é o seguinte: apenas 3% dessa rodovia de DNA realmente compõe nossos genes. Os outros 97% atuam como um controle de tráfego aéreo para guiar o corpo no uso dos genes.

Assim como um aeroporto movimentado, em que operadores altamente treinados em controle de tráfego aéreo garantem que os aviões decolem e pousem em segurança, a precisão da função do DNA é absolutamente fundamental. Os erros podem ter consequências fatais. Quando o código-fonte é danificado, as impressoras 3D das células podem produzir um excesso de uma proteína prejudicial ou um número insuficiente de uma benéfica, ou até produzir uma proteína inteiramente errada ou defeituosa. Esses erros podem ter consequências terríveis, assim como a má orientação do controle de tráfego aéreo pode provocar deslizes, pequenos acidentes ou a aniquilação total de um avião e seus passageiros.

RISCOS DE DANOS AO DNA

Infelizmente, o mundo é um lugar perigosíssimo para o DNA. Muitos fatores externos representam ameaças porque podem perturbar e danificar o código-fonte. Embora muitos perigos sejam criados pela indústria, nem todas as ameaças são feitas pela mão do homem. Um dos fatores mais prejudiciais ao DNA é, na verdade, a radiação ultravioleta. A luz do sol. Você sempre se lembra de passar filtro solar antes de sair? Pesquisas mostram que a radiação UV do sol que penetra na pele desprotegida é capaz de produzir 100 mil lesões no DNA *por hora*.[6] E entrar em casa depois de ficar deitado na praia não significa que o ataque ao DNA acabou. Cientistas da Universidade Yale mostraram que o dano continua mesmo depois da exposição ao sol. O pigmento melanina na pele, que bronzeia e absorve a radiação, na verdade armazena a energia através de um processo chamado quimioexcitação. A energia acumulada é liberada quando se está em um ambiente fechado e continua a provocar danos ao DNA mutante nas células cutâneas por mais de três horas depois que a pessoa já não estiver sob o sol, mas se refrescando em casa.[7]

Bronzear-se na praia pode ser prejudicial à saúde, claro, mas há outras formas insidiosas de o DNA ser danificado pelo sol. Se você já ficou sentado no trânsito indo para o trabalho de manhã, com o sol entrando pela janela, a radiação UV danificou seu DNA durante todo o trajeto de carro. Ainda mais invisível é o que acontece quando você viaja de avião. Você usa protetor solar toda vez que pega um voo? Pois deveria. Um estudo de 2015 realizado por pesquisadores da Universidade da Califórnia em San Francisco, publicado na revista *JAMA Dermatology*, mostrou que pilotos voando por apenas uma hora a 30 mil pés de altitude recebem a mesma quantidade de radiação UV através da janela da cabine que receberiam em uma sessão de vinte minutos em uma câmara de bronzeamento artificial.[8] Parece não fazer sentido, mas o clima nublado torna a situação ainda pior. Para o piloto e os passageiros, as nuvens apenas refletem a radiação de cima para o avião, aumentando o risco de dano ao DNA e de melanoma.

O sol não é a única ameaça. A radiação prejudicial também emana do chão. Isso acontece na forma de radônio, um gás natural inodoro que entra nas casas pelo porão. Diferentes partes da terra emitem níveis diferentes de radônio, mas ele é um invasor de casas que danifica o DNA. Na realidade, o radônio é a causa número um de câncer de pulmão em não fumantes.[9] Se você fuma (não deveria), o radônio que você inspira em casa amplia o risco de câncer de pulmão já causado pelo cigarro.

Por si só, a fumaça de tabaco é tóxica ao DNA. Estima-se que 4 mil substâncias químicas sejam inaladas na fumaça do cigarro, setenta das quais se revelaram carcinogênicas, incluindo benzeno, arsênico e formaldeído.[10] Não há nada recreativo ou relaxante em inalar essas substâncias. Elas provocam inflamação em todo o corpo. Mesmo que você não seja fumante, a má notícia é que o tabagismo passivo é igualmente prejudicial ao DNA de amigos, familiares, colegas de trabalho e até animais de estimação incautos.

A desgaseificação de solventes de carpetes, carros novos e substâncias químicas em produtos domésticos comuns como removedor de esmalte, xampu e tinta também danifica o DNA. Se você dirige um carro a gasolina, ao encher o tanque está inalando vapores que contêm benzeno, o qual danifica o DNA.[11] O ideal é se manter de costas para o vapor quando estiver no posto de gasolina.

Pesquisas revelam que as exposições tóxicas que danificam o DNA podem afetar as gerações futuras. Por exemplo, o DNA no esperma do pai pode ser afetado por substâncias tóxicas como bisfenol A (usado na produção de plástico), ftalato de dietila (usado para produzir pulseiras de néon) e cádmio (encontrado em vernizes de cerâmica e fumaça de cigarro). Essa exposição altera os genes no esperma por meio de mecanismos epigenéticos, e as alterações podem ser passadas adiante para os filhos.[12] Da mesma forma, substâncias químicas nocivas como benzeno (no petróleo), percloroetileno (usado em lavagem a seco) e fumaça de cigarro a que uma mãe pode se expor durante a gravidez podem deixar marcas no DNA do filho que persistirão pelo resto da vida dele.[13]

O dano ao DNA pode adoecer ou até matar. No entanto, o DNA tem uma diretiva principal: ser passado adiante o mais intacto possível de uma geração à outra. Para cumprir seu destino, o DNA tem mecanismos de defesa para resistir a exposições prejudiciais. Vejamos esses mecanismos agora, e, no capítulo 9, mostrarei como essas defesas podem ser enriquecidas pelo que comemos.

A PRIMEIRA DEFESA DA SAÚDE DO DNA: REPARO DO DNA

A quantidade de dano ao DNA que ocorre por dia é assustadora, mas nosso DNA foi projetado para reparar a maior parte dos danos antes que eles se tornem um problema. Estima-se que menos de um de cada mil erros introduzidos em nosso DNA se torna uma mutação permanente, graças às enzimas intrínsecas de autorreparo. Essas enzimas realizam uma dança intricada no nível molecular enquanto trabalham. Sua capacidade de reparo é projetada perfeitamente para consertar a estrutura ímpar do DNA.

Lembre-se de que, em cada filamento de DNA normal, cada "degrau" da escada em espiral que compõe a hélice dupla contém duas moléculas. O DNA tem uma regra firme sobre como as moléculas podem ser pareadas. A adenina (A) é sempre pareada com a timina (T). A citosina (C), com a guanina (G). Isso é chamado de pares de bases. Algumas formas comuns de dano ao DNA afetam esses pares. Cerca de cem vezes por dia em cada célula, a citosina (C) se transforma espontaneamente em um composto químico diferente, criando pares que não seguem as regras. A exposição à radiação solar é outro agente que pode fazer com que duas moléculas de timina (T) se unam, criando um conjunto anormal de gêmeos siameses químicos que não conseguem funcionar normalmente. Danos graves também podem ser causados por radicais livres. Essas substâncias naturais contêm um átomo de oxigênio altamente instável capaz de liberar energia no ambiente como uma granada química, perturbando a ordem dos pares do DNA normal.

Nossas células contêm enzimas de reparo capazes de localizar e consertar esse tipo de dano. As enzimas entram em ação quando veem desvios da estrutura ordenada da hélice dupla do DNA. Quando se identificam partes ausentes ou danificadas do DNA, elas são substituídas por partes normais. Como um alfaiate consertando uma roupa rasgada, as enzimas de reparo encontram o mesmo material e o costuram da maneira mais coesa possível. O material ajustado no reparo do DNA é tirado dos nucleosídeos A, T, C ou G, que são recolocados na ordem correta em que deveriam estar na hélice dupla.

Pesquisas científicas e clínicas mostraram que comer certos alimentos pode reduzir o dano ao DNA, seja aumentando a velocidade e a eficiência do processo de reparo após o dano, seja prevenindo o dano antes que ele aconteça. Os antioxidantes costumam ser considerados protetores do DNA, e seus benefícios têm sido fortemente divulgados pela indústria de suplementos. É. verdade que os antioxidantes podem prevenir o dano neutralizando os radicais livres que perpassam nossa corrente sanguínea, mas não podem ajudar o DNA depois que o mal já está feito. Para isso existem os mecanismos de reparo do DNA. No capítulo 9, vamos explorar os alimentos que influenciam a proteção e o reparo do DNA, incluindo novas maneiras de usar antioxidantes para a saúde.

Quando o sistema de reparo do DNA entra em ação, a célula sabe que precisa limitar o efeito dominó de qualquer dano que já tenha ocorrido. Por isso, interrompe o ciclo de replicação, que as células usam para se copiar, incluindo seu DNA. Isso garante que o DNA danificado tenha menos chances de ser passado adiante. Se os danos não tiverem conserto, a célula pode provocar a própria morte por um processo chamado apoptose, um programa especial de autodestruição que leva à morte de uma célula quando ela não consegue mais cumprir sua função no corpo.

Vale mencionar que as empresas de biotecnologia estão explorando formas de aproveitar o processo de reparo do DNA usado por bactérias a fim de criar novos tratamentos genéticos para uma grande variedade de doenças em humanos, plantas e até insetos. Isso é conhecido como CRISPR (pronuncia-se *crisper*), que significa repetições palindrômicas curtas agrupadas e regularmente interespaçadas [do inglês *clustered regularly interspaced short palindromic repeats*]. O sistema CRISPR é naturalmente encontrado em cerca de 50% das bactérias e utilizado para recortar e remover elementos genéticos estranhos como parte do sistema de defesa da própria bactéria. Cientistas descobriram que esse mecanismo de corte pode ser adaptado para "editar" genes humanos — em outras palavras, pode remover cirurgicamente genes doentes a fim de desativar sua função anormal para inserir biotecnologicamente genes normais saudáveis. Quando foi publicado em 2012, o sistema CRISPR transformou imediatamente a indústria genética por ser muito mais preciso, adaptável e flexível do que qualquer outro sistema de modificação genética conhecido. Embora a promessa do CRISPR para o tratamento de doenças humanas ainda se encontre no horizonte, ele já está sendo usado como uma ferramenta poderosa para o estudo de engenharia genética.[14]

A SEGUNDA DEFESA DA SAÚDE DO DNA: MUDANÇA EPIGENÉTICA

Apesar da crença popular, seu destino genético não é determinado no nascimento. Muito pelo contrário. Embora o código do DNA em si não se altere, genes específicos podem ser ativados ou desativados com base nas influências encontradas no ambiente. Isso inclui o que você respira, toca e come no decorrer da vida. Com base nesse fenômeno, existe mais uma forma de o DNA proteger a saúde: a epigenética. O prefixo grego *epi* significa "sobre", "por cima de" ou "perto de", e você pode pensar nessas influências ambientais como fatores acima dos genes que controlam a expressão, ou função produtora de proteína, do gene.

A epigenética responde à pergunta sobre por que todas as células do corpo têm o mesmo DNA entre tantas células diferentes com funcionalidades diferentes. O ambiente tissular em torno de cada célula é único e exclusivo de cada órgão. Por exemplo, as células do coração expressam os genes que lhes permitem gerar a corrente elétrica que cria um batimento cardíaco e bombeia sangue para o corpo. Os genes no coração são influenciados pelo microambiente em torno das células cardíacas. As células na retina humana, localizada no fundo do olho, usam o DNA para produzir proteínas que reconhecem a luz e transmitem um sinal que o cérebro interpreta como visão. As células da retina são guiadas pelo ambiente imediato, bem como pela influência da luz em si. É impressionante, mas tanto as células do coração como as da retina usam exatamente o mesmo código-fonte de DNA, embora as partes que cada uma usa sejam diferentes, e isso é determinado pelo microambiente do órgão e pelo que o DNA precisa ser capaz de realizar.

A expressão epigenética não é fixa, nem mesmo em um único órgão. Seu DNA reage a influências externas de dentro e fora do corpo, dependendo das circunstâncias. Estresse, atenção plena, sono, exercício e gravidez são apenas algumas circunstâncias externas que exercem influências genéticas. Algumas influências que podem mudar epigeneticamente as atividades do DNA para melhor ou pior são os alimentos consumidos. Bioativos encontrados em alimentos vegetais e no chá ou café podem influenciar epigeneticamente o DNA de maneira positiva. Substâncias encontradas em alimentos superprocessados também podem influenciar o DNA, mas de maneira negativa. Graças à epigenética, genes benéficos podem ser ampliados, enquanto os prejudiciais podem ser bloqueados.

FORMAS DE MUDANÇA EPIGENÉTICA

A alimentação e o ambiente podem causar mudanças epigenéticas, mas entender como isso funciona é difícil. Metilação e modificações de histonas são duas formas de mudança epigenética. Através desses mecanismos, o DNA protege a saúde deixando os genes certos ativos ou os errados inativos em resposta a estímulos. Vamos primeiro tratar da metilação.

Lembre-se da descrição da escada: as duas bordas paralelas da escada são o suporte principal do DNA, ao passo que os "degraus" são compostos dos pares de letras A-T ou C-G, que unem as bordas. Esses pares são como os dentes de um zíper, percorrendo toda a extensão do DNA. Quando o DNA é utilizado, mecanismos celulares especializados abrem o zíper do DNA e leem os dentes, que contêm as instruções do código-fonte para a produção de proteínas. O grupo metil é um agrupamento químico (CH₃ para os viciados em química) que pode ser colocado no zíper enquanto ele é lido. Isso é chamado de metilação. A metilação muda o modo de as células lerem as instruções do DNA. A hipermetilação ocorre quando vários grupos metila são colocados nos dentes, criando interferência ou uma forma de sabotagem do DNA. O zíper não pode mais ser lido nessa região, de maneira que quaisquer proteínas pelas quais essa seção seja responsável deixam de ser produzidas. No caso de proteínas prejudiciais, essa mudança epigenética pode impedir que as proteínas sejam produzidas, o que é bom. Assim como na maioria das questões de biologia, pode ocorrer o oposto, chamado de hipometilação. Isso acontece quando se remove um grupo metil que normalmente mantém um gene encoberto. De repente, essa parte do zíper fica livre e o gene pode produzir muitas proteínas. Se a proteína liberada a partir de então for benéfica, como as que suprimem o câncer, isso é uma coisa boa.

A modificação de histona é outra mudança epigenética que os cientistas estão discutindo. Assim como a metilação, essa modificação torna certos genes mais ou menos disponíveis. As histonas são proteínas no interior de uma célula que são dobradas dentro de estruturas em formato de bola. O DNA se enrola em torno dessas histonas. Um filamento de DNA tem múltiplas histonas e lembra uma corda de escalada com nós grossos de histona em toda a extensão. Enzimas especiais ajudam a desenrolar o DNA dos nós de histona para que o mecanismo produtor de proteínas possa ler o código-fonte. Grupos químicos chamados de grupos acetil podem ser adicionados (acetilação) ou removidos (desacetilação) das histonas, alterando sua forma.

O resultado é que os genes podem ser expostos ou escondidos, de modo que a célula produza mais ou menos proteínas. Nem esconder nem expor os genes é inerentemente positivo ou negativo para a saúde. O efeito depende dos genes específicos e se eles criam proteínas benéficas ou prejudiciais. Se um gene cria uma proteína benéfica, como um supressor de tumor, desenrolar o DNA protege a saúde. Se o gene tiver um efeito prejudicial, é vantajoso voltar a enrolar o DNA.

Uma terceira mudança epigenética envolve o microRNA. Embora o DNA contenha o código-fonte real para as proteínas no processo de criação de proteínas, o código (DNA) é primeiro convertido em um modelo chamado RNA (ácido ribonucleico). É o RNA que faz o trabalho de produzir proteínas. Mas existe um grupo especial de RNAS chamado microRNAS, que ficam ao redor e interagem com o modelo principal de RNA para controlar a produção de proteínas benéficas. Acredita-se que os microRNAS controlem pelo menos 30% dos genes que produzem essas proteínas.[15]

Vamos resumir a epigenética do jeito mais simples possível:

- A metilação silencia genes para impedir a produção de proteínas; a desmetilação ajuda os genes a produzir proteínas.

- A acetilação desenrola o DNA e permite que os genes produzam proteínas; a desacetilação tensiona a espiral e esconde o DNA, de maneira a produzir menos proteínas.

- O microRNA pode desativar seletivamente proteínas específicas, interferindo em modelos de RNA.

As influências epigenéticas no DNA são uma área muito movimentada da pesquisa, especialmente quando o assunto é alimentação, mas, antes de eu dizer o que acontece com os alimentos, vale esclarecer como outras atividades de estilo de vida influenciam os genes ao longo dessas mudanças.

A maioria das atividades saudáveis cria mudanças epigenéticas positivas, e só agora começamos a entender como elas nos geram benefícios — através dos genes. O exercício físico, por exemplo, gera mudanças epigenéticas que liberam nossos genes para criar proteínas úteis no desenvolvimento de músculos, aumentando a capacidade de bombeamento do coração, criando novos vasos sanguíneos para apoiar a expansão muscular e diminuindo os lipídios no sangue.[16] Outras mudanças epigenéticas provocadas por exercícios podem bloquear genes prejudiciais. Elas acontecem depois de natação, corrida de velocidade, treinamento intervalado e caminhada intensa.[17]

Estudos em ratos de laboratório mostram que o exercício aumenta a atividade do DNA no cérebro. Isso acontece em função de mudanças epigenéticas com acetilação de histona que libera o DNA, de modo que mais proteínas possam ser produzidas para manter a saúde cerebral.[18] O impacto do DNA no exercício vai além da saúde da pessoa que pratica o treino. Em homens, afeta o esperma de forma que pode influenciar a progênie. Um estudo clínico da Universidade de Copenhague observou as consequências epigenéticas de uma aula de spinning de uma hora guiada por um instrutor certificado, realizada cinco dias por semana durante seis semanas. Foi investigado o efeito do exercício no esperma de voluntários saudáveis na casa dos vinte anos de idade. Os pesquisadores coletaram sêmen dos homens para analisar o esperma antes do estudo, depois de seis semanas de spinning e depois de três meses sem exercício. A aula de spinning causou uma mudança duradoura em uma área genômica crucial: a área específica do DNA do esperma responsável pela função cerebral e pelo desenvolvimento do sistema nervoso do feto a ser concebido.[19] Portanto, a rotina de treino de um homem pode ser benéfica para a saúde cerebral de seus filhos, muito antes de eles serem concebidos.

Uma boa noite de sono causa mudanças epigenéticas no DNA, assim como virar a noite — mas uma é positiva, a outra, negativa. Um estudo realizado por pesquisadores da Universidade da Islândia e da Universidade de Uppsala na Suécia acompanhou dezesseis homens saudáveis na casa dos vinte anos e examinou seu DNA depois de uma noite de sono de oito horas (uma boa noite), seguida por um dia de privação de sono total (virando a noite). Foi coletado sangue antes da hora de dormir na noite de sono e antes do café da manhã no dia seguinte, tanto depois do sono de oito horas como depois da privação total de sono.

O estudo mostrou que oito horas de sono ativam genes que metabolizam gordura e previnem a obesidade, enquanto a privação de sono interfere nesses genes.[20] Uma duração de sono curta ou inadequada aumenta em 45% o risco de obesidade em crianças.[21] O efeito epigenético do sono é profundo. Uma única noite de privação de sono pode interferir epigeneticamente em mais de 269 genes, impedindo-os de serem usados para produzir proteínas, inclusive um gene supressor de tumores. Isso é ruim. Quando um gene que bloqueia o câncer é silenciado, pode aumentar o risco de desenvolver um tumor.[22]

A meditação causa mudanças epigenéticas benéficas que diminuem a atividade de genes associados à inflamação.[23] Já o estresse libera epigeneticamente DNA associado à inflamação.[24] Demonstrou-se que pessoas que sofreram traumas graves e têm transtorno do estresse pós-traumático (TEPT) têm muitas mudanças epigenéticas prejudiciais em seu DNA.[25]

Perigos ambientais foram associados a mudanças epigenéticas vistas em pacientes com câncer, autismo, depressão, esquizofrenia, doença de Alzheimer, doenças autoimunes, diabetes, doença inflamatória intestinal, obesidade e uma gama de outros problemas graves de saúde. Naturalmente, é importante reduzir a exposição a tudo que possa ter efeitos epigenéticos prejudiciais. Ao mesmo tempo, as intervenções alimentares podem explorar a capacidade do corpo para mudanças epigenéticas positivas a fim de ativar genes benéficos à saúde.

A TERCEIRA DEFESA DA SAÚDE DO DNA: TELÔMEROS

Os telômeros são a terceira parte do mecanismo de defesa do DNA. Eles são as tampas protetoras nas duas extremidades do DNA em cromossomos que ajudam a manter a estrutura de cromossomos e os impedem de grudar um no outro. Os telômeros são tão vitais para proteger o DNA que uma enzima chamada telomerase está continuamente ativa, reparando os telômeros à medida que se encurtam naturalmente com a idade. Em 2009, Elizabeth Blackburn, da Universidade da Califórnia, em San Francisco, ganhou o prêmio Nobel por sua pesquisa sobre telômeros, o terceiro Nobel relacionado a pesquisas de DNA. Blackburn descobriu que, sem a telomerase, os telômeros se encurtam rapidamente, o DNA fica desprotegido e as células envelhecem rapidamente e morrem.[26] Ela descreveu esse trabalho de maneira brilhante em uma TED Talk em 2017.

No entanto, a base para manter telômeros compridos e saudáveis na velhice é estabelecida na primeira infância. Um estudo de pesquisadores da Universidade da Califórnia em San Francisco mostrou que a amamentação aumentava o comprimento dos telômeros nos bebês. Em um grupo de 121 crianças, aquelas que haviam sido exclusivamente amamentadas quando bebês tinham telômeros mais compridos em idade pré-escolar (quatro a cinco anos) em comparação com crianças que tinham sido alimentadas com fórmula.[27] Isso mostra a durabilidade do efeito do telômero — os benefícios de amamentar permanecem anos depois de a criança desmamar e passar a se alimentar de comida sólida.

Por outro lado, os telômeros ficam inevitavelmente mais curtos com o avanço da idade. Estudos com pessoas com mais de 65 anos mostram que aquelas com telômeros mais curtos morrem antes que as com telômeros mais compridos, o que levou a pesquisas que estão investigando quais comportamentos aceleram o encurtamento dos telômeros.[28] Tabagismo, estresse alto, sono de má qualidade e falta de exercício aceleram o desgaste dos capuzes de telômero e reduzem a atividade da telomerase.

Algo fascinante é que pessoas que vivem mais de cem anos têm telômeros extraordinariamente compridos.[29] Essa descoberta de 2008 levou a estudos de como o estilo de vida e a dieta podem alongar os telômeros. Os achados são conclusivos. Quanto ao estilo de vida, o exercício regular é associado a telômeros mais compridos.[30] O relaxamento aumenta a atividade da telomerase e protege telômeros em pessoas estressadas, e métodos de relaxamento foram comparados. Por exemplo, a prática de Kryia Yoga tem um efeito maior na proteção dos telômeros do que ouvir música relaxante.[31] Dean Ornish, em colaboração com Blackburn, publicou sua pesquisa histórica em *The Lancet Oncology* mostrando que mudanças amplas no estilo de vida podem melhorar a proteção da telomerase dos telômeros em homens com câncer de próstata, com benefícios que persistiram num estudo de acompanhamento de cinco anos.[32] Além dos efeitos na telomerase, mudanças no estilo de vida criaram um efeito epigenético em proteínas de angiogênese que favoreciam a supressão do câncer, de acordo com minha colaboração com Dean Ornish nesse grupo de pacientes. Mais uma vez, comprovaram ligações entre diferentes mudanças positivas nos sistemas de defesa da saúde.

Entre as influências sobre os telômeros, a alimentação é uma das mais poderosas. Lembre-se do estudo com crianças que tinham telômeros mais compridos porque haviam sido amamentadas. Ao examinar outras influências alimentares, os pesquisadores descobriram que também era possível encurtar os telômeros. Esse é um efeito negativo. Eles descobriram telômeros encurtados em crianças a partir de quatro anos que bebiam refrigerante, e as que bebiam quatro ou mais vezes por semana tinham telômeros mais curtos do que as que bebiam com menos frequência ou nem bebiam.[33] O impacto da amamentação e do refrigerante sobre os telômeros é apenas o começo das descobertas sobre como a dieta influencia os sistemas de defesa da saúde do DNA. Como você vai ver no capítulo 9, a revelação mais interessante é que certos alimentos, como soja, cúrcuma e café, podem liberar genes protetores e abrandar os efeitos dos genes prejudiciais. Alguns padrões de dieta ajudam a proteger e alongar nossos telômeros, incluindo a dieta mediterrânea e padrões semelhantes baseados nela. Antes de explorarmos esses alimentos em detalhes, porém, há mais um sistema de defesa da saúde que preciso apresentar: o sistema imunológico.

ALGUMAS DOENÇAS EM QUE AS DEFESAS DO DNA FORAM ROMPIDAS

Artrite reumatoide
Ataxia-telangiectasia
Aterosclerose
Autismo
Câncer (todos os tipos)
Depressão
Diabetes
Doença celíaca
Doença de Alzheimer
Doença de Parkinson

Doença inflamatória intestinal
Esquizofrenia
Fibrose cística
Lúpus eritematoso sistêmico
Obesidade
Síndrome de Li-Fraumeni
Síndrome de Lynch
Transtorno do estresse pós-traumático

5. Imunidade

Todo mundo sabe que um sistema imunológico resistente ajuda a evitar o resfriado comum. Mas você sabia que a imunidade é tão poderosa que pode proteger contra o câncer? E, se você sofre de câncer, seu sistema imunológico é capaz de eliminá-lo completamente do corpo, mesmo que tenha se espalhado. Genética, tabagismo, ambiente, uma dieta ruim e outros fatores costumam ser culpados pelo câncer. Mas a verdade é que, independentemente da causa, o câncer só se torna uma doença depois que as células malignas escapam de ser destruídas pelo sistema imunológico. Na verdade, o sistema imunológico é um dos sistemas mais conhecidos de defesa da saúde. Ele nos impede de sermos infectados quando sofremos um corte, combate vírus e nos impede de ficar doentes por causa dos micróbios prejudiciais tossidos no ar por outro passageiro em um ônibus. O verdadeiro poder da imunidade está sendo revelado conforme pesquisadores estudam como reforçar nossa imunidade para combater o câncer. Pacientes de câncer estão começando a sobreviver contra todas as probabilidades sem deixar nenhum sinal da doença graças ao uso de tratamentos que reforçam a imunidade.

Como mencionei no capítulo 1, o corpo forma tumores microscópicos o tempo todo que são invisíveis para nós, e a maioria nunca chega a se tornar um problema. Um dos motivos é que as células cancerígenas precisam de um suprimento de sangue para crescer a ponto de causar mal. Um sistema de defesa de angiogênese funcional. Mas as células imunológicas são projetadas especificamente para diferenciar amigos de inimigos, incluindo células de câncer. Quando os primeiros sinais de crescimentos cancerígenos são notados pelas células imunológicas socorristas, elas lançam um ataque celular. Células imunológicas especiais que matam o câncer entram em ação e eliminam as células anormais antes que causem problemas.

Às vezes, as células de câncer escapam do sistema imunológico camuflando-se. Fazem isso envolvendo-se em proteínas "benéficas" que enganam as células imunológicas a reconhecê-las como células normais. Isso praticamente torna as células do câncer invisíveis e assim elas escapam de serem notadas. Ao se esconderem como terroristas assassinos passando despercebidos em uma multidão agitada de cidadãos comuns, essas células cancerígenas encobertas têm a chance de crescer e se tornar perigosas.

Outras vezes, o sistema imunológico é enfraquecido e incapaz de cumprir seu trabalho corretamente, deixando passar células de câncer, que conseguem crescer. Pessoas que sofrem de imunodeficiências, como aids, ou que receberam um transplante de órgão e precisam tomar esteroides imunossupressores pelo resto da vida para evitar a rejeição do órgão correm um risco altíssimo de desenvolver câncer porque suas defesas imunológicas são comprometidas.

Novos tratamentos imunoterápicos contra o câncer ajudam o sistema imunológico a cumprir seu trabalho de eliminar células cancerígenas perigosas. Essa técnica é extraordinária porque não depende de drogas tóxicas ou dirigidas para matar células cancerígenas. Em vez disso, estimula o corpo a se livrar do câncer. James Allison, do MD Anderson Cancer Center no Texas, e Tasuku Honjo, de Kyoto, receberam o prêmio Nobel de 2018 de Fisiologia ou Medicina por seu trabalho pioneiro, que descobriu como tirar proveito do sistema imunológico para combater o câncer.

Um tipo de imunoterapia bloqueia as proteínas ocultas que os cânceres usam para se esconder do sistema imunológico, revelando-as com sucesso. Chamados de inibidores de *checkpoints*, esses tratamentos permitem que as defesas imunológicas do próprio paciente despertem e "vejam" o câncer para que possam destruí-lo.

Aos noventa anos, o ex-presidente norte-americano Jimmy Carter foi diagnosticado com um câncer mortal chamado melanoma maligno. O câncer havia se espalhado para o fígado e o cérebro, uma situação com um prognóstico desanimador e normalmente sem chances de sobrevivência. Além de um pouco de radiação pontual no tumor, Carter recebeu um inibidor de *checkpoint* chamado Keytruda (pembrolizumabe), que ajudou seu sistema imunológico a localizar os tumores. Os tratamentos logo surtiram efeito. O tumor no cérebro desapareceu sem necessidade de quimioterapia. Minha mãe, musicista e professora de piano, tinha 82 anos quando foi diagnosticada com câncer endometrial. Esse câncer se desenvolve dentro do revestimento do útero. Embora o câncer dela tenha sido removido por cirurgia, voltou de forma agressiva em diversos locais do corpo um ano depois. Realizamos uma análise genômica do tumor e descobrimos a presença de um marcador de tumor chamado MSI-H (do inglês *microsatellite instability-high*, alta instabilidade de microssatélite). Isso significou que ela provavelmente se beneficiaria com o uso de Keytruda. Assim como Carter, com a imunoterapia e uma dose mínima de radiação, seu sistema de defesa imunológica eliminou completamente todos os vestígios do câncer.

Existem outras estratégias imunoterápicas que estão revolucionando a vida de pacientes de câncer e seus oncologistas. É possível coletar as células imunológicas do próprio paciente através de um processo chamado aférese, que é semelhante à doação de sangue. Quando o sangue é coletado, as células T são removidas e o resto do sangue é devolvido ao paciente. As células T são então enviadas a um centro especial em que são modificadas geneticamente para se tornarem células CAR-T. Esse procedimento reprograma as células T e as direciona a atacar o câncer como um míssil imunológico guiado. A terapia de células CAR-T é efetiva para tratar linfoma e leucemia. Uma amiga próxima foi diagnosticada com um câncer agressivo chamado linfoma difuso de células B. Apesar dos tratamentos tradicionais, o câncer continuou a crescer e se propagar. Ela recebeu uma infusão de células CAR-T feitas de suas próprias células imunológicas. Depois de algumas semanas, o corpo dela demonstrou sinais de responder às células imunológicas alteradas, e em menos de dois meses todos os sinais de câncer foram eliminados por seu próprio sistema imunológico. Embora nem todos os pacientes tratados com imunoterapia tenham eliminado o câncer, os que eliminaram permaneceram sem câncer por anos.

Alimentos específicos e seus componentes também podem exercer uma forte influência em nossas defesas imunológicas. Cientistas da Universidade de Roma, na Itália, descobriram que o ácido elágico, um bioativo encontrado em altos níveis em castanhas-portuguesas, amoras-silvestres, nozes, romãs e morangos, bloqueia a produção da mesma proteína de disfarce imunológico atacada pelas drogas inibidoras de *checkpoint* (como o Keytruda) no câncer de bexiga.[1] Vamos falar mais sobre essa pesquisa no capítulo 10.

Está claro que o sistema imunológico é um dos pilares da defesa da saúde. Ele é projetado para proteger o corpo da invasão de vírus, bactérias e parasitas através de um sistema engenhoso de reconhecimento de padrões. As células imunológicas identificam e destroem ameaças, ao mesmo tempo que reconhecem células saudáveis e as deixam em paz. Sob circunstâncias normais em pessoas saudáveis, o sistema imunológico está sempre a postos, como o corpo de bombeiros, preparado para agir quando um alarme é soado. O corpo sabe automaticamente quando aumentar ou reduzir a resposta imunológica. Nem inativo nem superativo, ele age em um ponto em que todas as forças estão bem posicionadas e equilibradas, mas em um estado constante de alerta.

Existem muitas medidas que você pode tomar para proteger as defesas imunológicas ao longo da vida. Exercício, sono adequado, assim como redução e controle do estresse ajudam o sistema imunológico a se manter saudável. O mesmo vale para as escolhas alimentares. Alguns alimentos intensificam o sistema imunológico e ajudam a combater as doenças do envelhecimento. Outros podem ajudar a acalmar o sistema imunológico quando ele estiver excessivamente ativo, como acontece em doenças autoimunes. Antes de discutirmos esses alimentos, porém, quero falar sobre o papel do aperfeiçoamento da nossa imunidade no avanço da espécie humana e sobre a forte vantagem contra doenças terríveis que isso nos proporcionou.

PRIMEIRAS MEDIDAS DE FORTALECIMENTO DA IMUNIDADE

A doença conhecida como varíola já foi um dos assassinos mais mortais do planeta. A praga dessa doença data de tempos antigos. Evidências de varíola foram encontradas em múmias egípcias, incluindo a cabeça do faraó Ramsés v.

A varíola é uma infecção causada por um vírus. A infecção começa quando o vírus é inalado ou tocado. Em menos de uma semana, o vírus começa a infectar as células de todo o corpo. Podem ocorrer febre, cicatrizes em toda a pele e hemorragia interna. Historicamente, a infecção era fatal em 30% dos casos. As pessoas que sobreviviam à varíola ficavam com cicatrizes terríveis e desfiguradoras e, às vezes, cegas, quando a infecção atingia os olhos. Só no século xx, a varíola matou mais de 300 milhões de pessoas em todo o mundo, o equivalente à população inteira dos Estados Unidos. Mas, em 1980, a Organização Mundial da Saúde publicou uma declaração histórica: a varíola foi oficialmente erradicada e não representa mais uma ameaça.[2] Essa conquista foi atingida graças à criação de um programa de vacinação global contra a varíola que treinou o sistema imunológico das pessoas do mundo todo a reconhecer e destruir o vírus antes que ele pudesse causar a doença.

O século xx não foi o primeiro em que alguém teve a ideia de preparar as defesas do corpo contra a varíola. Durante o reinado do imperador Kangxi (1661-1722), que governou a última dinastia da China, o império Qing, surtos fatais de varíola dizimaram a sociedade. Por isso, Kangxi decidiu proteger da epidemia fatal os membros de sua família e seus exércitos que viviam na Cidade Proibida.[3] Ele ordenou que os médicos imperiais tirassem crostas das feridas ressecadas de pessoas que estavam morrendo de varíola, triturassem essas crostas e colocassem o pó no nariz de seus parentes e soldados. Quando exposto à crosta da varíola, o sistema imunológico começou a criar uma defesa contra o vírus, garantindo imunidade à doença. Essa técnica rudimentar ficou conhecida como variolação e, posteriormente, levou ao que hoje se conhece como vacinação.[4] O médico clínico e cirurgião inglês

Edward Jenner tem o crédito de desenvolver a primeira vacina contra a varíola, em 1796, e é considerado o pai da imunologia.

Ao longo dos dois séculos seguintes, pesquisadores médicos conseguiram desenvolver vacinas contra doenças como poliomielite, tétano, raiva, catapora, caxumba, cólera, difteria e hepatite a fim de proteger o público contra ameaças antes fatais. Em cada caso, o sistema imunológico é guiado a liberar seu poder defensivo contra invasores estranhos no corpo a fim de proteger a saúde e evitar doenças.

Em 2006, a vacina Gardasil foi desenvolvida com sucesso para proteger mulheres de desenvolver câncer cervical após a infecção pelo papilomavírus humano (HPV, do inglês *human papillomavirus*). Em 2010, a primeira vacina para tratar o câncer, o Provenge (sipuleucel-T), foi aprovada pela FDA para o câncer de próstata. No mesmo ano, a imunoterapia contra o câncer, o inibidor de *checkpoint* Yervoy (ipilimumabe), foi aprovada para tratar o melanoma. Isso preparou o terreno para outras drogas imunoestimulantes contra o câncer, como o Keytruda, que revolucionou a medicina e beneficiou tanto minha mãe como Jimmy Carter.

Embora ainda estejamos no começo, agora é possível desenvolver até uma vacina personalizada contra o câncer, na qual se analisam as mutações específicas no DNA de um tumor e se produz uma proteína especial que é injetada sob a pele do paciente. As proteínas injetadas treinam o sistema imunológico a procurar e destruir o câncer. Assim, como parte do tratamento, os pacientes podem ser vacinados contra seu próprio câncer.

Apesar de todo o progresso ao longo da história, acredite você ou não, a maior parte do nosso conhecimento atual sobre o sistema imunológico se desenvolveu apenas nos últimos cinquenta anos. Então, vejamos agora como o sistema imunológico realmente funciona, a começar por sua localização anatômica no corpo.

ANATOMIA DA DEFESA IMUNOLÓGICA

O poder do sistema imunológico vem de habilidades quase militares. Assim como as forças armadas, o sistema imunológico tem diferentes divisões. Cada divisão abrange tipos diferentes de soldados com seu próprio treinamento, armas e habilidades especializadas para defender a pátria. O comando central da imunidade se localiza em quatro pontos do corpo: medula óssea, timo, baço e linfonodos, e intestino.

A medula óssea é o material esponjoso nas áreas ocas dos ossos (e, como vimos no capítulo 2, a medula óssea também abriga as células-tronco). A medula óssea produz quase todas as células imunológicas do corpo, a partir das células-tronco chamadas hematopoéticas.

O timo é um órgão localizado atrás do esterno. Ele abriga células imunológicas especiais chamadas células T. É nessa glândula que as células T jovens formadas originalmente na medula óssea vão amadurecer. O órgão na verdade só fica ativo do momento em que a pessoa nasce até a puberdade. É nessa parte inicial da vida que as células T do sistema imunológico são criadas e armazenadas. Com o passar dos anos, o órgão se atrofia e passa a ser substituído por células adiposas.[5]

O baço é um saco esponjoso do tamanho de um punho localizado atrás do estômago, no lado esquerdo do corpo. Ele armazena e filtra o sangue. Como parte do sistema imunológico, o baço atua como um linfonodo gigante, onde células especiais chamadas células B produzem anticorpos que reconhecem bactérias e vírus invasores. Algumas pessoas têm o baço removido cirurgicamente porque o órgão foi rompido por trauma ou anormalmente dilatado por doenças. Sem ele, podem ficar mais vulneráveis a infecções e incapazes de produzir a mesma quantidade de anticorpos.

O quarto ponto principal da imunidade, o intestino, é fundamental para entender a relação entre dieta e imunidade. O intestino também abriga o microbioma, que, como vimos no capítulo 3, exerce influência sobre o sistema imunológico. A importância do intestino para a defesa imunológica foi reconhecida apenas recentemente, por seu relevante papel na manutenção da saúde. Na verdade, quando eu estava na faculdade de medicina, a função imunológica do intestino era praticamente ignorada. Na aula de histologia, ensinavam que havia pequenas placas nos intestinos, chamadas de placas de Peyer, associadas à função imunológica. Mal dava para encontrá-las sob o microscópio quando examinávamos lâminas dos intestinos. E nossos professores diziam que o apêndice devia ter alguma função, mas que era vestigial ou desnecessária. Esse era o grau do conhecimento na época — e uma subestimação.

Sabemos agora que todo o intestino é um órgão imunológico, com uma área de superfície do tamanho de duas vagas de estacionamento (32 metros quadrados)! Além das células imunológicas autênticas que coordenam a defesa imunológica, o centro de comando do intestino permite que bactérias saudáveis que ali habitam deem sinais às células imunológicas de outras partes do corpo. Outras estações de comando imunológico se localizam nas amígdalas, nos vasos linfáticos e nos linfonodos.

SOLDADOS DE IMUNIDADE

Assim como outros sistemas de defesa da saúde que apresentei, o sistema imunológico é composto de diversos agentes, cada um com uma função para proteger o corpo. Vou falar sobre as principais células e funções para que você possa entender melhor as pesquisas que vou apresentar na segunda parte sobre alimento e imunidade.

As células do sistema imunológico são conhecidas como glóbulos brancos, ou leucócitos (a palavra grega para branco é "leuko"). Existem cinco tipos de leucócito, cada um com uma descrição de funções diferente: neutrófilos, linfócitos, monócitos, eosinócitos e basófilos. Eu as listei aqui na ordem do mais para o menos numeroso, com base na prevalência deles no sangue. Estudantes de medicina podem lembrar deles pelo mnemônico "nunca libere macacos em bosques".

Os linfócitos na verdade são um grupo de vários tipos de células imunológicas. Os três tipos principais de linfócito são as células T, as células B e as células exterminadoras naturais (NK, do inglês *natural killers*). As células T têm três subtipos: células T auxiliares, células T citotóxicas e células T supressoras. Outras células imunológicas incluem macrófagos, mastócitos e células dendríticas. Esses são os agentes imunológicos que defendem nossa saúde.

Todas essas células se originam de células-tronco na medula óssea chamadas células-tronco hematopoéticas. É por isso que drogas como quimioterapia, que danificam células da medula óssea e glóbulos brancos circulantes, abaixam sua imunidade. O lado positivo é que a dieta pode influenciar a produção de células imunológicas na medula óssea. Cientistas da Universidade do Sul da Califórnia mostraram que ciclos de jejum podem ser usados para construir um novo sistema imunológico. Incrivelmente, eles mostraram que jejuar por dois a quatro dias seguidos força o corpo humano a entrar em um modo de reciclagem que se livra das células imunológicas mais velhas e desgastadas. Então, quando o alimento retorna, ele estimula as células-tronco hematopoéticas na medula óssea a começar a regenerar novas células imunológicas, reconstruindo assim o sistema imunológico.[6]

UM SISTEMA IMUNOLÓGICO EM DUAS PARTES: RÁPIDO E LENTO

Nossa imunidade é na verdade composta de dois sistemas imunológicos diferentes, cada um projetado à sua maneira para proteger o corpo de invasores estranhos, sejam eles bactérias, vírus, parasitas ou células cancerígenas. Um é de atuação rápida, reagindo imediatamente a um ataque sobre o corpo realizado por um invasor. É um instrumento bruto, programado para defender contra qualquer invasor usando exatamente as mesmas armas toda vez. Esse é o sistema imunológico inato. Quando você tem uma reação alérgica ou inflamação, é o sistema inato que está agindo. Noventa por cento de todas as espécies animais só têm esse tipo de reação imunológica.[7]

O segundo sistema imunológico tem uma atuação mais lenta, porém muito mais sofisticada. Esse sistema leva cerca de uma semana para reunir suas defesas, mas, quando reúne, é perfeitamente ajustado para derrubar alvos específicos de invasores no corpo. Esse é o sistema imunológico adaptativo (ou adquirido). Ele funciona de duas formas principais: defende usando células especializadas feitas para matar ou cria anticorpos que se aglomeram como vespões para cercar e atacar o inimigo. Os dois sistemas são importantes para a saúde, e vou falar sobre o que a alimentação pode fazer por eles.

IMUNIDADE INATA: MESTRE DA INFLAMAÇÃO

Sabe o inchaço local que acontece logo depois de um corte? Você estava assistindo ao sistema imunológico inato realizar seu trabalho. O sistema inato é o primeiro a reagir a qualquer invasão ao corpo. Ele atua como um cão de guarda pronto para entrar em ação no momento em que um estranho entra no quintal. É um sistema não seletivo que simplesmente bloqueia e ataca qualquer coisa em seu caminho. A defesa inata inclui componentes físicos, químicos e celulares. Sua pele é a principal barreira física contra intrusos. As secreções na boca, no nariz e nas vias aéreas contêm enzimas que travam uma guerra química para matar qualquer invasor inalado ou que entre na boca. Se você engolir algum micróbio, o ácido estomacal vai dissolvê-lo. Tosses e espirros expulsam à força invasores estranhos que entraram nas narinas e nos pulmões.

As células do sistema inato causam inflamação, que é a resposta do corpo a dano tissular ou invasões estranhas. A inflamação leva células imunológicas específicas ao local da lesão para manter o inimigo isolado e contido em uma área específica, matar invasores e depois se livrar dos corpos. As células especiais que correm para a cena são chamadas de fagócitos (*phago* em grego significa "devorar"; essas células são os neutrófilos, monócitos, macrófagos e mastócitos), que removem partículas e micróbios potencialmente prejudiciais, consumindo-os. Além disso, os fagócitos comem cadáveres celulares e detritos de dano tissular. Eles produzem pus nas feridas infectadas e podem guiar outras células imunológicas para a área afetada.

Inchaço, dor, vermelhidão e aumento de calor são os principais sinais de que está havendo uma inflamação. Um tipo de fagócito, o mastócito, entra em cena e libera histamina. Essa substância química faz com que vasos sanguíneos se dilatem, deixando a área quente e vermelha. Também são liberados sinais químicos que fazem os vasos sanguíneos dilatados vazarem. Fluidos e proteínas saem dos vasos sanguíneos que vazam na zona de calor, causando inchaço tissular. Se você já sofreu rinite alérgica, esse é o mesmo processo que deixa os olhos vermelhos e inchados e o nariz escorrendo (a anti-histamina que você toma abranda isso). As proteínas que vazam dos vasos sanguíneos ajudam a coagular o sangue e qualquer sangramento que possa ocorrer no local. Mas o inchaço e os sinais químicos irritam os nervos, causando dor. Um efeito inflamatório semelhante acontece nas vias aéreas se você sofrer um ataque de asma, ou no intestino se você tiver uma alergia alimentar.

Glóbulos brancos liberam sinais químicos chamados citocinas, os quais controlam a intensidade da resposta inflamatória. Um dos sinais mais importantes é chamado de interferon. Essa substância interfere (daí seu nome) em infecções virais e estimula outras células imunológicas a entrarem em batalha, incluindo as células exterminadoras naturais (NK). Essas células têm a capacidade de distinguir células normais de anormais. Se uma célula anormal for identificada, a célula NK age com proteínas especializadas para incapacitá-la e matá-la. Missão cumprida. Uma equipe de limpeza de fagócitos devora quaisquer resíduos em seguida.

Em circunstâncias normais, a resposta imunológica inata tem vida curta e diminui em poucos dias. Quando chega a hora de diminuir a resposta inflamatória, um sinal chamado interleucina 10, produzida pelo sistema imunológico, acaba com a brincadeira e coloca as defesas imunológicas de volta a um estado normal de equilíbrio da saúde. Se a inflamação não for acalmada, porém, a resposta imunológica pode se tornar um estado crônico e as células normais podem ser danificadas.

Agora já é possível entender como a habilidade de colocar em marcha uma resposta inflamatória ajuda o corpo a combater bactérias invasoras. Esse é um ponto importante, porque, quando ouvir falar sobre as chamadas "dietas anti-inflamatórias", é preciso lembrar que você não vai querer acabar totalmente com a capacidade do corpo de produzir inflamação. A inflamação crônica, por outro lado, é uma situação completamente diferente — e é um problema. Quando os invasores estranhos não vão embora, ou quando uma reação autoimune volta o corpo contra ele mesmo, a resposta inflamatória contínua pode ser devastadora. A inflamação crônica é como uma fogueira que não pode ser extinta e que se espalha na floresta ao redor, criando um incêndio desenfreado, capaz de destruir tudo em seu caminho. Vamos discutir isso em detalhes adiante neste capítulo.

O SISTEMA IMUNOLÓGICO ADAPTATIVO

Quando você recebe uma vacina para prevenir uma doença, como a vacina contra a poliomielite, o sistema imunológico adaptativo é responsável por criar a proteção contra a doença. O sistema imunológico adaptativo (ou adquirido) é a divisão mais inteligente e sofisticada do sistema imunológico. Ao contrário do sistema inato, que é um instrumento bruto, o sistema adaptativo é muito seletivo em relação ao que mata. E ele tem uma memória permanente dos invasores que destrói. Essa memória ajuda a estimular o sistema imunológico a empregar uma equipe de resposta rápida caso o inimigo — seja ele uma bactéria, um vírus ou um câncer — volte a surgir no futuro. Você pode agradecer a sua imunidade adaptativa por todas as doenças que só pegou uma vez, como catapora, ou nunca pegou por ter sido vacinado contra elas. Depois que a resposta imunológica adaptativa aprende a combater uma doença, ela protege você pelo resto da vida.

Como parte de sua sofisticação, a imunidade adaptativa tem duas estratégias. Primeiro, pode atacar invasores usando células para matá--los. Isso é chamado de imunidade mediada por célula. Ou então pode usar anticorpos como armas para atacar um intruso e condená-lo à morte. Como leva de seis a dez dias para os anticorpos serem feitos na primeira vez em que um intruso é identificado, essa defesa imunológica adaptativa tem um tempo lento de resposta.

A imunidade adaptativa depende de células T e células B, ambas formadas na medula óssea a partir de células-tronco (chamadas células-tronco hematopoéticas). As células B ficam na medula óssea para amadurecer. Depois de amadurecerem, elas saem da medula óssea e entram nos órgãos linfáticos, como o baço, o intestino e as amígdalas, onde continuam ativas, à espera de um invasor. Quando ocorre uma invasão que exija uma defesa imunológica, as células B saem em massa dos órgãos linfáticos para chegar ao local da invasão e defender o corpo.

As células T, por outro lado, deixam o ninho mais cedo. Saem da medula óssea ainda jovens e imaturas. Viajam até o timo, que atua como um campo de treinamento para as células T, para que sejam treinadas a distinguir células não próprias (invasores estranhos — os bandidos) das células próprias (os mocinhos). No exame final, as células T que conseguirem reconhecer e matar células não próprias podem se formar. Elas circulam para os tecidos linfáticos, onde ficam aquarteladas enquanto esperam ser chamadas ao dever. Durante as provas finais, o fogo amigo não é tolerado; portanto, qualquer célula T que acidentalmente mate uma célula própria é reprovada no teste e destruída. As únicas células T a saírem do timo são as treinadas para destruir invasores e não ferir as células normais.

Tanto as células T como as B são oficiais de inteligência treinados. Elas aprendem sobre os invasores estranhos e adaptam suas respostas de acordo. Depois de adquiridas as informações sobre um invasor, um contra-ataque é lançado e dados sobre o inimigo são registrados para uso futuro. Cada um de nós tem um sistema de arquivo imunológico no corpo contendo dados sobre todas as bactérias e infecções às quais já fomos expostos. Do campo de batalha em que os inimigos estão invadindo, células especiais conhecidas como células dendríticas transmitem informações sobre o que está acontecendo para o sistema imunológico adaptativo. As células dendríticas registram dados sobre as impressões digitais específicas de bactérias, vírus e células cancerígenas. Sob demanda, elas podem apresentar essas impressões às células imunológicas apropriadas, que vão encontrar, marcar e matar o invasor. As células T e B ajustam suas estratégias de defesa depois que há informações suficientes reunidas nas linhas de frente. A analogia militar é especialmente apropriada quando a questão é coordenar milhões de células para entrar em batalha a fim de defender o corpo. É como proteger uma fortaleza. Se as tropas estiverem fracas ou preguiçosas, os inimigos vão tomar o castelo. Se estiverem descoordenadas, indisciplinadas ou agindo sem limites, o caos vai se instaurar. E, se as tropas se voltarem contra o comandante, o motim pode destruir a própria pessoa que elas tinham a função de proteger. Felizmente, nossas defesas imunológicas costumam ser bem treinadas, altamente disciplinadas e dedicadas a manter a paz.

IMUNIDADE MEDIADA POR CÉLULAS

Para entender como os alimentos ativam o sistema imunológico, é importante saber um pouco mais sobre a cadeia de comando das forças imunológicas. Alimentos diferentes influenciam partes diferentes do sistema imunológico. Alguns aumentam a defesa, enquanto outros a reduzem. A alimentação tende a influenciar a imunidade mediada por células, o que envolve células T. Lembre-se de que existem três tipos principais de células T: células T auxiliares, células T citotóxicas e células T supressoras (também conhecidas como Tregs porque diminuem o sistema imunológico).

As células T auxiliares têm um trabalho específico: elas auxiliam. Elas orquestram um ataque imunológico contra invasores liberando sinais que dizem às outras células o que fazer. São convocadas a agir quando veem alertas vermelhos sendo enviados por outras partes do sistema imunológico que foram chamadas para a batalha.[8] Alguns sinais químicos liberados pelas células T auxiliares invocam o ataque aéreo de outras células imunológicas, enquanto outros sinais que elas liberam instruem as células B a voltarem os anticorpos contra o invasor. As células T direcionam as tropas celulares a atacar e também podem convocar reforços e novas armas conforme necessário.

As células T citotóxicas são combatentes que vão diretamente atrás das bactérias, das células infectadas ou das células cancerígenas e as destroem. São elas que sujam as mãos entrando em contato com os invasores e os aniquilando. Como caçadores de zumbis, as células T citotóxicas reconhecem e destroem células anteriormente saudáveis que foram infectadas e se tornaram ameaças.[9] Como mostrarei mais adiante, certos alimentos podem ativar e aumentar o número de células T auxiliares e células T citotóxicas na corrente sanguínea, como uma maneira de fortalecer as defesas imunológicas.

As células T supressoras, ou Tregs, são outro regulador importantíssimo da imunidade. Essas células têm a função crucial de acalmar o sistema imunológico quando a batalha acaba. Elas liberam os sinais químicos que desativam as células T auxiliares e citotóxicas, de modo que o sistema imunológico possa voltar a seu estado saudável normal, em que todos os sistemas estão em estado de espera. Quando não é acalmado, o sistema imunológico fica superativo. Isso é visto em doenças autoimunes. Alguns alimentos podem aumentar o número de Tregs na corrente sanguínea, o que pode ser útil para prevenir ataques autoimunes.

ANTICORPOS E UMA MEMÓRIA MUITO LONGA

Quando as pessoas pensam em imunidade, pensam em anticorpos. Os anticorpos são como cães de caça que sabem farejar e localizar um malfeitor à espreita no corpo. As células B dão origem aos anticorpos; elas estão constantemente patrulhando o corpo, como soldados patrulhando as ruas. Mesmo quando parece não haver uma infecção à solta, as células B podem eliminar bactérias e vírus que estão flutuando livremente no sangue, mas ainda não infectaram as células. Elas fazem isso surfando pela corrente sanguínea para ver se conseguem avistar algum invasor estranho flutuando; e então empregam receptores de anticorpos em sua superfície externa, como os espinhos de um ouriço. Cada célula B está coberta com até 200 mil receptores anticorpos. Esses receptores são feitos para corresponder a antígenos anormais de bactérias e vírus. Os antígenos são as bandeiras de pirata dos invasores estranhos.[10] Qualquer invasor que tenha um antígeno (bandeira) que corresponda a um receptor anticorpo (espinho) será apanhado e rendido pela célula B.

As células B também podem responder ao sinal liberado por células T auxiliares que estão enfrentando um problema. A célula B virá até a área em que a ação está acontecendo para associar seus receptores aos antígenos do invasor. O nome *antígeno* vem do inglês *antibody generator* [gerador de anticorpos]. A ligação ativa a célula B e começa a se clonar repetidas vezes, criando mais células B capazes de produzir mais anticorpos projetados para atacar o invasor específico que ela está vendo. É extraordinário, mas cada célula B é capaz de produzir e bombear duzentos anticorpos por segundo, duas vezes a cadência de tiro de uma Minigun, a metralhadora rotativa elétrica.[11] Os anticorpos miram nos invasores e os deixam marcados para morrer, e os fagócitos avançam em massa para destruí-los. A maioria das células B morre em batalha, mas algumas sobrevivem e se tornam células de memória. Elas memorizam as características do invasor e, na sequência, escondem-se. Quando o mesmo invasor entrar de novo no corpo, as células B de memória voltarão a entrar em ação com o conhecimento de como reproduzir exatamente o mesmo anticorpo, mais rápido dessa vez, a fim de destruir o inimigo. Mais adiante, falarei sobre os alimentos que ativam e aumentam o número de células B no corpo, como pimenta--malagueta e alcaçuz.

IMUNIDADE FALHA E DOENÇA

Quando o sistema imunológico falha em sua missão, a vida de uma pessoa corre riscos graves. Claro, há momentos em que bactérias e vírus invasores escapam de nossas defesas. É por isso que pegamos resfriado ou gripe. Ataques em grande escala podem vir de fora do corpo ou de dentro dele. Micróbios prejudiciais, por exemplo, podem entrar em nosso corpo através do nariz, da boca, dos olhos, das orelhas, da vagina ou do ânus — qualquer orifício exposto ao mundo exterior. E, quando você sofre uma laceração, a abertura na pele é uma porta de entrada para os micróbios avançarem em massa no corpo. Antes de a técnica antisséptica ser inventada em hospitais, muitas mulheres morriam depois do parto por infecções transferidas de uma mãe para outra através das mãos de médicos e de instrumentos obstétricos não esterilizados.[12] Se suas defesas imunológicas estiverem baixas, os invasores externos podem causar consequências catastróficas.

O exemplo mais conhecido de colapso de imunidade potencialmente fatal é a síndrome da deficiência imunológica adquirida (aids, do inglês *acquired immunodeficiency syndrome*). A aids é causada pela infecção com o vírus da imunodeficiência humana (HIV, do inglês *human immunodeficiency virus*), que é tão nefasto que dissipa a imunidade de dentro para fora. Isso causa um alto risco de infecções catastróficas e desenvolvimento de câncer. O HIV é um organismo chamado retrovírus originado de chimpanzés da África Ocidental e que foi transmitido para humanos. O retrovírus se adaptou para invadir e destruir células T humanas saudáveis.[13] Sem células T adequadas, a capacidade do corpo de detectar e matar todos os invasores, não apenas o HIV, despenca drasticamente. O controle bem-sucedido da infecção por HIV em um paciente infectado é uma das conquistas mais importantes da medicina moderna. Tratamentos eficazes podem reduzir a quantidade do vírus letal no sangue a níveis indetectáveis, possibilitando que o indivíduo soropositivo leve uma vida normal.

Existem também inúmeras imunodeficiências congênitas, em que os pacientes têm funções defeituosas nas células T, nas células B ou nos fagócitos, ou deficiências nas proteínas de complemento que ajudam a ativar células imunológicas. Elas são conhecidas como imunodeficiências primárias e são raras. Você talvez se lembre da foto icônica do menino dentro de uma bolha, um garoto com várias imunodeficiências combinadas graves, conhecidas como SCID [do inglês *severe combined immunodeficiency*]. Ele tinha uma imunidade quase nula e nunca conseguiria sobreviver à exposição ao mundo exterior.

O sistema imunológico também pode ser enfraquecido por cânceres, como o mieloma múltiplo e a leucemia; infecções como HPV e hepatites B e C; tratamentos médicos, como quimioterapia e radiação; diabetes; subnutrição; e alcoolismo. A obesidade suprime o sistema imunológico. Estudos mostram que, após sofrerem trauma ou quando estão em uma unidade de tratamento intensivo, indivíduos obesos correm um risco maior de desenvolver infecção do que os não obesos. Isso porque a imunidade deles é reduzida por seu estado metabólico (obeso).[14] Na realidade, o simples fato de ser obesa aumenta em até sete vezes o risco de uma pessoa morrer no hospital, qualquer que seja o motivo da hospitalização.[15] A imunidade mais baixa em pessoas obesas também aumenta o risco de infecções das gengivas (periodontite), da bexiga, da pele e dos pulmões.[16]

Nossas defesas imunológicas são influenciadas por nossa microbiota intestinal, e essa é uma área de pesquisa importante. Logo abaixo da superfície do revestimento intestinal, há um centro de comando imunológico imenso chamado tecido linfoide associado ao intestino (GALT, do inglês *gut associated lymphoid tissue*). As células imunológicas que habitam essa camada recebem sinais das bactérias intestinais para "ativar" ou "desativar" as defesas imunológicas. Foram identificadas bactérias específicas, como *Lactobacillus, Bifidobacteria, Akkermansia, Enterococcus, Alistipes* e *Faecalibacterium*, que são benéficas para a imunidade. Se elas estiverem deficientes ou ausentes, nossa defesa imunológica fica comprometida. A dieta ocidental pode enfraquecer a resposta imunológica porque os alimentos não saudáveis interferem no ecossistema do microbioma, e isso pode causar problemas de comunicação entre o intestino e as células imunológicas.

Na outra ponta do espectro, um exército imunológico rebelde pode se voltar contra a saúde. "Autoimunidade" é o termo usado para descrever um sistema imunológico superativo, em que células normais e órgãos são atacados e sua função é destruída. Há mais de quarenta transtornos graves na categoria de doenças autoimunes, incluindo diabetes tipo 1, lúpus eritematoso sistêmico, esclerose múltipla, psoríase, artrite reumatoide e esclerose sistêmica. Todos compartilham as mesmas características de inflamação crônica e dano imune autoinfligido aos órgãos.

As doenças autoimunes não têm uma causa única; elas são desencadeadas por diversos fatores. Genética, ambiente, infecções, reações medicamentosas e alterações no microbioma já foram relacionados a doenças autoimunes. A característica comum dessas doenças é a perda do controle normal que acalma as defesas imunológicas. Quando a doença se intensifica, os ataques imunológicos podem se limitar a um órgão específico ou pode haver um ataque generalizado em todo o corpo.

O diabetes tipo 1 é um exemplo de ataque a um órgão específico. As células B produzem anticorpos que atacam as células beta no pâncreas, produtoras de insulina. Quando as células T destroem essas células, o corpo é privado de insulina e se torna incapaz de metabolizar glicose na corrente sanguínea. Esse deslize metabólico provoca não apenas altos níveis de glicose no sangue, mas também disfunções em diversos órgãos e células, e exige injeções de insulina regulares no corpo a fim de manter as funções saudáveis ativas.

Na esclerose múltipla (EM), os anticorpos atacam o isolamento chamado mielina, que reveste os nervos. Esse ataque afeta o cérebro e a medula espinal, assim como os músculos; é como ter cupins corroendo o isolamento elétrico dentro das paredes da casa. Com nervos gravemente danificados, as pessoas com EM têm músculos fracos, má coordenação, perda de visão, déficits cerebrais e outros problemas graves de função nervosa.

Outro exemplo é a doença celíaca. Indivíduos com doença celíaca têm uma reação imunológica ao glúten, um grupo de proteínas encontradas no trigo, na cevada e no centeio. A forte reação imunológica ao glúten causa danos colaterais à parede dos intestinos, criando "vazamentos" na parede intestinal. Embora o mecanismo exato da doença celíaca ainda seja um mistério, sabe-se que os autoanticorpos danificam o intestino delgado e outros órgãos, causando fortes dores cortantes.[17] Felizmente, quando se evita o glúten, os anticorpos diminuem e os sintomas normalmente passam.

Por outro lado, o ataque autoimune pode ser generalizado e afetar quase todas as partes do corpo, uma situação verdadeiramente grave. Na doença conhecida como lúpus (lúpus eritematoso sistêmico), um ataque completo de anticorpos é lançado contra o próprio DNA, causando inflamação em todo o corpo. As articulações, a pele, o coração, o rim e até o cérebro podem inflamar-se. Um achado comum no sangue de pacientes com lúpus é a presença de anticorpos que atacam o DNA de cadeia dupla. Esses autoanticorpos do lúpus tendem a se reunir e formar complexos imunológicos, quase como bolas de pelo microscópicas, que se depositam em todos os órgãos, fazendo com que funcionem incorretamente.

As doenças autoimunes estão crescendo nas sociedades modernizadas. Embora a causa exata seja desconhecida, o fenômeno já foi associado a dietas não saudáveis. Isso pode estar ligado à disbiose do microbioma intestinal, que então perturba o controle normal do sistema imunológico.[18]

Outras situações com respostas imunológicas exageradas são vistas em reações alérgicas, como asma e alergias alimentares. Em alergias graves, o sistema imunológico tem uma reação exagerada a um alérgeno normalmente inofensivo (pólen, alimento) introduzido pelas membranas mucosas. Pronto para atirar, o sistema imunológico vê o alérgeno como um invasor estranho. Isso provoca a produção de anticorpos contra o alérgeno e ativa as células T para liberarem citocinas. Esses anticorpos e citocinas convocam outras células imunológicas para destruir o "invasor". Em uma reação asmática, as células T liberam citocinas nas vias aéreas, as quais podem se constringir e causar morte por sufocação se a doença não for tratada.

Assim como acontece com outras defesas do corpo que descrevi, o sistema imunológico pode ser fortemente influenciado pelo que comemos e bebemos. Na segunda parte, você vai aprender sobre os alimentos que podem influenciar cada um dos sistemas de defesa da saúde, desde a angiogênese até a regeneração, o microbioma, o reparo do DNA e a imunidade.

DOENÇAS RELACIONADAS A UM SISTEMA IMUNOLÓGICO ANORMAL

Doenças que enfraquecem o sistema imunológico	Doenças resultantes de um sistema imunológico enfraquecido	Doenças com resposta imunológica excessiva
Alcoolismo	Doenças relacionadas à aids	Alergias
Ataxia-telangiectasia	Todos os cânceres	Artrite reumatoide
Desnutrição		Asma
Diabetes		Colite ulcerativa
Hepatite B		Diabetes tipo 1
Hepatite C		Doença celíaca
HPV (papilomavírus humano)		Doença de Crohn
Imunodeficiência combinada grave		Doença de Graves
Leucemia		Esclerose múltipla

Mieloma múltiplo		Esclerose sistêmica
Obesidade		Lúpus eritematoso sistêmico
Síndrome de Chédiak-Higashi		Psoríase
Síndrome da imunodeficiência adquirida (aids)		Tireoidite de Hashimoto
Vírus da imunodeficiência humana (HIV)		

AGENTES IMUNOLÓGICOS PRINCIPAIS

Sistema imunológico inato	
Mastócitos	Medeiam reações alérgicas com a liberação de histamina. Defendem contra parasitas.
Células exterminadoras naturais	Podem matar células anormais injetando nelas uma enzima que dissolve sua camada externa. Distinguem entre células normais saudáveis e células infectadas ou cancerígenas.
Neutrófilos	Acumulam-se em locais de lesão tissular. Formam um aglomerado em torno da lesão e atraem macrófagos e monócitos para limpar feridas e tirar detritos celulares.
Macrófagos	Cercam e tragam células invasoras para destruí-las. Invocam vários tipos de reações imunológicas.
Células dendríticas	Reconhecem e apresentam antígenos de invasores para desencadear a resposta de célula T e secretar citocinas para atrair células imunológicas para o foco do problema. Atuam como mensageiras entre os sistemas imunológicos inato e adaptativo.

Sistema imunológico adaptativo	
Células T auxiliares (Th)	Coordenam a resposta imunológica liberando citocinas para recrutar outras células imunológicas.
Células T citotóxicas (Tc)	Reconhecem células infectadas por vírus e células cancerígenas. Iniciam a morte celular programada liberando toxinas para matar células indesejadas.
Células T regulatórias (Treg)	Monitoram e inibem a atividade de outras células T. Mantêm a tolerância imunológica de células saudáveis. Acalmam o sistema imunológico para restaurar o equilíbrio saudável normal.
Células T de memória	Reúnem dados sobre células invasoras e os arquivos para referência futura, o que melhora a defesa do corpo contra infecções futuras.
Células T exterminadoras naturais	Reconhecem moléculas que apresentam antígenos em moléculas de lipídio estranhas. Após a ativação, elas intensificam a inflamação.
Células T gama-delta	Encontradas no revestimento do intestino e das membranas mucosas.
Células B	Produzem anticorpos que marcam células invasoras. Reconhecem e apresentam antígenos que desencadeiam a resposta da célula T. Algumas se tornam células B de memória que se lembram dos antígenos para produção futura de anticorpos.

PARTE II

COMER PARA VENCER DOENÇAS
As evidências a favor do alimento como remédio

PART VII

Que o alimento seja teu remédio e o remédio seja teu alimento.
Hipócrates

Cada um dos cinco sistemas de defesa de saúde do corpo está intimamente ligado à alimentação. Pesquisas revelam cada vez mais evidências sobre como os alimentos que comemos podem influenciar fortemente esses sistemas, ativando ou destruindo a capacidade deles de manter nossa boa saúde. Nesta parte, vou levar você numa jornada de descoberta para aprender sobre o impacto de muitos alimentos na saúde, pela ótica de nossas defesas de saúde.

Você vai aprender sobre as evidências quanto a alimentação e saúde geradas em pesquisas conduzidas em uma escala internacional, por cientistas e laboratórios na Europa, Ásia, América Latina e América do Norte. Vou me concentrar principalmente em evidências de ensaios clínicos humanos e estudos epidemiológicos, porque o que importa é como os alimentos influenciam a saúde humana, mas também vou compartilhar algumas descobertas interessantes de laboratórios, porque revelam informações que nos ajudam a entender o que acontece quando as pessoas comem determinados alimentos. Muitos desses dados costumam ser discutidos nos corredores de instituições médicas e científicas, mas estou chamando sua atenção para eles porque a alimentação tem um caráter imediato. A partir do momento em que você aprende sobre ela, pode agir na mesma hora. Não precisa esperar a permissão ou a prescrição de um médico. Alguns dos achados que vou apresentar podem surpreender, outros podem deliciar você (se você for bom de garfo), mas todos vão mudar a maneira como pensa e escolhe o alimento. Prepare-se para abrir os olhos para um mundo novo de alimentos — visto através do prisma das defesas da saúde do corpo.

6. Deixe sua doença com fome, alimente sua saúde

Todo mundo adoraria evitar o diagnóstico de câncer, doenças cardíacas e outras doenças mortais. Fazer exercícios físicos regularmente, diminuir a carne vermelha e o açúcar e não fumar são excelentes estratégias para evitar doenças, mas são apenas parte da solução. Usar a alimentação para apoiar e ampliar o sistema de defesa de angiogênese do corpo pode reduzir o risco de todo um espectro de doenças terríveis.

A soja foi o primeiro alimento que se descobriu ter influência sobre a angiogênese. Em 1993, o cientista grego Theodore Fotsis, que trabalhava na Universidade de Heidelberg, na Alemanha, publicou um artigo pioneiro mostrando que a urina de homens e mulheres japoneses saudáveis que comiam alimentos à base de soja continha uma substância natural chamada genisteína, com fortes efeitos anticancerígenos.[1] Em laboratório, Fotsis verificou que a genisteína suprimia o tipo de vaso sanguíneo desencadeado por tumores. Depois, mostrou-se que a genisteína era capaz de impedir diretamente o crescimento de quatro tipos de células cancerígenas (neuroblastoma, sarcoma de Ewing, rabdomiossarcoma, retinoblastoma). A genisteína não é produzida pelo corpo, portanto a fonte só poderia ser a alimentação. A urina tinha sido coletada de camponeses, a maioria agricultores que cultivavam chá e arroz. Eles eram vegetarianos e tinham uma alimentação baseada em soja, como é comum na Ásia. Os agricultores tinham trinta vezes mais genisteína na urina do que pessoas que consumiam uma dieta ocidental. O estudo de Fotsis foi o primeiro relato de um alimento que continha um fator alimentar claramente absorvido pelo corpo e excretado na urina capaz de inibir a angiogênese. Os pesquisadores sugeriram que essa propriedade da soja poderia ajudar a explicar a taxa menor de alguns cânceres letais naqueles que tinham uma dieta vegetariana asiática em comparação com uma dieta ocidental.

Outra pesquisadora de destaque, Adriana Albini, estava trabalhando no Instituto Nacional para Pesquisa do Câncer em Gênova, na Itália, em 2002, quando propôs o termo "angioprevenção". Albini concluiu que a angioprevenção poderia fazer a prevenção do câncer interferindo na angiogênese anormal com o uso de compostos seguros e bem tolerados por indivíduos saudáveis.[2] Embora alguns medicamentos cumpram essa função, o alimento é a maneira mais fácil de realizar isso. Hoje, a angioprevenção se refere a uma abordagem ampla de saúde que inclui alimentação, medicamentos e suplementos alimentares. Albini e eu, com outros cientistas, colaboramos em uma revisão moderna sobre angioprevenção, incluindo alimentação, na prestigiosa revista *Nature Reviews Clinical Oncology*.[3] Esse modelo de prevenção de angiogênese e doenças continua a ser desenvolvido pela Angiogenesis Foundation e por uma comunidade internacional fortemente comprometida de cientistas e médicos.

O objetivo de uma dieta angiopreventiva é manter o sistema de defesa da angiogênese do corpo em um estado de equilíbrio saudável. Isso às vezes é confuso para os médicos ocidentais, porque equilíbrio não costuma ser parte de seu léxico para o tratamento de doenças. Equilíbrio é um conceito mais comum nas medicinas aiurvédica e chinesa tradicional, nas quais o foco é o equilíbrio para a saúde preventiva.[4] Nesses sistemas, a saúde é vista como a presença de sistemas equilibrados no corpo e na mente. É em um estado de equilíbrio em que você deve estar em todos os momentos. "Zona de Goldilocks" é um termo empregado por astrobiólogos que usam telescópios poderosos para buscar planetas que estejam a uma distância perfeita do Sol para sustentar a vida: nem perto demais a ponto de queimar, nem longe demais para não congelar. A zona de Goldilocks na angiogênese é onde existem vasos sanguíneos suficientes para manter todas as células do corpo bem nutridas, sem alimentar nenhuma doença. Nem mais nem menos, mas na quantidade exata.

Quando se trata de prevenir doenças em pessoas saudáveis, nada se equipara à segurança da dieta. Embora alguns medicamentos possam prevenir doenças específicas, como pólipos colorretais, os fármacos são sempre associados a possíveis efeitos colaterais de um ou outro tipo porque as drogas nunca são pensadas de maneira equilibrada. Elas são criadas para desempenhar uma função pontual, normalmente destruir ou construir algo. O medicamento contra o câncer Avastin, por exemplo, é útil para o tratamento mas não para a prevenção, pois pode reduzir um dos sinais de angiogênese do corpo a quase zero em questão de dias após a injeção. Todavia, ao derrubar o sinal, o que é benéfico para o tratamento do câncer, o Avastin pode perturbar o equilíbrio normal da angiogênese, porque o mesmo sinal é necessário em pequenas quantidades para o funcionamento do órgão saudável. Essa perturbação no equilíbrio também pode gerar efeitos colaterais como lentidão da cicatrização de lesões, um processo que depende de uma angiogênese normal.

Em contrapartida, os fatores alimentares não são tão onipotentes, tampouco têm poderes destrutivos. Os bioativos em alimentos e bebidas são absorvidos em pequenas quantidades que podem influenciar a capacidade do corpo de manter a angiogênese em equilíbrio. Os fatores antiangiogênicos na dieta são capazes apenas de aparar os vasos excessivos de volta a níveis normais. Isso significa que um alimento que retira o suprimento de um câncer não vai impedir o coração de receber seu suprimento de sangue necessário porque sua intenção é manter o corpo em um estado saudável. Em contrapartida, alimentos que estimulam a angiogênese também não vão fazer com que vasos sanguíneos cresçam além das fronteiras naturais no sistema circulatório. Alimentos e bebidas pró-angiogênicos não colocam o sistema em marcha acelerada nem provocam câncer. Condizente com os princípios da homeostase, uma alimentação angiogênica ajuda a manter o corpo em um estado de harmonia e equilíbrio.

DOENÇAS CAUSADAS PELA ANGIOGÊNESE EXCESSIVA

Lembre-se de que a angiogênese é um denominador comum de doenças. No capítulo 1, comentei sobre artrite, cegueira e doença de Alzheimer. Vejamos agora outras doenças graves que podem ser prevenidas ou tornadas mais toleráveis quando se reforça a defesa de angiogênese por meio da alimentação.

Existe uma relação pouco reconhecida mas importante entre angiogênese e doença arterial coronariana. O coração é um músculo que precisa de uma angiogênese forte sempre que suas artérias se tornam obstruídas por placas cheias de colesterol. Essas placas, porém, não são apenas camadas grossas de sedimentos que se solidificam nas paredes de um vaso sanguíneo. São crescimentos reais que, assim como tumores, precisam de novos vasos sanguíneos para se expandir. A neovascularização (outro termo para angiogênese) de placas coronarianas é mortal. Esses microvasos não apenas permitem que a placa engrosse e bloqueie a artéria coronária, mas, assim como rachaduras no pavimento, os vasos tornam a placa mais frágil e propensa a se romper.[5] Quando uma placa coronariana se rompe, é como se um túnel cedesse, o teto caísse e o túnel fosse bloqueado de repente: nada consegue passar. Quando isso acontece numa artéria coronária, o fluxo sanguíneo é interrompido e o resultado é um ataque cardíaco que pode ser fatal. Impedir que as placas desenvolvam esses vasos sanguíneos perigosos é tão importante quanto criar novos vasos sanguíneos para defender o músculo cardíaco.[6]

Já descrevi o câncer, mas vale revisitar esse assunto porque é uma das doenças mais temidas de todos os tempos. Sem exceção, todos os tipos de tumores sólidos, dos de mama aos de próstata, pulmão ou cólon, precisam de angiogênese para deixarem de ser minúsculos. Sem a angiogênese, as células do câncer também não conseguem se espalhar. Até os chamados tumores líquidos, conhecidos como malignidades hematógenas, como leucemia, linfoma e mieloma múltiplo, dependem da angiogênese. Nessas doenças, grupos de células cancerígenas na medula óssea, nos linfonodos ou no baço são alimentados por vasos sanguíneos que fornecem fatores de sobrevivência que abastecem o crescimento das células do câncer.

Você pode pedir a seu médico um conjunto de testes para saber se corre um risco alto de algum câncer hereditário. Uma amostra de saliva ou sangue pode ser analisada para descobrir se suas células carregam mutações capazes de prever cânceres hereditários, como de mama, cólon, ovário, próstata, estômago, melanoma, pancreático ou uterino. Se o teste der positivo para uma mutação, você deve consultar um especialista em genética para ser aconselhado sobre como controlar seus riscos. Além das visitas regulares para ver se o câncer já está presente ou de cirurgia para remover órgãos que possam desenvolver câncer (como mamas ou ovários), não há muito mais que a comunidade médica possa fazer para reduzir o risco. Medidas como exercício físico, sono e controle do estresse são definitivamente importantes. Mas a angiogênese alimentar é uma oportunidade fundamental para ajudar a diminuir as chances de contrair a doença.

De 90% a 95% dos cânceres são associados a exposições do ambiente e do estilo de vida. De todas as mortes por câncer, estima-se que 30% estejam relacionadas à alimentação.[7] A maioria dos pesquisadores e dos ativistas na área do câncer aponta fatores alimentares prejudiciais que deveriam ser evitados para reduzir o risco de câncer. Mas o trabalho da Angiogenesis Foundation se concentra em uma oportunidade completamente diferente: *acrescentar* alimentos, bebidas e ingredientes naturais à dieta a fim de reduzir o risco de câncer. Assim como a doença cardiovascular, há muitíssimas informações sobre alimentos a serem evitados. Essa fundação também realiza pesquisas e analisa dados sobre alimentos que podem criar vasos sanguíneos vitais para promover a cura.

Aqui vai a melhor parte: alguns dos alimentos mais saborosos no mundo podem manter a angiogênese em equilíbrio. Vejamos agora os alimentos e as evidências a favor desse benefício. Os amantes de comida podem se animar: você vai encontrar muitos itens surpreendentes e deliciosos.

ALIMENTOS ANTIANGIOGÊNICOS

SOJA

Depois da pesquisa de Fotsis com a urina de aldeões japoneses, pesquisadores confirmaram que alimentos à base de soja contêm propriedades antiangiogênicas importantes que podem ser absorvidas pelo corpo humano após o consumo. Grandes estudos públicos confirmam os benefícios: pessoas que comem mais alimentos à base de soja têm risco reduzido de diversas doenças que dependem de angiogênese, de câncer de mama e de próstata a doença arterial coronariana.[8]

Existem dezenas de tipos de alimentos feitos à base de soja, uma leguminosa ancestral que se originou no leste da China 3 mil anos atrás. De produtos de soja frescos, como *edamame*, leite de soja e grãos de soja, a produtos de soja fermentados, como shoyu, tofu, missô, *natto*, tempe, entre outros, a soja é encontrada em muitas formas. O tofu fresco é um alimento versátil muito comum na Ásia. Em países ocidentais, as melhores fontes para encontrar variedades de tofu são os mercados asiáticos. Se você olhar o cardápio de um restaurante chinês, japonês ou coreano, vai encontrar muitas opções de soja.

A soja contém bioativos antiangiogênicos conhecidos como isoflavonas, especificamente genisteína, daidzeína, equol e gliceolinas. Produtos de soja fermentados têm maior concentração deles.[9] Um suplemento alimentar chamado polissacarídio genisteína concentrado (GCP, do inglês *genistein concentrated polysaccharide*) é uma forma altamente concentrada de genisteína e daidzeína. Na Angiogenesis Foundation, testamos o GCP contra células de vasos sanguíneos humanos saudáveis em laboratório e descobrimos que ele detém uma forte atividade antiangiogênica. O GCP também pode matar diretamente células de câncer de próstata e linfoma.[10] Os bioativos da soja não apenas retêm o crescimento do câncer como também previnem o crescimento da placa aterosclerótica por meio de sua atividade antiangiogênica.[11] Pesquisadores na Ásia relataram que o consumo de soja pode reduzir em 16% o risco de doença cardiovascular.[12]

Existe um equívoco comum de que as mulheres deveriam evitar

comer soja pela ideia de que fitoestrogênios vegetais naturais poderiam causar câncer de mama. É hora de acabar com essa lenda. A verdade científica é a seguinte: os fitoestrogênios na soja não aumentam a incidência de câncer de mama em estudos humanos. Muito pelo contrário. Eles, na verdade, atuam como antiestrogênios em humanos, interferindo na capacidade do estrogênio de alimentar determinados cânceres.[13] E, como você sabe, a genisteína, que é um fitoestrogênio, tem efeitos antiangiogênicos que cortam o suprimento para o câncer.

Entre os estudos epidemiológicos mais convincentes sobre o benefício, e não o mal, da soja está o Estudo de Sobrevivência de Câncer de Mama de Xangai, que estudou 5042 sobreviventes de câncer de mama.[14] Durante um período de quatro anos, os pesquisadores da Universidade Vanderbilt documentaram e correlacionaram a quantidade de soja consumida pelas mulheres com a recorrência do câncer de mama e morte em função dele. Se houvesse algum potencial de que a soja fosse realmente prejudicial, teria aparecido nessa população de mulheres. Em vez disso, o que se descobriu foi que as mulheres com o nível mais alto de consumo de soja exibiram uma *redução* de 32% no risco de recorrência do câncer. O risco de mortalidade foi reduzido em 29%. Essa associação benéfica com a soja foi vista independentemente de as mulheres terem câncer de mama com receptores de estrogênio positivos ou negativos.

Na próxima chance que você tiver, encha o bucho de soja. A quantidade benéfica para a saúde em estudos humanos é dez gramas de proteína de soja por dia, o que equivale ao encontrado em um copo de leite de soja. As evidências humanas mostram que ter alimentos à base de soja na dieta está associado a um risco reduzido de câncer de mama. Quanto mais soja for consumida, menor é o risco. Como os veganos sabem bem, a soja tem outros benefícios por ser uma excelente fonte de proteína. A soja também é comum em muitos alimentos industrializados pré-cozidos e embalados, mas não está claro se a soja usada como preenchimento tem os mesmos benefícios que os produtos de soja fresca ou fermentada, portanto não recomendo escolher alimentos ultraprocessados simplesmente porque a soja está entre os ingredientes. Dê preferência a grãos de soja, leite de soja, tofu e produtos de soja tradicionais encontrados em mercados e restaurantes asiáticos. Se você nunca explorou pratos do cardápio asiático à base de soja, como o tofu, agora tem um excelente motivo para começar: a soja pode matar seu câncer de fome e alimentar sua saúde.

TOMATE

Popularmente conhecido como um legume culinário, mas tecnicamente um fruto, o tomate se originou na Mesoamérica, onde era usado na culinária tradicional do México. Os conquistadores espanhóis levaram o tomate na volta para a Europa e também o introduziram em seus territórios coloniais ao longo da Ásia. O termo italiano "pomodoro" significa maçã de ouro (*pomo d'oro*), portanto os primeiros tomates vistos na Europa eram provavelmente de cor amarelo-laranja, e não vermelhos. A seleção artificial feita por botânicos gerou as variedades de tomate vermelho-vivas, perfeitamente redondas e de pele lisa. Nos primeiros anos, os europeus usavam tomates apenas para decoração, acreditando erroneamente que a fruta era venenosa por sua associação com a mortal erva-moura (gênero *Solanum*). Na Itália, os camponeses adotaram o tomate na culinária e, com o tempo, o fruto se tornou um dos ingredientes essenciais da cozinha italiana. Quando os europeus do Sul emigraram para a América do Norte, o tomate também foi introduzido no novo lar. Hoje, é possível encontrar tomates em qualquer mercado. É possível comprá-los frescos, enlatados, concentrados, secos, em pó e na forma de molhos e bebidas. O tomate é desfrutado em culinárias de todo o mundo, da mediterrânea às americanas e asiáticas.

Longe de ser um fruto venenoso, o tomate contém bioativos úteis, especialmente carotenoides como licopeno, rutina e betacriptoxantina. Dentre eles, o licopeno é o mais importante porque demonstrou potencial de inibir a angiogênese. Embora todo tomate contenha licopeno, a pele contém três a cinco vezes mais licopeno do que a polpa,[15] portanto, cozinhar tomates com pele é o caminho certo para a saúde. Cozinhar, inclusive, é um fator importante para tirar o maior proveito possível do tomate. O licopeno em seu estado natural, presente em um ramo de tomates, existe na forma química chamada *trans*. Infelizmente, o *trans*-licopeno é muito mal absorvido pelo corpo. Ao cozinhar o tomate, porém, o calor converte o licopeno da estrutura *trans* para a *cis*, que é prontamente absorvida pelo corpo.[16] Cozinhar também libera mais licopeno das células do tomate, o que aumenta sua concentração no molho ou no extrato de tomate. O licopeno é lipossolúvel, ou seja, se dissolve facilmente em óleo. Se você comer um tomate cozido em azeite de oliva, a quantidade de licopeno absorvida pelo seu sangue triplica.

Pesquisas epidemiológicas confirmam os benefícios dos tomates para a saúde. Mais de trinta estudos mostraram os efeitos protetores do consumo de tomate no câncer de próstata.[17] O Harvard Health Professionals Follow-Up Study examinou o consumo de licopeno de 46719 homens e descobriu que consumir de duas a três xícaras de molho de tomate por semana é associado a um risco 30% menor de câncer de próstata, o que condiz com o efeito antiangiogênico do licopeno sobre o câncer.[18] Entre os homens que desenvolveram câncer de próstata, confirmou-se que aqueles que consumiam mais molho de tomate tinham cânceres menos angiogênicos e menos agressivos.[19]

Existem mais de mil tipos de tomate, e a quantidade de licopeno em cada um varia muito. Então, quais têm a maior atividade antiangiogênica? Um estudo com 119 tipos de tomate mostrou que os tomates-cereja têm 24% mais licopeno do que os outros tipos de tomate.[20] O tomate San Marzano, uma variedade de herança originária de San Marzano, na Itália, nas encostas do monte Vesúvio, também tem um dos níveis mais altos de licopeno dentre os tomates. Além disso, tem um sabor forte e distinto que o torna perfeito fresco, pelado e até como extrato para cozinhar. Um tomate de herança amarelo-laranja chamado tomate-tangerina é notável porque contém naturalmente níveis altos de *cis*-licopeno, que é absorvido mais facilmente pelo intestino. Um ensaio clínico conduzido por pesquisadores da Universidade Estadual de Ohio descobriu que o suco de tomate feito de tomate-tangerina é 8,5 vezes mais bem absorvido pelo sangue do que o suco de tomates vermelhos comuns.[21] O sabor doce e picante dos tomates-tangerina faz com que sejam indicados tanto para apreciadores de culinária como para os que buscam saúde.[22] Tomates de pele rubro-negra têm mais licopeno do que os tomates vermelhos, e mais de mil vezes mais do que os amarelos.[23]

Tomates maduros são pesados na mão e firmes ao mais leve toque. Eles devem ter um aroma adocicado. Mantenha os tomates frescos em temperatura ambiente, longe da luz solar direta, e consuma-os poucos dias depois de terem sido colhidos ou comprados no mercado.

VERDURAS ANGIOGÊNICAS

Os brócolis são vegetais crucíferos membros da família de plantas *Brassica* — que também inclui o grelo, a acelga chinesa, a couve-flor e o romanesco — e se originaram na Itália. Eles contêm bioativos antiangiogênicos poderosos como brassinina e sulforafanos. Consumir de uma a duas xícaras de brócolis por semana é associado a um risco reduzido de muitos cânceres. Estudos da Universidade de Chicago, da Universidade de Minnesota, da Universidade Harvard e dos Institutos Nacionais de Saúde dos Estados Unidos mostraram que comer brócolis é associado a uma redução de 40% no risco de linfoma não Hodgkin, 28% de câncer pulmonar, 17% de mama, 33% de ovário, 31% de esôfago, 59% de próstata e 28% de melanoma.[24]

A couve talvez seja a verdura saudável mais exaltada no mundo, e realmente merece a fama de saudável. Ao menos seis bioativos antiangiogênicos são encontrados na couve: brassinina, indol-3-carbinol, quercetina, luteína, sulforafano e kaempfrol. Entre os muitos tipos de couve, existe um que é incrivelmente delicioso e fácil de encontrar no fim do outono e no inverno nos mercados da América do Norte e da Europa. Seu nome é *cavolo nero* (couve-preta), ou *lacinato*, couve-toscana e, às vezes, couve-dinossauro. Cultivada na Toscana, a *cavolo nero* é uma variedade de folhas escuras pretas e azul-esverdeadas encontrada em muitas receitas italianas tradicionais. É um ingrediente básico em receitas tradicionais como as sopas minestrone e *ribollita*, ambas ricas em ingredientes substanciosos e promotores das defesas da saúde.

Ao comprar couve, procure maços com folhas intactas e cabos firmes. Retire as folhas dos caules fibrosos não comestíveis, depois pique ou rasgue as folhas, que podem ser cozidas no vapor, branqueadas, salteadas, usadas em sopas ou ensopados, ou misturadas no macarrão ou no arroz. Bem cozida, a *cavolo nero* é muito macia. Ela fica quase preta e tem um sabor forte com um retrogosto suave e adocicado.

FRUTAS ANTIANGIOGÊNICAS

As drupas são frutas de verão conhecidas por sua polpa doce e suculenta e um caroço duro no centro. Dá para reconhecer fácil: pêssego, ameixa, nectarina, damasco, cereja, manga e até lichia. Uma grande variedade de bioativos antiangiogênicos (e regenerativos, bem como protetores do DNA, que vamos discutir mais adiante), incluindo carotenoides, kaempferol, antocianina, quercetina e ácido clorogênico, estão presentes nas drupas. Dois estudos do National Cancer Institute dos EUA e da Universidade de Illinois em Chicago mostraram que consumir duas drupas de tamanho médio por dia está associado a uma redução de 66% no risco de câncer de esôfago e 18% no de câncer de pulmão em homens.[25] Na hora de escolher a drupa, todas as opções são boas, mas uma dica útil é que as ameixas têm três vezes mais a quantidade de polifenóis de combate ao câncer do que os pêssegos. Em laboratório, um carotenoide chamado luteína, encontrado no damasco, preveniu a formação das fibrilas beta-amiloides associadas à angiogênese anormal encontrada na doença de Alzheimer.[26] Sempre que possível prefira frutas frescas, porque as secas podem ter quantidades menores de bioativos.[27]

As maçãs fazem bem à saúde, mas pode ser confuso saber qual tipo escolher. Diversos polifenóis antiangiogênicos são encontrados em maçãs, incluindo ácidos cafeico e ferúlico. Dois grandes estudos epidemiológicos nutricionais, o EPIC e o NIH-AARP Diet and Health Study, analisaram associações entre o consumo de certas frutas e o câncer. Os resultados para maçãs são impressionantes. Descobriu-se que comer uma ou duas maçãs por dia está associado a uma redução de 10% no risco de câncer de bexiga, 20% no risco de câncer de cólon e 18% no de pulmão.[28]

Das 7500 variedades de maçãs cultivadas no mundo, cerca de cem são encontradas nos mercados. A não ser pelo sabor e a textura — firmes, crocantes, doces, adstringentes, suaves —, é difícil saber a diferença entre elas em relação à saúde. As pesquisas estão dando respostas agora. Das variedades com os mais altos níveis de polifenóis, promotores de defesa, os primeiros lugares vão para: maçã-verde (Granny Smith), argentina (Red Delicious) e reinette (Little Queen).

Na estação de maçã, há também muita cidra de maçã. A cidra de maçã turva é melhor para a saúde porque retém mais bioativos.[29] Sucos de maçã claros foram filtrados, o que pode remover muitos compostos saudáveis, embora não todos. Um estudo da Mayo Clinic com 35159 pessoas mostrou que beber duas porções por mês de cidra ou suco de maçã está associado a uma redução de 35% do risco de linfoma não Hodgkin.[30]

Frutas vermelhas sazonais como morango, framboesa, amora, mirtilo e *cranberry* também podem reforçar as defesas de angiogênese do corpo. A acidez e as cores intensas dessas frutas são indícios da presença de bioativos poderosos, como antocianina e ácido elágico, que exercem atividade antiangiogênica. No estudo Investigação Prospectiva Europeia sobre Câncer e Nutrição (EPIC, do inglês *European Prospective Investigation into Cancer and Nutrition*), foram examinados os padrões de dieta e saúde de 478535 pessoas em dez países europeus ao longo de duas décadas em busca de associações com câncer e outras doenças crônicas, incluindo doença cardiovascular. Uma conclusão importante: o consumo de frutas silvestres foi associado a um risco mais baixo de câncer. Descobriu-se que pessoas que comiam um quinto de xícara de qualquer tipo de fruta silvestre tinham um risco 22% menor de desenvolver câncer de pulmão.[31]

Uma variedade especial de framboesa é a framboesa-preta. A cor escura reflete sua alta concentração de bioativos. Ensaios clínicos com framboesas-pretas foram conduzidos para verificar seu efeito em pacientes com esôfago de Barrett, uma lesão pré-maligna. Os resultados mostraram que as framboesas-negras tornam a lesão menos agressiva, reduzindo as mudanças celulares que precedem o câncer. O mesmo foi visto com pólipos de cólon pré-malignos. As framboesas-pretas também refreiam seu crescimento.[32] Os mirtilos tem uma coloração azul--escura que reflete seu bioativo antiangiogênico delfinidina.[33] Estudos com 75 929 mulheres mostraram que comer uma xícara de mirtilos frescos por semana gera uma redução de 31% no risco de câncer de mama.[34] Como vou mostrar mais adiante, os mirtilos têm uma capacidade impressionante de ativar diversos sistemas de defesa.

Os morangos são uma excelente fonte do bioativo conhecido como ácido elágico, que tem uma forte atividade antiangiogênica.[35] A acidez da fruta silvestre reflete esse ácido. Altos níveis de ácido elágico são encontrados em três tipos: Rubygem (originário da Nova Zelândia), Camarosa (do vale de Ohio) e Osmanli (da Turquia).[36] Vale a pena procurar essas variedades no mercado. Apesar da acidez extrema, o *cranberry* na verdade contém níveis baixos de ácido elágico, mas possui níveis altos dos bioativos proantocianidinas, que também têm efeitos anticancerígenos e antiangiogênicos.[37]

FRUTOS DO MAR

Pessoas que comem frutos do mar vivem mais.[38] O impacto de peixes e frutos do mar na angiogênese é a explicação. Muitos frutos do mar contêm na carne ácidos graxos poli-insaturados (chamados de PUFAS, do inglês *polyunsaturated fatty acids*). Essas gorduras saudáveis vêm dos fitoplânctons que os peixes comem no oceano. A maioria das pessoas reconhece que o ácido graxo ômega 3 é saudável, mas na verdade existem três formas principais dessa gordura associadas a benefícios à saúde: EPA (do inglês *eicosapentaenoic acid*, ácido eicosapentaenoico), DHA (do inglês *docosahexaenoic acid*, ácido docosa-hexaenoico) e ALA (do inglês *alpha linolenic acid*, ácido alfalinolênico). O EPA e o DHA podem ser encontrados em frutos do mar. O ALA é encontrado principalmente em alimentos vegetais. A atividade antiangiogênica é encontrada nos PUFAS ômega 3.[39] Contudo, não são apenas os PUFAS que atuam na geração da saúde, mas a proporção real entre ômega 3 e outro grupo de ácidos graxos chamados ômega 6. Os números 3 e 6 se referem ao lugar onde se localiza a porção "insaturada" do ácido graxo na molécula. Para a proteção contra o câncer, pesquisadores verificaram que quanto maior era o consumo geral de ômega 3 marinho na dieta, maior era o benefício. Em contrapartida, quanto maior o consumo de PUFA ômega 6 em relação ao PUFA ômega 3 (a razão ômega 6:3), causado pelo óleo vegetal, por exemplo, maiores a associação a inflamação não saudável e o risco de doença.[40]

Estudos com grandes populações como o Singapore Chinese Health Study e o estudo EPIC encontraram uma associação entre o consumo de frutos do mar e uma redução no risco de câncer. O estudo Singapore examinou a saúde de 35298 mulheres e descobriu que comer 85 gramas de peixe ou mariscos por dia estava associado a um risco 26% menor de câncer de mama.[41] O estudo EPIC mostrou que comer 85 gramas ou mais de peixe diariamente estava associado a um risco 31% menor de câncer de cólon.[42]

Os benefícios do peixe vão além da prevenção contra o câncer. No Women's Health Study com 38022 mulheres de meia-idade, pesquisadores de Harvard descobriram que aquelas que consumiam uma ou mais porções de peixe gordo por semana em um período de dez anos tinham um risco 42% menor de desenvolver degeneração macular relacionada à idade (DMRI), a causa mais comum de perda de visão nos idosos, associada ao vazamento de vasos sanguíneos causados pela angiogênese destrutiva no fundo dos olhos.[43] Uma grande meta-análise conduzida pelo Hospital Popular n. 2 de Changshu na China envolveu 128988 pessoas em oito estudos diferentes na Islândia, na Holanda, nos Estados Unidos e na Austrália. A análise mostrou que comer peixe, com uma frequência de menos de uma vez por mês a três ou quatro vezes por semana, foi associado a um risco 24% menor de DMRI.[44] O estudo encontrou diferenças na proteção com base no tipo de peixe consumido. Cavala, salmão, sardinha, anchova e peixe-espada eram benéficos e associados a uma redução de 32% de DMRI. Comer atum foi associado a uma redução de 42%. Embora sejam deliciosos, o perigo de comer atum, peixe-espada, anchova e outros peixes grandes no alto da cadeia alimentar é que eles geralmente contêm níveis altos de mercúrio. Portanto, consuma esses peixes com cautela e em quantidades moderadas.

Os peixes gordos são obrigatórios se o objetivo for melhorar a saúde. Se você morar perto da costa, é provável que já esteja comendo frutos do mar frescos. No entanto, mesmo pessoas do interior podem comprar frutos do mar que tenham sido congelados assim que saíram do mar. Isso preserva os ácidos graxos ômega 3 benéficos, que ainda estão presentes quando o peixe é descongelado em casa. A grande questão é como escolher o melhor fruto do mar. Se você visitar os maiores mercados de peixe do mundo, como o Tsukiji no Japão, o Mercat de Sant Josep de la Boqueria em Barcelona ou o Mercado del Pesce em Veneza, seu queixo vai cair quando conhecer a variedade deslumbrante de criaturas frescas e comestíveis que são tiradas do mar todos os dias — peixes, crustáceos e moluscos de uma diversidade incomparável.

Para ajudar você a se orientar pela variedade de frutos do mar que encontra no mercado de peixes, compilei uma lista de frutos do mar encontrados facilmente, com base no nível de PUFAS ômega 3 e na frequência em mercados e cardápios de restaurantes. Para elaborar essa lista, pesquisei nos melhores mercados de peixe do mundo, em cardápios de restaurante e em tabelas de sustentabilidade de pesca, e depois comparei os itens com bases de dados conceituadas sobre a composição de nutrientes originários de oito países (Dinamarca, França, Islândia, Itália, Japão, Noruega, Espanha, Estados Unidos) para extrair informações sobre os produtos com os mais altos níveis de PUFAS ômega 3 (EPA + DHA) por cem gramas do fruto do mar. Amantes de comida, alegrem-se (estou do seu lado): iguarias como butarga, tinta de lula e pepino-do-mar estão entre os frutos do mar com atividades antiangiogênicas mais potentes.

Aqui está a seleção dos melhores frutos do mar com ômega 3 antiangiogênicos:

> **NÍVEL MAIS ALTO (3 A 30 GRAMAS/100 GRAMAS DE FRUTO DO MAR):** pescada, pepino-do-mar, amêijoa-japonesa, patudo, guaiuba, badejo, atum-rabilho, amêijoas, butarga (ova de tainha), caviar (esturjão), ova de peixe (salmão).
>
> **NÍVEL ALTO (>0,5 A 2,44 GRAMAS/100 GRAMAS):** salmão, salmonete, halibute, ostras-do-pacífico, tainha, sardinha, truta-do-ártico, anchova, sargo, robalo, lagosta-espinhosa, pampo, peixe-vermelho, achigã, peixe-espada, peixe-galo, ostra-americana, lula, truta-arco-íris.
>
> **NÍVEL MÉDIO (>0,2 A 0,5 GRAMAS/100 GRAMAS):** caranguejo, mexilhão, tainhota, polvo, vieira, choco, camarão e pitu, pescadinha-do-reino, bacalhau seco, linguado, lagosta-americana.
>
> **NÍVEL BAIXO (<0,2 GRAMAS/100 GRAMAS):** bacalhau, garoupa, camarão-cabra, caramujo, búzio, abalone, raia.

Uma última observação: tome cuidado com a tilápia. Esse peixe de água doce de cativeiro é encontrado em muitos cardápios e sua carne branca tem um sabor suave, mas representa uma ameaça oculta. A tilápia tem uma alta razão insalubre de PUFAS ômega 6 por ômega 3, o que torna esse peixe menos desejável de uma perspectiva da saúde.

SOBRECOXA DE FRANGO

Dentre as carnes, o frango é uma das escolhas mais saudáveis. A maioria das pessoas costuma pensar no peito como a melhor parte da ave, porque a carne branca possui menos gordura, mas a carne escura oferece outros benefícios únicos à saúde, especialmente para quem quer cortar gordura. Pesquisas revelaram que a coxa e a sobrecoxa são escolhas especialmente saudáveis. A carne escura do frango contém vitamina K2, ou menaquinona, uma vitamina lipossolúvel natural.[45] Ao contrário da vitamina K1, produzida por plantas como o espinafre, a K2 é feita por uma bactéria e tem propriedades antiangiogênicas.

Na Universidade de Hiroshima, no Japão, cientistas que estudavam a vitamina K2 descobriram que ela tem potencial de reprimir a angiogênese e o crescimento de células de câncer de cólon.[46] Pesquisadores na Universidade de Illinois mostraram que a vitamina K2 era capaz de inibir tanto a angiogênese como o crescimento do câncer de próstata.[47] Os benefícios da K2 se estendem à doença do coração também. Pessoas que comem alimentos contendo K2 têm um risco 57% menor de morrer de doença cardíaca e 52% menor de endurecimento severo das artérias devido ao acúmulo de placa.[48] Lembre-se de que, para a placa crescer, ela precisa da angiogênese, portanto essa associação faz sentido. Pesquisadores descobriram que a menaquinona também interfere na capacidade do corpo de criar colesterol e também pode prevenir o endurecimento das artérias.[49] Portanto, embora você possa ter crescido acostumado a escolher o peito de frango, quando se trata de saúde a decisão é fácil: prefira coxas e sobrecoxas saborosas.

PRESUNTO CURADO AO AR: O BOM, O MAU E O FEIO

A carne processada é considerada um carcinógeno pela Organização Mundial da Saúde (OMS). Mas duas carnes merecem menção porque muita gente não sabe que contêm gorduras benéficas. São elas o *prosciutto di Parma*, da Itália, e o *jamón ibérico de bellota*, da Espanha. Esses dois presuntos vêm de uma raça de porco diferente da dos porcos de criação industrial típicos. Essa raça é criada para ter gordura em meio aos músculos, o que torna sua carne excepcionalmente saborosa.

Os porcos de Parma são criados de forma tradicional, sendo alimentados com o soro do queijo parmigiano reggiano quando jovens, o que confere um sabor acastanhado à carne, e depois finalizados com uma dieta de avelãs rica em PUFAs ômega 3. Os PUFAs entram na gordura entremeada na carne, e o produto final contém PUFAs saudáveis, assim como os frutos do mar. Os porcos ibéricos da Espanha são uma espécie de patas pretas criada em liberdade.[50] Eles são alimentados com uma dieta de bolotas ricas em PUFAs ômega 3, o que garante um alto nível de ácido oleico, assim como o azeite de oliva. O ácido oleico facilita a geração de HDL, o colesterol bom, ao mesmo tempo que diminui o LDL, o colesterol ruim. Esses presuntos são curados ao ar, sem uso de nenhum conservante artificial. Cortados em fatias finíssimas no momento da compra, os dois presuntos são uma fonte de PUFAS ômega 3. Nove fatias de *prosciutto di Parma* ou *jamón ibérico di bellota* proporcionam a mesma quantidade de PUFAS ômega 3 (catorze gramas) que uma porção de 85 gramas de salmão.

Chamar o *prosciutto* e o *jamón* de saudáveis é bom demais para ser verdade? Sim, o simples fato de eles conterem PUFAS ômega 3 benéficos não supera seus pontos negativos. O presunto curado não é um alimento saudável. Tenha em mente que essas duas carnes têm o dobro da gordura saturada do salmão. Tanto o *prosciutto* como o *jamón* têm alto teor de sódio. Eles contêm de 25 a trinta vezes mais sódio do que uma porção de salmão (que de fato vive em água salgada). O *jamón* tem cerca de 30% menos sódio do que o *prosciutto*. A alta ingestão de sódio é associada à hipertensão e a um risco maior de câncer de estômago, e, como você vai ver no próximo capítulo, o sal provoca danos às células-tronco. Comparado com o salmão, o *prosciutto* também tem uma razão mais alta de PUFAS ômega 6, que são pró-inflamatórios. Então definitivamente se recomenda cautela. Apoie-se nesses fatos se gostar desses presuntos. E, se necessário, aja como os italianos e os espanhóis: coma apenas um pouco para desfrutar do sabor.

BEBIDAS

O chá é a segunda bebida mais popular do mundo depois da água, e é preparado há mais de 4 mil anos. As folhas do chá contêm mais de 2 mil compostos bioativos como catequinas (EGCG), ácido gálico e teaflavinas, muitos dos quais vão parar na xícara quando se infundem as folhas na água quente. Na Angiogenesis Foundation, começamos a estudar as propriedades biológicas dos chás usando sistemas de testagem em laboratório elaborados originalmente para avaliar medicamentos antiangiogênicos contra o câncer. Descobrimos que os extratos de chá continham efeitos inibidores da angiogênese excepcionalmente poderosos, comparáveis aos dos medicamentos. O interessante foi que diferentes variedades de chás exibiam potências diferentes. Descobrimos que o chá chinês de jasmim era mais potente do que o *sencha* japonês, e que o Earl Grey era ainda mais potente que o chá de jasmim. O achado mais impressionante foi que, quando cruzamos as culturas e misturamos os chás *sencha* (japonês) e jasmim (chinês), a mistura resultante exerceu um efeito sinérgico sobre o crescimento do vaso sanguíneo que foi duas vezes mais potente contra a angiogênese do que qualquer um deles sozinho.

É certo que a maioria das pessoas costuma associar o chá verde a benefícios à saúde. Um dos bioativos mais bem estudados no chá verde é o polifenol chamado EGCG (epigalocatequina-3-galato). O chá verde tem dezesseis vezes o nível de EGCG do chá preto. A EGCG reduz a angiogênese prejudicial e o crescimento do câncer, diminui a pressão arterial, melhora os lipídios no sangue, restaura a homeostase das células imunológicas e tem propriedades antioxidantes e anti-inflamatórias.[51] Tecnicamente, o chá verde abrange uma grande variedade de bebidas, do *sencha* ao chá de jasmim e ao *oolong*. Beber de duas a três xícaras de chá verde por dia foi associado a uma redução de 44% no risco de desenvolver câncer de cólon.[52]

O chá de camomila é um chá herbal popular feito com pétalas secas da flor de camomila. Essa planta contém bioativos como a apigenina, o ácido cafeico e o ácido clorogênico, que têm propriedades antiangiogênicas. Pesquisadores na Universidade de Minho, em Braga, Portugal, descobriram que o chá de camomila é capaz de inibir a angiogênese interferindo nos sinais necessários para ativar as células vasculares para começar a desenvolver vasos sanguíneos.[53]

A variedade, o momento da colheita e o processamento podem afetar o nível de bioativos no chá. O chá branco é um chá verde colhido no começo da estação e contém de pouca a nenhuma cafeína. À medida que as folhas do chá amadurecem no decorrer da estação, o nível de bioativos nas folhas, incluindo cafeína, aumenta. Uma maneira de controlar a potência do chá que você bebe é comprar o chá de folhas soltas, porque isso permite que você controle quantas folhas de chá coloca em cada xícara. Os chás de saquinho permitem mergulhar o chá na xícara repetidas vezes, o que ajuda a extrair os bioativos na água quente. Compre o suficiente apenas para um mês ou dois a fim de ter sempre chás mais frescos, que são colhidos e produzidos sazonalmente. Os bioativos e o sabor do chá geralmente se mantêm estáveis por cerca de dois anos, se o chá for mantido seco e armazenado em um lugar escuro.

VINHO TINTO

O vinho tinto é associado a benefícios cardiovasculares e a atividade anticancerígena. Ele contém centenas de compostos bioativos, mas o mais conhecido é o resveratrol. O vinho tinto também contém polifenóis benéficos comuns em outros alimentos, como catequinas, ácido gálico, rutina, quercetina, ácido cafeico, entre outros conhecidos por serem antiangiogênicos.[54] Nem todo vinho é criado da mesma forma, por causa de diferenças na variedade e na qualidade da uva, bem como de safra, todas as quais podem afetar suas propriedades antiangiogênicas. Na Angiogenesis Foundation, conduzimos pesquisas sobre a atividade antiangiogênica de seis vinhos diferentes produzidos por variedades diferentes de uva da mesma vitivinícola (a Vintage Wine Estates) e da mesma safra, cultivados no mesmo terroir. Dos seis, identificamos os vinhos antiangiogênicos mais potentes como o Cabernet Sauvignon, o Cabernet Franc e o Petit Verdot.

Pesquisas epidemiológicas apoiam o efeito antiangiogênico do vinho sobre o câncer. O estudo EPIC-Norfolk acompanhou 24 244 pessoas por onze anos e descobriu que tomar uma taça de vinho por dia era associado a um risco 39% menor de câncer colorretal.[55] O North Carolina Colon Cancer Study, que acompanhou 2044 pessoas, encontrou resultados semelhantes, especificamente que beber menos de uma taça cheia de vinho tinto por dia era associado a um risco 27% menor de câncer colorretal.[56] Tenha em mente que níveis altos de consumo de álcool, incluindo vinho, são nocivos e podem causar fibrilação atrial, AVC hemorrágico e cardiomiopatia, além de câncer de esôfago e de fígado. A moderação é a chave para tudo, porque, quando a questão é o vinho, não é o álcool em si que garante a saúde — os benefícios vêm dos bioativos na bebida.

CERVEJA

O lúpulo da cerveja contém xanthohumerol, que é um bioativo antiangiogênico.[57] Um estudo grande realizado pelo Instituto Nacional do Câncer dos EUA foi o Prostate, Lung, Colorectal and Ovarian Cancer Screening Trial, que recrutou 107998 pessoas. Foi conduzida uma análise sobre a relação entre o consumo de cerveja e o câncer de rim, também conhecido como carcinoma de células renais. O estudo descobriu que beber cerca de cinco cervejas por semana tinha uma associação surpreendente com um risco 33% menor de câncer de rim.[58] O North Carolina Colon Cancer Study com 2044 pessoas descobriu que o consumo moderado de cerveja (pouco mais de uma por dia) era associado a uma redução de 24% no risco de câncer de cólon.[59]

O consumo de cerveja também foi associado a benefícios cardiovasculares. Um estudo do Istituto di Richerche Farmacologiche Mario Negri em Santa Maria Imbaro e da Universidade Católica em Campobasso, na Itália, examinou catorze estudos de pesquisa em dez países e descobriu que beber uma cerveja por dia era associado a uma redução de 21% no risco de doença arterial coronariana.[60] Um estudo alemão sugere um benefício da cerveja para a prevenção da demência. O estudo, dirigido pelo Instituto Central de Saúde Mental de Mannheim, foi conduzido em seis cidades alemãs (Bonn, Dusseldorf, Hamburgo, Leipzig, Mannheim e Munique) e avaliou 3203 pessoas idosas acima de 75 anos. Os pesquisadores correlacionaram o consumo de diferentes tipos de bebidas alcoólicas com a incidência de demência.[61] Verificou-se que indivíduos que bebiam entre uma cerveja e meia e duas por dia tinham uma redução de 60% no risco de demência e de 87% no risco de ser diagnosticados especificamente com doença de Alzheimer. O mesmo alerta do vinho vale para a cerveja: níveis de consumo altos são perigosos para a saúde. Beba com moderação. O álcool em si é uma toxina cerebral que em doses altas pode aumentar o risco de demência.

QUEIJO

O queijo como alimento antecede a história registrada. Existem mais de novecentos tipos diferentes, mas você vai encontrar apenas uma parte no mercado. Embora tenha altos teores de sódio e gorduras saturadas, o queijo também contém a vitamina K2 antiangiogênica como subproduto da cultura-mãe bacteriana usada em sua produção. Um estudo conduzido pela Universidade de Maastricht identificou os níveis de vitamina K2 no queijo e relatou que os mais altos são encontrados nas variedades munster, gouda, camembert, edam, *stilton* e emmenthal. O queijo *jarlsberg* também contém níveis altos de uma forma de vitamina K2. Os queijos podem conter níveis de K2 comparáveis aos encontrados em sobrecoxas de frango.[62]

O estudo EPIC-Heidelberg examinou a relação entre consumo de vitamina K e câncer. Os pesquisadores estudaram 23340 pessoas por até catorze anos e descobriram que nesse grupo o queijo era a maior fonte de vitamina K2 (menaquinona). Foi encontrada uma associação entre consumir a quantidade de vitamina K2 contida em uma a três fatias de queijo por dia e uma redução de 35% no risco de câncer de próstata.[63]

Tipicamente, o queijo contém gordura saturada, colesterol e muito sódio, que são fatores insalubres, portanto moderação é importante. Mas as evidências permitem repensar esse alimento com potencial para alguns benefícios à saúde, em vez de ser categoricamente descartado como não saudável.

AZEITE DE OLIVA

O azeite de oliva é usado há 4 mil anos, e suas origens advêm da Ásia Menor e do Mediterrâneo. Antes usado como óleo de lamparina e em rituais, ele acabou sendo incorporado na culinária. Atualmente a Espanha, a Itália e a Grécia são grandes produtoras de azeite de oliva e cultivam variedades de azeitonas com altos níveis de polifenóis bioativos. Estes incluem o ácido oleico, a oleuropeína, o hidroxitirosol, o tirosol e o oleocantal. Tais compostos têm propriedades antiangiogênicas, anti-inflamatórias, antioxidantes e, como você vai ver no capítulo 7, propriedades anticancerígenas únicas. O azeite de oliva extravirgem (AOEV) é feito de azeitonas prensadas sem nenhum aditivo químico ou refinamento e contém os níveis mais altos de bioativos, além do melhor sabor. Seu prazo de validade é de cerca de dois anos.

Um estudo conduzido pelo Istituto di Richerche Farmacologiche Mario Negri e pela Universidade de Milão examinou o consumo de azeite de oliva, manteiga, margarina e óleos de sementes em 27 mil indivíduos da Itália.[64] O consumo foi analisado em relação aos diferentes tipos de câncer. Foi descoberto que de três a quatro colheres de sopa por dia de azeite de oliva eram associadas a uma redução de 70% no risco de câncer de esôfago, 60% de câncer de laringe, 60% de câncer de boca e faringe, 32% de câncer de ovário, 17% de câncer colorretal e 11% de câncer de mama. Esses benefícios não foram vistos em nenhuma das outras gorduras. A manteiga, na verdade, foi associada a um risco duas vezes maior de câncer de esôfago, boca e faringe. Não foram encontrados benefícios de redução de câncer nos óleos de sementes.

Ao comprar azeite de oliva, sempre procure o produto extravirgem prensado a frio. Para encontrar o azeite com os níveis mais altos de polifenóis promotores de saúde, verifique com atenção se o tipo de azeitona usado é identificado no rótulo. Ao escolher azeites de oliva monovarietais, produzidos de um único tipo de azeitona, você pode escolher um produto feito com azeitonas melhores para a saúde: koroneiki (da Grécia), moraiolo (da Itália) e picual (da Espanha). Os azeites dessas azeitonas têm perfis de sabor excelentes que funcionam bem para cozinhar, em molhos de salada ou para passar no pão.

FRUTOS SECOS (NOZ, PECÃ, AMÊNDOA, CASTANHA-DE-
-CAJU, PISTACHE, PINOLI, MACADÂMIA) E LEGUMINOSAS

As nozes não apenas são um lanchinho muito comum como também contêm poderosos PUFAS ômega 3 antiangiogênicos. As nozes, portanto, são um alimento antiangiogênico.

Um estudo multicêntrico dirigido pela Harvard Medical School examinou 826 pacientes com câncer de cólon em estágio III que tinham passado por cirurgia dois meses antes de entrar no estudo clínico.[65] Os centros participantes incluíam a Universidade Duke, o Southeast Clinical Oncology Research Consortium, o Memorial Sloan Kettering Cancer Center, o Toledo Community Hospital, o Hôpital du Sacré-Coeur de Montréal, a Universidade Loyola, a Universidade Northwestern, a Universidade de Chicago, a Virginia Oncology Associates, a Universidade da Califórnia em San Francisco e a Universidade Yale. Os pacientes receberam o tratamento-padrão de quimioterapia, e seu consumo de nozes foi medido e correlacionado aos resultados clínicos do tratamento contra o câncer. Os resultados mostraram que duas porções de frutos secos por semana eram associadas a uma redução impressionante de 57% no risco de morte. Esta é a quantidade de nozes em uma porção necessária para atingir esse efeito: sete nozes, dezoito castanhas-de-caju, 23 amêndoas ou onze macadâmias inteiras.

Para a prevenção do câncer, o estudo EPIC examinou o consumo de castanhas de 478 040 pessoas e encontrou uma relação entre mulheres que consumiam uma porção e meia de castanhas e sementes por dia e uma redução de 31% no risco de câncer de cólon.[66] Para esse efeito, a dose de castanhas seria: onze nozes, 26 castanhas-de-caju, dezessete macadâmias ou quatro colheres de sopa de pinoli. Outro estudo da Universidade de Toronto examinou 1253 homens de Toronto e de Quebec e avaliou seu consumo de castanhas, sementes, feijões, entre outros alimentos.[67] Em relação a castanhas e feijões, os homens que consumiam uma porção por dia exibiram um risco associado 31% menor de câncer de próstata. Em relação aos feijões, o tamanho da porção seria de apenas duas colheres de sopa.

CHOCOLATE AMARGO (CACAU)

Os benefícios do cacau à saúde estão vindo à tona para deleite dos chocólatras. Cientistas da Universidade da Califórnia em Davis demonstraram que bioativos no cacau chamados procianidinas têm forte efeito antiangiogênico por sua capacidade de deter os sinais que ativam as células dos vasos sanguíneos.[68] Uma pesquisa conduzida por meu grupo sobre o cacau em pó demonstrou que nem todo chocolate é igual. Quando estudamos o efeito antiangiogênico do cacau de dois fornecedores diferentes do pó, uma das amostras tinha o dobro da potência da outra.

ERVAS E ESPECIARIAS

Embora ainda não tenham sido realizados estudos epidemiológicos sobre o consumo de especiarias, um grande corpo de pesquisas laboratoriais mostra que ervas e especiarias comuns em toda cozinha contêm bioativos antiangiogênicos e atividade antitumor. Os benefícios são vistos tanto em produtos frescos como secos. Alecrim, orégano, cúrcuma, alcaçuz e canela têm efeitos antiangiogênicos.[69] Em células e animais laboratoriais, demonstrou-se que eles têm efeitos eficazes na supressão da angiogênese do tumor. Em células e animais de laboratório, essas especiarias comprovaram ter efeitos potentes na supressão da angiogênese de tumores. Temperar a comida com ervas e especiarias antiangiogênicas é uma ótima ideia e realça o sabor de qualquer refeição.

DOENÇAS QUE PRECISAM DE MAIS ANGIOGÊNESE

Do outro lado da equação de defesa de angiogênese, estimular o crescimento de vasos sanguíneos com a alimentação pode ajudar seus órgãos a prevenir doenças. Você pode estar se perguntando: *é seguro comer alimentos que promovem a angiogênese sem provocar câncer ou outras doenças que têm vasos sanguíneos excessivos?*. A resposta é sim. Lembre-se de que os alimentos não conseguem ignorar os ajustes normais do corpo para angiogênese. Isso significa que alimentos antiangiogênicos não têm como reduzir o número de vasos sanguíneos necessários para manter a saúde dos órgãos. E também significa que alimentos que estimulam a angiogênese não conseguem desativar a capacidade defensiva do corpo de limitar os vasos sanguíneos excessivos para que não causem doença. A alimentação só consegue ajudar a reforçar o estado natural de equilíbrio. Ao alimentar a defesa de angiogênese do corpo em ambos os lados da equação, pode-se comer para derrotar várias doenças ao mesmo tempo.

A angiogênese alimentar pode ajudar os órgãos a se fortificarem em diversas situações. O sistema cardiovascular precisa de vasos sanguíneos para funcionar no nível ideal. Quando não há vasos suficientes para atender à demanda circulatória do coração, do cérebro, das pernas ou dos órgãos internos, as células ficam privadas de oxigênio e enfraquecidas. Com o tempo, elas morrem.

A doença cardíaca isquêmica é causada pelo estreitamento das artérias coronárias que levam sangue para o músculo cardíaco. A isquemia ocorre quando há suprimento sanguíneo inadequado. Conforme placas cheias de colesterol crescem nas paredes dos vasos sanguíneos ao longo da vida, elas podem obstruir uma parte da circulação e causar dor no peito, conhecida como angina. Algumas pessoas herdaram doenças como hipercolesterolemia familiar, em que o corpo não consegue remover o colesterol prejudicial (lipoproteína de baixa densidade) do sangue. Se você tem essa doença, seu risco de ataque cardíaco é cinco vezes maior que o de uma pessoa com níveis médios de lipídios no sangue. Como resposta aos bloqueios, o coração abre canais sanguíneos colaterais ao mesmo tempo que tenta bravamente criar novos vasos sanguíneos para melhorar seu fluxo de sangue e níveis de oxigênio.

Infelizmente, a angiogênese muitas vezes é insuficiente ou ocorre lentamente demais para atender às altas demandas de fluxo sanguíneo do coração comprometido. A isquemia se agrava e, depois de um tempo, o músculo cardíaco enfraquece, resultando na insuficiência cardíaca. Os ataques cardíacos são causados por uma ruptura súbita de uma placa coronariana que fecha o vaso como um alçapão, impedindo o fluxo sanguíneo e matando o músculo cardíaco depois do bloqueio. Se você sobreviver ao evento, seu coração vai criar novos vasos sanguíneos para reparar o estrago e contornar o bloqueio a fim de limitar mais mortes celulares — mas, como já falamos, se a resposta angiogênica tivesse sido mais efetiva antes da crise, poderia nunca ter acontecido nenhum estrago.

Seu cérebro pode sofrer o mesmo tipo de crise. Quando os vasos sanguíneos cerebrais se estreitam, as células do cérebro são privadas de oxigênio. Isso também pode acontecer quando as artérias carótidas, os maiores vasos sanguíneos que correm do pescoço ao cérebro, são bloqueadas. O cérebro tenta formar canais de *bypass* (desvio) naturais preparando uma resposta angiogênica. Se ela for inadequada, e nenhum *bypass* for criado, o tecido cerebral morre lentamente. Um coágulo sanguíneo pode ser enviado para o cérebro, causando um AVC isquêmico. Existem ainda outras causas de AVC, como sangramento cerebral, mas, em todas as situações, há necessidade de uma angiogênese robusta para evitar doença grave ou morte.

O mesmo estreitamento que pode ocorrer com a aterosclerose no coração e no cérebro pode acontecer nas pernas. Isso é chamado de doença arterial periférica, que pode causar fluxo sanguíneo inadequado para os membros inferiores e os pés. O fluxo sanguíneo insuficiente torna difícil praticar qualquer tipo de exercício físico, até mesmo caminhada. A falta de oxigênio nos músculos causa cãibras graves. Se os bloqueios ficarem muito graves, os tecidos das pernas vão começar a morrer depois de um tempo. A angiogênese insuficiente impede que a perna compense sob essas condições.

Lesões crônicas começam como úlceras cutâneas, normalmente nas pernas e nos pés, que não cicatrizam. Pessoas com diabetes são especialmente propensas a ter úlceras nos pés porque o suprimento sanguíneo para os nervos desse membro é insuficiente, e os nervos sofrem isquemia e podem morrer. Muitas pessoas com diabetes não têm sensações nos pés. Assim, pequenas lesões nos dedos dos pés ou na sola do pé, mesmo que por uma pedrinha no sapato, podem causar um buraco no pé sem que a pessoa sinta. Essas feridas são difíceis de cicatrizar porque o diabetes interfere na angiogênese da ferida. Lesões que não cicatrizam ficam facilmente infectadas, e isso pode levar insidiosamente à gangrena.

Feridas problemáticas podem acontecer até em pessoas sem diabetes. Úlceras varicosas nas pernas são as feridas mais comuns em pessoas idosas porque as válvulas em suas veias funcionam incorretamente, o que provoca acúmulo de sangue na perna, causando muito inchaço. Essa contrapressão acaba por distender a pele da panturrilha a ponto de causar bolhas e rompimentos, o que cria uma ferida superficial. A cicatrização pode ser bastante lenta por causa da angiogênese insuficiente que ocorre nesse tipo de lesão.

Do mesmo modo, úlceras de pressão (ou escaras) podem acontecer em qualquer pessoa que coloque pressão excessiva e não aliviada em qualquer ponto do corpo. Pessoas acamadas e incapazes de se mexer podem desenvolver essas feridas nas nádegas e perto do cóccix. Pessoas amputadas colocam muita pressão em seu coto quando usam prótese. A pressão não aliviada diminui a angiogênese e as escaras demoram para cicatrizar, ficando infectadas facilmente.

A disfunção erétil é um problema sério para muitos homens. Ela tem diversas causas subjacentes, mas a angiogênese insuficiente para trazer sangue para o nervo pudendo definitivamente debilita a função do pênis. A disfunção erétil é comum em homens com diabetes mal controlado, e o mesmo tipo de angiogênese enfraquecida visto no pé diabético também pode acontecer no pênis.

A alopecia, ou perda de cabelo, pode ser causada pelo crescimento inadequado de vasos sanguíneos. Os folículos capilares precisam de novos vasos para atender a suas necessidades nutricionais. Quando isso é comprometido, o cabelo não é substituído quando cai naturalmente do couro cabeludo. A má circulação no couro cabeludo compromete a capacidade do cabelo de crescer normalmente e pode contribuir para a calvície.

ALIMENTOS QUE ESTIMULAM A ANGIOGÊNESE

Até alguns anos atrás, ninguém sabia que os alimentos podiam estimular a angiogênese e melhorar o fluxo sanguíneo. Mas as evidências científicas já demonstram que a dieta pode ajudar a melhorar a circulação. Aqui vai uma lista de alimentos pró-angiogênicos já identificados.

GRÃOS E SEMENTES

A cevada é um grão antigo muito utilizado para fazer sopas, ensopados e cerveja. Ela tem alto teor de fibra dietética e demonstrou reduzir o colesterol no sangue. O bioativo na cevada é o beta-D-glucano, que ativa a angiogênese e cria novos vasos sanguíneos nos órgãos privados de oxigênio.[70] Pesquisadores no Institute of Life Sciences — Scuola Superiore Sant'Anna em Pisa, na Itália, estudaram os efeitos da cevada no crescimento de células de vasos sanguíneos em cultura, bem como no coração de camundongos que haviam sofrido um ataque cardíaco.[71] Eles desenvolveram uma massa enriquecida com o beta-D--glucano da cevada e alimentaram os camundongos com ela. Os camundongos que comeram o betaglucano da cevada tinham o dobro de sobrevida após um ataque cardíaco, comparados aos camundongos que não a consumiram. Os cientistas descobriram que o betaglucano aumentava a angiogênese no coração. O suprimento sanguíneo novo protegeu o coração e diminuiu a extensão do dano causado pelo ataque cardíaco. Os pesquisadores também observaram que adicionar o betaglucano da cevada na água do bebedouro dos camundongos poderia proteger o coração de danos da mesma forma.

Sementes como as de linhaça, girassol, gergelim, abóbora e chia são ricas em nutrientes que contêm bioativos chamados lignanas. Uma dessas lignanas, o diglicosídeo secoisolaricirresinol (SDG, do inglês *secoisolariciresinol diglucoside*), comprovou estimular a angiogênese no coração após um ataque cardíaco. Pesquisadores do Molecular Cardiology and Angiogenesis Laboratory na University of Connecticut Health Center alimentaram ratos de laboratório com uma dieta de alto teor de colesterol e depois induziram um ataque cardíaco experimental.[72] Os ratos foram divididos em dois grupos, e a dieta de um dos grupos continha SDG. Depois do ataque cardíaco, foram avaliadas a recuperação e a mortalidade dos animais. Os animais alimentados com o bioativo da semente exibiram o dobro do fator de crescimento angiogênico VEGF. O coração deles tinha 33% mais vasos sanguíneos novos e bombeava o sangue de maneira 22% mais eficiente quando comparado com o dos camundongos que não tinham o bioativo da semente. O tamanho do tecido danificado pelo ataque cardíaco também foi 20% menor nesses animais. As sementes que contêm SDG têm ainda outro benefício: alto teor de fibra dietética, o que pode reduzir o colesterol e alimentar o microbioma intestinal. Essas são outras camadas úteis de vantagens que podem proteger o coração e a saúde.

ALIMENTOS QUE CONTÊM ÁCIDO URSÓLICO

O ácido ursólico é um bioativo poderoso conhecido como triterpenoide e é encontrado no ginseng, no alecrim, na hortelã-pimenta e na casca de frutas como a maçã. Em laboratório, o ácido ursólico estimula a angiogênese benéfica e pode criar novos capilares e reforçar o fluxo sanguíneo em camundongos com circulação comprometida nas patas.[73] Ele também é importante por inibir a angiogênese prejudicial que alimenta os cânceres.[74] Portanto, esse bioativo é um dos únicos fatores que podem agir ao mesmo tempo dos dois lados da equação da angiogênese, ajudando a garantir o equilíbrio desse sistema de defesa da saúde. Diversas frutas secas, como uva-passa, cereja, *cranberry* e mirtilo, contêm ácido ursólico porque são secas com a casca da fruta intacta.[75]

ALIMENTOS RICOS EM QUERCETINA

A quercetina é um bioativo que estimula a angiogênese diante da privação de oxigênio dos tecidos, mas não provoca o crescimento de cânceres.[76] Na realidade, a quercetina inibe a inflamação e a angiogênese do tumor em animais com linfoma e câncer de mama, trabalhando dessa forma dos dois lados da equação da angiogênese.[77] Essa via de mão dupla pode defender contra o câncer e contra a doença cardíaca. Alimentos que contêm quercetina incluem alcaparra, cebola, alfaces de folha vermelha, pimenta-malagueta verde picante, *cranberry*, jamelão e maçã.

JUNTANDO TUDO

Bebidas e alimentos específicos são capazes de ativar o sistema de defesa da angiogênese e ajudar a manter um estado saudável de equilíbrio. Comer os alimentos certos pode impedir e prevenir o excesso de vasos sanguíneos a fim de evitar doenças como câncer, endometriose, perda de visão, artrite, doença de Alzheimer e até obesidade, porque todas essas condições envolvem o crescimento anormal de novos vasos sanguíneos no corpo. Alimentos e bebidas que contenham um suprimento rico de substâncias antiangiogênicas podem fortalecer as defesas naturais do corpo contra o crescimento de vasos sanguíneos patológicos e ajudam a impedir que essas doenças se instalem. Por outro lado, comidas e bebidas com fatores naturais que estimulam a angiogênese podem ajudar a capacidade natural do corpo de dar conta de uma circulação robusta onde ela é fundamental, como no coração, no cérebro, na pele, nos nervos e até nos folículos capilares. O crescimento saudável de vasos sanguíneos permite que os órgãos mantenham sua forma e sua função.

É fácil adotar o tratamento alimentar de angiogênese no dia a dia. Basta que você saiba como os vasos sanguíneos influenciam a saúde e então identificar alimentos, bebidas e ingredientes que podem manter sua circulação saudável em alta e sem sair do controle. Está crescendo o número de alimentos descobertos que ajudam o corpo a controlar a angiogênese, o que significa que você tem muitas opções para escolher e combinar com suas preferências pessoais de comida. Se você se importa com a saúde e só quer melhorar suas defesas, pode manter em casa um estoque desses alimentos frescos que influenciam a angiogênese. Você pode procurar por eles no mercado e no cardápio quando fizer um pedido no restaurante. E, mais importante, se estiver no meio da luta contra uma doença que depende de angiogênese, saiba que sua alimentação é uma intervenção na saúde que você pode prescrever a si mesmo.

PRINCIPAIS ALIMENTOS QUE INFLUENCIAM A ANGIOGÊNESE

Antiangiogênicos			
Achigã	Chá de camomila	Lula	Queijo edam
Alecrim	Chá de jasmim	Maçã — argentina, verde, reinette	Queijo emmenthal
Amêijoa-japonesa	Chá oolong	Macadâmia	Queijo gouda
Ameixa	Chá preto	Manga	Queijo jarlsberg
Amêndoas	Chá sencha	Mirtilo	Queijo muenster
Amora-preta	Chá tieguanyin	Morango	Queijo stilton
Amora-silvestre	Chá verde	Nectarina	Raiz de alcaçuz
Anchova	Chocolate amargo	Noz	Romã
Atum	Cidra de maçã	Olho-de-boi	Romanesco
Atum-rabilho	Couve	Orégano	Salmão
Azeite de oliva (AOEV)	Couve-flor	Ostra- -americana	Salmonete
Badejo	Cranberries	Ostra-do- -pacífico	Sardinha
Berbigão	Cúrcuma	Ova de peixe (salmão)	Sargo
Acelga cale	Damasco	Patudo	Soja
Brócolis	Dourado	Pecã	Tainha-cinzenta
Butarga	Feijão-branco	Peixe-espada	Tinta de lula
Canela	Feijão-preto	Peixe-galo	Tomate San Marzano

Cantarilho	Framboesa	Pepino-do-mar	Tomate-cereja
Castanha-de-caju	Frango (carne escura)	Pescada	Tomates de casca rubro--negra
Castanha--portuguesa	Grelo	Pêssego	Tomate--tangerina
Cavalinha	Halibute	Pinoli	Truta-arco-íris
Caviar (esturjão)	*Jamón ibérico di belotta*	Pistache	Truta-do-ártico
Cereja	Lagosta-espinhosa	*Prosciutto di Parma*	Vinho tinto
Cerveja	Lichia	Queijo camembert	

Estimuladores da angiogênese

Alcaparra	Cereja (seca)	Linhaça	Semente de gergelim
Alecrim	Cevada	Maçã	Semente de girassol
Alface-de-folha--vermelha	*Cranberry*	Mirtilo (seco)	Uva-passa
Ameixa-preta	*Cranberry* (seco)	Pimenta--malagueta	
Casca de maçã	Ginseng	Semente de abóbora	
Cebola	Hortelã-pimenta	Semente de chia	

7. Regenere sua saúde

Todos queremos continuar jovens e manter a vitalidade pelo maior tempo possível para aproveitar o máximo da vida. Mesmo que seu objetivo não seja viver até os cem anos, é sempre bom estar de bom humor e com a mente aguçada. A ciência está nos dizendo que podemos combater os efeitos do envelhecimento através de alimentos que estimulam nossas células-tronco a agir como na juventude. Por si só, envelhecer faz as células-tronco decaírem tanto em número como em potência, e isso diminui a capacidade do corpo de se regenerar. Escolher os alimentos certos pode ajudar a energizar as células-tronco para que ajudem a desenvolver músculos, manter o vigor e reduzir os efeitos devastadores do envelhecimento.

As células-tronco não apenas nos mantêm jovens como também regeneram tecidos danificados pelo envelhecimento. Lembre do estudo de Homburg, na Alemanha, mostrando que pacientes que sofreram ataques cardíacos ou AVCs tinham menores taxas de sobrevida se tivessem baixos níveis basais de células-tronco na circulação. Como vimos no capítulo anterior, um tipo específico de célula-tronco chamado células progenitoras endoteliais (EPC, do inglês *endothelial progenitor cell*) ajuda a criar novos vasos sanguíneos angiogênicos. No entanto, essas células-tronco também reparam e regeneram vasos sanguíneos danificados pelo envelhecimento e pelo colesterol alto, protegendo a saúde cardiovascular. Mudanças no estilo de vida, como parar de fumar, praticar exercícios físicos e tomar medicamentos como estatinas, recrutam mais EPCS para a corrente sanguínea a fim de intensificar esse efeito. O mesmo vale para alimentos e bebidas.

Embora pareça não fazer sentido que comer chocolate reduz os riscos de sofrer doença arterial coronariana, ele é um alimento recrutador de células-tronco. O cacau em pó contém bioativos chamados flavanóis. Os epidemiologistas há muito encontraram uma relação entre o consumo de alimentos com flavanóis e a incidência mais baixa de morte por doença cardiovascular.[1]

Na Universidade da Califórnia em San Francisco, pesquisadores exploraram se uma bebida de chocolate feita com cacau com altos níveis de flavanóis podia influenciar a saúde das células-tronco e dos vasos sanguíneos.[2] Eles selecionaram dezesseis pacientes com doença arterial coronariana e os dividiram em dois grupos. Um grupo recebeu chocolate quente com um teor baixo de flavanol de apenas nove miligramas por porção. O outro recebeu chocolate quente com um alto teor de flavanol de 375 miligramas por porção (42 vezes mais flavanol), feito com um pó chamado CocoaPro. Ambos os grupos beberam o chocolate quente duas vezes ao dia ao longo de trinta dias.

No fim do estudo, os pesquisadores compararam os exames de sangue feitos antes e depois do experimento. Surpreendentemente, os participantes que haviam bebido o chocolate quente com alto teor de flavanóis tinham duas vezes mais células-tronco na circulação do que os que tomaram chocolate quente com baixo teor de flavanol. Os pesquisadores queriam saber se tinha acontecido alguma melhora no fluxo sanguíneo por causa do cacau. Para isso, usaram um teste chamado dilatação fluxo-mediada, em que um manguito de pressão arterial e um escâner de ultrassom medem a velocidade em que os vasos sanguíneos se dilatam para restaurar o fluxo sanguíneo depois de serem contraídos. A dilatação alta indica menos danos às paredes dos vasos sanguíneos e melhor saúde geral. Nesse teste, os resultados do grupo do cacau com alto flavanol foram duas vezes melhores do que no começo, o que demonstra um benefício funcional do cacau para a circulação. Aliás, o efeito benéfico nos níveis de células-tronco foi relatado por pesquisadores como comparável ao visto quando se tomam estatinas, medicamentos comuns redutores do colesterol também conhecidos por melhorar os níveis de células-tronco.[3]

O chocolate é apenas um dos alimentos que estão sendo revelados que aumentam o poder regenerativo do corpo. As células-tronco na medula óssea, na pele, no coração e em outros órgãos podem ser chamadas para a ação pelo que comemos e como comemos. Comer alimentos regenerativos deixa você mais saudável de dentro para fora, e continua reconstruindo seus órgãos para que se mantenham na melhor forma possível. Alimentos que mobilizam células-tronco ajudam a contrabalançar e prevenir os danos inevitáveis aos órgãos que ocorrem com a idade. As células-tronco também podem ajudar a reverter os males do diabetes, da doença cardiovascular, do tabagismo, do colesterol alto e da obesidade. Imagine se pacientes que estão se recuperando de um ataque cardíaco ou avc, por exemplo, pudessem se alimentar no hospital ou em casa de um cardápio elaborado para ativar células-tronco a fim de reparar o coração e o cérebro e acelerar a recuperação. Imagine se eles tivessem começado uma dieta regenerativa na infância ou na juventude. Poderiam ter conseguido evitar a doença por completo.

Você vai ouvir no noticiário comentários sobre as inovações promissoras da engenharia que estão sendo desenvolvidas a fim de criar terapias regenerativas com células projetadas geneticamente ou órgãos impressos em 3D, que podem ser injetados ou implantados. Mas aqui está o que você de fato precisa saber: a Mãe Natureza já se antecipou a esses esforços com alimentos e bebidas capazes de mobilizar nossas células-tronco. Existem também alguns alimentos e padrões alimentares que devem ser evitados ou minimizados, porque podem prejudicar as células-tronco e enfraquecer as defesas regenerativas. Mas há uma reviravolta na história: embora a maioria das células-tronco seja benéfica, alguns tipos especiais de células-tronco são prejudiciais e podem até formar cânceres. Essas são as células-tronco cancerígenas, que precisam ser destruídas. Alguns alimentos fazem exatamente isso.

DOENÇAS IMPORTANTES: CONDIÇÕES EM QUE AUMENTAR AS CÉLULAS-TRONCO PODE AJUDAR NA CURA

Em muitas doenças, o corpo humano pode usar o reforço das células-tronco para melhorar a saúde. Isso vale para qualquer condição relacionada à idade, incluindo doenças de Parkinson e de Alzheimer.[4] Muitas doenças cardiovasculares infligem um dano semelhante ao revestimento interno dos vasos sanguíneos, que precisam de reparo e regeneração. Na insuficiência cardíaca, o coração enfraquecido tenta convocar células-tronco para regenerar o músculo cardíaco, mas normalmente é muito pouco e acontece tarde demais. No cérebro, as células-tronco podem regenerar células cerebrais depois de um AVC isquêmico. Elas também ajudam a regenerar vasos sanguíneos a fim de restaurar o fluxo sanguíneo em tecidos cerebrais em dificuldades. Quando músculos, tendões e nervos nos membros inferiores começam a morrer na doença arterial periférica, o corpo convoca as células-tronco para tentar reverter o dano. Feridas crônicas nos pés, nos tornozelos e nas pernas precisam de células-tronco para regenerar o tecido saudável e fechar o ferimento, a fim de evitar infecção e gangrena mortal.

O diabetes é um bicho de sete cabeças em forma de doença, em que o metabolismo é desarranjado e os órgãos são danificados. Os níveis altos de açúcar no sangue em pessoas com diabetes danificam as células-tronco e reduzem sua quantidade, diminuindo a capacidade do corpo de reparar os órgãos. Isso pode levar a muitas consequências destrutivas: cardiomiopatia diabética (insuficiência cardíaca), nefropatia diabética (insuficiência renal), neuropatia diabética (morte de nervos), úlceras de pés diabéticos (feridas crônicas), retinopatia diabética (perda de visão). E, por falar em doenças do olho, os oftalmologistas comprovaram os benefícios de aplicar células-tronco em ensaios clínicos preliminares de terapia regenerativa na degeneração macular relacionada à idade.[5]

Pesquisas em laboratório demonstraram que a osteoporose melhora após a injeção de células-tronco construtoras de osso.[6] As células-tronco podem regenerar a pele depois de cirurgias reconstrutivas e plásticas pós-trauma ou depois de cirurgias contra o câncer. Elas podem regenerar e reconstruir a cartilagem na artrite degenerativa[7] e desenvolvem novos nervos depois de lesão na medula espinal e lesão nervosa periférica. As células-tronco estão sendo testadas para fazer crescer cabelo na alopecia e restaurar a função peniana na disfunção erétil.[8] Há até evidências de que as células-tronco ajudam no tratamento de algumas formas de autismo, doença de Parkinson e lesão cerebral aguda.[9]

ALIMENTOS QUE REFORÇAM AS CÉLULAS-TRONCO

Uma grande variedade de alimentos, incluindo o cacau, está sendo estudada por seus efeitos benéficos em células-tronco. Ao fortalecer o sistema de defesa regenerativa do corpo, esses alimentos tanto influenciam a reparação de órgãos lesionados como contrabalançam os efeitos de comer gordura excessiva, entre outras coisas.

ÓLEO DE PEIXE

Como vimos no capítulo 6, os ácidos graxos poli-insaturados (PUFAS, do inglês *polyunsaturated fatty acids*) encontrados no peixe fazem bem ao coração e ao cérebro por reduzir o dano causado pela inflamação vascular e pela aterosclerose. Alguns dos níveis mais altos de PUFAS ômega 3 são encontrados em peixes como pescada, atum e seriola, bem como em mariscos como amêijoa-japonesa e berbigão. Uma iguaria da Ásia, o pepino-do-mar, também é rica em PUFAS ômega 3.

Os cientistas na Universidade de Montreal descobriram que uma dieta rica em óleo de peixe aumenta a produção de células-tronco progenitoras endoteliais, que podem regenerar músculos privados de oxigênio.[10] Em laboratório, estudaram camundongos com membros isquêmicos em perigo de dano muscular grave causado por fluxo sanguíneo insuficiente, semelhante ao que acontece em humanos com doença arterial periférica. Os camundongos seguiram uma dieta de 20% de óleo de peixe (alto teor de ácidos graxos ômega 3) ou uma dieta de óleo de milho (mais ácidos graxos ômega 6 pró-inflamatórios). Os resultados mostraram que os camundongos alimentados com óleo de peixe tinham 30% mais células progenitoras endoteliais produzidas no corpo do que os alimentados com óleo de milho, resultando em uma circulação melhor e menos dano muscular nos membros inferiores.

Os pesquisadores também testaram diretamente os dois óleos em células-tronco isoladas. Eles expuseram algumas células ao óleo de peixe rico em ômega 3 e outras a óleo de milho e, em seguida, verificaram a capacidade das células-tronco de migrarem em uma superfície, uma função necessária para a regeneração. As células-tronco expostas ao óleo de peixe podiam migrar 50% melhor do que as expostas ao óleo de milho. Esse estudo sugere que consumir óleo de peixe pode ajudar as células-tronco a melhorarem a função circulatória.

TINTA DE LULA

A tinta de lula, que, na verdade, geralmente vem da sépia, contém bioativos que não apenas inibem a angiogênese como também podem proteger as células-tronco. Cientistas na Universidade de Oceano da China deram a tinta para camundongos que sofreram lesão por radiação para examinar seus efeitos nas células-tronco da medula óssea.[11] A radiação causou supressão da medula óssea e danificou as células-tronco dentro dela. Um grupo de camundongos recebeu tinta diariamente durante quarenta dias. O outro grupo recebeu apenas soro fisiológico. Os resultados mostraram que os camundongos alimentados com a tinta tinham células-tronco muito bem protegidas na medula óssea, de maneira que conseguiam regenerar mais células sanguíneas, incluindo células imunológicas, em comparação com os camundongos que não receberam tinta. Esse estudo mostrou que a tinta de lula tem a capacidade de proteger e aumentar a capacidade regenerativa de células-tronco após a lesão por radiação.

TRIGO INTEGRAL

Alimentos feitos com grãos integrais são mais saudáveis porque incluem a camada externa do grão, que contém fibras, bem como o núcleo interno, que contém polifenóis bioativos. O trigo comum (*Triticum aestivum*) é uma antiga cultura cerealífera domesticada que data de pelo menos 12 mil anos atrás e é usado para produzir pães e bolos. Estudos epidemiológicos mostraram que seguir uma dieta de grãos integrais está associado ao risco reduzido de muitas doenças, incluindo doença cardiovascular e diabetes.[12] Cientistas da Universidade de Pisa, na Itália, descobriram que extratos de trigo integral fazem as células progenitoras endoteliais viverem e funcionarem por mais tempo.[13]

VAGENS

Um componente da vagem (especificamente da variedade comum de vagem *Phaseolus vulgaris*) mostrou proteger as células progenitoras endoteliais contra o dano oxidativo de radicais livres e melhorar sua sobrevivência.[14] As vagens podem ser comidas frescas ou secas, e há muitas variedades que são cultivadas e usadas na culinária.

ARÔNIA

A arônia é uma fruta de cor escura do tamanho do mirtilo, que cresce em um arbusto resistente (*Aronia melanocarpa*) na América do Norte e na Europa. Sua cor é um indício de que é rica em polifenóis. Essas frutas silvestres são usadas tradicionalmente na Europa Oriental para produzir geleias e sucos, mas se tornaram mais populares no mundo por suas propriedades saudáveis. Os cientistas da Universidade de Varsóvia, na Polônia, examinaram células progenitoras endoteliais no sangue de indivíduos jovens saudáveis e descobriram que a exposição a extratos de arônia podia proteger as células-tronco contra o estresse. A arônia também melhorou a capacidade das células-tronco de migrar e participar na regeneração de vasos sanguíneos.[15]

FARELO DE ARROZ

Os grãos de arroz saem do campo revestidos de uma camada dura comestível chamada farelo, cheia de vitaminas. O farelo é muitas vezes removido e descartado durante o refinamento para converter o arroz marrom em branco, mas na verdade ele contém muitos bioativos promotores de saúde, incluindo betaglucano e o polifenol ácido ferúlico. O farelo de arroz também é uma ótima fonte de fibra dietética.

Pesquisadores da Universidade de Sevilha e da Universidade de Lérida na Espanha, da Universidade do Sarre na Alemanha e da Universidade de Leipzig na Alemanha mostraram que o ácido ferúlico do farelo de arroz pode proteger e melhorar a atividade e a sobrevivência de células progenitoras endoteliais. Eles deram ácido ferúlico extraído do farelo de arroz para cinco voluntários humanos saudáveis consumirem por quinze dias. Os pesquisadores tiraram amostras de sangue dos voluntários antes e depois do estudo, isolaram as células-tronco e as cultivaram em placas de plástico. Em seguida, expuseram as células-tronco ao peróxido de hidrogênio, que cria estresse oxidativo que danifica as células.

O peróxido de hidrogênio fez com que as células-tronco tiradas antes da exposição ao extrato do farelo de arroz morressem por um processo denominado apoptose, uma forma de suicídio celular, em uma taxa 4,7 vezes maior que a normal. Já as células-tronco tiradas depois da exposição ao farelo de arroz foram completamente protegidas desse estresse bioquímico e sobreviveram normalmente.[16]

Ter uma alimentação com alto teor de gorduras saturadas danifica o revestimento de vasos sanguíneos e provoca a formação de placas que estreitam os vasos, causando doença cardiovascular. Em laboratório, os cientistas mostraram que acrescentar o farelo de arroz à alimentação dos camundongos que tinham uma dieta com alto teor de gordura reduzia a incidência de aterosclerose.[17] Ao proteger o revestimento de vasos sanguíneos contra danos, uma função das células-tronco, a formação da placa aterosclerótica foi reduzida em 2,6 vezes. Vistos em conjunto, esses estudos sugerem que o farelo de arroz pode proteger as células-tronco envolvidas no reparo ao dano de vasos sanguíneos causado por uma dieta com alto teor de gordura.

Um alerta importante em relação ao arroz integral: alguns campos de onde ele é colhido têm altos níveis de arsênico. O arroz integral tem mais casca de arroz, então pode conter 80% mais arsênico do que o arroz branco. De acordo com um estudo da *Consumer Reports*, as fontes mais seguras de arroz integral são a Califórnia, a Índia e o Paquistão, que contêm cerca de um terço menos de arsênico do que o arroz integral de outras origens.[18]

CÚRCUMA

A cúrcuma é uma raiz da família do gengibre, muito usada na culinária do Sudeste Asiático. Pode ser comida fresca, mas é mais comum que seja seca e moída em um pó laranja-vivo usado como especiaria e como remédio tradicional. O principal bioativo da cúrcuma é a curcumina, que tem propriedades anti-inflamatórias, antioxidantes, antiangiogênicas e pró-regenerativas. Um estudo conduzido pela Universidade Suzhou, na China, examinou camundongos com diabetes cujas patas tinham má circulação.[19] Como se sabe que ocorre no diabetes, os camundongos tinham um número significativamente reduzido — apenas metade — de células progenitoras endoteliais na circulação em comparação com camundongos sem diabetes. Os camundongos diabéticos receberam curcumina dissolvida em azeite de oliva por via oral durante duas semanas. Depois de receber curcumina, as células progenitoras endoteliais nos camundongos diabéticos duplicaram ou voltaram aos níveis normais, vistos em camundongos não diabéticos. O fluxo sanguíneo na pata também melhorou drasticamente, até oito vezes mais, depois do consumo de curcumina. Por ser uma especiaria que aumenta o sabor de muitos pratos, é desejável para pessoas com diabetes incorporar a cúrcuma em sua dieta.

ALIMENTOS E BEBIDAS RICOS EM RESVERATROL

O resveratrol é um bioativo notório por estar presente em uvas, vinho tinto e suco de uva. Mas também está presente em mirtilos, *cranberries*, amendoins e até pistache. Na natureza, o resveratrol atua como um fungicida para lutar contra fungos que podem destruir a planta. Portanto, trata-se de um bioativo primordial no sistema de defesa de qualquer planta.

Quando os humanos consomem resveratrol, células humanas de diferentes tipos são estimuladas e o bioativo influencia seu comportamento. Por exemplo, o resveratrol ativa células-tronco cardíacas que normalmente ficam dormentes no coração mas são capazes de regenerar o tecido cardíaco sob estresse. Cientistas da Universidade Suzhou, do Terceiro Hospital Popular em Kunshan e da Universidade Médica de Nanjing na China estudaram o efeito do resveratrol em células-tronco no coração de camundongos. Durante uma semana, eles deram resveratrol todos os dias para camundongos normais saudáveis e descobriram que, mesmo na ausência de doença, ele fez com que o número de células-tronco cardíacas aumentasse no tecido cardíaco em 1,7 vez.

Em camundongos que haviam sofrido ataque cardíaco, os pesquisadores injetaram terapeuticamente 1 milhão de células-tronco para ver se conseguiam resgatar o coração. Os animais que receberam resveratrol além da injeção tinham um número maior de vasos sanguíneos no coração e quase o dobro de sobrevivência das células-tronco cardíacas.[20]

O desafio prático do resveratrol é que ele está presente apenas em quantidades pequenas no vinho tinto e na maioria dos alimentos, então seria preciso um consumo gigantesco de vinho para atingir a quantidade usada na maioria dos estudos de pesquisa. Por isso, o resveratrol pode ser uma das poucas exceções em que o bioativo é mais bem obtido através de um suplemento concentrado do que do alimento em si.

ALIMENTOS RICOS EM ZEAXANTINA

A zeaxantina é um bioativo conhecido como carotenoide. É um pigmento que dá ao milho e ao açafrão a sua cor amarelo-laranja, e é comum em folhagens verdes, como couve-de-folhas, folhas de mostarda, espinafre, agrião, couve-galega, acelga e broto de samambaia. A zeaxantina também é encontrada em alta concentração em *goji berries*, fruta silvestre vermelha elíptica, achatada e seca usada em chás herbais, sopas e pratos salteados asiáticos. Esse bioativo é muito importante para a saúde ocular. Depois que os alimentos contendo zeaxantina são comidos, ela se acumula na retina, a camada no fundo do olho, onde a luz é captada e transmitida para o cérebro. Estudos clínicos demonstraram que consumir zeaxantina pode ajudar a proteger o olho contra a degeneração macular relacionada à idade, uma doença que causa cegueira.[21]

Cientistas da Universidade de Cantão e no Terceiro Hospital Popular de Shenzhen, na China, examinaram o impacto da zeaxantina nas células-tronco. Eles obtiveram células-tronco de gordura humana usando lipossucção e as expuseram à zeaxantina. Essas células-tronco sobreviveram melhor e exibiram menos evidências de inflamação do que as células-tronco que não sofreram exposição à zeaxantina.

Em seguida, os cientistas testaram se a zeaxantina poderia ajudar as células-tronco a resgatar um órgão danificado por uma doença. Em camundongos com insuficiência hepática, foram injetados 2 milhões de células-tronco mesenquimais obtidas do tecido adiposo humano para que pudessem regenerar o fígado. Alguns camundongos receberam células-tronco que antes tinham sido expostas à zeaxantina, ao passo que o restante recebeu células-tronco não tratadas. Depois de sete dias, a terapia de células-tronco simples havia reduzido o dano hepático a cerca de metade. No entanto, em camundongos que receberam células-tronco que tinham sido tratadas com zeaxantina, as células-tronco reduziram o dano hepático em impressionantes 75% no mesmo período.[22]

Os resultados desse estudo sugerem que comer alimentos que contêm zeaxantina pode ajudar o desempenho de nossas células-tronco para a regeneração do órgão.

ALIMENTOS RICOS EM ÁCIDO CLOROGÊNICO

O ácido clorogênico é outro bioativo potente encontrado em altas concentrações no café e presente também no chá preto, no mirtilo, no pêssego, em ameixas frescas e secas, na berinjela e até em brotos de bambu. Ele tem efeitos anti-inflamatórios, antiangiogênicos e redutores da pressão arterial.[23] A proteção a células-tronco agora também pode ser somada a esses benefícios. Pesquisadores da Universidade Nanchang estudaram como o ácido clorogênico pode influenciar a sobrevivência de células-tronco mesenquimais envolvidas na cura e na regeneração dos órgãos. Eles descobriram que, quando expostas ao ácido clorogênico, as células-tronco se tornavam mais resistentes ao estresse, e isso duplicava sua taxa de sobrevivência, o que estendia sua capacidade de participar na manutenção da saúde dos órgãos no corpo.[24]

FRAMBOESA-PRETA

Sua cor escura e sua acidez revelam que as framboesas-pretas contêm muitos bioativos potentes como o ácido elágico, elagitaninos, antocianinas e quercetina. Tanto é que um suplemento alimentar feito com framboesas-pretas demonstrou benefícios clínicos em pacientes com câncer de cólon e com pré-diabetes.[25] O ácido elágico das framboesas-pretas ativa as células-tronco.[26] Pesquisadores que trabalham no Hospital Anam da Universidade da Coreia em Seul estudaram o efeito das frutas silvestres em 51 pacientes que sofriam de síndrome metabólica,[27] que consiste em um conjunto de problemas de saúde perigosos, como obesidade, pressão arterial elevada, hipertensão, triglicerídios altos e HDL (colesterol bom) baixo, colocando qualquer pessoa em alto risco de desenvolver doença cardiovascular. O sangue desses pacientes foi coletado no início do estudo, e o número de células-tronco na circulação foi medido. Em seguida, eles receberam pó de framboesa-preta ou placebo para consumir diariamente por doze semanas.

Foi descoberto o seguinte: indivíduos que comeram pó de framboesa-preta tiveram um aumento de 30% nas células progenitoras endoteliais na circulação, enquanto os que tomaram placebo chegaram a ter uma *redução* de 35% nos níveis de células-tronco em virtude da síndrome metabólica. Ao avaliarem a rigidez dos vasos sanguíneos de pessoas que consumiram o pó de framboesa-preta, os pesquisadores descobriram que houve uma redução na rigidez ao longo das doze semanas, o que refletia vasos sanguíneos mais saudáveis e os efeitos benéficos de mais células-tronco na circulação.

AIPO CHINÊS

O aipo chinês é um vegetal comum na Ásia, com talos mais finos e sabor mais forte do que o salsão ocidental. Talvez você já o tenha consumido como parte de um *stir-fry*, porque ele é muito usado em pratos de restaurantes chineses autênticos. As folhas, os talos e as sementes são todos comestíveis e contêm diversos bioativos promotores da saúde, incluindo o verdadeiro trava-língua 3-n-butilftalida (NBP).[28] A NBP é importante porque foi aprovada como fármaco em 2002 por agências reguladoras na China para que os médicos a usassem como tratamento neuroprotetor em pacientes que sofreram AVC.[29] A NBP, também encontrada em suplementos com extrato de semente de aipo, melhora a circulação cerebral, diminui a inflamação no cérebro, desenvolve nervos e limita o dano cerebral do AVC.[30]

Pesquisadores da Universidade Suzhou na China estudaram como a NBP ajuda pacientes a se recuperarem de um AVC. Eles recrutaram 170 indivíduos que haviam sofrido um AVC isquêmico agudo, o que consiste em um coágulo de sangue causando uma interrupção do fluxo sanguíneo e a morte de parte do cérebro.[31] No ensaio, alguns pacientes tomaram NBP oral e outros receberam apenas o tratamento tradicional. Os pesquisadores tiraram sangue sete, catorze e trinta dias depois do tratamento. Em todos os pacientes, o número de células-tronco na corrente sanguínea aumentou imediatamente após o AVC, o que é a resposta esperada do sistema regenerativo de defesa da saúde, mas, nos pacientes que receberam apenas o tratamento-padrão, os níveis de células-tronco diminuíram após o sétimo dia. Já nos pacientes que receberam NBP, as células-tronco circulantes aumentaram continuamente e, no trigésimo dia, eles tinham níveis de células-tronco circulantes 75% maiores do que os pacientes que receberam o tratamento-padrão. Tomografias computadorizadas do cérebro mostraram que aqueles que tomaram NBP também tinham melhor fluxo sanguíneo na área do AVC, o que é explicado pelo maior número de células-tronco se dirigindo ao local lesionado no cérebro.

Embora esses resultados sejam de uma forma medicamentosa da NBP, eles mostram que um bioativo presente no aipo chinês tem propriedades ativadoras das células-tronco que podem ajudar a curar e regenerar órgãos depois de uma catástrofe médica como o AVC.

MANGA

A manga é uma drupa com polpa comestível de doçura intensa e cor laranja que é comida crua, cozida, seca ou em conserva. Também pode ser cozida com outros ingredientes, e é muito encontrada nas culinárias do sudeste da Ásia e da América Latina. Além de ter muitos carotenoides bioativos que dão à polpa sua cor laranja, as mangas contêm um bioativo específico chamado mangiferina com propriedades antitumorais, antidiabéticas e pró-regenerativas.[32] Em animais de laboratório, a mangiferina demonstrou melhorar o controle do açúcar no sangue ao regenerar as células beta das ilhotas pancreáticas, produtoras de insulina.

Cientistas da Academia Sichuan de Ciência Médica, do Hospital Popular da Província de Sichuan, da Universidade Sichuan e do Hospital Popular de Leshan, no sudoeste da China, descobriram que a mangiferina era capaz de aumentar a secreção de insulina em camundongos por aumentar em 67% o número de células beta das ilhotas pancreáticas e ativar os genes de regeneração e produção de insulina.[33] Outros cientistas demonstraram que a mangiferina é capaz de estimular a regeneração óssea.[34] Nesses estudos experimentais, a mangiferina foi injetada, de maneira que as doses não têm como ser convertidas diretamente em consumo de manga, mas os resultados demonstram a atividade impressionante do bioativo.

BEBIDAS ESTIMULADORAS DE CÉLULAS-TRONCO

VINHO TINTO

O consumo moderado de vinho tinto é benéfico à saúde. Pesquisadores do Hospital Geral dos Veteranos de Taipei, em Taiwan, estudaram as células-tronco de oitenta pessoas saudáveis na casa dos trinta anos que receberam vinho tinto (meia taça),[35] cerveja (uma lata), vodca (uma dose) ou água todos os dias por três semanas.[36] Essas pessoas não podiam tomar chá, suco de uva nem nenhuma outra bebida alcoólica com exceção da especificada durante o período do estudo. Todos os indivíduos tinham níveis semelhantes de pressão arterial, células--tronco e outros parâmetros físicos no início do estudo.

Depois de três semanas, o exame de sangue mostrou que aqueles que beberam vinho tinto tiveram um aumento duas vezes maior nos níveis de células progenitoras endoteliais na circulação. Não foram vistos os mesmos benefícios na cerveja, na vodca ou na água. Quando essas células-tronco foram expostas ao vinho tinto ou ao resveratrol, elas tinham uma capacidade ainda maior de migrar, formar tubos de vasos sanguíneos e sobreviver. Além disso, as pessoas que beberam vinho tinto tiveram uma melhora de 35% na capacidade dos vasos sanguíneos de se dilatarem, um reflexo de saúde vascular, e um aumento de 50% nos níveis de sangue de um sinal poderoso chamado óxido nítrico, um dos sinais mais fundamentais que controlam a saúde do corpo. O óxido nítrico não apenas ajuda os vasos a se dilatarem como também estimula a angiogênese para a cura e dá o sinal para as células-tronco se ativarem.

Tratando-se de vinho tinto, quanto mais não é melhor. Pesquisadores relataram que os benefícios são vistos em uma a duas taças de vinho por dia, porém com mais vinho do que isso os benefícios são menores. É importante saber que altos níveis de álcool na verdade danificam as células-tronco e interferem em sua capacidade de regenerar os órgãos. Portanto, como acontece com a maioria das coisas na alimentação, a chave é a moderação.

Pesquisadores do Istituto di Richerche Farmacologiche Mario Negri, na Itália, analisaram trinta estudos clínicos de vinho tinto e seus efeitos na doença cardiovascular. Combinados, os estudos envolveram 209 418 pessoas. A análise concluiu que o consumo de vinho tinto estava associado a uma redução de 32% no risco geral de aterosclerose.[37]

CERVEJA

A cerveja é feita com levedura, e o lúpulo da produção da cerveja contém bioativos polifenóis como o xanthohumol, que vai parar na própria bebida. Esses bioativos podem explicar a redução de 25% no risco de morte por doença cardiovascular com o consumo alcoólico moderado de cerveja (uma a duas doses por dia).[38] Em contrapartida, bebidas alcoólicas como gim e vodca são destiladas e não contêm polifenóis. Não surpreende, portanto, que não estejam associadas a benefícios à saúde.

Pesquisadores da Universidade de Barcelona na Espanha examinaram o efeito da cerveja nas células progenitoras endoteliais de 33 homens entre 55 e 75 anos que tinham diabetes e outros fatores de risco cardiovascular, como tabagismo, obesidade, colesterol alto ou histórico familiar de doença cardíaca prematura.[39] Esses homens deviam beber, todos os dias por quatro semanas, duas cervejas normais contendo álcool, uma cerveja sem álcool ou duas doses de gim. O sangue foi coletado no início e no final do estudo para contar o número de células-tronco na circulação. Os resultados mostraram que os homens que tomavam a bebida alcoólica tiveram um aumento de oito vezes nas células endoteliais circulantes, e os que beberam a cerveja não alcoólica tiveram um aumento de cinco vezes. Beber gim não aumentou as células-tronco. A cerveja também fez subir os níveis sanguíneos de uma proteína que recruta as células-tronco, chamada fator derivado de estroma-1 (SDF-1, do inglês *stromal cell derived factor-1*).

Em seguida, os pesquisadores compararam o efeito da cerveja e do gim e descobriram que os homens que beberam gim tiveram, na verdade, uma *redução* nas células progenitoras endoteliais circulantes e também menos proteínas de recrutamento de células-tronco no sangue em comparação com a cerveja. Claramente, a cerveja é uma opção melhor do que o destilado se sua intenção for proteger as células--tronco. Mas lembre-se: assim como o vinho, quanto mais pior, por causa dos efeitos tóxicos do excesso de álcool às células-tronco.

CHÁ VERDE

O chá verde tem muitos benefícios à saúde bem documentados e agora, entre eles, está a ativação do sistema regenerativo. Isso foi estudado em fumantes. O tabagismo queima quimicamente o revestimento do vaso sanguíneo, o que leva a um maior risco de aterosclerose e doença cardiovascular. Fumar também prejudica as células-tronco e reduz o número de células-tronco circulantes. Pessoas que fumam têm 60% menos células-tronco na corrente sanguínea em comparação com as não fumantes — mais um motivo para não fumar.[40]

Pesquisadores do Hospital da Universidade Nacional de Chonnam, na Coreia, e da Faculdade de Medicina da Universidade de Nagoya, no Japão, examinaram os efeitos do chá verde nas células-tronco de fumantes.[41] Recrutaram vinte homens jovens com quase trinta anos que haviam fumado por seis anos e deram a eles quatro xícaras de chá verde para tomar diariamente durante duas semanas (um total de 56 xícaras). O sangue foi coletado no começo e no fim do estudo para contar o número de células progenitoras endoteliais presentes. Os resultados mostraram que o chá verde aumentou em 43% o número de células-tronco circulantes ao longo das duas semanas.

A saúde dos vasos sanguíneos dos fumantes também foi melhorada pelo chá verde ao longo do estudo. A resposta de dilatação vascular melhorou em 29%. Em laboratório, os cientistas descobriram que o chá verde e suas catequinas conseguiam estimular a regeneração dos nervos do cérebro, do músculo, do osso e dos nervos, além de promover a cicatrização de feridas.[42] O chá verde oferece benefícios ao sistema regenerativo em todo o corpo, mais um motivo para tomar essa bebida.

CHÁ PRETO

Antigamente, acreditava-se que o chá preto era desprovido de benefícios à saúde por ser fermentado e ter menos polifenóis do que o chá verde. No entanto, pesquisadores da Universidade de Áquila, na Itália, comprovaram que o chá preto pode sim mobilizar as células--tronco.[43] Para estudar esse efeito, recrutaram dezenove indivíduos na casa dos cinquenta anos que haviam sido diagnosticados recentemente com hipertensão leve a moderada, mas que ainda não tinham sido tratados com nenhum medicamento. Os indivíduos não tinham outras doenças e não estavam tomando nenhuma medicação. Eles receberam uma xícara de chá preto ou uma bebida placebo para tomar duas vezes ao dia durante uma semana. Foram instruídos a não acrescentar leite, açúcar ou qualquer aditivo ao chá. Os pesquisadores mediram o número de células endoteliais circulantes no sangue. Depois de uma semana tomando chá preto, as células progenitoras endoteliais na circulação aumentaram em 56%. A saúde do sistema vascular também foi melhorada com duas xícaras de chá preto por dia, como visto pela capacidade dos vasos sanguíneos de dilatar melhor entre os que tomaram chá. Para ver se o chá preto protegeria a circulação contra os efeitos da gordura alimentar, os pesquisadores pediram aos indivíduos para consumir chantili, que tem alto teor de gordura, e, em seguida, tomar chá preto. Comer chantili teve um efeito negativo surpreendentemente rápido no fluxo sanguíneo. A dilatação dos vasos foi *reduzida* em 15% menos de duas horas depois da ingestão. No entanto, o chá preto protegeu o fluxo sanguíneo dos que tomaram chá contra esse impacto e preservou a capacidade dos vasos sanguíneos de se dilatarem.

PADRÕES ALIMENTARES ESTIMULADORES DAS CÉLULAS-TRONCO

Embora estejamos focando nas evidências de comidas e bebidas específicas que influenciam as células-tronco, o padrão geral de alimentação pode ter um benefício sobre a capacidade regenerativa do corpo.

DIETA MEDITERRÂNEA

Originalmente, a dieta mediterrânea não era uma dieta formal, e sim um padrão alimentar amplo consumido pelas pessoas de países do Mediterrâneo. Dados sobre esse estilo de alimentação foram coletados primeiro na Itália e na Grécia por Ancel Keys, da Universidade de Minnesota, e seus colegas, que conduziram o famoso Estudo de Sete Países, iniciado em 1958. O estudo examinou e comparou alimentos e suas associações na saúde de 12 mil homens que viviam na Itália, na Grécia, na Iugoslávia, na Holanda, na Finlândia, no Japão e nos Estados Unidos. Foi um dos primeiros estudos a mostrar a relação entre consumo de gordura saturada e doença cardíaca. A dieta da região mediterrânea é há muito associada a resultados comparativamente melhores de saúde cardíaca. Graças a diversos estudos clínicos e epidemiológicos, sabemos agora que a dieta mediterrânea reduz o risco de desenvolver muitos tipos de problemas de saúde crônicos. Esse padrão alimentar é caracterizado por englobar frutas, legumes, verduras, grãos integrais, leguminosas, frutos secos, azeite de oliva e peixe — a diversidade é uma característica, e cada alimento contém seu tesouro oculto de bioativos que ativam os sistemas de defesa da saúde.

Entre os impactos benéficos da dieta mediterrânea, está a estimulação das células-tronco para ajudar o corpo a se regenerar. Pesquisadores da Universidade de Córdoba, na Espanha, examinaram vinte idosos saudáveis (dez homens e dez mulheres a partir de 65 anos) que seguiam uma dieta mediterrânea com azeite de oliva extravirgem; uma dieta com alto teor de ácidos graxos saturados (38% de gordura a partir de manteiga); ou uma dieta com baixo teor de gordura e alto de carboidrato (castanhas-portuguesas, biscoitos, geleias, pão) ao longo de quatro semanas. Eles mediram as células progenitoras endoteliais no sangue no início e no final do estudo. Os resultados mostraram que pessoas que consumiram a dieta mediterrânea tiveram as células progenitoras endoteliais aumentadas em cinco vezes em comparação com as dietas menos saudáveis, com gorduras saturadas ou alto teor de carboidratos.[44]

Para testar se as dietas tinham influência no fluxo sanguíneo, os pesquisadores realizaram um teste de hiperemia reativa à isquemia, que usa um laser para medir se os vasos sanguíneos se recuperam bem depois de quatro minutos de constrição usando um manguito de pressão arterial padrão no braço. O manguito é inflado para cortar o fluxo sanguíneo temporariamente. O grau em que o fluxo sanguíneo volta ao normal depois que o manguito é liberado reflete o estado geral da saúde circulatória do indivíduo. No estudo espanhol, as pessoas que seguiam uma dieta mediterrânea ou de baixa gordura e alto carboidrato tiveram uma melhora de 1,5 vez na recuperação do vaso sanguíneo em comparação com a dieta de gordura saturada, o que foi correlacionado a níveis mais altos de células progenitoras endoteliais encontradas. Essas células protegem o revestimento do vaso sanguíneo, o que leva a uma melhor saúde vascular.

Essa pesquisa sobre o efeito da dieta mediterrânea nas células-tronco dá uma dimensão totalmente nova à compreensão de seus benefícios à saúde.

RESTRIÇÃO CALÓRICA E JEJUM

A restrição calórica não é uma dieta da moda mas uma situação vivenciada ao longo de toda a evolução humana. Especialmente durante o período de caçadores-coletores, encontrar alimento era algo imprevisível. Como resultado, o metabolismo humano não apenas evoluiu para tolerar a restrição calórica como também funciona perfeitamente bem sob essas condições. Passou a ser bem conhecido que a restrição calórica, definida como a redução do consumo de calorias entre 20% e 40%, pode aumentar a longevidade e reduzir o risco de doenças crônicas. Cientistas no Instituto de Tecnologia de Massachusetts descobriram que a restrição calórica ativa as células-tronco nos intestinos, o que ajuda a regenerar as células desse órgão.[45] Outros estudos mostram que reduzir as calorias em camundongos aumenta a produção da proteína regenerativa SDF1 e seu receptor CXCR4, que, juntos, recrutam e atraem células-tronco da medula óssea na corrente sanguínea.[46]

Indo um pouco além, uma descoberta incrível foi feita em um estudo conjunto realizado por cientistas da Faculdade de Medicina da

Universidade Jiao Tong de Xangai e da Segunda Universidade Médica Militar, ambas na China. Eles mostraram que o jejum pode estimular a regeneração cerebral. Ao contrário da restrição de calorias, no jejum o alimento é completamente restrito por um período contínuo. Os cientistas estudaram camundongos que sofreram de AVC agudo. Eles colocaram um grupo de camundongos em jejum de 48 horas e os compararam com camundongos que tiveram acesso a uma dieta normal irrestrita. Depois de quatro dias do AVC, removeram as células progenitoras endoteliais dos camundongos e descobriram que as células-tronco do grupo em jejum tinham uma capacidade superior de regenerar tanto o cérebro como os vasos sanguíneos necessários para trazer fluxo sanguíneo para ajudar na recuperação do AVC. Quando as células-tronco jejuadas foram injetadas mais adiante na corrente sanguínea de outros camundongos que haviam sofrido AVC, as células-tronco jejuadas também tiveram um desempenho superior. Elas migraram diretamente para a parte cerebral afetada pelo AVC e criaram uma resposta angiogênica 50% melhor do que a habitual para restaurar o fluxo sanguíneo, bem como uma redução de 32% no tamanho da área danificada do cérebro. Os camundongos tratados com células-tronco jejuadas também tiveram uma melhor recuperação neurológica, incluindo melhor equilíbrio e velocidade de caminhada, em comparação com os camundongos que receberam células-tronco obtidas de camundongos que não jejuaram.[47]

PADRÕES ALIMENTARES QUE PREJUDICAM AS CÉLULAS-TRONCO BENÉFICAS

Não surpreende descobrir que os alimentos com fama de não serem saudáveis danificam as células-tronco. Evitar esses alimentos protege o sistema regenerativo de defesa da saúde. Um conjunto funcional de células-tronco não apenas mantém os órgãos em boa forma como também ajuda a refrear o processo de envelhecimento.

DIETA RICA EM GORDURA

Uma dieta rica em gorduras saturadas insalubres é muito prejudicial para as células-tronco.[48] Os males atingem o corpo todo, mas vale apontar o que ela pode fazer com o cérebro. Pode gerar problemas de neurogênese, o processo que regenera os neurônios na região cerebral do hipocampo, responsável pela formação de memórias novas.[49] Evitar uma dieta rica em gordura ajuda a manter a saúde cognitiva, o que é importante para pessoas de todas as faixas etárias, estejam elas em idade escolar ou numa casa de repouso.[50]

As dietas ricas em gordura também prejudicam o sistema circulatório por danificar as células progenitoras endoteliais. Cientistas da Faculdade de Medicina da Universidade Chang Gung, em Taiwan, examinaram o impacto de uma dieta com altos níveis de gordura saturada na resposta do corpo de camundongos à isquemia.[51] Nesse estudo, foi oferecida uma dieta rica em gordura para camundongos com níveis altos de colesterol no sangue, bem como de açúcar no sangue em jejum, o que se assemelha a um estado pré-diabético em humanos. Mediu-se então o número de células-tronco no sangue. Na dieta rica em gordura, os camundongos tiveram níveis 41% mais baixos de células progenitoras endoteliais em comparação com uma dieta normal. Em seguida, os camundongos passaram por um procedimento para reduzir o fluxo sanguíneo para os membros. A resposta normal a isso seria uma onda de células-tronco saindo em massa da medula óssea para o membro. Essas células-tronco ajudam a regenerar a circulação e o músculo que está morrendo. No entanto, em camundongos que comiam a dieta rica em gordura, os pesquisadores descobriram que o fluxo sanguíneo foi reduzido em 75% e que havia 55% menos capilares crescendo em seus membros. A redução das células-tronco, o enfraquecimento do fluxo sanguíneo e a diminuição da angiogênese refletem o impacto negativo na regeneração causado por uma dieta gordurosa.

Infelizmente, dietas ricas em gordura não afetam as células-tronco de gordura, que originam mais células de gordura no tecido adiposo. Cientistas da Universidade da Colúmbia Britânica mostraram que camundongos alimentados com uma grande quantidade de gordura

179

saturada tiveram um aumento de 42% no crescimento de células--tronco adiposas sob a pele.[52] Ainda pior, um estudo de laboratório conduzido no Instituto de Tecnologia de Massachusetts mostrou que uma dieta rica em gordura pode influenciar as células-tronco intestinais normais de maneira perigosa: aumentando sua tendência de desenvolver tumores.[53] Para deixar claro, esses estudos usam gorduras saturadas nas dietas, de modo que você pode atribuir esses problemas de células-tronco a gorduras saturadas "más", e não a gorduras poli-insaturadas "boas".

Ao evitar gorduras saturadas na alimentação, você pode melhorar sua capacidade de regenerar o sistema circulatório, melhorar a cognição e ajudar a impedir que as células-tronco gerem novas células adiposas ou de tumor.

ALIMENTOS HIPERGLICÊMICOS

Acrescente isto à ficha criminal do açúcar: níveis altos de açúcar incapacitam nosso sistema regenerativo de defesa. Alimentos e bebidas que aumentam o açúcar no sangue bloqueiam a produção de células-tronco, reduzindo a capacidade do corpo de reparar os órgãos. E não para por aí. Foi comprovado que níveis altos de açúcar no sangue enfraquecem e matam células-tronco importantes, desde células progenitoras endoteliais até células-tronco cardíacas.[54] Para manter suas células-tronco no auge, tenha uma estratégia de baixo índice glicêmico na dieta. Isso significa minimizar ou evitar alimentos açucarados e processados que contenham pouca ou nenhuma fibra e possam causar picos de açúcar no sangue, como é o caso de bebidas adoçadas com açúcar e muitos lanchinhos industrializados.[55]

DIETA COM ALTO TEOR DE SAL

O sal realça o sabor do alimento, mas o alto consumo crônico é associado a uma série de problemas de saúde, de pressão arterial elevada a doença cardiovascular, desgaste do revestimento mucoso protetor do estômago e aumento do risco de câncer de estômago. Cientistas do Medical College of Wisconsin estudaram o impacto do sal em células-tronco dando a ratos dietas diferentes com quantidades variadas de sal. Um grupo recebeu uma dieta normal (0,4% de sal), e outro, uma dieta com alto teor de sal (4% de sal), com dez vezes mais sal.[56] Depois de sete dias de dieta, os cientistas coletaram células-tronco da medula óssea dos ratos de ambos os grupos. Em seguida, injetaram essas células-tronco vindas de dietas com teor de sal normal ou alto em um novo grupo de ratos cujas patas tinham fluxo sanguíneo deficiente, para testar a capacidade regenerativa delas.

Os resultados mostraram que as células-tronco de ratos alimentados com uma dieta normal de sal conseguiram melhorar em 24% a circulação da pata no rato receptor. No entanto, as células-tronco expostas a uma dieta rica em sal ficaram enfraquecidas e mal conseguiram participar da regeneração, com uma melhora de apenas 6% no fluxo sanguíneo. As células-tronco muito salgadas não sobreviveram por muito tempo, com um aumento de 50% na morte celular depois de injetadas como tratamento, em comparação com as células-tronco com sal normal. Pacientes com doença cardiovascular que ouvem do cardiologista para evitar o excesso de sal na comida por causa dos riscos de pressão arterial elevada agora têm mais um motivo convincente para se manter em uma dieta com baixo teor de sal.

DOENÇAS IMPORTANTES: CÂNCER E SUAS CÉLULAS--TRONCO PERIGOSAS

Os tumores cancerígenos contêm uma quantidade minúscula mas letal de células-tronco chamadas de células-tronco cancerígenas. Essas células-tronco foram descobertas em 1994 e são perigosas. Trata-se de mutações das células-tronco normais. Isso quer dizer que são capazes de regenerar tecido como as células-tronco normais, mas o tecido criado é canceroso. As células-tronco cancerígenas também ajudam a aumentar tumores que se espalham para outros órgãos.[57]

ALIMENTOS QUE MATAM CÉLULAS-TRONCO CANCERÍGENAS

Encontrar maneiras de matar células-tronco cancerígenas se tornou um santo graal na pesquisa contra o câncer. Embora seja um objetivo das empresas de biotecnologia que trabalham no tratamento do câncer, os cientistas já descobriram fatores alimentares que têm capacidade de matá-las, ao menos em algumas formas de câncer. As células-tronco cancerígenas são responsáveis por iniciar muitos cânceres, além de provocar a recorrência de cânceres após o tratamento.[58]

CHÁ VERDE

O chá verde tem muitas funções úteis, incluindo a capacidade de matar células-tronco cancerígenas. Os cientistas da Universidade Médica de Nanquim e do Centro de Câncer da Universidade de Sun Yat-Sen, na China, estudaram em laboratório o efeito do polifenol do chá verde, a epigalocatequina-3-galato (EGCG), e descobriram que ele conseguia reduzir o crescimento de células-tronco de câncer de cólon em 50%. Além disso, a EGCG obrigou as células-tronco a cometerem suicídio celular através do processo de apoptose.[59] Outro estudo da Universidade de Salford, na Inglaterra, demonstrou que o chá verde *matcha*, uma forma da folha do chá em pó, pode interromper a via metabólica das células-tronco de câncer de mama, privando-as de energia e causando sua morte.[60] O efeito da EGCG do chá verde no ataque às células-tronco cancerígenas pode ajudar a explicar os efeitos protetores do chá contra os cânceres de cólon e outros.

BATATA-ROXA

Originária do Peru, a batata-roxa era louvada pelos antigos incas por seus benefícios nutritivos. Ela contém o bioativo antocianina, um pigmento roxo-azul que também dá cor a muitas frutas silvestres escuras. Cientistas da Universidade Estadual da Pensilvânia exploraram o efeito das batatas-roxas nas células-tronco cancerígenas.[61] Em laboratório, deram a camundongos com alto risco de desenvolver câncer de cólon o equivalente alimentar a uma batata-roxa (da variedade Purple Majesty) todos os dias por uma semana. Eles compararam os efeitos da batata com os de uma droga anti-inflamatória chamada Sulindac, conhecida por suprimir os pólipos do cólon e o desenvolvimento do câncer de cólon.[62] Depois de uma semana, os cólons dos camundongos foram examinados. Os camundongos alimentados com batata-roxa tinham 50% menos tumores. Quando os tecidos do cólon foram examinados mais atentamente sob microscópio, houve um aumento de 40% na morte de células-tronco do câncer de cólon do que no grupo que não consumiu batata-roxa. Descobriu-se então que as células-tronco cancerígenas em camundongos alimentados com batata-roxa foram privadas de fatores de sobrevivência fundamentais. Quando os cientistas removeram as células-tronco dos camundongos e as expuseram a um extrato de batata-roxa, descobriram que ele causava uma redução de 22 vezes na agressividade do comportamento das células-tronco cancerígenas.

Os cientistas prepararam a batata-roxa de diferentes maneiras — assada, cortada em cubos, liofilizadas, entre outras —, mas os componentes bioativos de combate às células-tronco cancerígenas pareceram estáveis mesmo em diferentes condições e técnicas de preparo. Considerando esses efeitos, a batata-roxa pode ter, além de sua cor maravilhosa, propriedades únicas de combate ao câncer que a batata branca normal não possui.

NOZES

As nozes são frutos secos comidos crus, tostados, em forma de doces e até em conservas. São ricas em nutrientes e contêm bioativos como ácido gálico, ácido clorogênico e ácido elágico. Como descrito anteriormente, comer nozes foi associado a um risco menor de desenvolver câncer de cólon e também a melhora na sobrevivência de pacientes com esse câncer. Cientistas da Universidade Ehwa Womans, da

Universidade Nacional de Seul e da Universidade Sungkyunkwan, na Coreia do Sul, estudaram um extrato de noz para analisar sua capacidade de matar as células-tronco cancerígenas.[63] Em laboratório, cultivaram as células-tronco cancerígenas isoladas de um paciente e as expuseram a um extrato de noz. Depois de dois dias de exposição, o número de células-tronco cancerígenas tratadas com o extrato de noz diminuiu em 34%. Depois de seis dias, houve uma supressão espantosa de 86% do crescimento de células-tronco cancerígenas. O forte efeito da noz nas células-tronco cancerígenas ajuda a explicar os resultados do estudo com 826 pacientes com câncer de cólon em estágio III que tiveram uma redução de 57% no risco de morte, e uma redução de 42% no risco de recorrência associado a comer nozes.[64]

Se você tiver câncer de cólon, comer nozes pode literalmente salvar sua vida.

AZEITE DE OLIVA EXTRAVIRGEM

O azeite de oliva extravirgem contém uma classe de bioativos conhecidos como secoiridoides, que representam até 46% do total de polifenóis presentes no azeite de oliva. Esses químicos naturais são absorvidos pelo intestino delgado e podem ser detectados no plasma sanguíneo e na urina, provando sua presença e disponibilidade no corpo.[65] Cientistas espanhóis mostraram em laboratório que os secoiridoides do azeite de oliva podiam reduzir drasticamente o crescimento de células-tronco do câncer de mama.[66] Quando camundongos receberam injeções de células-tronco de câncer de mama que tinham sido expostas a secoiridoides, 20% não desenvolveram tumores. Nos 80% dos camundongos que os desenvolveram, os tumores eram quinze vezes menores e cresciam em uma velocidade muito mais lenta do que as células de câncer de mama não tratadas. Esse resultado é compatível com a supressão de células-tronco do câncer de mama.

O poder dos secoiridoides do azeite de oliva nas células-tronco foi evidenciado no nível genético: depois que as células-tronco do câncer de mama foram expostas, os bioativos mudaram a atividade de 160 genes envolvidos no controle de células-tronco. Um gene teve sua atividade reduzida em quatro vezes, enquanto a atividade de outro gene que antagoniza as células-tronco do câncer foi intensificada em treze vezes. O poder do azeite de oliva extravirgem de proteger a saúde agora se estende ao ataque contra células-tronco perigosas.

OUTROS ALIMENTOS QUE ATACAM AS CÉLULAS--TRONCO CANCERÍGENAS

Outros bioativos notáveis encontrados em alimentos podem suprimir as células-tronco. A genisteína é encontrada na soja. A luteolina aparece no salsão, no orégano e no tomilho. A quercetina é encontrada em alcaparras, maçãs e pimentas. Esses três componentes matam as células-tronco do câncer de próstata.[67] A luteolina é especialmente poderosa e pode deter vinte vezes mais a atividade de células-tronco do câncer de próstata. O bioativo do chá verde, o EGCG, também demonstrou trabalhar em conjunto com o bioativo quercetina para inibir as células do câncer de próstata.[68]

Alguns bioativos exercem papéis duplos. Eles podem promover as funções saudáveis em um sistema de defesa enquanto também combatem o efeito oposto no mesmo sistema. Como vimos no capítulo 6, o ácido clorogênico ajuda a manter a circulação normal por meio da angiogênese em tecidos saudáveis, e ao mesmo tempo pode matar tumores perigosos ao cortar seu suprimento sanguíneo. Do mesmo modo, o ácido clorogênico melhora a função da célula-tronco de regenerar o órgão, mas também enfraquece as células-tronco cancerígenas. Cientistas na Universidade Nihon, no Japão, descobriram que o ácido clorogênico bloqueia os genes que favorecem as células-tronco do câncer de pulmão e aumenta em cem vezes a atividade de genes que matam as células do câncer.[69] Ainda não se entende exatamente como os bioativos agem em via dupla. Alimentos ricos em ácido clorogênico incluem café, cenoura e drupas, como damasco e ameixa.

Cientistas na Universidade Nacional de Seul, na Coreia, descobriram que o resveratrol, o bioativo encontrado no vinho tinto, em uvas, amendoins, pistaches, chocolate amargo e *cranberries*, pode interferir em 60% no crescimento de células-tronco do câncer de mama.[70] O ácido elágico é outro bioativo que se descobriu atacar células-tronco do câncer de mama.[71] Exemplos de alimentos ricos em ácido elágico são castanha-portuguesa, amora, nozes e romã.

DIETA CETOGÊNICA

A dieta cetogênica envolve uma alimentação com alto teor de gordura e baixíssimo de carboidrato, que simula o jejum a fim de gerar cetonas no corpo. As cetonas são criadas a partir da gordura armazenada quando não há carboidratos disponíveis no metabolismo para produzir glicose, e são usadas como fonte de energia pelas células no lugar da glicose. Essa estratégia alimentar, embora difícil de manter, é usada há décadas para ajudar no controle da epilepsia e está sendo explorada para ajudar no tratamento do glioblastoma, um tumor cerebral fatal.[72]

Embora as células saudáveis normais se adaptem para usar cetonas como fonte de energia, as células cancerígenas podem não se adaptar da mesma forma porque dependem da glicose para atender a suas altas demandas de energia. Quando a glicose está baixa, os tumores têm dificuldade para crescer. As cetonas também interferem na capacidade das células do câncer de obter energia, o que torna os tumores mais propensos a reagir ao tratamento quando o paciente está seguindo uma dieta cetogênica. Em camundongos de laboratório com tumores cerebrais, a dieta cetogênica pode encolher 50% dos tumores e prolongar a sobrevivência.

Para explorar o impacto de uma dieta cetogênica nas células-tronco do glioblastoma, pesquisadores da Universidade da Flórida em Gainesville obtiveram células-tronco cancerígenas de pacientes com glioblastoma cujos tumores haviam sido removidos por meio de cirurgia.[73] As células foram cultivadas em incubadoras com condições de glicose normal, glicose baixa ou condições cetogênicas. Nas condições de glicose baixa, as células-tronco de câncer cerebral tiveram seu crescimento impedido em comparação com aquelas em condições normais de glicose. Isso apoia a ideia de que se deve evitar um alto consumo de açúcar, pois ele pode estimular o crescimento das células-tronco cancerígenas em pacientes oncológicos. Quando as células foram expostas a corpos cetônicos, além da glicose baixa, houve uma supressão duas vezes maior das células-tronco do glioblastoma.

O glioblastoma foi usado para estudar o efeito cetogênico em parte por causa da importância das células-tronco cancerígenas nessa doença. Mesmo que esse câncer seja removido ou tratado com sucesso de início, as células-tronco do glioblastoma o ajudam a retornar de maneira agressiva. Evitar o açúcar e seguir uma dieta cetogênica são estratégias que podem ajudar no combate a tumores cerebrais.

JUNTANDO TUDO

Nossas células-tronco estão trabalhando o tempo todo, mas, à medida que envelhecemos, elas vão ficando mais lentas e podem precisar de uma ajudinha. Comer alimentos que mobilizam as células-tronco pode reforçar a capacidade intrínseca do corpo de proteger e manter os órgãos. A alimentação regenerativa, que estimula as células-tronco de dentro para fora, é uma maneira inteiramente nova de pensar na escolha de alimentos e bebidas para consumir todos os dias.

Tenha em mente que os padrões alimentares mediterrâneo e asiático geralmente contêm ingredientes que provaram ajudar as células-tronco; e observe que outros padrões, como as dietas com alto teor de gordura, sal ou açúcar, podem atordoá-las — algo que não é bom fazer com frequência.

Se você está lutando contra uma doença crônica, ativar suas células-tronco pode ser importante para superar o dano que ela causa em seus tecidos. Se você sofreu um ataque cardíaco ou AVC, suas células-tronco podem ajudar a salvar seu coração e recuperar seu cérebro. Nessas situações, energizar as células-tronco é uma maneira de lutar pela própria saúde, recuperar a força e manter o corpo funcionando de maneira que ele tenha uma vida longa.

Para ter mais condicionamento físico, comer alimentos regenerativos ajuda a melhorar o fluxo sanguíneo e ter mais energia e melhor resistência. Se você é um atleta ou está treinando para ter um desempenho físico de qualquer tipo, precisa recrutar essas células-tronco a fim de desenvolver músculo. Se está na meia-idade e quer manter o corpo jovem, sofreu cirurgia e precisa de uma cicatrização rápida ou está se recuperando de uma doença e quer recompor a saúde rapidamente, comer alimentos que aumentam as células-tronco na circulação pode ser uma maneira de atingir esses objetivos.

Por fim, nem todas as células-tronco são suas amigas. As células-tronco cancerígenas são extremamente perigosas. Se você está com câncer ou já sofreu da doença, seu objetivo principal deve ser eliminar essas células-tronco cancerígenas. Ainda não há nenhum remédio capaz disso, mas existe um número crescente de alimentos, e seus bioativos, sendo usados por seus efeitos supressores sobre as células-tronco cancerígenas. Felizmente, alimentos que atacam as células-tronco cancerígenas não prejudicam as células-tronco benéficas.

PRINCIPAIS ALIMENTOS QUE INFLUENCIAM NA REGENERAÇÃO

Estimuladores de células-tronco		Exterminadores de células cancerígenas	
Acelga	Espinafre	Aipo	Pimenta
Agrião	Farelo de arroz	Alcaparra	Pistache
Aipo-chinês	Feijão	Ameixa	Romã
Alcaparra	Folhas de mostarda	Amendoim	Soja
Alecrim	Framboesa-preta	Amora	Tomilho
Alface-de-folha-vermelha	Frutos do mar ricos em ômega 3	Azeite de oliva (AOEV)	Uvas
Ameixa	Ginseng	Batata-roxa	Vinho tinto

Ameixa-preta	Goji berry	Café	
Amendoim	Grãos integrais	Castanha-portuguesa	
Arônia	Hortelã-pimenta	Cenoura	
Berinjela	Linhaça	Chá verde	
Broto de samambaia	Maçã	Chocolate amargo	
Café	Manga	*Cranberries*	
Casca de maçã	Mirtilo	Damasco	
Cebola	Mirtilo (seco)	Maçã	
Cereja (seca)	Pêssego	Noz	
Cerveja	Pimenta-malagueta	Orégano	

8. Alimente seu ecossistema interno

Quando uma futura mãe diz à mesa do jantar que está comendo por dois, ela certamente vai tentar fazer escolhas alimentares melhores pensando no bebê em sua barriga. Mas todos deveríamos fazer essas escolhas melhores quando sentamos à mesa, porque nunca estamos comendo apenas por um, nem mesmo por dois, mas por 39 trilhões. Esse é o número de bactérias que compõem o microbioma do nosso corpo.[1]

Alimentar adequadamente nossas bactérias intestinais cria um efeito dominó bioquímico que influencia não apenas nossa digestão mas nossa saúde geral. Uma comunidade bem cuidada de bactérias intestinais vai influenciar a capacidade de resistir a doenças, como câncer e diabetes, e de cicatrizar feridas, além de instruir o cérebro a liberar substâncias químicas que deixam uma pessoa mais sociável. Estamos apenas começando a aprender de que maneira nosso microbioma ajuda o corpo a resistir a problemas de saúde como doença inflamatória intestinal, depressão, obesidade, doença cardiovascular e até doenças de Alzheimer e Parkinson.

Vejamos um exemplo de como a influência do microbioma na saúde pode ser poderosa. Uma bactéria intestinal chamada *Akkermansia municiphila* compõe de 1% a 3% de todas as bactérias no microbioma intestinal. Mas essa pequena população tem um impacto poderoso. A *Akkermansia* pode ajudar a controlar o sistema imunológico, melhorar o metabolismo de glicose sanguínea no corpo, reduzir a inflamação intestinal e combater a obesidade.[2] Seu impacto sobre o sistema imunológico é especialmente espantoso. Pacientes com determinados tipos de câncer já estão recebendo tratamentos imunoterápicos revolucionários contra o câncer chamados de inibidores de *checkpoints*. Esses inibidores são uma maneira totalmente nova de tratar o câncer. Ao contrário da quimioterapia, que prejudica o sistema imunológico, esses tratamentos tiram proveito do próprio sistema imunológico da pessoa para eliminar o câncer. Eles atuam retirando o manto bioquímico atrás do qual as células-tronco se escondem para tentar se manter indetectáveis do sistema imunológico.

Em 2015, pesquisadores liderados pela dra. Laurence Zitvogel, no Institut Gustav Roussey, em Paris, demonstraram que fazer alterações mesmo que pequenas no microbioma intestinal de camundongos podia influenciar o quão bem eles reagiam ao tratamento imunoterápico. Eles encontraram a mesma relação em pacientes humanos com câncer, identificando a *Akkermansia* como uma das bactérias intestinais saudáveis primordiais presentes no microbioma de pessoas que se beneficiavam desse tipo de tratamento contra o câncer.[3] Os pacientes que tinham a bactéria no intestino eram mais propensos a responder ao tratamento e mais capazes de convocar seu próprio sistema imunológico para combater o câncer. Nos pacientes que não tinham a bactéria, o sistema imunológico não respondia ao inibidor de *checkpoint*, e o câncer continuava a se esquivar do sistema imunológico e crescer. Dos 39 trilhões de bactérias no microbioma, a presença da *Akkermansia* previa uma resposta melhor à imunoterapia contra o câncer.

A questão é a seguinte: a dieta pode ser usada para aumentar as *Akkermansia* no intestino. Certos sucos de frutas influenciam o ambiente intestinal a se tornar um lugar em que a *Akkermansia* gosta de crescer. O suco de romã, por exemplo, tem alto teor de elagitaninos, um grupo específico de bioativos que cerca de 70% das pessoas conseguem metabolizar em urolitina A, outro bioativo. A urolitina A exerce atividades antioxidante, anti-inflamatória e anticancerígena. Acredita-se que a *Akkermansia* seja responsável por esse metabolismo. Talvez não surpreenda que os elagitaninos tenham se mostrado capazes de estimular o crescimento da *Akkermansia*. O *cranberry* também melhora as condições no intestino que ajudam a *Akkermansia* a prosperar.

Dados sobre o suco de *cranberry* e o de romã demonstram a influência que nossa dieta pode exercer sobre o microbioma, que, por sua vez, pode influenciar nossa resposta imunológica à terapia contra o câncer, com resultados literalmente de vida ou morte. Esse tipo de pesquisa sobre as relações entre alimentos específicos, as bactérias boas e ruins que eles influenciam, seus metabólitos e os resultados associados à saúde está mudando nossa visão sobre a nutrição humana, e essas descobertas vão influenciar profundamente o que médicos ou nutricionistas recomendam que uma pessoa coma.

Você pode se beneficiar agora mesmo de um microbioma mais saudável comendo alimentos e seguindo padrões alimentares conhecidos por influenciarem membros dos 39 milhões de bactérias que residem em seu corpo. Tudo que você engole e que não é totalmente absorvido pelo intestino delgado desce para a extremidade do sistema digestório. É lá que as bactérias de seu microbioma esperam a refeição delas. Elas também digerem e metabolizam proteínas, carboidratos, gorduras, bioativos e até aditivos e substâncias químicas sintéticas do alimento. Cientistas estão descobrindo como a dieta ajuda a manter um ecossistema bacteriano saudável e até a reconstruir o ecossistema. Um microbioma com pouquíssimas bactérias benéficas pode ser enriquecido com mais bactérias desse tipo, e um sistema com excesso de bactérias prejudiciais pode precisar que elas sejam reduzidas. Dessa forma, ajustar o microbioma contribui para restaurar o equilíbrio ideal, basicamente levantando seus escudos e reforçando a capacidade do microbioma de defender sua saúde. Por outro lado, alguns alimentos podem baixar esses escudos ao alterar nossas bactérias de maneira negativa, o que pode promover a doença. Antes de tratar dos alimentos que influenciam o microbioma, vamos ver as doenças associadas a desequilíbrios nele.

DOENÇAS QUE IMPORTAM: ONDE O MICROBIOMA É PERTURBADO

Perturbações do microbioma, chamadas de disbiose, estão sendo descobertas em problemas de saúde graves, como obesidade, síndrome metabólica, diabetes tipo 2, entre outras. Essas condições têm anormalidades e danos às bactérias intestinais associados a padrões alimentares não saudáveis, bem como a fatores ambientais e uso de antibióticos. Em doenças inflamatórias intestinais, como a doença de Crohn e a colite ulcerativa, pesquisadores estão encontrando bactérias pró-inflamatórias que assolam o cólon. Essas bactérias removem a camada mucosa protetora dos intestinos, tornando o revestimento intestinal mais vulnerável a toxinas e inflamação. Alergias alimentares agora são associadas à disbiose. Crianças com menos diversidade nos microbiomas têm riscos maiores de desenvolver alergias alimentares a longo prazo.[4] O microbioma de crianças que sofrem de alergias alimentares é diferente do microbioma de seus irmãos que não possuem esse tipo de alergia.[5]

O câncer, especialmente nos órgãos do trato gastrintestinal (esôfago, estômago, pâncreas, bexiga, cólon e reto), é associado a perturbações do microbioma.[6] Na ausência de bactérias benéficas, a capacidade do sistema imunológico de detectar e combater células cancerígenas é desarmada. Os residentes bacterianos errados interferem na capacidade do corpo de se defender. As bactérias influenciam a capacidade do corpo de controlar o colesterol do sangue. A disbiose também é associada a aterosclerose e doença cardiovascular.[7] Quando as bactérias na boca, o chamado microbioma oral, são perturbadas, isso pode resultar em hipertensão e doença cardíaca.[8] O excesso de determinadas bactérias pode fazer com que o corpo produza níveis mais altos de uma substância tóxica chamada N-óxido de trimetilamina (TMAO, do inglês *trimethylamine N-oxide*) quando se consome carne vermelha. O TMAO danifica o revestimento dos vasos sanguíneos e facilita a formação de placas ateroscleróticas perigosas dentro das artérias, o que pode provocar ataque cardíaco fatal e AVC.[9]

Perturbações do microbioma intestinal também são observadas em pessoas com doenças de Parkinson e Alzheimer. Há evidências recentes de que as bactérias prejudiciais que crescem no intestino podem produzir neurotoxinas que provocam inflamação cerebral.[10] O microbioma alterado é encontrado em transtorno depressivo maior, transtorno bipolar e até esquizofrenia.[11] Pessoas que sofrem de asma e doença pulmonar obstrutiva crônica (DPOC) têm perfis bacterianos diferentes em seu espectro se comparadas com pessoas sem doenças pulmonares.[12]

A disbiose no intestino também gera proteínas anormais que fazem com que o corpo produza anticorpos causadores de doenças autoimunes.[13] A redução das bactérias saudáveis é observada em esclerose múltipla, artrite reumatoide, doença celíaca e doenças inflamatórias intestinais. Todas essas condições são associadas a anormalidades no microbioma. É provável que muitas doenças graves de nossa era tenham a alteração do microbioma como um "denominador comum", e, em sentido inverso, a constelação certa de bactérias benéficas é uma característica fundamental da boa saúde.

A boa notícia é que sabemos que comer determinados alimentos pode ajudar a formar a população bacteriana de nosso sistema de defesa da saúde do microbioma, aumentando as bactérias boas e diminuindo as ruins.

ALIMENTOS QUE CONTÊM BACTÉRIAS SAUDÁVEIS

Uma maneira de ajudar nosso microbioma é simplesmente comer bactérias.[14] Muitos alimentos contêm bactérias saudáveis usadas em sua fermentação e para impedir que estraguem. Não é tão nojento quanto parece. Preservar alimentos com bactérias saudáveis comestíveis remonta a sociedades antigas na Grécia, em Roma, na China e na Índia. Ainda hoje, culturas bacterianas vivas são fundamentais para produzir muitos alimentos. Comer alimentos fermentados pode aumentar a diversidade do microbioma intestinal, o que melhora as defesas da saúde. Veremos a seguir alguns alimentos produzidos com bactérias e seus benefícios à saúde.[15]

CHUCRUTE

O chucrute é um acompanhamento de muitas refeições tradicionais, ligeiramente amargo, picante e saboroso, e às vezes é usado como condimento de maneira semelhante ao *relish*. É bastante rico em micróbios e é produzido pela fermentação de fatias finíssimas de repolho com bactérias produtoras de ácido láctico (*Lactobacilli*).[16] Uma porção de apenas uma xícara de chucrute pode conter até 5 trilhões de bactérias.[17] O chucrute é na verdade originário da China e, pelas rotas de comércio, os mercadores antigos o levaram para a Europa Oriental e Ocidental, onde foi incorporado às culinárias eslava e alemã. O repolho picado é salgado, e permite-se que os *Lactobacilli* do ar ambiente se estabeleçam e cresçam na mistura. Muitos tipos de bactérias começam a formar colônias e contribuem para fermentar o chucrute. À medida que a mistura fica mais amarga com o tempo, a mudança na acidez altera a composição da população bacteriana, que se estabiliza no ponto da maturidade do chucrute.

Foi conduzido um corpo substancial de pesquisas sobre o chucrute e a saúde.[18] Cientistas da Universidade Estadual da Carolina do Norte perfilaram as mudanças na população bacteriana de chucrute durante a fermentação. Observaram que, embora muitas bactérias diferentes estejam presentes no começo, a bactéria que passa a predominar com o tempo é a *Lactobacillus plantarum*. Esse importante micróbio intestinal é muito encontrado em probióticos comerciais. O *L. plantarum* foi associado a diversas ações promotoras da saúde, incluindo estimular uma resposta anti-inflamatória das células-tronco intestinais.[19]

A fermentação bacteriana do repolho picado também libera novos compostos bioativos.[20] Como exemplo, a fermentação libera glucosilonatos do vegetal. Em seguida, as enzimas bacterianas os decompõem em fragmentos menores chamados isotiocianatos. Esses produtos finais têm propriedades antiangiogênicas e são capazes de matar células cancerígenas diretamente. Cientistas dos alimentos do Instituto dos Recursos Naturais da Finlândia descobriram, de forma surpreendente, que os níveis de isotiocianatos chegam a ser mais altos no chucrute do que no repolho cru.[21]

Além das bactérias probióticas e dos bioativos gerados, o chucrute é uma boa fonte de fibra dietética, que alimenta o microbioma.

KIMCHI

Quem já teve o prazer de experimentar a culinária coreana deve ter comido *kimchi*, um prato saboroso e apimentado à base de vegetais fermentados, como couve-chinesa, rabanete, cebolinha, pimenta-malagueta, alho, gengibre e um produto de fruto do mar fermentado chamado *jeotgal*. O nome *kimchi* vem da palavra coreana "*gimchi*", que significa literalmente "vegetal submerso". A maneira tradicional de fazer *kimchi* é preparar os vegetais em uma panela de cerâmica e os enterrar para que fermentem. Existem mais de 160 variedades, servidas geralmente como acompanhamentos. O *kimchi* é encontrado em qualquer cardápio de restaurantes coreanos e nas prateleiras de mercados asiáticos.

Ele é essencialmente um probiótico. Assim como o iogurte, fornece um carregamento de bactérias saudáveis e bioativos ao intestino. Muitas bactérias envolvidas na fermentação do *kimchi* são também encontradas em um microbioma humano saudável: *Bacteroidetes, Firmicutes, Lactobacillus*, entre outras.[22] Cientistas do Instituto Mundial do Kimchi, na Coreia, descobriram até uma espécie nova de bactéria, chamada *Lentibacillus kimchi*, que produz vitamina K2, ou menaquinona. Vimos no capítulo 6 que a vitamina K2 é um bioativo antiangiogênico encontrado na carne escura do frango e no queijo.[23] Outro produto bacteriano no *kimchi* é o ácido propiônico, um ácido graxo de cadeia curta que diminui o colesterol, reduz a inflamação, previne o acúmulo de placa aterosclerótica nas artérias e melhora a saúde digestiva.[24] Descobriu-se que extratos de *kimchi* matam células do câncer de cólon, osso e fígado, bem como da leucemia.[25] O *Lactobacillus plantarum* que cresce no *kimchi* fabrica um produto bacteriano que protege contra a influenza A.[26]

Pesquisadores da Universidade Ajou, na Coreia, estudaram 21 indivíduos de meia-idade com pré-diabetes e síndrome metabólica, termo usado para descrever uma verdadeira tempestade de enfermidades que coloca a pessoa em alto risco de desenvolver doença cardiovascular: obesidade abdominal, lipídios elevados no sangue, pressão arterial elevada e glicose alta no sangue. Todos os participantes tinham níveis de glicose no sangue abaixo dos critérios rígidos definidos para diabetes, porém mais altos que o normal (níveis de glicose em jejum entre 100 e 125 mg/dl em um exame de sangue). O objetivo do estudo era determinar se o *kimchi* poderia melhorar a condição metabólica dos participantes e observar se existem diferenças entre o *kimchi* fresco e o fermentado.[27]

Os participantes foram divididos em dois grupos. Um grupo comeu *kimchi* recém-feito, enquanto o outro comeu *kimchi* fermentado durante oito semanas. Todos os *kimchis* eram produzidos na mesma fábrica. O *kimchi* fresco tinha 15 milhões de *Lactobacillus* por mililitro do material, ao passo que o fermentado continha 6,5 bilhões de bactérias por mililitro, 433 vezes mais do que o fresco. Durante o experimento, os pesquisadores mediram a massa de gordura total, a porcentagem de gordura corporal e a pressão arterial dos participantes, e realizaram exames de sangue para verificar a inflamação e os níveis de glicose no sangue. Depois de oito semanas, os participantes deviam parar de consumir qualquer alimento fermentado por mais quatro semanas, a fim de "limpar" o sistema.

Em geral, o *kimchi* fermentado, que continha mais bactérias, teve um efeito maior do que o fresco. Comer *kimchi* fermentado reduziu significativamente a massa gorda corporal em 6%, ao passo que o *kimchi* fresco a reduziu em 3,9%, o que representa uma perda de gordura 1,6 vez maior. O grupo que comeu *kimchi* fermentado também teve uma redução de 2% na porcentagem de gordura corporal, embora não tenha havido nenhuma mudança significativa no grupo de *kimchi* fresco. O grupo que comeu *kimchi* fermentado também sentiu uma redução significativa na pressão arterial.

Os participantes passaram ainda por um teste oral de tolerância à glicose para determinar o grau em que seu corpo processava a glicose depois de comer *kimchi*. Eles receberam uma bebida com uma quantidade de açúcar equivalente a 42 jujubas. Os pesquisadores examinaram os níveis de glicose no sangue antes da bebida e duas horas depois dela. Os participantes que comeram *kimchi* fermentado tiveram uma melhora de 33% no teste de tolerância à glicose em comparação com a resposta antes de comer *kimchi*. A melhora na tolerância à glicose foi 3,5 vezes maior no grupo que comeu *kimchi* fermentado do que no que comeu *kimchi* fresco. Portanto, embora comer todo tipo de *kimchi* ofereça benefícios à redução de gordura corporal, à pressão arterial e à sensibilidade à glicose, o *kimchi* fermentado demonstrou mais benefícios do que o fresco.

Outro estudo da Universidade Dongguk, na Coreia, examinou 24 mulheres com sobrepeso, o que corresponde a um IMC acima de 25.[28] Elas receberam 1,2 xícara de *kimchi* fresco ou fermentado para comer todo dia por oito semanas, com medições relacionadas a obesidade, biomarcadores sanguíneos e microbioma fecal. De maneira semelhante ao estudo da Universidade Ajou, houve uma melhora significativa no grupo que comeu *kimchi* fermentado, incluindo uma redução de 5% na gordura corporal.

Um alerta: o *kimchi* tem alto teor de sal. Tenha cautela ao comer se você sofre de hipertensão ou alto risco de câncer de estômago.

PAO CAI (REPOLHO FERMENTADO CHINÊS)

O *pao cai* é um prato vegetal fermentado tradicional da China e é muito encontrado em restaurantes vegetarianos como aperitivo frio. Assim como o *kimchi*, o *pao cai* é preparado com uma conserva de vegetais saudáveis: repolho, rabanete, caule de folhas de mostarda, cenoura e gengibre. Muitas bactérias envolvidas na fermentação do *pao cai* também estão presentes no microbioma de humanos saudáveis.[29] Elas incluem *Firmicutes* e *Lactobacillus*, que são as espécies predominantes na conserva. Um estudo científico conduzido pela Universidade Normal Xianxim, na China, encontrou até trinta espécies diferentes de bactérias, o que faz do *pao cai* um alimento probiótico rico.[30] O repolho no *pao cai* também é uma fonte de fibra dietética, e uma xícara contribui com 9% da recomendação diária de fibra dietética. Na China, esses vegetais em conserva são muito comidos como condimento no arroz.

QUEIJO

Quando o assunto é microbioma, o queijo faz bem para o intestino. O queijo é feito de leite, uma enzima chamada quimosina, e uma cultura-mãe. A cultura-mãe é composta de diferentes tipos de bactérias, dependendo do queijo produzido. Essas bactérias criam ácido láctico e, com a enzima, convertem o leite em coalhos e soro, que então passam por vários processos para gerar os sabores e as texturas particulares dos queijos tradicionais e comerciais.

Cada queijo tem seu próprio microbioma, que resulta de sua cultura-mãe e é definido pela região em que o queijo é produzido e o ambiente em que ele amadurece (pense numa caverna de queijos). Ao longo de semanas, meses ou até anos em que o queijo envelhece, muitos organismos, de bactérias a mofos e leveduras, se instalam sobre o queijo e dentro dele, contribuindo para o sabor e o "microbioma do queijo". Quando comemos queijo, ingerimos bactérias vivas e produtos feitos pelas bactérias, ambos benéficos à saúde.

O parmigiano reggiano é um saboroso queijo duro tradicional de Parma, na Itália, feito na forma de discos gigantes envelhecidos entre um e dois anos antes de serem vendidos e consumidos. Embora diversas bactérias estejam presentes nos primeiros meses da produção do queijo, a acidez vai se alterando conforme o queijo amadurece, e muitas bactérias desaparecem quando o queijo está pronto para o mercado.[31] Entre as bactérias sobreviventes estão os *Lactobacillus casei* e os *Lactobacillus rhamnosus*. Observou-se que ambos exercem atividades benéficas contra a gastroenterite,[32] o diabetes,[33] o câncer,[34] a obesidade[35] e até a depressão pós-parto.[36] O parmigiano reggiano é uma fonte natural de bactérias probióticas.

O queijo gouda, feito de leite de vaca, também é estudado por suas propriedades probióticas. Vimos no capítulo 6 que o gouda contém vitamina K2 (menaquinona), que exerce atividade antiangiogênica. Ele também contém um microbioma diverso com mais de vinte espécies, incluindo *Lactobacillus plantarum* e *Lactobacillus casei*, cujas populações se alteram à medida que o queijo vai envelhecendo. O gouda encontrado na Europa é feito de leite cru; já nos Estados Unidos, é um produto pasteurizado. Pesquisas da Universidade de Gante e do Instituto de Agricultura e Pesca da Bélgica mostraram que o gouda produzido com leite cru tem uma diversidade maior de bactérias do que os queijos pasteurizados, o que é benéfico.[37] Embora os queijos feitos à base de leite cru sejam valorizados em seu país de origem, nos Estados Unidos a FDA exige que os laticínios sejam pasteurizados na embalagem em sua forma final.[38] Essa proteção federal, voltada para a segurança alimentar, surgiu em 1949 depois de surtos de doenças associados ao consumo de queijos com leite cru, e, em 1987, a FDA proibiu a venda de todos os produtos desse tipo. Embora alguns queijos envelhecidos por mais de sessenta dias possam ser isentos dessa regulação, isso significa que o queijo vendido nos Estados Unidos não terá o portfólio de microbioma completo do queijo europeu.

No experimento descrito no capítulo 3, vimos que o queijo camembert contribui para um microbioma intestinal saudável. O camembert também tem um efeito prebiótico, que influencia os níveis de bactérias no intestino que não fazem parte da cultura-mãe da produção de queijo. Um estudo clínico do Instituto Nacional de Pesquisa Agronômica da França mostrou que pessoas que comiam camembert tinham números mais altos de uma bactéria chamada *Enterococcus faecium*. Essa bactéria não está presente no queijo, mas seu efeito prebiótico alimenta o crescimento dessa bactéria natural do intestino.[39]

Portanto, o queijo é um alimento que contém seu próprio microbioma, o qual influencia o microbioma intestinal humano através de efeitos tanto prebióticos como probióticos. As bactérias do queijo sobrevivem às enzimas digestivas. Elas atravessam todo o sistema digestório e podem ser encontradas nas fezes de quem consome queijo. Tendo em mente os alertas necessários em relação ao teor de sal e gordura saturada, some à influência saudável do queijo sua capacidade de contribuir para o microbioma humano.

IOGURTE

O iogurte é feito à base de leite aquecido, resfriado e então misturado a bactérias para fermentação. É um alimento antigo que data de pelo menos 5 mil anos, e seus benefícios à saúde foram descritos em textos da Grécia antiga. O iogurte natural passou a existir quando o leite foi contaminado acidentalmente por bactérias e descobriu-se que o produto resultante era comestível. No entanto, a presença real de uma bactéria, *Lactobacillus*, só passou a ser conhecida quando foi descoberta por um estudante búlgaro de medicina que estudava a microbiologia do iogurte da região.[40] Mais tarde, o ganhador do Nobel Ilya Metchnikoff observou a longevidade de camponeses búlgaros e a atribuiu ao consumo de iogurte, que era um alimento básico. Hoje, o iogurte na forma pura (sem adoçantes adicionados) é considerado um alimento saudável, e seus benefícios podem se dever a seus efeitos probióticos.

Pesquisadores da Universidade Estadual Youngstown, em Ohio, nos Estados Unidos, conduziram um pequeno estudo com seis voluntários saudáveis em que cada um recebeu um copo de iogurte para consumir, mais ou menos a mesma quantidade ingerida em lugares que amam iogurte, como a Europa e a Austrália, durante 42 dias consecutivos.[41] O iogurte era fornecido a cada três ou quatro dias durante o estudo de seis semanas. Cada dose continha cerca de 1 bilhão de bactérias. Os indivíduos deviam fornecer amostras fecais de sete em sete dias, somando um total de sete amostras ao longo do estudo. Observou-se um aumento global em diferentes espécies de *Lactobacillus* promotores da saúde depois do consumo do iogurte. As mudanças bacterianas variaram muito de uma pessoa para a outra (um estudo diferente mostrou que a resposta do microbioma ao iogurte varia até entre homens e mulheres).[42] Mas o estudo de Youngstown detectou aumentos em *Lactobacillus reuteri*, *Lactobacillis casei* e *Lactobacillus rhamnosus*, muito encontrados em probióticos industrializados, o que demonstra que tomar iogurte pode influenciar o microbioma intestinal.

Um estudo muito maior de iogurte foi conduzido na Espanha como parte do estudo PREDIMED sobre a dieta mediterrânea.[43] Os pesquisadores estudaram 7168 participantes e examinaram seu consumo de iogurte, bem como seu consumo de lignanas. As lignanas são polifenóis de origem vegetal metabolizados por bactérias intestinais nos bioativos enterodiol e enterolactona, que reduzem o risco de doença cardíaca.[44] As lignanas na dieta desses participantes eram quase todas provindas de azeite de oliva, produtos de trigo, tomate, vinho tinto e aspargo. Os pesquisadores do PREDIMED estavam interessados em verificar se comer lignanas e iogurte alimentaria as bactérias presentes no iogurte e geraria um maior benefício à saúde.

Os resultados mostraram que os participantes que consumiam mais lignanas tinham níveis de glicose no sangue mais baixos, e aqueles que comiam níveis altos de lignana e iogurte tinham níveis mais baixos de colesterol total no sangue, incluindo níveis reduzidos do colesterol LDL prejudicial. Os *Lactobacilli* encontrados no iogurte podem aumentar a eliminação de colesterol do corpo, portanto pesquisadores especulam que as lignanas exercem um efeito prebiótico e alimentam as bactérias intestinais. Ao mesmo tempo, o iogurte tem um efeito probiótico, fornecendo suas próprias bactérias. O consumo de iogurte aliado a uma dieta baseada em vegetais rica em lignanas pode oferecer benefícios protetores à saúde contra doença cardiovascular e melhor controle de glicose no sangue.

PÃO DE FERMENTAÇÃO NATURAL

O pão é um alimento básico em todo o mundo, e arqueólogos descobriram que os seres humanos já assavam pão havia 14 mil anos, antes do início da agricultura, o que faz dele um verdadeiro alimento "paleo".[45] Produzido apenas com farinha e água, e fermentado com levedura ou bactérias, o pão pode ser assado, cozido no vapor ou frito. O pão de fermentação natural tradicional é feito à base de um fermento que contém bactérias *Lactobacillus*. Os *Lactobacilli* produzem ácido láctico, que dá à massa seu clássico sabor levemente amargo. Fermentos de levedura, com as bactérias originais, são passados de geração em geração. Para isso, pedacinhos da massa coberta por bactérias são retirados e reservados a cada vez que o pão é feito e guardados para produzir a próxima fornada.

Um tipo de bactéria de fermento, o *Lactobacillus reuteri*, exerce funções de saúde impressionantes. Demonstrou-se que melhora a imunidade e suprime o desenvolvimento de tumores.[46] O *L. reuteri* também reduz o ganho de peso e pode acelerar a cicatrização de feridas, além de ativar o eixo cérebro-intestino para liberar o hormônio social oxitocina.[47]

Cientistas da Universidade de Alberta no Canadá que trabalhavam com colegas da Universidade Agrícola Huazhong e da Universidade de Tecnologia Hubei na China estudaram essas bactérias em culturas de fermentos de panificação comercializados. Descobriram que uma estirpe do *L. reuteri* encontrado em uma cultura-mãe de fermento que havia sido passada de um padeiro para outro desde 1970 tinha na verdade evoluído para viver e se multiplicar na massa do pão.[48] Para dominar o território novo, algumas cepas de *L. reuteri* na cultura-mãe desenvolveram a capacidade de produzir um antibiótico natural chamado reutericiclina, o qual mata outras bactérias prejudiciais que crescem ao redor dela. Embora a bactéria em si não sobreviva a altas temperaturas no forno usado para assar pães, os cientistas do Instituto de Tecnologia de Massachusetts demonstraram que os benefícios podem não exigir nenhuma bactéria viva quando se trata do *L. reuteri*. Em laboratório, os cientistas pulverizaram completamente as bactérias para que nenhum *L. reuteri* sobrevivesse, mas descobriram que as substâncias das partículas de bactérias mortas poderiam gerar os mesmos benefícios que as bactérias vivas. É uma verdadeira surpresa, porque sempre se supôs que, para obter os benefícios das bactérias intestinais, elas precisariam estar vivas. Descobertas como essa mostram quanto falta aprender sobre microbioma e saúde. Portanto, mesmo quando o *L. reuteri* no pão de fermentação natural é morto nas altas temperaturas do forno, os fragmentos bacterianos que permanecem no pão assado ainda são capazes de oferecer benefícios à saúde quando ele é consumido.[49]

ALIMENTOS QUE EXERCEM UMA INFLUÊNCIA POSITIVA NO MICROBIOMA

Quando comemos alimentos probióticos como os apresentados acima, podemos introduzir bactérias benéficas no corpo. No entanto, mesmo alimentos que não contêm culturas vivas e ativas podem influenciar positivamente o microbioma, criando condições para que bactérias benéficas se multipliquem. Pesquisas indicaram alimentos específicos que podem exercer esse efeito, mas, antes de nos aprofundarmos nas evidências científicas, é importante que você conheça os princípios alimentares gerais que vão manter suas bactérias benéficas felizes.

CUIDANDO DO SEU MICROBIOMA

Os princípios norteadores para cuidar do microbioma intestinal seguem três regras básicas: comer muita fibra dietética de alimentos in natura. Comer menos proteína animal. Comer mais alimentos frescos e in natura, e menos alimentos processados. A seguir, vou apresentar dados que mostram por que essas regras são importantes para a vida.

Primeiro princípio: comer muita fibra dietética de alimentos in natura. A fibra dietética provém de alimentos vegetais in natura e é um alimento saudável para o microbioma humano.[50] Desde os primeiros *Homo sapiens* 300 mil anos atrás, as fibras eram a base do sustento humano. Alimentos fibrosos como grãos antigos, frutos secos, leguminosas e frutas eram coletados e comidos.[51] A proteína animal era consumida apenas raramente. Além disso, o alimento era colhido do solo e da vegetação cobertos de bactérias, portanto, o que nossos ancestrais comiam era carregado não apenas de fibras mas também de micróbios. Esse padrão alimentar, contendo fibras e bactérias, moldou a forma de o corpo humano evoluir para sobreviver. Nosso corpo ainda é constituído para esse padrão original de alimentação, que ainda é o melhor para nosso microbioma e nossa saúde geral. O alimento ultraprocessado de hoje é um acontecimento recente, que surgiu apenas em meados do século xx. Isso significa que o padrão alimentar moderno de comer alimentos industrializados existe há apenas 0,02% da existência humana, e é um padrão relativamente desconhecido para nosso corpo em relação a como esses alimentos foram projetados para funcionar na nutrição.

Segundo princípio: comer menos proteína animal. Comer carne é difícil para o microbioma. Depois da primeira Revolução Agrícola de 10000 a.C., os humanos abandonaram a caça e a coleta, que levavam tempo, para depender de lavouras cultivadas, as quais poderiam aumentar a disponibilidade de alimento. Assim, as pessoas comiam uma alimentação praticamente vegetariana. Na época, a pecuária era um recurso alimentar local. Contudo, no século XVIII, os avanços agrícolas geraram o aperfeiçoamento do controle de lavouras e da pecuária, aumentando a disponibilidade de alimento. Tanto alimentos de origem vegetal como carne se tornaram mais abundantes. Na segunda metade do século XX, a agricultura transformou o modelo de alimentação local para o global. Os padrões alimentares humanos se centraram no alto consumo de proteínas animais e se tornaram menos focados nos alimentos vegetarianos, resultando em um consumo menor de fibras dietéticas necessárias para o microbioma. Menos fibra significa um ecossistema nada saudável de bactérias intestinais e menor produção de ácidos graxos de cadeia curta. Ao mesmo tempo, mais proteína animal faz as bactérias se comportarem de maneira a gerar mais inflamação no intestino.[52]

Terceiro princípio: comer mais alimentos frescos e in natura, e menos alimentos processados. Não bastasse o maior consumo de carne, a química moderna entrou na indústria de alimentos. Alimentos ultraprocessados contêm aditivos alimentares sintéticos, conservantes e aromas artificiais. A industrialização tornou os alimentos mais baratos, disponíveis, duradouros e, devido à manipulação de sabor e ao marketing, ainda mais atraentes do que os alimentos frescos tradicionais. Ao mesmo tempo, as condições sanitárias, a regulamentação da indústria de alimentos e os esforços de saúde pública reduziram a exposição humana às bactérias no ambiente. A pasteurização e o melhor saneamento causaram uma menor exposição a bactérias causadoras de doenças, mas também a bactérias promotoras da saúde. Nossas práticas alimentares industrializadas mudaram nossa relação com o microbioma — e com a saúde.

Vamos ver algumas evidências científicas a favor dessas regras básicas. Pesquisadores da Universidade de Florença, na Itália, conduziram um estudo profundamente revelador no final dos anos 2000 que ilustra a importância desses princípios. Em específico, os pesquisadores examinaram detalhadamente as dietas e o microbioma de crianças de duas culturas contrastantes: uma aldeia rural de Burkina Faso, na

África Ocidental, e a cidade de Florença, na Itália.[53] As pessoas de Burkina Faso viviam em uma sociedade agrária rural. Elas comiam uma dieta baseada em grãos, leguminosas, verduras e legumes com baixo teor de gordura. Carne era uma coisa rara. Em contrapartida, as pessoas que viviam em Florença comiam uma dieta urbana industrializada. A dieta rural de Burkina Faso tinha menor teor de gordura e proteína animal, ao passo que a europeia era mais rica em ambas.

Os pesquisadores coletaram e analisaram amostras fecais de crianças de ambas as regiões pela manhã, depois da primeira refeição. Como não é de surpreender, relataram que as crianças de Burkina Faso consumiam 1,8 vez mais fibra dietética do que as florentinas. A análise do microbioma fecal revelou que 90% das bactérias de ambos os grupos de crianças pertenciam a quatro categorias, ou filos, principais de bactérias: *Actinobacter*, *Bacteroides*, *Firmicutes* e *Proteobacteria*. Nas crianças africanas, as *Bacteroides*, que decompõem alimentos de origem vegetal, eram 2,5 vezes mais predominantes do que nas crianças florentinas.

Os pesquisadores examinaram a matéria fecal para verificar a produção de ácidos graxos de cadeia curta (AGCCs), os subprodutos da digestão bacteriana de fibras de origem vegetal. Vimos no capítulo 3 que há três tipos de metabólitos AGCCs benéficos gerados pelas bactérias intestinais: acetato, butirato e propionato. Eles protegem o intestino e a saúde geral reduzindo a inflamação, melhorando a imunidade, inibindo a angiogênese, auxiliando as células-tronco e melhorando a sensibilidade à insulina. Correlacionando isso à maior ingestão de fibra dietética, as crianças de Burkina Faso tinham níveis três vezes mais altos de AGCCs do que as europeias. A análise da bactéria fecal encontrou nas crianças de Burkina Faso maior diversidade de bactérias do que as fezes de suas contrapartes europeias. A diversidade do microbioma é uma característica fundamental da saúde, e uma dieta vegetariana com baixo teor de gordura é associada a um microbioma mais diverso e saudável, capaz de produzir níveis mais altos de AGCCs protetores.

O alimento industrializado moderno na maior parte do mundo desenvolvido mudou o microbioma humano inexoravelmente rumo a um perfil menos saudável. Como o microbioma influencia o sistema imunológico, a comunidade médica está agora encontrando conexões alarmantes entre o microbioma e a expansão de problemas de saúde como alergias alimentares, obesidade, diabetes e outras doenças crônicas que começam na infância e nos atormentam na vida adulta. E lembre-se: o estudo que acabei de descrever envolveu a Itália, o berço da dieta mediterrânea, ainda considerado um dos países mais saudáveis do mundo moderno. Imagine só o impacto de uma dieta ocidental menos saudável.

Agora que você entende a importância para seu microbioma de uma dieta rica em fibras, pobre em proteína animal e baseada majoritariamente em alimentos in natura não processados, vamos ver os alimentos específicos que podem exercer um efeito benéfico.

ALIMENTOS COM EFEITOS BENÉFICOS PARA SEU MICROBIOMA

PÃO *PUMPERNICKEL*

Um pão com benefícios microbiômicos além das bactérias propriamente ditas é o *pumpernickel*. Originário da Europa Central e Setentrional, o *pumpernickel* clássico é feito de uma cultura-mãe de fermento e farinha de centeio integral. O centeio é um tipo de cereal que contém fibra alimentar, polifenóis e lignanas. Esses bioativos são prebióticos que influenciam seu microbioma e seu metabolismo.

Uma equipe de pesquisadores internacionais da Universidade Joseph Fourier, da Universidade de Grenoble e da Universidade de Auvergne, na França, da Universidade de Parma, na Itália, e da Universidade de Almeria, na Espanha, examinou os efeitos do consumo de centeio integral no microbioma. Em laboratório, os pesquisadores alimentaram ratos saudáveis com ração feita à base de centeio integral ou refinado durante doze semanas e estudaram os efeitos no microbioma deles.[54] Os resultados mostraram que os animais que consumiam o centeio integral tinham níveis 60% menores de *Desulfovibrionaceae*, bactéria produtora de uma toxina chamada sulfeto de hidrogênio que prejudica o revestimento intestinal. Quando o intestino é danificado dessa forma, torna-se mais fácil que partículas alimentares vazem de dentro do intestino, provocando reações inflamatórias. Isso pode gerar reações alérgicas e até autoimunes (trata-se do fenômeno popularmente conhecido como "vazamento intestinal"). O centeio integral do pão *pumpernickel* tem um efeito prebiótico que pode diminuir a população de bactérias geradoras de toxinas no intestino, resultando em uma saúde global melhor do intestino e do corpo.

KIWI

O kiwi nada mais é que uma fruta silvestre grande originária da China, onde era coletado na selva para fins medicinais. Encontrado agora em mercados de todo o mundo, o kiwi é do tamanho de um ovo e tem uma casca marrom felpuda em torno de uma polpa de um verde intenso, pontilhada de sementinhas pretas. A fruta (antes chamada de groselha-chinesa) foi levada à Nova Zelândia em 1904, onde passou a ser cultivada. Em 1959, foi exportada pela primeira vez aos Estados Unidos e comercializada sob o nome de kiwi, em referência ao quivi, ave marrom felpuda que não voa e é símbolo nacional da Nova Zelândia.

Pesquisadores da Universidade Nacional de Cingapura conduziram um estudo para examinar o efeito do kiwi no microbioma intestinal.[55] Alimentaram seis voluntárias com o equivalente a dois kiwis por dia durante quatro dias (um total de oito frutas) e verificaram as mudanças em seu microbioma fecal. As diferenças apareceram rapidamente. Eles observaram que a presença de *Lactobacillus* aumentou 35% 24 horas após comer o kiwi. Outra bactéria, *Bifidobacterium*, aumentou gradualmente 17% ao longo dos quatro dias em 83%, na maioria das participantes. Tanto *Lactobacillus* como *Bifidobacterium* são considerados bactérias intestinais benéficas produtoras de AGCCs, os quais ajudam a reduzir a inflamação. Os AGCCs ajudam a manter a integridade do revestimento intestinal para impedir que o alimento digerido vaze e melhoram a glicose e o metabolismo lipídico.[56] Comer kiwi, portanto, tem efeitos prebióticos que desenvolvem as bactérias intestinais benéficas e reduzem a inflamação.

BRÁSSICA

Brássicas são ervas que pertencem à família das crucíferas com uma reputação sólida por serem saudáveis. Essa família inclui brócolis, couve-flor, acelga chinesa, repolho, couve, rutabaga, nabo e rúcula. Como vimos no capítulo 6, essas plantas contêm bioativos com benefícios antiangiogênicos e modificam o microbioma *reduzindo* a presença de bactérias maléficas no intestino.

Pesquisadores do Institute of Food Research em Norwich, no Reino Unido, conduziram um estudo clínico de vegetais da família das crucíferas (brócolis, couve-flor) em dez adultos saudáveis na casa dos trinta anos para examinar as mudanças em seu microbioma ao longo de duas semanas.[57] Cada indivíduo recebeu uma xícara por dia de vegetais da família das crucíferas (brócolis, couve-flor, sopa de brócolis com batata-doce) ou comeram uma dieta com apenas 10% de brássicas (um décimo de xícara) em comparação com o outro grupo. O exame das fezes ao final do estudo revelou que aqueles cuja dieta tinha alto teor de brássicas reduziram em 35% o número de bactérias produtoras de toxinas. Essa toxina, o sulfeto de hidrogênio, danifica o revestimento intestinal e é encontrada em altos níveis nas fezes de pacientes com doença inflamatória intestinal.[58] Assim como o pão de centeio, os vegetais da família das crucíferas podem proteger contra o desenvolvimento de colite e inflamação intestinal por reduzir as bactérias prejudiciais que produzem sulfeto de hidrogênio.

BROTO DE BAMBU

Muitas pessoas sabem que o bambu é a comida dos pandas. Mas, em toda a Ásia, os brotos de bambu são um prato vegetariano popular que é riquíssimo em fibras dietéticas e bioativos. São encontrados cozidos, enlatados e secos nas culinárias chinesa, japonesa, coreana e de todo o Sudeste Asiático. Nos países ocidentais, podemos encontrar o bambu fatiado como opção no bufê de saladas.

Um estudo da Academia Chinesa de Ciências investigou em que

grau comer brotos de bambu afeta o microbioma intestinal e a obesidade.[59] Em laboratório, pesquisadores alimentaram camundongos com uma dieta com baixo ou alto teor de gordura. Em seguida, acrescentaram fibras de bambu (o equivalente a comer um terço de xícara de brotos de bambu por dia em humanos) na ração deles por seis semanas e mediram o peso, a tolerância à glicose, o tecido adiposo (gordura) e o microbioma dos camundongos. O bambu teve um impacto significativo.

Em camundongos que comiam uma dieta rica em gordura, acrescentar o bambu *diminuiu* a quantidade de ganho de peso em incríveis 47%. Com o bambu, o desenvolvimento de gordura foi reduzido entre 30% e 50% no abdome, na pelve e sob a pele. Quando os pesquisadores se voltaram para o microbioma, os camundongos que comeram brotos de bambu tiveram um aumento de 45% na diversidade bacteriana intestinal. Lembre-se: mais diversidade bacteriana é melhor para a saúde. As mudanças no microbioma foram substanciais depois que eles comeram bambu. Havia 300% mais *Bacteriodetes*, uma das principais bactérias mais importantes em um microbioma intestinal saudável. Um achado interessante: comer brotos de bambu gerava um declínio na família de bactérias à qual pertence a *Akkermansia*. Embora esses achados tenham sido em camundongos, a *Akkermansia* é tão importante para a resposta ao tratamento em pacientes com câncer que recebem imunoterapia (especificamente, inibidores de *checkpoint* como atezolizumabe, avelumabe, durvalumabe, nivolumabe e pembrolizumabe) que pode ser aconselhável evitar brotos de bambu se você estiver nessa situação.[60]

Uma dica importante para a saúde: brotos de bambu frescos e crus colhidos da floresta contêm uma pequena quantidade de uma toxina relacionada ao cianeto. Cozinhar os brotos fervendo-os por dez a quinze minutos remove a maior parte dessa toxina.[61] Portanto, não saia passeando pela floresta à procura de bambu cru.

CHOCOLATE AMARGO

Além de seus benefícios antiangiogênicos e estimuladores das células-tronco, o cacau usado para produzir chocolate tem efeitos positivos na microbiota intestinal. Um estudo feito por pesquisadores da Universidade Estadual de Louisiana, nos Estados Unidos, descobriu que a fibra encontrada no cacau alimenta as bactérias saudáveis como as *Bifidobacteria* e os *Lactobacilli*. As bactérias usam fibras para gerar acetato, propionato e butirato, os mesmos AGCCs com propriedades anti-inflamatórias que melhoram o metabolismo de glicose e lipídios.[62]

Vimos no capítulo 3 que muitos fatores de estilo de vida, além da alimentação, afetam o microbioma, incluindo o estresse. Pesquisadores da Organização Holandesa para Pesquisa Científica e Aplicada elaboraram um estudo para testar se comer chocolate poderia mitigar os efeitos relacionados ao estresse no microbioma.[63] Eles recrutaram trinta indivíduos saudáveis entre dezoito e 35 anos e primeiro definiram seus níveis de estresse autorrelatados usando um questionário. Os resultados os dividiram em grupos de alta e baixa ansiedade. Os pesquisadores testaram o sangue e a urina de ambos os grupos em busca de marcadores de estresse no início do estudo. Em seguida, os participantes receberam quarenta gramas — o equivalente a uma barra de chocolate de tamanho médio — de um chocolate amargo disponível no mercado (Noir Intense, 74% cacau) para comer todos os dias por duas semanas. Os pesquisadores monitoraram os marcadores de estresse tanto no sangue como na urina.

Depois que os indivíduos com alto grau de ansiedade comeram chocolate amargo por duas semanas, os pesquisadores descobriram que os níveis dos marcadores de estresse cortisol e adrenalina diminuíram em sua urina, bem como os dois marcadores chamados p-cresol e hipurato, que são metabólitos das bactérias intestinais. O chocolate reduziu os níveis desses biomarcadores nos indivíduos com alta ansiedade a níveis vistos nos participantes com baixa ansiedade.[64] Esse estudo mostrou que, para pessoas estressadas, comer chocolate amargo por apenas duas semanas pode influenciar as bactérias intestinais e reduzir os marcadores de estresse do corpo.

Para estudar as bactérias específicas afetadas pelo consumo de chocolate, pesquisadores da Universidade de Reading no Reino Unido recrutaram 22 voluntários saudáveis na casa dos trinta anos e lhes deram uma bebida que continha alto ou baixo teor de flavanóis de cacau por quatro semanas.[65] A bebida com alto teor de cacau era feita com um cacau em pó enriquecido com flavanóis (CocoaVia). Os pesquisadores coletaram sangue e amostras fecais antes e depois das quatro semanas e descobriram que a bebida com alto teor de flavanóis de cacau provocou uma melhora notável na proporção de bactérias boas em relação às prejudiciais. Houve um aumento das bactérias benéficas *Lactobacillus* (em 17,5 vezes) e *Bifidobacteria* (em 3,6 vezes) e uma redução da bactéria prejudicial *Clostridium histolyticum* (em duas vezes), mais conhecida por causar gangrena. Os resultados desses estudos oferecem evidências de que o cacau pode estimular o crescimento das bactérias boas ao mesmo tempo que controla as ruins, e pode até ajudar a corrigir perturbações no microbioma causadas pelo estresse crônico.

NOZES

As nozes são uma ótima fonte de PUFAS ômega 3 e fibra alimentar. Comer nozes diminui o risco de muitas doenças, desde doenças cardiovasculares até câncer. Entre outros mecanismos, seus benefícios são associados ao microbioma. Pesquisadores da Universidade de Munique estudaram 135 pessoas saudáveis com mais de cinquenta anos e as dividiram em grupos que foram alimentados com uma dieta rica em nozes (cerca de 21 metades de nozes por dia) ou uma dieta sem nozes durante oito semanas.[66] Ao comparar amostras fecais de antes e depois do estudo, os participantes que comeram nozes tiveram aumentos significativamente maiores no número de *Bifidobacteria* e *Firmicutes*, bactérias produtoras de AGCCS (butirato, propionato, acetato). Ao mesmo tempo, comer nozes reduziu o número de bactérias prejudiciais *Clostridium*. Outro estudo da Universidade de Illinois em Urbana-Champaign, nos Estados Unidos, corroborou essas mudanças causadas pelas nozes. Indivíduos alimentados com um número semelhante de nozes por dia durante três semanas tiveram um aumento de 60% a 90% de bactérias benéficas *Firmicutes*, produtoras de butirato.[67] Comer nozes pode efetuar mudanças que melhoram o equilíbrio entre bactérias benéficas e prejudiciais no microbioma.

FEIJÃO

O feijão é ótimo para as bactérias intestinais porque é rico em fibras. Um estudo da Universidade de Guelph em Ontario e do Agriculture and Agri-Foods Canada analisou o efeito de dois tipos de feijão, feijão-branco e feijão-preto, no microbioma intestinal.[68] Em laboratório, alimentaram camundongos com ração tradicional ou com uma ração feita à base de feijão-branco ou feijão-preto ao longo de três semanas. A quantidade de feijões usados foi equivalente a uma dose humana de 1,6 xícara de feijão-branco ou 1,2 xícara de feijão-preto por dia. No fim, comparando os grupos, observaram que uma bactéria saudável chamada *Prevotella*, produtora de AGCCs benéficos (acetato, propionato, butirato), aumentou em 71 vezes nos camundongos que comeram feijão. Outra bactéria chamada *Ruminococcus*, que decompõe células vegetais como outra forma de criar AGCCs, aumentou em 2,3 vezes.

Os pesquisadores também examinaram o efeito do feijão sobre o revestimento mucoso protetor dos intestinos, bem como a função da barreira intestinal, ambos associados a bactérias intestinais. Mais muco protege o intestino, e um revestimento intestinal forte forma uma barreira contra substâncias inflamatórias que poderiam vazar do intestino. Os camundongos que comeram feijão tiveram uma redução de 81% nas bactérias prejudiciais que decompõem o muco protetor do intestino. Ao examinar o intestino dos que comeram feijão, os cientistas observaram que as células secretoras de muco protetor da parte superior do cólon aumentaram 60% nos camundongos alimentados com feijão-branco e 120% nos camundongos alimentados com feijão-preto. Na parte inferior do cólon, as células-mucosas aumentaram 57% com a ração de feijão-preto. Esses estudos mostraram como o feijão-preto e o feijão-branco podem contribuir para condições intestinais saudáveis. Grão-de-bico, lentilha e ervilha fazem parte da família do feijão e acredita-se que tenham efeitos semelhantes.

COGUMELOS

Os cogumelos são fungos que crescem em solos ricos em bactérias e, assim como o queijo, possuem seu próprio microbioma.[69] Eles contêm bioativos como betaglucano, que é antiangiogênico e ativa o sistema imunológico. Os cogumelos também são excelentes fontes de fibra alimentar, que age como um prebiótico.

Os cogumelos aumentam a diversidade de nosso microbioma, sinal de uma forte defesa da saúde pelo microbioma. Cientistas da Universidade Estadual de Penn, nos Estados Unidos, estudaram esse efeito alimentando camundongos saudáveis com ração feita à base de pequenas quantidades de cogumelos-de-paris (1% por peso) ou apenas ração de camundongo normal por seis semanas. No grupo de ração de cogumelo, cada camundongo comeu por dia o equivalente a apenas cinco centésimos de um cogumelo-de-paris de tamanho médio. Os pesquisadores coletaram e analisaram amostras de sangue, urina e fezes ao longo de todo o experimento.

Testes de urina mostraram que os níveis de um ácido chamado hipurato, um indicador da diversidade do microbioma e da saúde, aumentaram sete vezes nos camundongos que comeram cogumelos-de-paris.[70] O consumo de cogumelos também elevou o nível de bactérias intestinais protetoras (*Bacteroidetes* e as bactérias do filo Verrucomicrobia, que incluem as desejáveis *Akkermansia*), ao mesmo tempo que reduziu as espécies prejudiciais do filo *Firmicutes*. Ao fim das seis semanas, os camundongos foram expostos a uma bactéria prejudicial chamada *Citrobacter rodentium*, que infecta o intestino. Ao realizar esse desafio, os cientistas descobriram que os camundongos que comeram os cogumelos-de-paris sofreram menos inflamação e dano intestinal por infecção, o que demonstra o efeito protetor ao intestino de comer cogumelos.

Cientistas no Instituto de Tecnologia do Sul da China e do Instituto de Saúde e Nutrição da Mulher Treerly, também na China, estudaram o efeito dos cogumelos shiitake no microbioma idoso alimentando camundongos adultos e idosos com extrato de shiitake durante quatro semanas.[71] Ao consumir shiitake, os camundongos idosos, que têm níveis de *Firmicutes* e *Bacteroidetes* bem baixos, tiveram um aumento de 115% na quantidade dessas bactérias. Em humanos, um estudo interessante com centenários demonstrou os mesmos padrões de microbiota intestinal.[72] Tanto em camundongos como em pessoas, os cogumelos shiitake podem ser capazes de reverter as mudanças no microbioma que costumam acompanhar o envelhecimento.

O cogumelo-juba-de-leão, conhecido por suas propriedades culinárias e medicinais, foi tema de um estudo realizado por cientistas na Universidade de Jiangnan, na China, para testar seus efeitos sobre o microbioma.[73] Em laboratório, camundongos com inflamação intestinal grave foram alimentados com o equivalente humano a uma colher de sopa de cogumelo-juba-de-leão. Os resultados mostraram que o juba-de-leão era capaz de diminuir em até 40% os sintomas e as proteínas associados à inflamação intestinal. O cogumelo aumentou as bactérias saudáveis *Akkermansia* ao mesmo tempo que diminuiu as prejudiciais *Desulfovibrio*, produtoras da toxina enxofre.

BEBIDAS

SUCOS DE FRUTA: ROMÃ, *CRANBERRY* E UVAS CONCORD

Beber o suco de determinadas frutas tem um impacto positivo nos níveis de *Akkermansia municiphila*, o que é associado a menor inflamação intestinal e à capacidade de combater a obesidade e de dar respostas antitumor a alguns tipos de imunoterapia contra o câncer.[74]

Os benefícios ao microbioma quando se toma suco de romã estão associados a seus bioativos, as elagitaninas. Como vimos no capítulo 3, a romã é rica em elagitaninas. Elas podem ser metabolizadas pela *Akkermansia* em um metabólito chamado urolitina A, que é excretada na urina.[75] Estudos sugerem que cerca de 70% das pessoas conseguem metabolizar as elagitaninas dessa forma. Pesquisadores da Universidade da Califórnia em Los Angeles, nos Estados Unidos, estudaram vinte voluntários saudáveis e usaram testes de urina para identificar os que conseguiam produzir urolitina A. Nesses pacientes, beber uma xícara de suco de romã puro por dia durante quatro semanas aumentou a presença da *Akkermansia* em 71%.[76]

Os *cranberries* contêm proantocianinas, que fortalecem a camada mucosa do intestino, onde vivem as *Akkermansia*. Em um estudo com camundongos, cientistas da Universidade Laval e da Universidade do Quebec em Montreal, Canadá, testaram o efeito de um extrato de *cranberry* equivalente ao consumo humano de cerca de uma xícara por dia de suco dessa fruta. Eles alimentaram camundongos saudáveis com uma dieta normal ou uma dieta rica em gordura. O extrato de *cranberry* conseguiu aumentar os níveis de *Akkermansia* em 30% depois de nove semanas e também protegeu os animais contra o ganho de peso.[77] Comer *cranberries* frescos ou congelados é a melhor maneira de obter seus benefícios, porque o processamento industrial para o suco remove parte dos bioativos na casca e nas sementes.[78]

A uva Concord azul-escura e arroxeada foi desenvolvida por um fazendeiro chamado Ephraim Bull em Concord, Massachusetts, nos Estados Unidos, como a uva "perfeita". É a uva utilizada para fazer a clássica jujuba de uva. Cientistas da Universidade Rutgers e da Universidade da Califórnia em San Francisco, nos Estados Unidos, estudaram o efeito de um extrato de uva Concord em camundongos alimentados por uma dieta com alto teor de gordura durante treze semanas.[79] Camundongos que consumiram todos os dias extratos equivalentes aos encontrados em um terço de xícara de suco de uva Concord tiveram 21% menos ganho de peso e cinco vezes mais *Akkermansia* do que camundongos que não consumiram o extrato de uva, apenas a dieta com alto teor de gordura.

Smoothies de fruta são uma maneira de obter o benefício dos bioativos das frutas em uma bebida. Drupas como pêssego, damasco e manga contêm ácido clorogênico, um bioativo que também promove o crescimento da *Akkermansia*.[80] As cerejas contêm antocianinas e promovem o crescimento da *Akkermansia* no cólon. Cientistas na Universidade Estadual de Michigan, nos Estados Unidos, deram cerejas liofilizadas a camundongos de laboratório que haviam desenvolvido tumores de cólon naturalmente e descobriram que comer cerejas misturadas à ração reduziu em 74% o número de tumores que se desenvolveram.[81]

VINHO TINTO

Os benefícios do vinho tinto agora podem incluir a melhora do microbioma intestinal e a redução da inflamação no corpo.[82] Os polifenóis do vinho não são bem absorvidos no intestino delgado, o que significa que eles continuam através do sistema digestório até chegar ao cólon, onde alimentam as bactérias intestinais. As bactérias convertem os polifenóis em metabólitos bioativos que podem ser medidos nas fezes. Pesquisadores do Instituto de Pesquisa em Ciências dos Alimentos na Universidade Autônoma, na Espanha, estudaram o efeito de beber uma taça grande (250 mililitros) de vinho tinto nos polifenóis de vinho tinto encontrados nas fezes.[83] Eles descobriram que quatro semanas bebendo o equivalente a uma taça grande de vinho tinto por dia levava as bactérias a criarem metabólitos a partir dos polifenóis do vinho, especificamente ácido propiônico, ácido benzoico e ácido valérico. Eles têm propriedades anti-inflamatórias benéficas.[84] Portanto, sendo ou não um conhecedor de vinhos, quando você bebe uma ou duas taças de vinho tinto, os benefícios não param no prazer sentido pelo seu paladar, mas incluem também os metabólitos bacterianos do vinho no outro extremo do trato digestório.

Em um outro estudo na Espanha, pesquisadores da Universidade de Oviedo e do Instituto de Productos Lacteos de Asturias do Consejo Superior de Investigaciones Centificas descobriram que beber apenas dois terços de uma taça de vinho tinto por dia estava relacionado a níveis mais baixos de uma toxina prejudicial ao DNA chamada malondialdeído, um marcador de envelhecimento, estresse oxidativo e dano celular no corpo. Os pesquisadores atribuíram isso a mudanças na microbiota fecal observadas nos indivíduos estudados.[85,86]

CHÁS

Além de suas propriedades antioxidantes, anti-inflamatórias e antiangiogênicas, os polifenóis promotores de saúde no chá ajudam a criar um microbioma mais favorável no intestino. Como vimos, o chá verde tem um poder extraordinário quando o assunto é saúde, mas não é apenas esse chá que promove as defesas de saúde.

Um estudo realizado por cientistas da Universidade de Ningbo e do Colégio Vocacional de Ciência e Tecnologia de Wenzhou, na China, testaram os chás verde, *oolong* e preto para saber seus efeitos nas bactérias intestinais, e todos três geraram efeitos benéficos.[87] Os pesquisadores descobriram que os bioativos nos três tipos de chá passavam pelo intestino delgado, onde não eram completamente absorvidos, e chegavam ao cólon, onde influenciavam o microbioma. Os pesquisadores incubaram os polifenóis dos chás verde, *oolong* e preto separadamente com amostras fecais de voluntários jovens saudáveis e observaram o microbioma em laboratório. Eles verificaram que os chás podiam gerar um aumento de 3% nas bactérias benéficas *Bifidobacterium* e *Lactobacillus* e uma redução de 4% nas prejudiciais *Clostridia histolyticum*. O chá *oolong* teve o maior efeito. Também examinaram a concentração de AGCCS anti-inflamatórios nas fezes depois de 36 horas de exposição aos chás. Cada chá aumentou substancialmente os três AGCCS — acetato, propionato e butirato. Surpreendentemente, os polifenóis do chá preto tiveram um aumento geral melhor em comparação com o verde e o *oolong*. Portanto, além de seus benefícios relacionados às células-tronco, o chá preto é especialmente bom para o microbioma e agora está se mostrando um chá saudável por si mesmo.

Uma das centenas de bioativos encontradas no chá é a saponina, uma substância química natural que tem propriedades semelhantes às do sabão. Cientistas da Universidade de Wollongong, na Austrália, e da Universidade Médica de Xuzhou, na China, mostraram que as saponinas do chá influenciam o microbioma.[88] Eles alimentaram camundongos com uma dieta rica em gordura, o que gerou um microbioma intestinal prejudicado, obesidade, inflamação cerebral e memória fraca nos camundongos. Todavia, quando os camundongos eram simultaneamente alimentados com saponinas do chá e dieta rica em gordura, seu intestino produziu 40% menos *Desulfovibrio*, a bactéria produtora do tóxico sulfeto de hidrogênio. Os camundongos que tomaram saponina de chá também tiveram menos ganho de peso, menos inflamação cerebral e melhor memória do que os que se alimentaram apenas com a dieta rica em gordura.

Em suma, tomar chás preto, *oolong* e verde pode aumentar as bactérias boas, reduzir as bactérias ruins e ajudar o microbioma a produzir ácidos graxos de cadeia curta, benéficos promotores de saúde.

EVITAR ADOÇANTES ARTIFICIAIS

Até agora, me concentrei nos alimentos que podem ser acrescentados à dieta e que ativamente tornam uma pessoa mais saudável, e não nos alimentos que devem ser eliminados. Em relação ao microbioma, porém, quero abordar uma substância que deve ser evitada a qualquer custo: os adoçantes artificiais. Os adoçantes artificiais aprovados atualmente para o consumo humano são: sacarina, aspartame, sucralose, acessulfame e neotame. Eles cumprem perfeitamente bem o trabalho para o qual foram projetados — têm um sabor muito, mas muito doce.[89] A sacarina é trezentas a quinhentas vezes mais doce que o açúcar; o aspartame, 180 vezes mais, e a sucralose, seiscentas vezes mais. A vantagem deles é que satisfazem a vontade de doce sem fornecer as calorias do açúcar. Uma das maneiras de fazer isso é tendo baixa absorção pelo intestino, o que significa que são entregues diretamente para as bactérias intestinais. Então a grande dúvida é: como esses adoçantes afetam o microbioma?

Cientistas do Instituto Weizmann de Ciências e da Universidade de Tel Aviv, em Israel, examinaram o impacto de três desses adoçantes — sacarina, sucralose e aspartame — no microbioma intestinal.[90] Eles colocaram os adoçantes artificiais ou açúcares naturais (glicose e sacarose) na água do bebedouro dos camundongos durante onze semanas e compararam suas bactérias intestinais com as de camundongos que consumiram apenas água pura. Descobriram que a sacarina tinha efeitos maiores na microbiota, com uma redução de 1,2 vez no *Lactobacillus reuteri*, que é benéfico. Lembre-se de que o *L. reuteri* é uma bactéria intestinal importante que afeta a imunidade, cria resistência ao desenvolvimento de tumores de mama e de cólon e influencia o eixo intestino-cérebro para produzir o hormônio social oxitocina.

Um atrativo dos adoçantes artificiais é que a maioria não contém nenhum carboidrato, portanto exibem índices glicêmicos muito baixos. Surpreendentemente, porém, quando os camundongos receberam adoçantes artificiais em vez de açúcares naturais ou água pura no bebedouro e, em seguida, tiveram sua capacidade de metabolizar a glicose testada, os cientistas descobriram que os camundongos que bebiam o adoçante artificial tinham tolerância à glicose mais prejudicada do que os que bebiam água com açúcar ou água pura. Isso não faria sentido considerando apenas a composição química dos adoçantes. No entanto, investigou-se a possibilidade de que eles interagissem com o microbioma. Quando antibióticos de amplo espectro (ciprofloxacino, metronidazol ou vancomicina) foram dados aos camundongos a fim de eliminar as bactérias intestinais, todos os camundongos tiveram respostas semelhantes ao teste de tolerância à glicose, revelando que a interação dos adoçantes artificiais com o microbioma era responsável pela intolerância à glicose observada.

O grupo israelense também estudou 381 pessoas saudáveis sem diabetes na casa dos quarenta anos e descobriu que o consumo a longo prazo de adoçantes artificiais não calóricos se correlacionava a mudanças em seu microbioma intestinal.[91] Eles também tinham um maior índice de cintura-quadril (uma medida de obesidade), níveis mais altos de glicose no sangue em jejum e níveis elevados de hemoglobina Alc, um marcador sanguíneo que reflete o açúcar alto no sangue a longo prazo. Mais importante, os pesquisadores descobriram que parecia haver diferenças individuais na maneira de as pessoas responderem aos adoçantes artificiais, o que também pode se dever a variações em seu microbioma.

Outro estudo laboratorial realizado por cientistas da Universidade Case Western Reserve, da Universidade Estadual de Ohio, dos Institutos Nacionais de Saúde dos Estados Unidos e da Universidade de Aberdeen, na Escócia, demonstrou que um adoçante artificial podia causar disbiose. Os pesquisadores estudaram camundongos com tendência a uma inflamação do intestino semelhante à doença de Crohn e os alimentaram com maltodextrina sucralose por seis semanas. Quando suas bactérias intestinais foram examinadas depois da dieta, encontrou-se um crescimento excessivo de E. coli.[92]

Esses estudos mostram como alimentos sintéticos podem impactar o microbioma. No caso de adoçantes artificiais, as possíveis consequências podem influenciar a maneira como as bactérias intestinais controlam o metabolismo de açúcar no sangue e o ganho de peso. Isso é relevante porque, afinal, os adoçantes artificiais são usados exatamente para evitar esses problemas.

JUNTANDO TUDO

Tudo que você põe na boca e engole — frutas, verduras, legumes, carboidratos, carnes, junk food, refrigerante, adoçantes artificiais — alimenta as células humanas e depois se torna comida para o microbioma intestinal. As bactérias conseguem metabolizar componentes alimentares que o corpo humano não é capaz de digerir, e isso pode criar bioativos benéficos que protegem a saúde. Portanto, da próxima vez que fizer compras, olhar um cardápio, planejar uma refeição, pegar um lanchinho ou uma bebida, primeiro se pergunte: *O que faz bem para minhas bactérias?*. Trate suas bactérias bem, e elas vão retribuir o favor defendendo sua saúde.

A melhor maneira de comer pensando em suas bactérias é colocar mais fibras dietéticas na dieta e menos proteína e gordura animal. Alimentos de origem vegetal são fontes excelentes de fibras e bioativos que alimentam e estimulam o microbioma saudável. Suas bactérias intestinais criam, então, metabólitos que reduzem a inflamação, ajudam a regular o açúcar e o colesterol no sangue e melhoram a imunidade. Os benefícios vão ajudar não apenas você mas também seus descendentes.

Comer para ajudar seu microbioma permite que você se aventure além de frutas, verduras, legumes e frutos secos. Comer alimentos fermentados tradicionais e queijos que contenham bactérias benéficas aumenta a diversidade das bactérias no intestino. As bactérias intestinais benéficas também crescem com a ajuda do cacau, e comer ou beber chocolate diminui as bactérias maléficas. Lembre-se de que certos sucos de fruta (romã, *cranberry*, uva Concord) aumentam as bactérias intestinais chamadas *Akkermansia*, que podem ajudar a aprimorar seu sistema imunológico a fim de manter o corpo livre de câncer. As bactérias intestinais saudáveis adoram uma boa taça de vinho tinto, além de diversas formas de chá, como o preto, o *oolong* e o verde.

Se você já tomou antibióticos por algum motivo, eles definitivamente vão perturbar seu microbioma. Você deve tomar medidas alimentares para reconstruir seu ecossistema intestinal. Substâncias químicas artificiais são muito encontradas em alimentos processados, e podem ter consequências negativas para nossas bactérias e, portanto, para nossa saúde, talvez por gerações futuras. Então lembre-se: quando o assunto é ter uma alimentação saudável, não se trata apenas de você. Cuide do seu microbioma também.

PRINCIPAIS ALIMENTOS QUE INFLUENCIAM O MICROBIOMA

Prebióticos		Probióticos
Acelga chinesa	Feijão-preto	Chucrute
Aspargo	Grão-de-bico	Iogurte
Azeite de oliva (AOEV)	Grãos integrais	*Kimchi*
Brócolis	Kiwi	*Pao cai*
Broto de bambu	Lentilha	Pão de fermentação natural
Cereja	Manga	Parmigiano reggiano
Chá *oolong*	Nabo	Queijo camembert
Chá preto	Noz	Queijo gouda
Chá verde	Pão *pumpernickel*	
Chocolate amargo	Pêssego	
Cogumelo shiitake	Repolho	
Cogumelo-de-paris	Rúcula	

Cogumelo-juba-de-leão	Rutabaga	
Couve	Suco de *cranberry*	
Couve-flor	Suco de romã	
Damasco	Suco de uva Concord	
Ervilha	Tomate	
Feijão-branco	Vinho tinto	

9. Direcione seu destino genético

A poluição, as toxinas industriais, a radiação ultravioleta e o estresse emocional causam danos ao código genético. Quando o DNA está danificado, os genes podem falhar. As consequências, como pele enrugada e envelhecida, podem ser visíveis. Ou podem ser insidiosas e invisíveis, causando câncer ou prejudicando o cérebro, o coração, os pulmões e outros órgãos. Mas alimentos e bebidas podem ajudar a proteger o DNA contra ataques ambientais, bem como contra mutações de ocorrência natural.

Quando lemos sobre dietas e saúde, um termo que aparece muito é "antioxidantes". Eles são anunciados como substâncias naturais encontradas em superalimentos capazes de neutralizar radicais livres e oferecer uma vasta gama de benefícios como combate ao câncer e antienvelhecimento. Esse senso comum está correto. Os radicais livres são substâncias químicas altamente reativas, compostas de oxigênio e nitrogênio, produzidas por reações químicas naturais que acontecem no corpo. O corpo busca naturalmente reduzir os níveis de radicais livres usando antioxidantes produzidos pelas próprias células. Se os radicais livres vencerem os antioxidantes naturais, eles podem provocar nas células um estado chamado estresse oxidativo. Quando os radicais livres correm desenfreados, eles atuam como estilhaços químicos e podem ferir o DNA.

Muitos alimentos contêm substâncias bioativas com propriedades antioxidantes. Esses alimentos e seus antioxidantes são muito aclamados por sua capacidade de neutralizar radicais livres, reduzir o estresse celular e proteger o DNA. Claro, também existe publicidade de suplementos alimentares e alimentos funcionais por toda parte. A venda de produtos antioxidantes se tornou um grande negócio — a projeção é que se tornem um mercado de 278 bilhões de dólares até 2024.[1]

Mas vejamos as evidências científicas e clínicas a favor de alimentos que protegem o DNA e como eles de fato agem.

Primeiro, temos uma vitamina muito conhecida com propriedades antioxidantes: a vitamina C. Um dos suplementos alimentares mais consumidos, a vitamina C é encontrada naturalmente em muitos alimentos de origem vegetal. Os efeitos antioxidantes da vitamina C foram comprovados em muitos estudos laboratoriais, mas, como sempre, a evidência clínica é que manda.[2]

Pesquisadores do Instituto de Educação Vocacional de Hong Kong (Sha Tin) conduziram um estudo pequeno mas revelador para examinar os efeitos de proteção ao DNA do suco de laranja.[3] As laranjas são conhecidas por seu alto teor de vitamina C. Os pesquisadores recrutaram seis pessoas e coletaram uma amostra de sangue antes de tomarem 1,75 xícara de suco de laranja pasteurizado e, duas horas depois, coletaram uma segunda amostra de sangue. Em uma ocasião separada, os pesquisadores repetiram o experimento com os mesmos indivíduos, mas, dessa vez, deram uma bebida placebo composta de água, açúcar e um tablete de vitamina C no lugar do suco. Depois de ambos os exames, os pesquisadores usaram um teste especial chamado ensaio cometa para analisar a capacidade do sangue de proteger o DNA antes e depois de os indivíduos tomarem a bebida. No ensaio cometa, os glóbulos brancos, ou leucócitos, são expostos a peróxido de hidrogênio, a mesma substância química usada no clareamento capilar. O peróxido cria um dano em massa aos radicais livres e dilacera o DNA nos glóbulos brancos. Se tomar suco de laranja tivesse um efeito protetor, haveria menos dano ao DNA quando as células fossem expostas ao alvejante.

O estudo descobriu que, de fato, tomar suco de laranja melhorava a capacidade do sangue de proteger o DNA. O dano ao DNA das pessoas depois de tomar suco de laranja foi reduzido em 19% comparado à ingestão de água com açúcar enriquecida por vitamina. Esse efeito protetor ao DNA foi observado apenas duas horas depois da ingestão do suco. O efeito protetor ao DNA do suco de laranja superior ao da vitamina C sugere que os benefícios advêm não apenas da vitamina C. As laranjas contêm muitos bioativos, incluindo naringenina e hesperidina, que também são antioxidantes. Isso apoiaria a sabedoria prevalente de que os benefícios de antioxidantes combinados obtidos pelo consumo de alimentos in natura podem ser mais poderosos do que tomar apenas um suplemento. E, quando se trata de laranjas, realmente se derivam mais benefícios quando se come a fruta inteira, e não apenas se toma o suco. As laranjas contêm fibras dietéticas que, como vimos no capítulo 8, fazem bem para o microbioma. O suco de laranja recém-espremido é uma boa opção, mas tome cuidado com os sucos de frutas processados. Muitos não passam de bebidas ricas em açúcar que contêm pouquíssima fruta de verdade.

Comer frutas que contêm antioxidantes é apenas uma parte da proteção ao código genético. O problema é o seguinte: neutralizar radicais livres com antioxidantes é como atirar contra mísseis caindo do céu. Pode dar certo se houver poucos mísseis, mas, se os mísseis forem demais, alguns vão passar e causar destruição na terra. A analogia também se aplica à saúde. Se houver apenas níveis baixos de radicais livres no corpo, os antioxidantes podem ser derrubados facilmente. Mas, se o fardo for alto, como se pode encontrar em pessoas expostas regularmente a toxinas ambientais, fumantes ou com doença inflamatória crônica, os antioxidantes no alimento (ou nos suplementos) vão oferecer uma proteção útil mas apenas parcial.

A boa notícia é que os antioxidantes não são o único mecanismo para prevenir contra danos aos genes. Os alimentos podem ativar as defesas à saúde projetadas naturalmente em nosso DNA. Alguns podem acelerar o reparo do DNA decomposto depois que o dano aconteceu. Ao comer, também podemos ativar ou desativar determinados genes através de mudanças chamadas de epigenéticas. Além da dieta, o exercício físico, o sono e as exposições ambientais podem ter efeitos epigenéticos positivos (ou negativos). Mas os alimentos que exercem uma influência epigenética positiva podem ativar genes benéficos ou desativar genes prejudiciais a fim de prevenir e combater doenças. Os alimentos também podem influenciar o DNA protegendo os telômeros. Lembre que os telômeros são capuzes protetores que cobrem as extremidades dos filamentos de DNA. Proteger os telômeros impede os estragos do envelhecimento que os desgastam. Você pode ativar essas proteções ao DNA consumindo alimentos comuns e deliciosos que são fáceis de incluir na alimentação no dia a dia. Portanto, o que comemos pode nos proteger contra o dano ao DNA e apoiar a capacidade natural do DNA de ajudar a resistir a doenças.

Antes de discutirmos os muitos alimentos e bebidas capazes de proteger o DNA, vamos ver as doenças associadas a danos a ele.

DOENÇAS COM DANOS AO DNA

São encontrados danos ao DNA em muitas doenças graves, incluindo todo tipo de câncer. O câncer de pele talvez seja o mais comum, causado pela radiação solar (ultravioleta) que danifica o DNA de toda pele exposta (pense nas queimaduras de sol na praia). Esse é um processo chamado "cancerização de campo". Outros cânceres são associados a exposições ocupacionais, ambientais e alimentares em que o DNA se danifica repetidamente em órgãos específicos. Eles incluem câncer de pulmão, bexiga, esôfago, estômago e cólon, em que ataques do ar e da alimentação podem alterar o DNA. Lesões pré-cancerosas como pólipos de cólon, carcinoma in situ da mama, neoplasia intraepitelial e ceratose actínica, um precursor do câncer de pele, são cheias de células que contêm DNA danificado carente de reparos.

As infecções por bactérias e vírus causadores de doenças podem provocar mutações no DNA e, potencialmente, resultar em tumores, como câncer cervical, câncer de fígado (hepatocelular) e câncer de boca e vias aéreas. Algumas pessoas carregam mutações congênitas em que o corpo tem mecanismos de reparo ao DNA enfraquecidos. Para essas pessoas, o câncer é um destino muito provável. Algumas doenças que carregam esses riscos têm nomes difíceis de pronunciar, como a síndrome de Li-Fraumeni (sem nenhuma relação com o autor deste livro), a ataxia-telangiectasia e a síndrome de Lynch. Se você tiver algumas dessas doenças, seu DNA não está protegendo você como deveria, e precisa de toda ajuda que puder encontrar. Alimentos que ajudam a defender o DNA são vitais nessas doenças.

O dano ao DNA pode ser um efeito colateral de tratamentos tradicionais contra o câncer, como quimioterapia e radioterapia. Embora matem as células do câncer, esses tratamentos indiscriminados também causam dano colateral ao DNA de células saudáveis. Isso pode provocar cânceres secundários em pacientes que foram tratados com sucesso e sobreviveram ao primeiro câncer. Processos de imagenologia médica comuns, de raios X a tomografias computadorizadas, IRMS e PET, aplicam radiação que traumatiza o DNA normal.

Doenças autoimunes causam dano ao DNA, não apenas nos órgãos afetados por um sistema imunológico superativo mas também nos glóbulos brancos que circulam na corrente sanguínea. Isso foi visto em pessoas com lúpus, artrite reumatoide, doença celíaca e doenças inflamatórias intestinais, como doença de Crohn, colite ulcerativa, entre outras.[4]

Mudanças epigenéticas podem ser prejudiciais ou benéficas, e vão acontecendo ao longo da vida das pessoas. As mudanças em como o DNA é expresso podem ser passadas de geração em geração. Está se descobrindo que essas alterações atuam em uma grande variedade de doenças, incluindo esquizofrenia, transtorno do espectro do autismo, doença de Alzheimer, doença de Parkinson, depressão maior, aterosclerose e doenças autoimunes.[5] Está claro que há uma variedade enorme de problemas de saúde em que a proteção do DNA pode se revelar útil. Uma dieta consciente contendo alimentos com propriedades protetoras ao DNA pode fortalecer suas defesas de saúde.

ALIMENTOS QUE INFLUENCIAM O REPARO DO DNA

A maioria dos livros de nutrição descreve a importância dos micronutrientes como blocos constitutivos do DNA normal. Eles incluem as vitaminas A, B, C, D e E, encontradas em espinafre, cenoura, pimentão vermelho, lentilha, feijão-branco e cogumelos, bem como ovos, óleo de fígado de bacalhau, sardinha e cavalinha. Minerais como magnésio, encontrado em amêndoas, aveia, banana e tofu, e zinco, encontrado em ostras, caranguejo e lagosta, são necessários para manter os mecanismos de reparo ao DNA. No entanto, está ficando cada vez mais claro que os benefícios dos alimentos in natura são maiores do que qualquer componente destacado, quer seja uma vitamina, mineral ou mesmo um bioativo. Esse é um motivo por que dou atenção particular aos dados vindos de estudos clínicos e laboratoriais de alimentos e bebidas in natura, e de estudos epidemiológicos em populações do mundo real.

SUCOS DE FRUTAS SILVESTRES

Embora o suco de laranja seja uma bebida matinal prática, outras opções interessantes podem oferecer benefícios protetores ao DNA. Sucos de frutas silvestres mistas são encontrados em toda parte, de mercearias a suquerias e barraquinhas de *smoothie*. As frutas silvestres vermelhas e de cores escuras contêm muitos bioativos, incluindo antocianina e outros polifenóis com efeitos antioxidantes.

Uma pesquisa conduzida na Universidade de Kaiserslautern na Alemanha recrutou dezoito voluntários homens saudáveis[6] e deu a eles um suco de frutas silvestres misto feito de uva vermelha, amora-silvestre, ginja, cassis e arônia. Os indivíduos beberam o suco todos os dias por três semanas, consumindo um total diário de três xícaras, divididas em partes iguais no decorrer de um dia. Depois de completar as três primeiras semanas, pediu-se que não comessem nenhuma fruta silvestre por mais três semanas. Os pesquisadores coletaram sangue no início e ao longo do estudo. Um ensaio cometa mostrou que beber o suco de frutas silvestres aumentava a proteção ao DNA em 66%, o que foi observado uma semana depois de os indivíduos começarem o suco, comparado com seus níveis anteriores. Quando o consumo foi interrompido, os efeitos protetores se desgastaram, e o nível de dano ao DNA no sangue cresceu continuamente até voltar aos níveis anteriores. Para ver se os efeitos se deviam a bioativos das frutas silvestres, o pesquisador removeu os polifenóis do suco, depois repetiu o estudo. Dessa vez, quando os voluntários consumiram essa bebida, seu sangue não exibiu os efeitos protetores do DNA, demonstrando que o efeito se devia sim aos bioativos.

KIWI

Fatias verdes vivas de kiwi tornam o prato de café da manhã mais atraente, e o sabor que lembra o morango é de dar água na boca. Como vimos no capítulo 8, o kiwi tem um impacto benéfico no microbioma, além de conter níveis altos de vitamina C, ácido clorogênico e ácido quínico, que exercem efeitos antioxidantes.[7] Pesquisadores do Rowett Research Institute, na Escócia, examinaram a capacidade do kiwi de reduzir o dano ao DNA.[8] Eles recrutaram catorze voluntários saudáveis e lhes deram um, dois ou três kiwis para comer por dia. Os participantes comeram uma dose diferente da fruta durante cada um dos três períodos, e seu sangue foi coletado para a realização de um ensaio cometa no início e no fim de cada período. Os resultados mostraram que comer kiwi, independentemente do número de frutas, era capaz de reduzir o dano ao DNA em cerca de 60%. Quando os pesquisadores observaram com mais atenção o DNA, descobriram que comer três frutas chegava a aumentar a atividade de *reparo* ao DNA em 66%. Portanto, comer kiwi não apenas neutraliza os radicais livres como também aumenta o índice de reparo de qualquer DNA que tenha sido danificado, para que volte a entrar em forma.

CENOURA

O sabor delicioso não é o único motivo para pegar um suco ou sopa de cenoura. Dignas de sua fama, as cenouras são ricas em bioativos chamados carotenoides, pigmentos vermelhos e amarelos encontrados em toda parte no mundo de alimentos de origem vegetal. Os carotenoides são verdadeiras potências quando se trata de atividade antioxidante.

Pesquisadores do Quadram Institute Bioscience, do Reino Unido, examinaram os efeitos de comer cenouras na proteção do DNA.[9] Eles recrutaram 64 voluntários e os alimentaram com o equivalente a 2,5 xícaras de cenouras (cerca de cinco cenouras médias) por dia durante três semanas, além da dieta regular. As cenouras eram da marca de congelados Sainsbury e cozidas por dez minutos em água fervente, secas e depois picadas em um processador de alimentos. Os pesquisadores coletaram sangue no começo do estudo, após três semanas e, então, seis semanas depois. Passadas três semanas comendo cenouras, o sangue das pessoas estudadas exibiu um aumento na atividade de reparo ao DNA, mas não uma redução na taxa de dano ao DNA. Isso significa que as cenouras não impedem o dano ao DNA, mas reparam o dano que já existe. O interessante é que suplementos alimentares contendo carotenoides reduzem o dano ao DNA, o que condiz com seus efeitos antioxidantes bem documentados. Esse é um bom exemplo de como alimentos in natura beneficiam sua saúde de maneiras diferentes dos suplementos.

BRÓCOLIS

É verdade, comer brócolis faz bem para a saúde, e um dos benefícios é a proteção ao DNA.[10] Pesquisadores da Universidade de Milão, na Itália, e da Universidade de Copenhague, na Dinamarca, recrutaram 27 estudantes universitários do sexo masculino que fumavam mais de dez cigarros por dia.[11] A fumaça do cigarro contém uma nuvem de substâncias chamada espécie reativa de oxigênio, que definitivamente causa dano ao DNA. Portanto, os fumantes são um grupo perfeito para estudar se os brócolis podiam oferecer alguma proteção. Os pesquisadores cozinharam os brócolis (da plantação Marathon) por quinze minutos no vapor e deram a cada indivíduo 1,3 xícara do vegetal cozido por dia durante dez dias. Amostras de sangue foram coletadas no início e no final do estudo, e tiveram sua capacidade de reduzir o dano ao DNA testada com o ensaio cometa. A intervenção com os brócolis causou uma redução de 23% na decomposição do DNA no sangue dos fumantes. Depois que o período de consumo de brócolis terminou, os exames de sangue foram repetidos. Como era de esperar, o sangue dos fumantes exibiu um retorno aos mesmos níveis de dano elevado vistos antes de os participantes terem comido brócolis.

ALIMENTOS RICOS EM LICOPENO: TOMATE, MELANCIA, GOIABA, TORANJA

Da próxima vez que for à praia, considere tomar um suco de tomate, melancia, toranja ou goiaba antes de sair. Isso vai proteger você contra os males do sol. A cor vermelho-laranja dessas frutas vem do licopeno, que, entre outros benefícios já apresentados nos capítulos anteriores, protege o DNA da radiação ionizante do sol.[12]

Cientistas do Instituto Nacional de Saúde Pública — Instituto Nacional de Higiene da Polônia estudaram os efeitos do licopeno. Eles recrutaram mulheres saudáveis não fumantes de trinta anos de Varsóvia e coletaram seus glóbulos brancos. Em seguida, expuseram os glóbulos brancos a raios X, analisando os efeitos prejudiciais da radiação com o ensaio cometa. A radiação danificou o DNA e matou a maioria dos glóbulos. No entanto, quando os glóbulos eram expostos ao licopeno uma hora *antes* ou imediatamente antes da exposição à radiação, o dano ao DNA era significativamente reduzido, e mais glóbulos sobreviviam. Isso exibiu um efeito protetor, especialmente em níveis baixos de licopeno. No entanto, quando o licopeno era adicionado aos glóbulos *depois* da exposição à radiação, não houve nenhum efeito protetor, e o dano ao DNA foi significativamente elevado.

Esse achado mostra que o licopeno não consegue reparar o DNA depois do estrago da radiação, mas pode ter um efeito protetor antes da exposição à radiação. Como consequência desses resultados, sugiro que você tome um suco de tomate ou melancia antes de ir ao dentista, que pode tirar um raio X dos seus dentes, ou antes de entrar em um avião, onde a dose de radiação durante o voo será inevitável.

O licopeno também protege do dano ao DNA causado por infecções. A bactéria *Helicobacter pylori* infecciona o estômago e causa destruição celular, o que provoca gastrite, úlceras estomacais e até câncer de estômago. Mais de 4 bilhões de pessoas em todo o mundo são infectadas pela *H. pylori*, o que a torna um problema de saúde global.[13] A bactéria causa dano criando espécie reativa de oxigênio. No estômago, ela causa estresse oxidativo e dano ao DNA.

Um estudo realizado por cientistas da Universidade Yonsei, na Coreia, e da Universidade de Medicina e Odontologia de Tóquio, no Japão, descobriu que o dano da *H. pylori* pode acontecer rápido. Apenas quinze minutos depois que as células estomacais são infectadas, são criados radicais livres. Após a exposição, a produção deles continua por pelo menos uma hora, com um aumento crescente na destruição do DNA nas células estomacais.[14] Mas, quando as células foram tratadas com licopeno uma hora antes da infecção pela *H. pylori*, a quantidade de espécie reativa de oxigênio prejudicial foi reduzida em mais de 60%. O licopeno diminuiu o dano celular ao DNA em quase 40%, e as células foram resgatadas. Esse benefício protetor do licopeno nas células do estômago é paralelo ao efeito nos glóbulos brancos das mulheres de Varsóvia.

FRUTOS DO MAR

Além de seus benefícios antiangiogênicos, as gorduras poli-insaturadas (PUFAS ômegas 3) dos frutos do mar podem proteger o DNA. São muitas as fontes de PUFAS ômega 3 no mar, e você ficaria surpreso em descobrir que, embora o salmão seja uma delas, não está no topo da lista. Da próxima vez que estiver na peixaria ou em um restaurante, considere as seguintes fontes principais de PUFAS ômega 3 marinho, sobre as quais já falamos no capítulo 6, por suas vantagens de reparo ao DNA: pescada (um peixe branco da família do bacalhau), pepino-do--mar (uma iguaria na Ásia, parente da estrela-do-mar), amêijoas, atum (cuidado com os altos níveis de mercúrio), albacora e butarga (a ova seca do curimã, considerada uma iguaria no Mediterrâneo).

Os PUFAS ômega 3 geradores de saúde têm efeitos antioxidantes que combatem a devastação do DNA causada pelos radicais livres.[15] Mas também podem melhorar o reparo ao DNA em células que, se não forem tratadas, podem se tornar cancerosas.[16] Pesquisadores da Harvard Medical School e do National Cancer Institute dos Estados Unidos examinaram 1125 casos de pacientes com câncer colorretal.[17] (Esses pacientes haviam participado de dois grandes estudos chamados Nurses' Health Study e Health Professionals Follow-up Study.) Os pesquisadores examinaram os espécimes de câncer em busca de sinais de instabilidade do DNA. Quando o DNA de um câncer é estável, suas células são menos erráticas e têm um comportamento mais previsível. Quando o DNA de um câncer é instável, as coisas podem sair do controle e se tornar ainda mais perigosas. Cânceres com DNA estável são chamados de MSS (microssatélites estáveis, do inglês *microsatellite stable*), enquanto aqueles com alta instabilidade no DNA são chamados de MSI-H (microssatélites de instabilidade alta, do inglês *microsatellite instability-high*). Como vimos no capítulo 4, as células são projetadas para reparar o DNA substituindo as partes danificadas.

Os pesquisadores descobriram que um consumo alto de PUFAS ômega 3 marinhos era associado a uma redução de 46% no risco de cânceres de cólon MSI-H mais agressivos comparado com aqueles com baixa ingestão de PUFAS ômega 3. É considerada uma ingestão diária alta o equivalente à quantidade de gordura saudável encontrada em cem gramas de peixe, uma porção mais ou menos do tamanho de um baralho. Esses dados mostram que comer alimentos ricos em PUFAS ômega 3 não apenas reduz o dano ao DNA por meio de seus efeitos antioxidantes, mas também pode ajudar a melhorar a capacidade do corpo de reparar o DNA.

OSTRAS-DO-PACÍFICO

Se você ama ostras, vai adorar esta descoberta: as ostras protegem seu DNA. Dentre as mais de cem variedades de bivalves de água salgada, a ostra-do-pacífico é doce e relativamente pequena, muito cultivada e comida no mundo todo. Elas não produzem pérolas, mas oferecem benefícios antioxidantes. A carne da ostra tem altas quantidades do aminoácido taurina, que protege o DNA contra o dano dos radicais livres. Ela também contém o aminoácido cisteína e os bioativos peptídios, que criam um antioxidante poderoso chamado *glutationa*.[18]

Além de serem uma delícia cruas, as ostras podem ser assadas, usadas em ensopados ou transformadas em molho. O molho é especialmente poderoso porque as ostras são reduzidas, criando basicamente um extrato com os bioativos concentrados. O molho clássico de ostra é um molho escuro e espesso inventado em Cantão, na China, no século XIX. Ele é muito usado em receitas de *stir-fry* para acrescentar um sabor de umami rico a vegetais da família das crucíferas, como brócolis e acelga chinesa, na culinária chinesa e do Sudeste Asiático.

Pesquisadores do Centro Nacional para Pesquisa Científica, na França, e do Fox Chase Cancer Center, nos Estados Unidos, estudaram os efeitos antioxidantes de extratos de ostras em humanos.[19] Eles recrutaram sete homens saudáveis e lhes deram extratos de ostras-do-pacífico preparados aquecendo as ostras por uma hora em 80ºC, depois secando o extrato para formar um pó. O pó foi tomado na forma de suplemento em comprimido três vezes ao dia durante oito dias. Os pesquisadores tiraram sangue ao longo do estudo, infligindo e depois medindo dano ao DNA no sangue para ver os efeitos do extrato de ostra. Tomar o extrato de ostra causou uma impressionante redução de 90% no dano ao DNA. O extrato de ostra também elevou em 50% os níveis sanguíneos do antioxidante protetor glutationa.

Da próxima vez que comer um prato de ostras, pergunte se são ostras-do-pacífico; e se delicie acrescentando molho de ostra como um realçador de sabor e protetor do DNA quando for preparar um *stir-fry*.

ALIMENTOS COM EFEITOS EPIGENÉTICOS

Além de proteger ou reparar o DNA, os alimentos podem influenciar a função do DNA por um processo chamado mudança epigenética. Lembre-se: as influências epigenéticas são aquelas causadas por exposições externas, como a dieta ou o ambiente. Essas influências ativam o DNA que normalmente ficaria mudo e sem funcionar, ou bloqueiam o DNA que estava ativo. Embora algumas mudanças epigenéticas causadas por exposições tóxicas, por exemplo, sejam prejudiciais à saúde, pesquisas demonstram que certos alimentos podem provocar mudanças epigenéticas que influenciam uma saúde melhor.

Uma recapitulação rápida das diferentes mudanças epigenéticas: a metilação é quando a substância química metil repousa no filamento de DNA e silencia um gene, de maneira que ele não consegue agir para produzir sua proteína. A desmetilação permite que sejam produzidas as proteínas antes bloqueadas. As modificações de histona desenrolam ou contraem o DNA para torná-lo mais ou menos disponível, o que pode ser benéfico à saúde, dependendo do gene influenciado. Ao compreender os efeitos epigenéticos, você pode selecionar alimentos com a capacidade de desativar um gene prejudicial ou ativar um gene benéfico para produzir quantidades maiores de proteínas benéficas. Quando o DNA benéfico é ativado e o prejudicial é silenciado, a saúde é fortalecida.[20]

SOJA

Além de seus efeitos antiangiogênicos de cortar o suprimento do câncer, a soja pode combater o câncer de mama ativando epigeneticamente o poder de um gene supressor do câncer.[21] A função desses genes é prevenir o crescimento de tumores. Quando os genes são bloqueados, as células do câncer de mama podem crescer mais facilmente, embora haja ainda outras defesas da saúde que o câncer precisa superar para se tornar letal. Mas os efeitos epigenéticos da soja são particularmente importantes por causa da confusão em torno de soja e câncer de mama.

Pesquisadores da Universidade de Missouri e da Universidade Estadual de Iowa estudaram o efeito de dar bioativos da soja (isoflavonas) para mulheres a fim de ativar esses genes supressores de tumor.[22] Eles recrutaram 34 mulheres saudáveis em um estudo clínico duplo-cego randomizado prospectivo. As mulheres receberam uma dose alta ou baixa de bioativos da soja para consumir duas vezes ao dia durante dez dias. A dose diária baixa era equivalente a comer 1,2 xícara de *edamame*, ao passo que a dose alta era o equivalente a quatro xícaras. Os níveis sanguíneos de um isoflavona da soja, a genisteína, eram mais altos quando as mulheres consumiam a dose alta de soja.

Os pesquisadores se concentraram especificamente em um gene supressor de tumor chamado ácido retinoico receptor B2 (RARB2, do inglês *retinoic acid receptor B2*). Os genes supressores de tumores servem como guardiões do genoma para prevenir o desenvolvimento de câncer. No caso do RARB2, é comum encontrar esse gene protetor desativado ou neutralizado no câncer de mama. Lembre-se de que a metilação bloqueia a função de uma seção específica do DNA.[23] Os pesquisadores descobriram que, mesmo depois de consumir a dose baixa de isoflavona da soja, o gene supressor de tumor RARB2 era ativado. Isso significa que comer soja causa maior supressão de tumor e proteção contra o crescimento de câncer. Os indivíduos que consumiram as isoflavonas da soja também tinham níveis maiores de um segundo gene supressor de tumores, a ciclina D2 (CCND2).[24]

Essas descobertas têm implicações práticas para mulheres portadoras da mutação BRCA, visto que portar esse gene é associado a um risco maior de desenvolver câncer de mama, câncer de ovário e câncer de pâncreas. Graças ao teste conveniente de DNA usando saliva, cada vez mais mulheres estão passando a conhecer seu status de BRCA. Como o BRCA é um gene supressor de tumores, uma mutação significa menor proteção contra o câncer. Um estudo de pacientes com mutações do BRCA mostrou que elas também tinham outros supressores de tumores bloqueados, incluindo RARB2 e CCND2.[25] A soja ajuda a ativar esses genes que combatem o câncer através de mudanças epigenéticas, o que explica em parte por que a soja pode ajudar a neutralizar o perigo de se ter uma mutação do BRCA. Comer soja pode provocar uma mudança epigenética no DNA com efeitos protetores contra o câncer de mama.

VEGETAIS CRUCÍFEROS

Você já viu o valor dos brócolis, mas toda a família a que ele pertence, os vegetais crucíferos, também causa mudanças epigenéticas no DNA. Brócolis, acelga chinesa, couve e repolho contêm o bioativo sulforafano. Cientistas do Institute of Food Research em Norwich (Reino Unido) mostraram, por exemplo, que, quando as células do câncer de cólon são expostas ao sulforafano, ocorre uma mudança profunda na atividade de genes nas células. Os sulforafanos fizeram com que 63 genes no câncer tivessem sua atividade reduzida pela metade.[26] Outros estudos mostraram que os sulforafanos em vegetais crucíferos causam um aumento epigenético na atividade de genes supressores de tumores, assim como a soja, o que ativa uma defesa natural contra o câncer.[27]

CAFÉ

Os grãos de café contêm polifenóis que desencadeiam funções do DNA. Assim como a soja, os polifenóis do café ativam epigeneticamente o gene supressor de tumores RARB2. Cientistas na Universidade da Carolina do Sul documentaram esses efeitos em laboratório, onde expuseram células de câncer de mama a dois bioativos encontrados no café: os ácidos clorogênico e cafeico.[28] Esses dois polifenóis mudaram as células cancerígenas para que os supressores de tumor em seu DNA fossem liberados, impedindo a capacidade dos cânceres de crescer.

CHÁ

Assim como no café, o principal bioativo do chá verde, chamado epigalocatequina-galato (EGCG), causa mudanças epigenéticas que ampliam a influência dos genes supressores de tumores, reduzindo assim a capacidade do câncer de se formar. Combinados com seus efeitos antiangiogênicos e microbiômicos, não é de surpreender que o chá tenha evidências clínicas a favor dos benefícios anticâncer.[29] O chá verde também faz com que as células passem por mudanças epigenéticas que aumentam a produção de uma enzima antioxidante natural chamada glutationa-S-transferase (GSTP1), que protege o DNA ainda mais por neutralizar os radicais livres.[30]

CÚRCUMA

Se você já comeu em um restaurante indiano, indonésio ou tailandês, é bem provável que tenha experimentado cúrcuma, um tempero muito usado na culinária do Sudeste Asiático. Esse tempero também é utilizado na mostarda para dar a cor dourada característica. A cúrcuma é uma planta tropical cujos caules subterrâneos são colhidos, cozidos, desidratados no forno e transformados em pó para formar uma especiaria de cor laranja usada na culinária e na medicina aiurvédica há milhares de anos. O principal bioativo na cúrcuma é a curcumina. A curcumina causa muitos efeitos epigenéticos benéficos que aumentam a atividade de genes supressores de tumor no corpo conhecidos por combater o crescimento do câncer de cólon e da leucemia.[31]

Os efeitos epigenéticos da curcumina também protegem a saúde de seus vasos sanguíneos.[32] Em ratos de laboratório com hipertensão, os cientistas da Academia Chinesa de Ciências descobriram que o consumo de curcumina reduzia a lesão a vasos sanguíneos coronarianos alimentando o coração de modo a permitir que seus genes produzissem uma proteína chamada inibidor tecidual de metaloproteinase (TIMP, do inglês *tissue inhibitor of metalloproteinases*). Essa proteína reduz a inflamação. Como a inflamação danifica a parede do vaso sanguíneo, o que provoca o estreitamento dos vasos sanguíneos por placas de colesterol, a ação epigenética da curcumina protege o coração da inflamação que um ataque cardíaco por artérias bloqueadas pode causar.

A curcumina também beneficia o cérebro. Cientistas na Universidade Nacional de Busan, na Coreia, mostraram que, quando as células de câncer cerebral (glioma) são expostas à curcumina, é desencadeado um efeito epigenético que faz com que as células cancerígenas cometam suicídio.[33] O mesmo grupo na Coreia expôs células-tronco neurais saudáveis do cérebro à curcumina para verificar o que aconteceria. Nesse caso, a curcumina estimulou as células-tronco a crescerem e formarem neurônios normais maduros. Isso significa que os poderes epigenéticos contidos em um único tempero, a curcumina, podem cumprir um serviço triplo: proteger contra o câncer, reduzir a inflamação dos vasos e ajudar a criar neurônios.

ERVAS

Muitas ervas comuns usadas na culinária mediterrânea contêm um bioativo chamado ácido rosmarínico, batizado assim por ter sido descoberto originalmente no alecrim [em latim, *rosmarinus*]. O ácido rosmarínico também é encontrado no manjericão, na manjerona, na sálvia, no tomilho e na hortelã-pimenta. Cientistas na Universidade de Poznan, na Polônia, examinaram seus efeitos epigenéticos e descobriram que o ácido rosmarínico previne o bloqueio de genes supressores de tumores em células do câncer de mama humano.[34]

ALIMENTOS QUE PROTEGEM OS TELÔMEROS

Os telômeros representam um papel importante na proteção do DNA, servindo como escudo contra danos nas extremidades dos cromossomos. Eles se encurtam naturalmente com a idade, como um fusível se queimando, então qualquer ação que ajude a preservá-los por mais tempo vai proteger o DNA e combater o envelhecimento. Vejamos os alimentos e as bebidas que se revelaram capazes de contrabalançar o encurtamento dos telômeros.

CAFÉ

O café é uma bebida apreciada há mais de seiscentos anos. E, se você é como eu, ele faz parte de um ritual matinal para começar o dia — em grande parte por causa da cafeína. Mas descobriu-se que o café tem outros benefícios e bioativos além do tranco matinal. Ele diminui seu risco de morte.

Em um estudo enorme com 521 330 homens e mulheres na Investigação Prospectiva Europeia sobre Câncer e Nutrição, o consumo de café tanto cafeinado como descafeinado foi associado a uma redução na mortalidade, precisamente 12% menor em homens e 7% em mulheres — por qualquer causa.[35] O melhor benefício foi a redução no risco de morte por doenças relativas à digestão, o que faz sentido, visto que o intestino é exposto a altas concentrações de bioativos do café.

A cafeína pode dar o tranco de que você precisa, mas pode não representar um papel significativo na proteção ao DNA proporcionado por tomar café. Em estudos laboratoriais, a cafeína na verdade encurtou os telômeros.[36] No entanto, tomar café tem o efeito oposto. Em um estudo chamado National Health and Nutrition Examination Survey (NHANES), os pesquisadores documentaram o consumo de café e cafeína em 5826 adultos e mostraram que tomar mais café estava associado a telômeros mais *longos*.[37] Para cada xícara de café que os indivíduos consumiam por dia, seus telômeros eram 33,8 pares de bases mais compridos. Isso significa que tomar uma xícara de café por dia realmente refreia o envelhecimento. O café contém muito mais bioativos do que a cafeína, e é provável que diversos bioativos trabalhem juntos para oferecer um efeito protetor ao telômero. (Lembre-se de que o café também tem benefícios para as defesas de angiogênese.)

Um terceiro grande estudo, o Nurses' Health Study, corroborou os achados benéficos do café. Pesquisadores examinaram os níveis de consumo de café de 4780 mulheres usando um questionário de frequência alimentar e então mediram os telômeros dessas participantes usando amostras de sangue.[38] Comparadas com as que não bebiam café, as mulheres que tomavam três ou mais xícaras por dia tinham telômeros mais longos.

Antigamente, o café era tido como um possível risco de doença cardíaca, visto que a cafeína pode acelerar a frequência cardíaca. Em teoria, até faz sentido, mas, na realidade, descobriu-se o oposto quando foram conduzidos estudos populacionais reais com pessoas que tomavam café. Pesquisadores da Universidade de York, no Reino Unido, conduziram uma meta-análise examinando o consumo de café e a mortalidade após um ataque cardíaco em um total de 3271 pessoas. (Uma meta-análise permite que os pesquisadores examinem diversos estudos e usem métodos estatísticos para combinar seus resultados e sintetizar todos os achados a fim de chegar a uma verdade comum usando as evidências disponíveis.) Quando aplicada ao café, a análise descobriu que pessoas que tomavam pouco café (uma a duas xícaras por dia) tinham um risco 21% *menor* de ataque cardíaco, ao passo que pessoas que tomavam muito (duas ou mais xícaras por dia) tinham um risco 31% menor de morte. Tudo indica que os muitos bioativos do café ajam no coração, o que leva ao menor risco associado. O benefício final do café para a saúde com base em todas as evidências clínicas é um bom exemplo de por que é importante olhar (e consumir) o alimento todo, e não tirar conclusões precipitadas com base em apenas um de seus componentes, como, no caso do café, a cafeína.

CHÁ

Considerando a quantidade crescente de atributos do chá à saúde, uma questão óbvia é a de se tomar chá beneficia os telômeros. Pesquisadores da Universidade Chinesa de Hong Kong estudaram um grupo de 976 homens e 1030 mulheres a partir de 65 anos.[39] A idade média dos participantes era 72 anos, o que é importante para um estudo de telômeros porque eles vão se encurtando com o envelhecimento. Cada indivíduo do estudo relatou o quanto e com que frequência consumia alimentos de treze categorias comuns na China, incluindo o chá. Pesquisadores coletaram sangue e mediram o comprimento dos telômeros nos glóbulos brancos. O resultado foi surpreendente: tomar chá foi associado a um aumento no comprimento dos telômeros, mas apenas nos homens, e não nas mulheres. Quando a quantidade de chá consumida pelos homens foi analisada, os que tomavam três ou mais xícaras por dia tinham telômeros mais longos do que os que tomavam menos de um terço de xícara de chá. A variação no comprimento dos telômeros equivalia a uma diferença de cinco anos de vida a mais entre os que bebiam níveis altos e baixos de chá. Nenhum outro grupo de alimentos foi associado a qualquer alongamento nessa população idosa. O estudo não questionou especificamente qual era o tipo de chá tomado, mas o chá verde e o *oolong* são os mais consumidos na China.

Por que as mulheres não receberam os mesmos benefícios do chá no alongamento dos telômeros? O único outro achado estatisticamente importante desse estudo foi um efeito negativo visto em mulheres (mas não em homens) associado ao uso de óleo de cozinha e telômeros mais curtos. Os pesquisadores observaram que as mulheres, que cozinham mais na cultura chinesa, podiam estar diante de vapores de óleo aquecido a altas temperaturas na panela *wok*, o que pode gerar subprodutos químicos prejudiciais aos telômeros, podendo suprimir qualquer benefício protetor do chá.

CASTANHAS E SEMENTES

Castanhas e sementes são lanchinhos populares hoje em dia, e todas as evidências apontam a favor de seus benefícios à saúde. São uma boa fonte de fibra dietética (para o microbioma) e contêm bioativos potentes, como ácido gálico e ácido elágico. Pelo menos dois grandes estudos mostraram que comer castanhas e sementes está associado a uma redução na mortalidade.[40] O Physician's Health Study envolveu 22 742 médicos e mostrou uma associação entre comer de cinco a seis porções de castanhas por semana e uma redução de 26% no risco de mortalidade, comparado com pessoas que raramente ou nunca comiam castanhas. O estudo PREDIMED mostrou um nível ainda mais alto de benefício. Nesse estudo, que avaliou 7447 pessoas saudáveis na Espanha com risco de doença cardiovascular, aqueles que comiam três porções de castanhas por semana tinham um risco de mortalidade 39% menor do que pessoas que não comiam nenhuma.

Considerando essas associações vistas entre o consumo de castanhas e a mortalidade, pesquisadores da Universidade Brigham Young, em Utah, nos Estados Unidos, estudaram se o consumo de castanhas influenciava o comprimento do telômero. Eles questionaram 5582 homens e mulheres entre vinte e 84 anos que fizeram parte do programa National Health and Nutrition Examination Survey (NHANES), conduzido pelo National Center for Health Statistics dos Estados Unidos, sobre a quantidade e a frequência com que comiam castanhas e sementes.[41] Nesse estudo, "castanhas e sementes" incluíam amêndoa, manteiga e pasta de amêndoa, castanha-do-pará, castanha-de-caju e manteiga de castanha-de-caju, castanha-portuguesa, semente de linhaça, avelã, macadâmia, amendoim e manteiga de amendoim, pecã, pinoli, pistache, semente de abóbora, semente de gergelim e tahine, semente de girassol e nozes. Os pesquisadores então examinaram o sangue dos participantes para determinar o comprimento dos telômeros e procuraram correlações alimentares.

Essa análise demonstrou que quanto mais castanhas e sementes eram consumidas, maior era o comprimento dos telômeros. Para cada dez gramas de castanhas ou sementes consumidas por dia, os telômeros eram 8,5 vezes mais compridos no decorrer de um ano. Dez gramas são cerca de uma colher de sopa de castanhas, o que equivale a: nove castanhas-de-caju; sete nozes; seis amêndoas; quatro colheres de chá de linhaça, sementes de abóbora ou sementes de girassol; ou duas colheres de chá de sementes de gergelim. Essas quantidades podem ser consumidas facilmente em um dia de diferentes formas, cruas, assadas, em uma barra de cereais ou adicionadas à salada.

Que vantagem isso oferece em relação ao envelhecimento? Geralmente, os telômeros encolhem 15,4 pares de bases por ano. Como os achados do NHANES mostraram que comer castanhas ou sementes aumentava o comprimento dos telômeros em 8,5 unidades por dez gramas consumidos, os pesquisadores calcularam que, para cada meio punhado de nozes ou sementes consumidas por dia, haveria uma desaceleração de cerca de 1,5 ano no envelhecimento celular.

DIETA MEDITERRÂNEA

Além dos sabores excelentes e dos ingredientes frescos — e todos os benefícios influenciadores da angiogênese, das células-tronco e do microbioma —, a dieta mediterrânea é associada ao envelhecimento saudável e ao alongamento dos telômeros. Um estudo conduzido por pesquisadores de Harvard examinou 4676 mulheres saudáveis de meia-idade do Nurses' Health Study para investigar a relação entre padrões alimentares e telômeros.[42] As mulheres completaram um questionário de frequência alimentar, que os pesquisadores analisaram depois para avaliar a proximidade entre os alimentos que elas consumiam e a dieta mediterrânea. O sistema de pontuação usado para essa análise se baseou em um consumo mais alto de vegetais (excluindo-se batatas), frutas, castanhas, grãos integrais, leguminosas, peixes e gorduras monoinsaturadas; consumo moderado de álcool; e consumo mais baixo de carnes vermelhas e processadas. Os pesquisadores coletaram sangue e mediram o comprimento dos telômeros nos glóbulos brancos das participantes. As mulheres cujos padrões alimentares eram mais parecidos com a dieta mediterrânea tinham telômeros significativamente mais longos. Por outro lado, em mulheres que comiam uma dieta ocidental típica, rica em gorduras saturadas e carne, o efeito era exatamente oposto. Na realidade, as mulheres cujas dietas *menos* se assemelhavam à mediterrânea tinham telômeros mais curtos do que a média.

A dieta mediterrânea é composta de alimentos e bebidas conhecidos por serem ricos em atividade antioxidante, anti-inflamatória e de reparo ao DNA, o que refreia o encurtamento dos telômeros.[43] O importante desse estudo, porém, é a descoberta de que nenhum alimento individual único documentado nas dietas foi uma solução mágica para o aumento do comprimento dos telômeros. O fator mais importante foi o padrão alimentar como um todo.

DIETAS ASIÁTICAS RICAS EM VEGETAIS

Como padrão de dieta, não há dúvida de que uma dieta vegetariana é mais benéfica para a saúde do que uma rica em proteínas animais. Além da dieta mediterrânea, a asiática é um padrão tipicamente rico em alimentos de origem vegetal — e comprovadamente saudáveis. O primeiro estudo a coletar dados abrangentes e analisar essa dieta foi o Projeto China-Cornell-Oxford, elaborado com refinamento pelo pioneiro da saúde e nutrição T. Colin Campbell em seu livro histórico *The China Study*. Esse estudo detalhou as relações entre nutrição, doença cardíaca, câncer e diabetes na Ásia, e é considerado por muitos um dos estudos de nutrição mais abrangentes já realizados.

Mais recentemente, cientistas investigaram a relação entre a dieta asiática e o comprimento dos telômeros. Pesquisadores da Universidade de Sichuan, do Hospital Universitário n. 4 da China Ocidental, da Universidade Sun-Yat-sen e do Hospital Popular da Prefeitura Autônoma Tibetana de Ganzi, na China, estudaram 553 adultos (272 mulheres e 281 homens) do sudoeste da China, com idades entre 26 e 65 anos.[44] Os participantes completaram um questionário alimentar sobre os alimentos específicos que comeram ao longo do ano anterior. Os resultados da triagem revelaram quatro padrões alimentares do mundo real entre os indivíduos: (1) um padrão rico em vegetais, que consistia principalmente em frutas, verduras, legumes, grãos integrais, castanhas, ovos, laticínios e chá; (2) um padrão "macho" (termo dos pesquisadores), rico em proteínas animais e álcool; (3) um padrão tradicional, que incluía arroz, carne vermelha e conserva de vegetais; e (4) um padrão de alta densidade de energia, rico em bebidas açucaradas, farinha de trigo e frituras. Em seguida, os pesquisadores coletaram sangue, mediram o comprimento dos telômeros nos glóbulos brancos e correlacionaram os quatro padrões alimentares com o comprimento dos telômeros.

Apenas o padrão alimentar rico em vegetais foi associado a um comprimento mais longo de telômeros, e o interessante: apenas em mulheres. Esse estudo não encontrou nenhuma correlação entre qualquer um dos quatro padrões alimentares e o comprimento dos telômeros em homens. O motivo para as diferenças de sexo no comprimento dos telômeros e na dieta não é compreendido, o que nos lembra que não existe uma dieta universal única para a saúde e que muito mais pesquisas são necessárias nessa área antes que se façam recomendações alimentares concretas para o alongamento dos telômeros.

MUDANÇAS GERAIS NA DIETA E NO ESTILO DE VIDA

Uma abordagem holística e inclusiva na dieta e no estilo de vida foi explorada em um estudo importante chamado Gene Expression Modulation by Intervention with Nutrition and Lifestyle (GEMINAL), conduzido por Dean Ornish, do Instituto de Pesquisa Médica Preventiva, em Sausalito, e pela ganhadora do prêmio Nobel Elizabeth Blackburn, da Universidade da Califórnia em San Francisco, nos Estados Unidos. Os pesquisadores do GEMINAL estudaram 24 homens diagnosticados com câncer de próstata de baixo risco que se voluntariaram para passar por uma intervenção abrangente na dieta e no estilo de vida durante três meses.[45] A intervenção incluía um retiro residencial de três dias, seguido de aconselhamento semanal sobre estilo de vida, um telefonema semanal para uma enfermeira, ioga seis vezes por semana, exercício físico (trinta minutos de caminhada seis vezes por semana) e uma sessão semanal de uma hora de grupo de apoio. O componente alimentar da intervenção tinha uma composição semelhante à dieta mediterrânea, e os indivíduos também receberam suplementos de PUFAS ômega 3 (óleo de peixe), vitaminas C e E e selênio.

Os pesquisadores coletaram sangue no início e ao fim da intervenção de três meses, analisando a atividade de telomerase dos glóbulos brancos, uma enzima que ajuda a alongar os telômeros. Os resultados mostraram um aumento impressionante de 30% na atividade de telomerase após a intervenção na dieta e no estilo de vida. Aumentar a atividade de telomerase prolonga a longevidade da célula e sua capacidade de funcionar normalmente.[46] Quanto mais altos eram os níveis de telomerase, mais longos eram os telômeros, o que é bom para a saúde.

Cinco anos depois, os pesquisadores do GEMINAL acompanharam dez participantes e compararam seus glóbulos brancos e telômeros a 25 homens com câncer de próstata de baixo grau que optaram por não passar por nenhuma intervenção.[47] Os pesquisadores descobriram que os telômeros eram significativamente mais longos no grupo que passou pela intervenção na dieta e no estilo de vida em comparação com seus parâmetros originais. No grupo que não passou pela intervenção, o comprimento dos telômeros na verdade encurtou. Seguir o programa se provou benéfico. Os participantes do grupo de intervenção que foram mais fiéis à dieta e ao estilo de vida tinham telômeros mais longos do que os que foram mais negligentes.

ALIMENTOS QUE PREJUDICAM OS MECANISMOS DE DEFESA DA SAÚDE DO DNA

Alguns alimentos não fazem tão bem para o DNA e na verdade contribuem para os danos. Embora este livro esteja focado na inclusão à dieta, acredito que é importante falar sobre os alimentos e os padrões alimentares que podem prejudicar o DNA.

ALIMENTOS GORDUROSOS

Da próxima vez que você for pegar uma fatia de bacon crocante ou sentir desejo de uma costela bem gordurosa, pense primeiro em seu DNA. Os alimentos gordurosos podem mudar sua saúde por meio de efeitos epigenéticos. Pesquisadores estudaram o impacto da gordura saturada em voluntários humanos no Hospital Universitário de Uppsala, na Suécia.[48] Eles recrutaram 31 homens e mulheres saudáveis entre dezoito e 27 anos de peso normal, e os alimentaram com muffins altamente calóricos por sete semanas. Eram dois os tipos de muffin: um feito com quantidades altas (excessivas) de gordura saturada (óleo de palma refinado) e outro com gordura poli-insaturada (óleo de girassol). O objetivo do estudo era comparar o ganho de peso causado por comer um excesso de cada tipo de gordura. O número de muffins que se pediu para cada participante comer foi ajustado para causar um aumento de 3% no peso.

Os pesquisadores descobriram que a gordura saturada e a poli-insaturada tinham efeitos diferentes. Os participantes que comiam gorduras saturadas tiveram um aumento na gordura visceral e na gordura do fígado. Seus níveis de triglicerídios aumentaram em 14%. Em contrapartida, os que comeram muffins feitos com gorduras insaturadas tiveram um aumento na massa corporal magra[49] e uma redução de 8% nos níveis de triglicerídios no sangue.

Os pesquisadores se interessaram particularmente pelas mudanças epigenéticas que acompanharam esses efeitos associados às gorduras. Para isso, realizaram biópsia da gordura abdominal dos participantes no início e no fim do estudo para analisar as mudanças genômicas nas células de gordura. Os genes de ambos os grupos mostraram mudanças epigenéticas. Na verdade, 1442 foram silenciados através de metilação ao comer gordura. Comer muffins feitos com gorduras saturadas não saudáveis alterou 28 proteínas produzidas pelas células de gordura, ao passo que os muffins com PUFA não alteraram a expressão genética de maneira significativa. Embora não se conheçam precisamente as consequências exatas de cada gene metilado, esse estudo deixa claro que comer quantidades excessivas de alimentos gordurosos não apenas causa ganho de peso como altera a função do DNA.

Em laboratório, dietas ricas em gordura demonstraram provocar mudanças epigenéticas indesejáveis que desativam a capacidade do fígado de se regenerar. Como o fígado é essencial para desintoxicar o sangue, isso pode causar um acúmulo de toxinas e contribuir para um estado pró-inflamatório do corpo.[50]

CARNE PROCESSADA

Todo mundo sabe que comer carne processada não faz parte de uma dieta saudável, mas é ainda mais revelador que vários estudos em grande escala mostraram que comer carne processada na verdade encolhe os telômeros. O Estudo Multiétnico de Aterosclerose (MESA, Multi-Ethnic Study of Atherosclerosis) foi feito com 6 mil homens e mulheres representando diferentes etnias de seis comunidades dos Estados Unidos (Baltimore; Chicago; Condado de Forsyth, na Carolina do Norte; Nova York; Los Angeles; e St. Paul, Minnesota).[51] Nesse grupo, foram estudadas 840 pessoas brancas, afro-americanas e hispânicas que registraram seu consumo diário e frequência com que comeram doze categorias diferentes de alimentos ao longo do ano anterior: grãos integrais, grãos refinados, frutas, verduras e legumes, frutos do mar não fritos, castanhas e sementes, laticínios, carne vermelha, carne processada (incluindo presunto, salsicha, frios, linguiça, miúdos e *eisbein*), frituras (incluindo batata, peixe e frango), refrigerantes não diet e café. Os pesquisadores tiraram amostras de sangue, mediram o comprimento dos telômeros nos glóbulos brancos e correlacionaram o comprimento dos telômeros com a dieta relatada.

Os achados do MESA foram reveladores. Apenas um alimento foi associado a telômeros mais curtos: a carne processada. Na realidade, para cada porção a mais de carne processada consumida por dia, os telômeros ficavam 0,07 unidade menores. Como o envelhecimento normal encurta os telômeros em 15,4 unidades por ano, isso significa que comer 220 porções de carne processada ou frios quatro a cinco vezes por semana equivale a acelerar em um ano o envelhecimento por ano de vida de uma pessoa que se alimenta dessa forma.

O Strong Heart Family Study, um grande estudo financiado pelo National Heart, Lung, and Blood Institute, dos Estados Unidos, também encontrou uma relação entre carnes processadas e telômeros mais curtos. Esse estudo explorou os fatores genéticos e outros que contribuem para a doença cardiovascular em treze grupos indígenas. Os pesquisadores pediram que 2864 indígenas relatassem seu consumo de carnes processadas e não processadas ao longo do ano anterior, depois coletaram sangue e mediram o comprimento dos telômeros. Compatível com a tendência do estudo MESA, a análise demonstrou que cada porção de carne processada era associada a um encurtamento dos telômeros em 0,021 unidade.[52] O motivo por que comer carne processada causa telômeros mais curtos não está claro. O processamento da carne pode gerar substâncias químicas chamadas produtos finais de glicação avançada (AGES, do inglês *advanced glycation end products*). Esses AGES são conhecidos por provocarem inflamação, que pode gerar estresse oxidativo nas células e danos ao DNA. Também pode haver na carne outras substâncias químicas encontradas capazes de influenciar os telômeros.

Uma surpresa do Strong Heart Family Study foi a descoberta de que comer carne vermelha *não processada* uma a duas vezes por dia foi associado a telômeros *mais longos*, na verdade. Uma possível explicação para esse resultado surpreendente é que certos bioativos encontrados na carne vermelha — como vitamina B, ferro heme e carnosina — podem reduzir o encurtamento dos telômeros.[53] No entanto, comer carne vermelha tem muitos efeitos negativos. Além das prejudiciais gorduras saturadas, associadas a um risco maior de câncer e doenças cardiovasculares, a carne vermelha contém L-carnitina, que as bactérias intestinais metabolizam para gerar uma substância química prejudicial chamada N-óxido de trimetilamina (TMAO). O TMAO foi implicado no desenvolvimento de obesidade, diabetes, cânceres gastrintestinais e doença cardíaca.[54] Um estudo realizado por cientistas na Cleveland Clinic, nos Estados Unidos, mostrou que a L-carnitina dietética acelera o desenvolvimento de aterosclerose bloqueadora de vasos sanguíneos em camundongos.[55]

O método de cozimento da carne vermelha, como grelhar, também pode gerar químicos carcinogênicos como aminas heterocíclicas, encontradas nas partes tostadas. Esses pedaços crocantes podem ser saborosos mas também mortais. Portanto, quando for comer carne, considere esses riscos e fique longe das partes queimadas.

BEBIDAS RICAS EM AÇÚCAR

Os refrigerantes costumam ser vistos como produtos da indústria moderna, mas, na realidade, acrescentar ervas e frutas naturais à água tem origem em tempos antigos. A carbonatação da bebida para gerar gás foi inventada em 1767, quando um químico chamado Joseph Priestley infundiu dióxido de carbono na água, abrindo o caminho para as bebidas carbonatadas modernas. A adição de muito açúcar e suco de fruta para adoçar o refrigerante se tornou popular no século xx. Vimos no capítulo 8 que os adoçantes artificiais podem alterar o microbioma, mas e os efeitos para o DNA das bebidas ricas em açúcar? Como discutimos no capítulo 4, pesquisas sugerem que crianças pequenas que consomem refrigerante têm telômeros mais curtos, mas há outra pesquisa na área.

Pesquisadores da Universidade da Califórnia em San Francisco, da Universidade da Califórnia em Berkeley e da Universidade Stanford, nos Estados Unidos, avaliaram o impacto do açúcar no DNA em 5309 adultos cujos dados de saúde fazem parte do National Health and Nutrition Examination Survey (NHANES), gerenciado pelo National Center for Health Statistics. Dados sobre alimentos e parâmetros de saúde coletados ao longo do tempo incluem a quantidade consumida de refrigerante rico em açúcar, bebidas adoçadas não carbonatadas (sucos de fruta, energéticos e bebidas esportivas, água adoçada), refrigerante diet e sucos de frutas integrais.[56] Além das informações alimentares, os participantes contribuíram com amostras de sangue para que se pudesse medir o comprimento dos telômeros.

O estudo NHANES publicado em 2014 mostrou que o consumo médio diário de bebidas adoçadas nos Estados Unidos era de quinhentos mililitros (o equivalente a uma lata e meia de refrigerante). Os pesquisadores então processaram os dados disponíveis e descobriram que cada lata de refrigerante por dia reduzia os telômeros em 0,01 unidade, acelerando os efeitos do envelhecimento. Nos participantes que bebiam 560 mililitros de refrigerante por dia, o encurtamento dos telômeros equivalia a 4,6 anos de envelhecimento mais rápido por ano. Foi observado que esse grau de encurtamento dos telômeros era semelhante ao causado pelo tabagismo, também de 4,6 anos.

A boa notícia é que o encurtamento dos telômeros parece ser reversível. O benefício positivo da atividade física moderada levou a um ganho quase equivalente de comprimento dos telômeros (4,4 anos) em uma escala semelhante à perda de comprimento dos telômeros causada por refrigerantes e bebidas adoçadas do estudo NHANES.[57] Esse é um exemplo de como tudo que fazemos tem um efeito aditivo (ou líquido). Fazer boas escolhas vai implicar telômeros mais longos, ao passo que más escolhas vão desgastar quaisquer benefícios que você tenha alcançado.

Outro estudo conduzido por pesquisadores da Universidade da Califórnia em San Francisco e da Universidade da Califórnia em Berkeley examinou os efeitos de tomar refrigerante em 65 mulheres grávidas entre dezoito e 45 anos. Os pesquisadores pediram que as mulheres relatassem seu consumo de bebidas e então coletaram sangue para medir os telômeros no início do estudo, três meses depois e nove meses depois do parto. Os resultados mostraram que quando as mulheres reduziam seu consumo de bebidas ricas em açúcar, seus telômeros eram alongados.[58]

JUNTANDO TUDO

Aproveitar a vida traz muitos riscos para seu DNA. Não há como evitar todos os danos, porque a idade sempre acaba por cobrar seu preço. Mas você pode usar escolhas alimentares conscientes como medidas preventivas para proteger, reparar e corrigir o rumo de seu DNA a fim de defender sua saúde. Você pode tomar decisões cotidianas simples sobre a alimentação. Os alimentos com bioativos antioxidantes podem neutralizar substâncias oxidantes prejudiciais na corrente sanguínea. Mas lembre-se de que isso apenas protege o DNA de danos. Alguns alimentos podem, inclusive, ajudar a reparar o DNA ativando mecanismos celulares para corrigir os problemas.

Alimentos com efeitos epigenéticos podem influenciar o DNA a seu favor, liberando genes que protegem a saúde, como genes supressores de tumor que previnem o crescimento de células cancerígenas. Pôr o DNA para trabalhar dessa forma pode literalmente salvar sua vida.

Por fim, alimentos que protegem e alongam os telômeros podem proteger o DNA e ajudar a combater os efeitos do envelhecimento. Embora os telômeros encolham ao longo da vida e exponham o DNA a danos, alimentos e padrões alimentares podem refrear esse encolhimento e, em alguns casos, até alongar os telômeros. O DNA é não apenas uma planta do código genético, é uma supervia de informações que precisa ser protegida, reparada e, em alguns casos, redirecionada para combater os ataques do ambiente e a devastação do envelhecimento como forma de defender a saúde.

PRINCIPAIS ALIMENTOS QUE AFETAM O DNA

Antioxidantes	Aumento do reparo do DNA	Influência na epigenética	Alongamento de telômeros
Amêijoa-japonesa	Amêijoa-japonesa	Acelga chinesa	Amêndoa
Atum	Atum	Alecrim	Amendoim
Berbigões (mariscos)	Berbigões (mariscos)	Brócolis	Avelã
Brócolis	Butarga	Café	Café
Butarga	Cenoura	Chá verde	Castanha-de-caju
Goiaba	Guaiuba	Couve	Castanha-do-pará
Guaiuba	Kiwi	Cúrcuma	Castanha-portuguesa
Kiwi	Pescada	Hortelã-pimenta	Chá verde
Laranja		Manjericão	Linhaça
Mamão		Manjerona	Macadâmia
Melancia		Repolho	Manteiga de amêndoa
Molho de ostra		Sálvia	Manteiga de amendoim
Ostras-do--pacífico		Soja	Manteiga de castanha--de-caju
Pepino-do-mar		Tomilho	Noz
Pescada			Pecã
Suco de laranja			Pinoli
Suco misto de frutas silvestres			Pistache
Tomate			Semente de abóbora
Toranja			Semente de gergelim
			Semente de girassol
			Tahine

10. Ative seu centro de comando imunológico

Toda avó já deve ter oferecido conselhos sobre como escolher os alimentos certos para ajudar a combater doenças. Quando o assunto é imunidade, algumas tradições alimentares estão sendo analisadas pela nova ótica da defesa da saúde. A ciência da imunologia moderna está revelando quais alimentos afetam a imunidade e nos dizendo como eles atuam.

A canja de galinha, por exemplo, é um dos remédios caseiros mais antigos de que se tem notícia. Agora sabemos que a canja feita de carne e ossos de galinha de fato contém bioativos naturais que, em laboratório, conseguem modificar a reação inflamatória do sistema imunológico. Menos inflamação no corpo significa sofrer menos de sintomas de resfriados e da gripe.[1] Considere também o dito de que quem está resfriado deve comer, mas quem está com febre precisa jejuar. De fato, ciclos de jejum podem ajudar o corpo a se livrar de células imunológicas desgastadas mais antigas, que passaram do ápice, e fazer com que, a partir das células-tronco, ele gere novas células imunológicas preparadas para combater uma infecção.[2]

Novas descobertas revelaram que alimentos específicos ajudam a aperfeiçoar o sistema imunológico, a mantê-lo na forma ideal e a combater doenças. Há um jeito simples de entender o impacto da dieta no sistema imunológico. O que comemos e bebemos pode ativar ou desativar os dois braços da imunidade — o sistema imunológico inato e o adquirido — para defender nossa saúde. Neste capítulo, vamos identificar as evidências a favor de alimentos específicos que podem reforçar a capacidade do corpo de resistir a doenças através do sistema imunológico.

Primeiro, vejamos algumas das principais doenças em que o sistema imunológico atua para nos deixar doentes. Isso vai ajudar a pensar nas diferentes situações em que a dieta pode ser usada a nosso favor.

DOENÇAS RELACIONADAS À IMUNIDADE

O sistema imunológico está tão intrinsecamente ligado à saúde que todas as doenças estão relacionadas a ele de alguma forma. Dois princípios básicos ligam imunidade e saúde. O primeiro são as condições em que o sistema imunológico está enfraquecido e é incapaz de impedir que invasores se instalem. O segundo são as condições em que o sistema imunológico fica excessivamente potencializado e seu entusiasmo causa inflamação e a destruição involuntária dos tecidos saudáveis.

CONDIÇÕES IMUNOLÓGICAS ENFRAQUECIDAS

Primeiro, vejamos as doenças que podem resultar da imunidade fraca. Um sistema imunológico deprimido pode abrir as portas para infecções fatais, mas a infecção é apenas um dos perigos. O câncer também pode se instalar porque um sistema imunológico ineficaz não consegue detectar as células cancerígenas. Essa fraqueza pode ser resolvida com os tratamentos de câncer chamados imunoterapias, novos medicamentos que ajudam o sistema imunológico a localizar e destruir as células cancerígenas. Esses medicamentos geraram inovações no tratamento de melanoma maligno, cânceres de pulmão, rim, bexiga, cabeça, pescoço e cérvice; e alguns cânceres no sangue, como linfoma de grandes células B e leucemia linfoide aguda.

Essas terapias aprovadas pela FDA podem ajudar o sistema imunológico a localizar e destruir o câncer. Mas o câncer pode ser localizado e exterminado naturalmente com um sistema imunológico perfeitamente funcional. Alguns cânceres, como o mieloma e a leucemia, são doenças de células imunológicas que as impedem de defender a saúde.

A ironia é que os tratamentos tradicionais contra o câncer baseados em altas doses de quimioterapia e radiação na verdade enfraquecem o sistema imunológico. Eles destroem as células de crescimento rápido, que é uma maneira eficaz de atacar o câncer. Mas as células imunológicas e outras células saudáveis também são dizimadas durante o tratamento, impedindo a capacidade do corpo de se defender contra o câncer.

A infecção por certos vírus também pode destruir a capacidade do corpo de montar uma resposta imunológica adequada. Como descrevi no capítulo 5, a síndrome de imunodeficiência adquirida (aids) é o exemplo clássico da imunidade prejudicada, resultado da infecção pelo vírus da imunodeficiência humana (HIV). O papilomavírus humano (HPV) reduz a capacidade do sistema imunológico de detectar e destruir células infectadas, o que aumenta o risco de câncer cervical, câncer peniano e câncer de boca e vias aéreas superiores.[3] A vacina contra o HPV treina o sistema imunológico a destruir o vírus causador de câncer. A hepatite B e a C são outras infecções que comprometem a capacidade do corpo de montar um ataque com seu sistema imunológico para eliminar células infectadas.[4] Esses tipos de hepatite também podem causar câncer de fígado.

Algumas doenças praticamente incapacitam o sistema imunológico. Embora os diabetes tipo 1 e tipo 2 sejam formas diferentes da doença, ambos tornam o indivíduo mais vulnerável à infecção. A obesidade também deixa os indivíduos mais suscetíveis a infecções e compromete a resposta imunológica, criando um estado crônico de inflamação de baixo grau.[5] Nessas condições, o consumo de alimentos que intensificam a imunidade seria benéfico.

Antes de continuarmos, aqui vai um alerta importante: nem todas as deficiências imunológicas podem ser tratadas com dieta. Para que os alimentos tenham efeito, você precisa estar com um sistema imunológico ileso, com todas as suas partes. Em certas doenças congênitas, porém, em que as células imunológicas estão defeituosas e incapazes de funcionar corretamente, os fatores alimentares têm poucas chances de ajudar. Algumas dessas condições com deficiências imunológicas perigosas têm nomes difíceis de pronunciar, como ataxia-telangiectasia, síndrome de Chédiak-Higashi e transtorno de imunodeficiência combinada grave.

CONDIÇÕES IMUNOLÓGICAS SUPERATIVAS

O extremo oposto de uma imunidade enfraquecida é um sistema imunológico superativo. O resultado são as doenças autoimunes, em que o sistema imunológico fica ativo no lugar errado na hora errada, causando inflamação crônica e danificando os órgãos. Um exemplo clássico de doença autoimune é o diabetes tipo 1, em que o corpo produz os chamados autoanticorpos contra as células produtoras de insulina das ilhotas do pâncreas. Quando essas células são destruídas, a insulina não é produzida corretamente, e o corpo não consegue processar a glicose no sangue de maneira adequada. Na artrite reumatoide, os autoanticorpos destroem as articulações e podem causar deficiência grave e dor agonizante.

O lúpus eritematoso, conhecido apenas como lúpus, é na verdade um conjunto de doenças autoimunes em que os anticorpos lançam ataques violentos contra diferentes órgãos, incluindo coração, pulmão, rim, pele, articulações, cérebro e medula espinal.

A esclerodermia é uma doença insidiosa em que os órgãos são substituídos por tecido cicatricial duro depois de serem atacados pelo sistema imunológico.

Embora a causa exata da esclerose múltipla (EM) ainda não seja clara, o dano nessa doença ocorre por autoanticorpos que destroem a camada isolante de células nervosas na medula espinal e no cérebro, causando uma destruição gradual que se prova fatal com o tempo.

A glândula tireoide também pode ser um alvo autoimune. Na tireoidite de Hashimoto, os anticorpos atacam a tireoide, reduzindo a capacidade de produzir o hormônio da tireoide. O efeito é que a glândula libera quantidades enormes e inadequadas de hormônio, com inúmeros efeitos colaterais.[6] Pessoas com doença celíaca sofrem de autoanticorpos estimulados pelo glúten na dieta, o que provoca inflamação intestinal dolorosa e destruição das células que revestem o intestino delgado.[7]

A imunidade superativa causa inflamação crônica. Os asmáticos têm um sistema imunológico violento que causa inflamação grave nos pulmões quando são expostos a diversos fatores ambientais. A pele e as articulações são inflamadas em pessoas com psoríase. Nas condições conhecidas como doença inflamatória intestinal (doença de Crohn e colite ulcerativa), a inflamação em massa acontece no intestino, causando sangramento intestinal, inchaço e dor abdominal. Na colite ulcerativa, a inflamação ininterrupta pode levar ao desenvolvimento de câncer de cólon.

ALIMENTOS QUE ESTIMULAM O SISTEMA IMUNOLÓGICO

Ao considerarmos os alimentos que podem ajudar sua defesa imunológica, vejamos primeiro aqueles que a estimulam. Esses alimentos podem ser importantes para uma pessoa que tem uma doença em que pode se beneficiar de um sistema imunológico mais ativo. Uma observação importante: há muitas afirmações na internet sobre os alimentos que teoricamente reforçam a imunidade, mas muitas não são apoiadas por evidências. Neste capítulo, vou descrever a pesquisa que vem sendo conduzida sobre alimentos específicos em humanos que demonstram benefícios imunológicos.

COGUMELOS

O cogumelo-de-paris, um dos cogumelos comestíveis mais comuns, é comido cru em saladas ou cozido com uma grande variedade de ingredientes nas culinárias de todo o mundo. Os cogumelos-de--paris são uma boa fonte de bioativos, incluindo betaglucano, uma fibra dietética imunoestimulante. Pesquisadores da Universidade de Western Sydney, na Austrália, estudaram vinte voluntários saudáveis que foram incumbidos de comer uma dieta normal ou uma dieta normal mais cogumelos-de-paris.[8] Os participantes que comeram cogumelos consumiram cem gramas de cogumelos branqueados por dia, mais ou menos o equivalente a 1,3 xícara de cogumelo por semana. Para testar se os cogumelos afetavam a função imunológica, os pesquisadores mediram os níveis de dois anticorpos (IgA e IgG) na saliva dos indivíduos. Mais anticorpos são produzidos na saliva depois da ativação imunológica. Foi encontrado um aumento crescente nos níveis de IgA nos participantes, com um aumento de 55% depois de uma semana consumindo cogumelos e um crescimento contínuo para 58% acima dos níveis iniciais em até duas semanas depois que pararam de comer os cogumelos. Comer os cogumelos ativou o intestino, o que estimulou o sistema imunológico a produzir os anticorpos. Os anticorpos, então, circularam para as membranas mucosas, onde foram secretados na saliva.

Diversos estudos em laboratório usando extratos de outros cogumelos culinários — como shiitake, *maitake*, *enoki*, *chanterelle* e shimeji-preto — mostraram que eles também podem ativar defesas imunológicas.[9] Além de seu valor culinário, alguns cogumelos comestíveis mais comuns têm benefícios imunoestimulantes.

ALHO ENVELHECIDO

O alho é reconhecido como um ingrediente e um remédio para a saúde. Os gregos antigos usavam alho para fortalecer atletas e soldados, e também como componente de tônicos curativos. O alho fresco tem um aroma forte e pungente valorizado na culinária, mas, quando envelhecido, se torna quase inodoro. O alho envelhecido é encontrado como suplemento dietético e retém bioativos potentes, como agipenina, que podem influenciar o sistema imunológico.

Os pesquisadores da Universidade da Flórida em Gainesville estudaram o efeito do alho envelhecido no sistema imunológico de 120 homens e mulheres saudáveis entre 25 e trinta e poucos anos durante a temporada de resfriados e gripe.[10] Dois grupos receberam um extrato de alho envelhecido ou um placebo por noventa dias e tiveram o sangue coletado para análise da resposta imunológica. Os indivíduos foram instruídos a manter um diário de doenças para registrar quaisquer sintomas, como nariz escorrendo, congestão nasal, dor de garganta, tosse, febre ou dores no corpo, e anotar se ficassem doentes o bastante para faltar à aula ou ao trabalho.

Ao fim do estudo, o grupo que consumiu o extrato de alho envelhecido tinha um número significativamente maior de células imunológicas T e exterminadoras naturais (NK, do inglês *natural killers*) na corrente sanguínea do que o grupo que tomou o placebo. É impressionante, mas as células T resultantes do alho envelhecido estavam superenergizadas e conseguiam se replicar oito vezes mais rápido do que nas pessoas que tomaram o placebo. As células NK também foram reforçadas pelo alho. Elas foram ativadas 30% mais do que as células semelhantes nas pessoas que tomaram o placebo.

Os diários de doenças mostraram que as pessoas que tomaram o extrato de alho relataram 20% menos sintomas de gripe e resfriado, 60% menos incidentes de se sentir mal o suficiente para cancelar atividades regulares e 58% menos dias perdidos de trabalho. Esse estudo mostrou uma boa correlação entre o alho envelhecido, o reforço da atividade celular imunológica e o menor número de doenças.

Outro estudo conduzido por pesquisadores na Faculdade de Medicina da Universidade de Kyoto, no Japão, recrutou pacientes que sofriam de câncer inoperável.[11] Eles tomaram alho envelhecido por seis meses, o que aumentou a atividade de suas células NK na circulação. Isso abre caminho para pesquisar se o alho envelhecido pode ajudar a aumentar as respostas imunológicas de combate ao câncer em pacientes que estão recebendo imunoterapia.

Esses estudos oferecem evidências clínicas de que o alho envelhecido pode fortalecer nossa defesa imunológica contra infecções comuns e talvez até câncer.

BROTOS DE BRÓCOLIS

Uma delícia em saladas, os brotos de brócolis são gavinhas de três a quatro dias de idade, com um sabor leve e amendoado. Como vimos, os brócolis contêm sulforafanos, que são bioativos potentes. Os sulforafanos ativam o sistema imunológico, e surpreendentemente os brotos de brócolis contêm até cem vezes mais sulforafano do que os brócolis adultos comuns.[12] Dá para sentir o gostinho de brócolis quando se mastiga bem. Mastigar é fundamental porque rompe as paredes das células vegetais de maneira a liberar uma enzima chamada mirosinase. Essa enzima é importante por converter na boca o sulforafano, naturalmente inativo na planta, para sua forma ativa. O sulforafano ativado pode influenciar as células do corpo.

Pesquisadores da Universidade da Carolina do Norte em Chapel Hill e da Universidade Stanford, nos Estados Unidos, e do Hospital Infantil da Universidade de Basileia, na Suíça, estudaram o impacto de comer brotos de brócolis no sistema imunológico conduzindo um ensaio clínico que envolveu a vacina contra a gripe.[13] Eles pretendiam saber se os brotos poderiam ajudar o corpo a fortalecer sua resposta após a vacinação. Para isso, recrutaram 29 voluntários saudáveis e lhes deram duas xícaras de brotos de brócolis misturadas em um shake ou um shake placebo para tomar todos os dias durante quatro dias. Os voluntários receberam uma vacina contra a gripe por spray nasal no segundo dia depois de começarem a tomar o shake. A vacina transmitia um vírus da gripe vivo mas enfraquecido à membrana mucosa do nariz.

Os resultados mostraram que os voluntários que tomaram o shake de broto de brócolis tinham 22 vezes mais células T e NK do que os que tomaram o shake placebo. Suas células NK também tinham mais poder de extermínio. A prova era que os voluntários que tomaram o shake de broto de brócolis também tinham menos vírus da gripe restante nas células do nariz, o que demonstra que o corpo deles eliminou os invasores com mais eficácia. Comer brotos de brócolis pode reforçar a defesa imunológica contra o vírus da gripe.

AZEITE DE OLIVA EXTRAVIRGEM

O azeite de oliva extravirgem é um componente crítico da dieta mediterrânea, e os bioativos que ele contém, como hidroxitirosol, oleocantal e ácido oleico, podem reforçar o sistema imunológico.

Pesquisadores da Universidade Tufts, da Universidade de Massachusetts, nos Estados Unidos, e do Instituto de Ciência e Tecnologia dos Alimentos e Nutrição, na Espanha, elaboraram um estudo clínico para verificar se substituir a gordura (manteiga e óleo de milho) encontrada na dieta norte-americana típica pelo azeite de oliva extravirgem melhoraria a resposta imunológica das pessoas. Os pesquisadores selecionaram na região de Boston 41 voluntários com sobrepeso ou obesidade, todos acima de 65 anos.[14] Os indivíduos comiam uma dieta norte-americana típica: rica em gordura saturada e grãos refinados e processados, e pobre em fibra dietética. Os pesquisadores deram a todos os indivíduos estudados uma garrafa de óleo e uma pasta. Um grupo recebeu azeite de oliva extravirgem da Espanha líquido e em pasta.[15] O outro recebeu uma mistura de óleo de milho e soja e um pote de manteiga. Durante três meses, os participantes continuaram a comer uma dieta norte-americana típica, mas usaram apenas o óleo ou a pasta designados. Ambos os grupos consumiram uma média de três colheres de sopa de gordura por dia. A análise do sangue mostrou que as células T imunológicas no grupo de azeite de oliva tiveram um aumento de 53% em sua capacidade de ativação e expansão numérica. Essas mesmas células imunológicas no grupo que consumiu óleo de milho-soja e manteiga não sofreram mudança.

O azeite de oliva também ajuda a reduzir as reações do corpo a alérgenos. O bioativo hidroxitirosol encontrado no azeite de oliva extravirgem ajuda as células imunológicas a produzir a interleucina 10, que acalma a inflamação.[16] Esses efeitos combinados mostram que substituir os óleos de cozinha usados numa dieta norte-americana típica por azeite de oliva extravirgem pode ter benefícios imunoestimulantes e anti-inflamatórios à saúde.

Mais importante, nem todos os azeites de oliva contêm as mesmas quantidades de hidroxitirosol. Um estudo do Instituto de la Grasa, na Espanha, comparou os polifenóis encontrados em quatro tipos de azeite de oliva extravirgem espanhol produzidos com variedades únicas de azeitona (arbequina, hojiblanca, manzanilla, picual).[17] Os níveis mais altos de hidroxitirosol estavam presentes no azeite feito com azeitonas picual.

ÁCIDO ELÁGICO

Muitos alimentos comuns contêm ácido elágico, um bioativo potente com propriedades que ativam as defesas à saúde. Castanhas-portuguesas, amoras-silvestres, framboesas-pretas, nozes e romãs são as que têm os níveis mais altos. Como observado no capítulo 6, o ácido elágico tem efeitos antiangiogênicos que podem cortar o suprimento de tumores e impedir que eles cresçam. Mas, quando o assunto é imunidade, o ácido elágico pode ajudar as células imunológicas a melhorarem sua capacidade de detectar e destruir as células cancerígenas.

Cientistas da Universidade de Roma Tor Vergata na Itália descobriram esse efeito imunológico no câncer de bexiga.[18] Em laboratório, o ácido elágico refreou o crescimento de células de câncer de bexiga, impedindo que produzissem proteínas que estimulam os vasos sanguíneos de tumores. Eles haviam esperado essa reação com base no efeito angiopreventivo do ácido elágico. O que encontraram além disso, porém, foi uma surpresa com implicações significativas. O ácido elágico também reduziu a produção de células cancerígenas da proteína de ocultação do sistema imunológico PD-L1 em 60%. A PD-L1 ajuda a disfarçar as células de câncer para que não sejam detectadas pelas células imunológicas do corpo, tornando o câncer praticamente invisível. Quando as células cancerígenas não conseguem produzir tanta PD-L1, elas são vistas mais facilmente pelo sistema imunológico, que pode então convocar as tropas imunológicas para destruí-las.

Quando o ácido elágico foi injetado no câncer de bexiga em camundongos, o crescimento do tumor foi suprimido em até 61%. Esses resultados sugerem que o ácido elágico tem a capacidade de suprimir o câncer ajudando dois sistemas de defesa da saúde do corpo: angiogênese e imunidade. O ácido elágico foi o primeiro bioativo alimentar que se demonstrou capaz de atacar a proteína de ocultação PD-L1. Esse é o alvo das imunoterapias que ajudam o sistema imunológico a eliminar o câncer. Embora estudos sobre o ácido elágico tenham sido conduzidos em laboratório, eles sugerem que alguns alimentos podem ter propriedades imunoterapêuticas capazes de complementar o tratamento contra o câncer ou até ajudar na capacidade do próprio corpo de fazer sua vigilância contra o câncer.

SUCOS DE FRUTA COM PODER IMUNOESTIMULANTE

SUCO DE *CRANBERRY*

Durante anos, beber suco de *cranberry* foi anunciado como uma forma de prevenir infecções urinárias. Pesquisadores da Universidade de Medicina de Sapporo, no Japão, comprovaram esses benefícios em um estudo clínico com mulheres que sofriam de infecções do trato urinário (ITUs) recorrentes. As participantes tomaram meia xícara de suco de *cranberry* antes de dormir toda noite durante 24 semanas. Em mulheres acima de cinquenta anos, tomar suco de *cranberry* reduziu a recorrência da infecção em 40% quando comparadas com mulheres que tomaram uma bebida placebo.[19]

A explicação popular desse efeito é que o suco de *cranberry* altera a acidez da urina, impedindo que as bactérias ganhem espaço a ponto de causar infecção. Mas se revelou que a história não para por aí. Pesquisadores na Universidade da Flórida em Gainesville, nos Estados Unidos, elaboraram um estudo para investigar como o suco de *cranberry* influencia o sistema imunológico.[20] Eles recrutaram 45 voluntários saudáveis e lhes deram um suco de *cranberry* ou uma bebida placebo que tinha exatamente a mesma cor e a mesma quantidade de calorias mas nenhum *cranberry* nem os bioativos do *cranberry*.[21] O estudo foi realizado durante a temporada de gripe na primavera, entre março e maio. Cada indivíduo bebeu uma garrafa de 445 mililitros (cerca de duas xícaras) de sua bebida designada todos os dias durante dez semanas. Assim como no estudo do alho envelhecido, todos mantiveram um diário de doenças para registrar quaisquer sintomas de resfriado ou gripe durante o estudo.

A análise do sangue mostrou que tomar o suco de *cranberry* de verdade tinha um efeito benéfico para as células T gama-delta, um tipo especial de célula T imunológica. Essas células são encontradas no revestimento intestinal e em outras membranas mucosas do corpo, incluindo o trato urinário. As células T delta-gama são as primeiras a atacar as bactérias e os vírus que tentam se instalar invadindo essas membranas mucosas. Comparadas com as células das pessoas que tomaram o placebo, as células T delta-gama no sangue dos voluntários que tomaram suco de *cranberry* tinham uma capacidade três vezes mais potente de se dividir e expandir, o que fortalece a defesa imunológica.

As células imunológicas das mulheres que tomaram o suco de *cranberry* também geraram um aumento impressionante de 148% no interferon-gama, um sinal químico que amplifica a resposta imunológica contra a infecção, depois de tomar o suco. O grupo de placebo chegou a produzir 25% menos desse sinal imunológico, o que o deixou mais suscetível a infecção.

Todas essas mudanças se correlacionaram aos relatos nos diários de doença, visto que o grupo que consumiu suco de *cranberry* teve 16% menos relatos de sintomas de gripe e resfriado. Os benefícios de tomar suco de *cranberry* não são mera lenda urbana. Os *cranberries* ativam o sistema imunológico não apenas na bexiga, mas em todo o corpo.

SUCO DE UVA CONCORD

Além das propriedades protetoras do DNA que discutimos no capítulo 9, o suco de uva Concord tem benefícios imunoestimulantes. Esse suco de uva roxa contém bioativos, como antocianinas, procianidinas e ácido hidroxicinâmico, que influenciam as células T. Outros bioativos da uva encontrados no suco, como vitamina C e melatonina, também podem ativar o sistema imunológico.[22]

Os mesmos grupos da Universidade da Flórida em Gainesville, Estados Unidos, que estudaram o suco de *cranberry* conduziram um estudo clínico randomizado sobre o suco de uva Concord e seus efeitos no sistema imunológico.[23] Setenta e oito homens e mulheres saudáveis de cinquenta a 75 anos receberam 590 mililitros (1,5 xícara) de suco de uva Concord ou uma bebida placebo muito semelhante para tomar todos os dias durante nove semanas. A análise do sangue mostrou que os indivíduos que tomaram o suco de uva Concord tinham 27% mais células T gama-deltas protetoras do que antes de começar a tomar esse suco. Não houve nenhuma mudança no número de células T no grupo que tomou o placebo.

Uma importante consideração de saúde para ter em mente com qualquer bebida, mesmo as adoçadas naturalmente, como no caso do suco de uva Concord, é o impacto que podem ter no açúcar no sangue. Os sucos de frutas podem conter muito açúcar, o que aumenta os níveis de insulina e causa estresse ao metabolismo. Pessoas com diabetes e que precisam cuidar dos níveis de açúcar no sangue devem ter cautela ao acrescentar sucos de frutas em suas dietas e consultar um médico. Pacientes com câncer também precisam ter cuidado com bebidas ricas em açúcar por causa das evidências crescentes de que o açúcar alimenta as células cancerígenas e as ajuda a crescer.

MIRTILO

O mirtilo provou ter um poder de influência imunológica impressionante por meio de seus bioativos. Pesquisadores da Universidade Estadual da Louisiana, nos Estados Unidos, estudaram os efeitos imunológicos do mirtilo conduzindo um ensaio clínico randomizado controlado por placebo em 27 pessoas com quase sessenta anos que sofriam de síndrome metabólica.[24] Essa condição pressagia o desenvolvimento de doença cardiovascular. Os participantes tomaram um *smoothie* de mirtilo ou um *smoothie* placebo duas vezes ao dia, no café da manhã e no jantar, durante seis semanas. Os *smoothies* de mirtilo tinham 350 mililitros (1,5 xícara) e eram feitos com pó de mirtilo liofilizado e iogurte ou leite. A quantidade de pó de mirtilo em cada *smoothie* era equivalente a duas xícaras de mirtilos frescos.[25] O placebo era composto dos mesmos ingredientes, exceto os mirtilos.

Exames de sangue antes e depois do estudo mostraram que as pessoas que tomaram o *smoothie* de mirtilo tiveram um aumento de 88% nas células imunológicas chamadas células dendríticas mieloides no sangue. Essas células ajudam a iniciar as respostas imunológicas contra infecção. Os indivíduos que tomaram o *smoothie* placebo não sofreram mudanças em suas células dendríticas mieloides nem em nenhuma outra célula imunológica.

No fim do estudo, os marcadores inflamatórios de pessoas que tomavam os *smoothies* de mirtilo também decaíram, sugerindo que os mirtilos acalmavam o excesso de inflamação ao mesmo tempo que estimulavam a função imunológica.

Pesquisadores da Universidade Estadual dos Apalaches na Carolina do Norte, da Universidade de Montana e da Universidade Vanderbilt no Tennessee, Estados Unidos, colaboraram em um estudo voltado para determinar o impacto do mirtilo no sangue após o exercício físico intenso.[26] Sabe-se que treinos intensos desencadeiam um aumento breve nas células imunológicas, que é então reduzido logo após o treino. Os pesquisadores recrutaram 25 voluntários em boa forma física com trinta e poucos anos e avaliaram seus parâmetros de volume de oxigênio máximo, frequência cardíaca e respiração. Metade do grupo recebeu sacos pré-embalados de mirtilo (o equivalente a 1,7 xícara por porção) para comer todos os dias durante seis semanas. Eles seguiram as orientações dietéticas à risca para que todos tivessem uma dieta de base semelhante. A outra metade do grupo comeu a dieta instruída, mas sem mirtilos.

Ao fim das seis semanas comendo mirtilos, os participantes fizeram uma corrida de 2,5 horas na esteira. Os pesquisadores coletaram seu sangue antes da corrida. Uma hora depois do exercício, os que comeram mirtilos consumiram uma quantidade maior do que a habitual da fruta (375 gramas, ou o equivalente a 2,7 xícaras de mirtilos frescos). Imediatamente depois da corrida, os pesquisadores coletaram outra amostra de sangue dos participantes. Uma hora depois, o sangue foi coletado uma última vez para ver o que acontecia com as células imunológicas e qual era o efeito de comer mirtilos. As amostras de sangue foram analisadas para diferentes células imunológicas, incluindo células T, B e exterminadoras naturais (NK, do inglês *natural killers*).

Os resultados foram reveladores. Os participantes que comeram mirtilos tinham quase o dobro de células NK *antes* do exercício comparados com os que não consumiram a fruta. Normalmente, as células NK declinariam rapidamente após o exercício intenso. Mas, no grupo que consumiu mirtilos, as células NK permaneceram elevadas por pelo menos uma hora depois do fim do exercício.

A capacidade dos mirtilos de aumentar o número de células NK é significativa. As células NK são fundamentais para as respostas imunológicas que eliminam células infectadas por vírus e células tumorais, e podem ajudar o sistema imunológico a desenvolver memória contra os invasores estranhos. Esses estudos são especialmente interessantes porque revelam uma dose necessária para esse efeito imunológico: no caso, 1,7 xícara da fruta silvestre por dia.

PIMENTA-MALAGUETA

A pimenta-malagueta pertence ao gênero *Capsicum*, que dá nome ao formidável bioativo que conduz a picância, a capsaicina. As cores vermelha, amarela e verde vivas das pimentas-malaguetas também avisam sobre a presença de bioativos como zeaxantina, luteína e betacaroteno, cada qual com suas próprias atividades biológicas. A capsaicina ativa o sistema imunológico e revelou aumentar o número de glóbulos brancos e células B produtoras de anticorpos na circulação.[27]

Cientistas da Universidade de Connecticut, nos Estados Unidos, estudaram o efeito da capsaicina em respostas imunológicas específicas ao câncer.[28] Em laboratório, camundongos com fibrossarcomas, um tipo de tumor agressivo, receberam injeções de capsaicina. Seus tumores pararam de crescer ou, em alguns casos, encolheram e desapareceram por completo. Quando os cientistas examinaram sob microscópio o que restou dos cânceres, viram que os tumores tratados com capsaicina tinham 42 vezes mais células morrendo do que tumores que não tinham sido tratados com capsaicina. Eles descobriram que a resposta era compatível com o extermínio imunológico do câncer.

Os cientistas estudaram como a capsaicina aciona o sistema imunológico em camundongos com câncer de cólon em crescimento. Eles descobriram que a capsaicina ativa as células dendríticas imunológicas, que até possuem receptores específicos para capsaicina.[29] Como uma chave entrando na fechadura, a capsaicina ativou as células imunológicas. Também nesse caso, quando os camundongos foram tratados com capsaicina, o crescimento do tumor diminuiu drasticamente. A capsaicina estimulou o sistema imunológico dos camundongos a produzir linfócitos T citotóxicos que matavam as células cancerígenas.

Embora esses experimentos tenham injetado a capsaicina no tumor, eles demonstram que um bioativo da pimenta-malagueta tem o poder de ativar e armar o sistema imunológico contra células cancerígenas. Para entender a potência da capsaicina usada nos experimentos com camundongos, foram usados apenas duzentos microgramas de capsaicina para cada tratamento. É a quantidade de capsaicina equivalente a um quinto de uma pimenta-habanero.

OSTRAS-DO-PACÍFICO

Como mostrei no capítulo 9, as ostras-do-pacífico têm propriedades de proteção ao DNA. Uma das mais cultivadas no mundo, essa ostra tem um sabor cremoso e salgado que a torna uma opção muito querida entre os amantes de frutos do mar. Embora sejam conhecidas por terem propriedades mágicas como afrodisíacos, mais atenção deve ser dada a seu efeito na estimulação da imunidade. Essa atividade vem das proteínas encontradas na ostra.

Cientistas da Universidade de Shandong, na China, compraram ostras-do-pacífico de uma peixaria local e extraíram seus peptídios imunoestimulantes.[30] Durante catorze dias, deram esse extrato de ostra a camundongos com crescimento de células do câncer sarcoma e compararam o efeito do extrato de ostra com o da droga quimioterápica ciclofosfamida e com a ausência de tratamento. Os resultados mostraram que os camundongos que consumiram o extrato de ostra tiveram uma impressionante redução de 48% no crescimento do tumor em comparação com os camundongos não tratados. Embora os camundongos tratados com quimioterapia tivessem a maior redução do tumor, a quimioterapia também danificou o baço e o timo. Como se trata de dois órgãos imunológicos, esse efeito provoca um golpe indesejável contra o sistema de defesa imunológica. Em contrapartida, os órgãos imunológicos nos camundongos que consumiram o extrato de ostras chegaram a aumentar de tamanho, o que sugere que o extrato de ostra exerceu seus efeitos anticancerígenos melhorando a função imunológica. Os camundongos que receberam o extrato de ostra também tinham o dobro do número de células NK de combate ao câncer do que os camundongos não tratados, e 38% mais do que os que receberam quimioterapia.

O fascinante é que as ostras contêm diversos estimuladores imunológicos além de seus peptídios. Um grupo de cientistas da Universidade Central de Ciência e Tecnologia de Taiwan mostrou que um polissacarídio imunoestimulante está presente nas ostras-do-pacífico. Um extrato contendo esses polissacarídios das ostras pode estimular as células T e as NK.[31] Quando esses polissacarídios de ostras foram dados a camundongos que estavam desenvolvendo melanoma, o crescimento do tumor teve uma redução impressionante de 86% em comparação com os camundongos não tratados.[32]

As ostras também têm benefícios anti-inflamatórios, como revelado por cientistas da Universidade Nacional de Taiwan. Eles prepararam uma solução escaldando as ostras por quatro horas e depois misturaram a carne da ostra com álcool para extrair seus bioativos, incluindo proteínas e betaglucanos.[33] Em seguida, os cientistas deram o extrato para camundongos com inflamação intestinal causada por uma alergia grave à ovalbumina, a proteína encontrada na clara do ovo. Essa alergia causava diarreia e dano inflamatório graves nos intestinos. No entanto, quando esses camundongos alérgicos consumiram o extrato de ostra, suas reações à ovalbumina foram consideravelmente mais moderadas. A diarreia melhorou 30%, e houve uma redução de

37% na inflamação intestinal. Em microscópio, suas células intestinais pareciam quase normais mesmo com a exposição ao alérgeno.

Amantes de mariscos, tomem nota: essa ostra de água salgada agora tem ativação da defesa imunológica, anti-inflamação e proteção ao DNA em seu currículo. Esses benefícios devem aumentar sua reputação para além de mero afrodisíaco.

ALCAÇUZ

O alcaçuz — a raiz, não o doce — é usado tradicionalmente como aromatizante e erva medicinal para tratar doenças respiratórias e de estômago. Agora se descobriu que ele também estimula a imunidade. Entre os muitos bioativos no alcaçuz estão a isolicritina, a glaribidina e o ácido 18-betaglicirretínico, um adoçante natural cinquenta vezes mais doce que o açúcar, mas que, surpreendentemente, não eleva o açúcar no sangue. Na realidade, o ácido glicirretínico reduz a glicose no sangue pela produção de células mais sensíveis aos efeitos da insulina.

Cientistas da Universidade Estadual de Montana que estudaram o alcaçuz demonstraram que a glicirrizina pode reforçar as defesas imunitárias contra a infecção viral.[34] Eles deram glicirrizina a camundongos infectados pelo rotavírus, um patógeno altamente contagioso que invade os intestinos e provoca diarreia. Em humanos, o rotavírus causa mais de 30% de mortes infantis por diarreia infecciosa.[35]

Os resultados mostraram que alimentar camundongos com glicirrizina acelerou em 50% a capacidade do corpo deles de se livrar do vírus. Isso foi atingido aumentando a atividade dos genes nos intestinos que recrutam as células T imunológicas para combater infecções. O número de células T que estavam protegendo o revestimento intestinal e nos linfonodos foi aumentado. O interessante é que as células B no intestino também aumentaram. Vimos no capítulo 5 que as células B produzem anticorpos para combater infecções, e que memorizam como são as bactérias e os vírus para poder responder a infecções futuras.

Um alerta sobre o ácido glicirretínico: níveis altos podem interferir na regulação do sódio no corpo. Isso significa que o consumo elevado de alcaçuz pode causar retenção de líquido e pressão arterial elevada.[36] Ele também pode alterar os níveis de potássio no sangue, o que pode afetar o coração, além de interagir com determinados medicamentos.[37] Por causa dos efeitos potenciais, deve-se ter um cuidado extra ao tomar suplementos de alcaçuz. Consuma com moderação, e fique de olho na pressão arterial.

O alcaçuz também contém polissacarídios bioativos. Eles podem induzir o corpo a produzir um sinal de proteína chamado interleucina 7, que diz ao corpo para gerar mais células T imunológicas. Isso pode causar uma resposta anticancerígena no corpo. Cientistas da Universidade de Medicina Chinesa Tradicional de Tianjin, na China, desidrataram a raiz de alcaçuz e criaram um extrato que continha os polissacarídios. Eles testaram seus efeitos antitumorais dando o extrato de alcaçuz a camundongos com câncer de cólon todos os dias durante duas semanas.[38] Os camundongos com tumores normalmente perdem peso, assim como humanos com câncer. Incrivelmente, porém, os camundongos alimentados com extrato de alcaçuz na verdade ganharam peso, ao mesmo tempo que seus tumores encolheram 20%. Os órgãos imunológicos dos camundongos — baço e timo — aumentaram em tamanho e peso, mostrando que houve um reforço da atividade imunológica.

O exame de sangue revelou que os camundongos alimentados com alcaçuz tinham um número maior de células T auxiliares e citotóxicas. Durante o estudo, esses camundongos mantiveram a atividade, o comportamento e a aparência normais. Em contrapartida, os camundongos que não receberam alcaçuz emagreceram, como acontece com pacientes com câncer, e seu pelo perdeu o brilho.

Quando os cientistas compararam os efeitos antitumorais do alcaçuz com o tratamento quimioterápico nos camundongos, perceberam que dar o extrato de alcaçuz aos camundongos podia atingir 61% dos efeitos antitumorais da quimioterapia, mas sem efeitos colaterais. Esse tipo de pesquisa ajuda a explicar cientificamente os benefícios associados a remédios tradicionais como a raiz de alcaçuz, que é capaz de reforçar a saúde imunológica.

ALIMENTOS QUE ACALMAM A INFLAMAÇÃO E A AUTOIMUNIDADE

Às vezes, acalmar um sistema imunológico superativo pode ser tão importante quanto reforçá-lo. As doenças autoimunes são doenças aparentemente incuráveis que os médicos tratam com altas doses de esteroides para suprimir a imunidade. Mas o problema dos esteroides é que eles vêm com efeitos colaterais que causam consequências indesejáveis, como enfraquecimento dos ossos, afinamento da pele, formação de cataratas, interferência na cicatrização de feridas e até psicose. Os esteroides, embora quase sempre efetivos, são uma solução, no mínimo, imperfeita. Comer alimentos que acalmam o sistema imunológico é uma medida importante para pessoas que sofrem de doenças autoimunes. Uma estratégia alimentar pode ajudar a proteger os órgãos de serem destruídos pelo fogo amigo de seu próprio sistema imunológico, bem como pelos medicamentos utilizados para tratar doenças autoimunes.

Alguns alimentos podem aliviar o sofrimento causado por doenças autoimunes reduzindo a inflamação. Outros têm um efeito prebiótico e alimentam as bactérias intestinais saudáveis, que, como aprendemos no capítulo 8, podem ajudar o microbioma a produzir seus próprios metabólitos anti-inflamatórios como o *butirato*. Esses metabólitos são capazes de refrear células imunológicas excessivamente ativas. Quando a inflamação é mitigada, o equilíbrio normal da imunidade do corpo pode ser mais facilmente recuperado a fim de atingir a homeostase. Uma solução alimentar efetiva pode até permitir que pessoas que sofrem de doenças autoimunes evitem a necessidade de medicações.

Qualquer um que tenha sofrido ou cuidado de alguém com os sintomas dolorosos e devastadores de doenças como artrite reumatoide, lúpus, esclerodermia, esclerose múltipla ou doenças inflamatórias intestinais pode confirmar a importância de encontrar um alívio dos sintomas. E, depois de o pior ter passado, o objetivo de prevenir crises futuras costuma ser uma grande preocupação para o paciente com uma doença autoimune e seu médico. Manter-se em remissão torna a vida muito melhor, e uma estratégia alimentar para manter a remissão é uma grande vitória.

Uma maneira de evitar crises é evitar padrões alimentares que sabidamente provocam inflamação.[39] Pesquisadores do Instituto Gustave Roussy, na França, mostraram em um estudo com 67581 mulheres que dietas ricas em proteínas de carne ou peixe são pró-inflamatórias e associadas a um risco maior de doença inflamatória intestinal.[40] Um consumo alto de açúcar e refrigerantes em pessoas que também têm baixo consumo de vegetais foi associado a um risco maior de colite ulcerativa, outra doença inflamatória intestinal.[41] Como alguns padrões alimentares são conhecidos por incitar a inflamação, evitar esses alimentos é importante se você pretende acalmar seu sistema imunológico.

Na próxima seção, vou compartilhar evidências sobre alguns alimentos e padrões alimentares importantes que podem ajudar a acalmar um sistema imunológico superativo e manter a imunidade equilibrada como parte de uma estratégia global de defesa da saúde.

ALIMENTOS QUE CONTÊM VITAMINA C PARA O LÚPUS

O lúpus não é uma única doença, mas um conjunto de várias doenças autoimunes em que os autoanticorpos atacam as articulações, o fígado, o coração, os pulmões, a pele e outros órgãos. Cerca de 5 milhões de pessoas em todo o mundo sofrem de lúpus. Os tratamentos se baseiam em medicação com potência crescente para suprimir o sistema imunológico, mas costumam ter o risco de vários efeitos colaterais.

Alimentos que contêm vitamina C podem ajudar a diminuir a resposta autoimune no corpo. Pesquisadores do Instituto Central de Pesquisa sobre o Câncer em Miyagi, no Japão, conduziram um estudo de quatro anos sobre dieta e lúpus. Eles estudaram 196 mulheres de 21 hospitais na prefeitura de Miyagi no nordeste do Japão que tinham lúpus inativo ou moderado. A idade média delas era de quarenta anos. As mulheres foram avaliadas em relação aos danos a órgãos causados pelo lúpus e atividade atual do lúpus e preencheram um questionário alimentar.

Quando analisados todos os parâmetros alimentares, os pesquisadores descobriram que consumir quantidades maiores de alimentos com níveis altos de vitamina C estava associado a um risco 74% menor de lúpus ativo comparado com mulheres com baixo consumo de vitamina C.[42]

A quantidade de vitamina C que mostrava o efeito mais benéfico era 154 miligramas por dia, o que equivale ao teor encontrado em uma laranja grande e meia, 1,5 xícara de morangos fatiados, duas xícaras de brócolis crus ou oito xícaras de tomates-cerejas não cozidos (que podem ser reduzidos para formar um molho delicioso). Outras fontes boas de vitamina C incluem sucos de frutas como camu-camu (da região Norte do Brasil), acerola (originária das Índias Ocidentais), goiaba e toranja. O estudo de Miyagi foi o primeiro a demonstrar uma associação entre vitamina C dietética, em níveis facilmente atingíveis, e atividade do lúpus.

A vitamina C influencia o sistema imunológico de diversas maneiras, inclusive aumentando a produção de células Treg imunológicas no corpo.[43] Vimos no capítulo 5 que as células Treg cumprem uma função particular. Elas diminuem a resposta imunológica para restaurar o equilíbrio imunológico no corpo.[44] Para uma doença autoimune como o lúpus, aumentar os níveis de Treg pode se revelar benéfico para prevenir acessos mantendo o sistema imunológico calmo, o que pode explicar o efeito benéfico da vitamina C.

CHÁ VERDE

Mais uma vez, o chá verde aparece como um reforçador da saúde — dessa vez contra a doença autoimune. O principal bioativo que você conheceu, a epigalocatequina-3-galato (EGCG), diminui a atividade do sistema imunológico reduzindo o número de células T pró-inflamatórias. Ao mesmo tempo, a EGCG aumenta a produção de células Treg, o que faz a atividade do sistema imunológico diminuir de volta a níveis normais.[45] Lembre-se de que o EGCG também é antiangiogênico e protege o DNA, mostrando como a Mãe Natureza consegue juntar vários benefícios em um único bioativo.

Cientistas do Jean Mayer USDA Human Nutrition Research Center on Aging na Universidade Tufts estudaram os efeitos da EGCG em camundongos que desenvolveram uma doença cerebral autoimune parecida com a esclerose múltipla (EM) humana. Nos camundongos, isso é chamado de encefalomielite autoimune experimental. O que acontece no cérebro desses camundongos é que seus nervos são privados de isolamento, assim como é visto na EM humana. O resultado é perda de nervos, inflamação cerebral e formação de cicatriz. Quando, porém, os camundongos receberam EGCG oralmente, seus sintomas ficaram muito menos graves. As células imunológicas produziram menos proteínas inflamatórias depois que os camundongos consumiram EGCG. Quando seus cérebros foram examinados, houve menos inflamação geral e os danos aos nervos foram reduzidos.[46] Portanto, o chá verde foi capaz de mudar o rumo de um sistema imunológico superativo de volta a um estado mais equilibrado e de reduzir a destruição imunológica no cérebro.[47]

Pesquisadores da Universidade de Shizuoka, da Universidade de Medicina de Kansai, do Instituto Nacional de Ciências da Longevidade e da Universidade de Tóquio, no Japão, colaboraram para investigar os benefícios do chá verde em outra doença autoimune: o lúpus.[48] Eles usaram um modelo diferente em que os camundongos desenvolveram espontaneamente autoanticorpos semelhantes aos vistos no lúpus. Os efeitos desses autoanticorpos incluíam dano renal grave, o que é uma das complicações mais temidas do lúpus nos pacientes. Os cientistas acresceram pó de chá verde à dieta de um dos grupos de camundongos por três meses. Um segundo grupo comeu uma dieta de ração de camundongo regular.[49] Exames de sangue mostraram que os camundongos que comeram o extrato de chá verde tinham níveis significativamente mais baixos de autoanticorpos do que os camundongos que comiam a ração normal. Na prática, nos camundongos que comeram chá verde, os depósitos imunológicos da doença foram reduzidos em mais de 80% em comparação aos camundongos que comeram a ração comum. Quando os cientistas examinaram os rins, os camundongos do chá verde tinham quatro vezes menos dano pela doença autoimune comparados aos do outro grupo. Graças ao menor dano aos rins, os camundongos alimentados com extrato de chá verde sobreviveram mais do que suas contrapartes que comeram uma dieta regular.

Cientistas do Centro de Medicina da Defesa Nacional de Taiwan encontraram um efeito protetor semelhante.[50] Quando foi dada EGCG a camundongos com tendência de lúpus durante cinco meses, houve muito menos dano renal. O que se descobriu, também, foi que o chá verde aumentava as células Treg. Essas células acalmavam a reação imunológica e reduziam a gravidade da doença.[51]

Esse benefício foi observado em estudos com humanos. Pesquisadores da Universidade de Ciências Médicas Ahvaz Jundishapur, no Irã, conduziram um ensaio clínico randomizado duplo-cego controlado por placebo em 68 mulheres com idades entre quinze e 55 anos que sofriam de lúpus.[52] Durante três meses, um grupo das mulheres recebeu extrato de chá verde em uma cápsula diária contendo uma quantidade de EGCG equivalente a 4,7 xícaras de chá verde. O outro grupo recebeu um placebo. Os pesquisadores monitoraram a atividade do lúpus com exames médicos e laboratoriais de rotina. As participantes forneceram amostras de sangue e urina, e preencheram questionários de alimentação e estilo de vida.

Ao fim dos três meses, os pesquisadores verificaram que as mulheres que tomavam extrato de chá verde obtiveram uma redução de duas vezes na atividade da doença de lúpus. Por outro lado, as participantes que receberam o placebo não passaram por nenhuma mudança significativa na doença. Os níveis sanguíneos de anticorpo anti-DNA, um marcador de lúpus, eram mais baixos no grupo do chá verde. Quando os questionários de qualidade de vida foram analisados, aquelas que receberam o extrato de chá verde tiveram uma melhora de 30% em sua função física e saúde geral comparadas às que receberam o placebo.

Coletivamente, esses estudos retratam um quadro convincente sobre o poder do chá verde para acalmar o sistema imunológico superativo e prevenir os sintomas e os danos do lúpus aos órgãos.

PADRÕES ALIMENTARES QUE ACALMAM A DOENÇA AUTOIMUNE

DIETA VIVA VEGANA CRUDÍVORA

Dietas crudívoras envolvem alimentos em seu estado natural e não processado, o que significa que não são cozidos nem aquecidos a mais de 40°C. Embora algumas culturas aborígines comam alimentos crus, o conceito moderno do crudiveganismo se originou como parte da Lebensreform (volta à natureza) do final do século XIX e começo do XX na

Alemanha, que se rebelou contra os "perigos" da civilização. Embora tecnicamente uma dieta crudívora possa ser onívora, a versão da cultura da saúde de uma dieta crudívora é vegetariana ou vegana. Os proponentes da dieta crudívora afirmam que os alimentos não cozidos contêm mais nutrientes e antioxidantes naturais e menos toxinas do que os cozidos. Os críticos apontam que a dieta crudívora implica um risco maior de intoxicação alimentar e pode não proporcionar o equilíbrio nutricional adequado para o corpo, e que algumas ideias sobre as dietas crudívoras são baseadas em falácias sobre os males de cozinhar os alimentos. De fato, estudos genéticos mostraram que o corpo humano evoluiu para se adaptar a uma dieta de alimentos cozidos.[53]

Algumas dietas crudívoras também são chamadas de dietas vivas porque dão prioridade a brotos, que se considera ter enzimas benéficas produzidas durante a germinação. As dietas vivas podem incluir alimentos fermentados com altos níveis de bactérias benéficas como *Lactobacillus*. Acredita-se que, juntas, as dietas crudívora, viva e vegana tenham um potencial inflamatório e um estado imunoprovocante menores. Uma dieta vegana crudívora viva pode, portanto, ser capaz de acalmar doenças autoimunes como artrite reumatoide.

Pesquisadores do Hospital Central da Universidade de Turku, na Finlândia, estudaram o impacto de uma dieta crudívora viva em 43 indivíduos, a maioria mulheres em torno de cinquenta anos, que sofriam de artrite reumatoide ativa.[54] Todas as pacientes tinham articulações inchadas e marcadores inflamatórios altos no sangue. Os pesquisadores randomizaram as pacientes em dois grupos e deram uma dieta vegana viva crudívora ou deixaram que comessem sua dieta onívora por um mês. A dieta de intervenção era composta de ingredientes de origem vegetal que foram deixados de molho, germinados, fermentados, batidos no liquidificador ou desidratados. Os ingredientes incluíam manteiga de amêndoa, maçã, abacate, banana, beterraba, mirtilo, cenoura, castanha-de-caju, couve-flor, alimentos fermentados (pepino, chucrute, aveia), figo, alho, milhete, repolho-vermelho, alga marinha, gergelim, brotos (feijão-mungo, lentilha, trigo), morango, semente de girassol, molho tamari, broto de trigo e abobrinha. Todos os produtos de origem animal foram excluídos. Os pesquisadores conduziram entrevistas e exames de urina para garantir que a dieta fosse seguida. Eles coletaram amostras de sangue e fezes e pontuaram a melhora dos sintomas em "alta" ou "baixa".

Os resultados mostraram que 28% das pacientes que comeram a dieta vegana viva estavam no grupo de melhora alta, ao passo que ninguém do outro grupo que consumiu a dieta onívora recebeu pontuação alta. A composição do microbioma fecal mudou significativamente no grupo da dieta viva, mas não no grupo onívoro. Esses achados sugerem que uma dieta viva pode melhorar os sintomas de artrite reumatoide por meio de mudanças no microbioma que reduzem a inflamação.

DIETA RICA EM VEGETAIS E POBRE EM PROTEÍNA

Uma dieta imunossupressora pôde ajudar pacientes com EM a evitar um aumento dos sintomas ou uma recidiva da doença. Pesquisadores da Fundação Don Carlo Gnocchi, na Itália, exploraram doze meses de uma dieta vegetariana como intervenção na EM.[55] Eles recrutaram vinte voluntários com histórico de EM recorrente-remitente, uma sequência frustrante de acessos reincidentes da doença. Os participantes foram escolhidos porque seus padrões alimentares autorrelatados com base nos doze meses anteriores caíam em um de dois grupos distintos. Um havia consumido uma dieta rica em vegetais mas pobre em proteína. Sua dieta consistia basicamente em frutas e vegetais frescos, leguminosas, castanhas, grãos integrais e azeite de oliva extravirgem. Eles tinham uma ingestão muito baixa de peixe, frango, ovos e laticínios; comiam pouco açúcar ou sal; e não consumiam álcool, carne vermelha nem nenhum tipo de gorduras animais saturadas. O outro grupo relatou comer uma dieta ocidental típica consistindo em carne vermelha normal, carnes processadas, grãos refinados, alimentos com açúcares adicionados e gorduras saturadas. Durante o estudo, um nutricionista profissional entrevistou todos os participantes de quatro em quatro meses para garantir que ainda estavam comendo o mesmo tipo de dieta.

No começo e no fim do estudo, os participantes receberam uma avaliação de seus sintomas de EM. Os resultados mostraram que aqueles que comeram a dieta rica em vegetais e pobre em proteína reduziram em três vezes a recidiva de EM e relataram menos incapacidade comparados com os que consumiram uma dieta ocidental. Na realidade, aqueles que comeram a dieta ocidental relataram um aumento na incapacidade ao longo dos doze meses. A análise de sangue demonstrou que os participantes que comeram a dieta vegana tinham menos células T imunológicas ativadas no sangue e níveis mais baixos das células chamadas monócitos, associadas à inflamação. Isso condizia com a proteção contra recidivas e sintomas de EM.

Os pesquisadores coletaram amostras de fezes porque estavam procurando uma relação entre a dieta dos participantes, o microbioma e respostas imunológicas; e encontraram uma: os participantes na dieta vegetariana tinham níveis 35% mais altos de uma bactéria intestinal chamada *Lachnospiraceae*, que produz os ácidos graxos de cadeia curta anti-inflamatórios que vimos no capítulo 8. A *Lachnospiraceae* também ajuda as células Treg a amadurecer. As Tregs amenizam a resposta imunológica na EM, o que pode suprimir a doença.[56] Embora esse estudo tenha envolvido apenas um número pequeno de pacientes, as diferenças na evolução vistas entre os dois padrões alimentares e as atividades de células T são encorajadoras, e podem convencer os pacientes com EM a mudar seu padrão alimentar para o vegetarianismo.

DIETA DO PROTOCOLO AUTOIMUNE

Outro padrão alimentar, chamado dieta do protocolo autoimune, se baseia fortemente na dieta paleo. Ela foi explorada como estratégia para oferecer alívio de doença inflamatória intestinal (DII). Pessoas com DII sofrem sintomas gastrintestinais graves, como cãibra abdominal, inchaço, diarreia, sangramento retal, perda de apetite e perda de peso involuntária. Embora medicamentos sofisticados chamados terapias biológicas possam ajudar, eles nem sempre colocam a doença em remissão — e são acompanhados de efeitos colaterais.

Primeiro, vejamos a dieta paleolítica (paleo). A paleo é um protocolo de eliminação baseado na ideia de que os alimentos consumidos pelos humanos durante o período paleolítico não causavam inflamação no corpo comparados com os alimentos processados de hoje. Embora, na verdade, sejam escassas as evidências do que as pessoas realmente comiam no período paleolítico, a dieta paleo foi avaliada em pequenos estudos para determinar seu impacto na inflamação do intestino, e especula-se que seus efeitos anti-inflamatórios sejam benéficos para um sistema imunológico hiperativo.

Um grupo de pesquisadores liderados pelo Scripps Research Institute, na Califórnia, se propôs a determinar se uma versão mais restrita da dieta paleo, chamada dieta do protocolo autoimune, beneficiaria pacientes com DII. Nesse protocolo, todos os alimentos que se acredita irritar o intestino e causar "vazamento" intestinal são eliminados. Esses alimentos, de acordo com os princípios do protocolo autoimune, incluem todos os grãos, castanhas, sementes, laticínios, vegetais da família das solanáceas (tomates, batatas e pimentas), todos os óleos vegetais e todos os adoçantes. (Lembre-se de que muitos desses alimentos foram discutidos ao longo deste livro e mostrei evidências convincentes a favor de seus benefícios à saúde por meio de vários sistemas de defesa da saúde.) O protocolo autoimune permite mais verduras e legumes, frutos do mar ricos em PUFAs ômega 3, proteína animal (incluindo fígado), azeite de oliva extravirgem, alimentos fermentados e algumas frutas. Para começar o protocolo, há uma fase de eliminação em que todos os alimentos "agressores" são removidos. Em seguida, um mês de manutenção rígida da dieta até todos os sintomas de DII desaparecerem e o bem-estar geral melhorar. Depois, os alimentos eliminados são reintroduzidos lentamente, um por vez, para restaurar a diversidade à dieta até os sintomas de DII recomeçarem. Os alimentos agressores voltam a ser removidos e você mantém a dieta ao que é tolerado.

No estudo clínico do Scripps, quinze pacientes com doença inflamatória intestinal (doença de Crohn ou colite ulcerativa) foram colocados em uma dieta do protocolo autoimune durante onze semanas.[57] Embora fosse um estudo pequeno, entrar no protocolo autoimune gerou uma melhora muito clara na gravidade da DII. Para os participantes com doença de Crohn, o protocolo causou uma melhora de 51% em sua pontuação no índice Harvey-Bradshaw, usado para avaliar a gravidade. Em participantes com colite ulcerativa, o protocolo reduziu significativamente o sangramento retal após seis semanas, e sua pontuação Mayo, um sistema de pontuação da gravidade da doença, melhorou 83%. Na sexta semana, 73% dos pacientes haviam entrado em remissão, permanecendo nela em todas as semanas restantes do estudo.

Os pesquisadores também encontraram evidências de redução da inflamação intestinal nas pessoas sob o protocolo autoimune. Uma proteína chamada calprotectina, que reflete a inflamação, diminuiu 76% no decorrer do estudo.[58] Pela inspeção visual do intestino usando endoscopia, houve melhoras no revestimento intestinal dos pacientes ao fim da décima primeira semana do estudo.

Um fator importante para ter em mente ao avaliar os resultados do estudo Scripps é que a dieta não foi a única intervenção na doença. Metade dos pacientes também estava em tratamentos para DII, incluindo terapias biológicas como infliximabe, adalimumabe e vedolizumabe. Mais estudos precisam ser conduzidos testando-se apenas a dieta, mas o protocolo autoimune parece ser benéfico em conjunto com terapia médica, embora não seja um substituto. O estudo Scripps também não examinou os benefícios de reintroduzir alimentos na dieta, o que é importante em situações concretas quando se deseja uma alimentação mais diversa. Como o protocolo autoimune é uma dieta de eliminação, não é fácil as pessoas aderirem a ela por um longo período. Embora eu não considere dietas prolongadas de eliminação ideais para uma alimentação saudável, é definitivamente útil identificar alimentos que provocam sintomas e evitá-los. Por si só, isso pode trazer alívio àqueles que sofrem de DII ativa.

JUNTANDO TUDO

Comer para ajudar o sistema imunológico a defender a saúde é como ouvir música com fones. É fácil, desde que você preste atenção no volume. Às vezes, é preciso aumentar e, outras, diminuir o volume a níveis mais toleráveis. Há momentos em que é preciso reforçar o sistema imunológico para se proteger contra infecção, como durante a temporada de gripe. Sob situações estressantes, precisamos fortalecer nossa imunidade. Uma defesa imunológica forte pode nos proteger contra uma miríade de doenças que vêm de fora do corpo, como infecções, mas também pode nos defender de doenças desenvolvidas internamente, como câncer ou doenças autoimunes. E, se você tem câncer, definitivamente precisa fazer de tudo para proteger seu sistema imunológico e melhorar as chances de suas defesas imunológicas localizarem e exterminarem as células cancerígenas. Essa é uma preocupação em particular se você recebe altas doses de quimioterapia e/ou radiação, as quais causam destruição nas defesas imunológicas. Uma dieta imunoestimulante durante a terapia contra o câncer pode ajudar os tratamentos médicos a serem ainda mais bem-sucedidos.

A mensagem final é a seguinte: proteja seu sistema imunológico com tudo que você tiver em seu poder. Se estiver recebendo uma das novas imunoterapias contra o câncer, que dependem de seu sistema imunológico para eliminar as células cancerígenas, é fundamental que ele esteja em plena forma. Seu médico não pode fazer isso por você, mas você pode comer bem em casa.

Lembre-se também de que seu microbioma intestinal se comunica com seu sistema imunológico através da camada gelatinosa dos intestinos conhecida como tecido linfoide associado ao intestino (GALT, do inglês *gut associated lymphoid tissue*). Quando suas bactérias intestinais estão saudáveis, elas ajudam seu sistema imunológico a manter você saudável. Portanto, todos os alimentos citados no capítulo 8 que mantêm seu microbioma saudável também ajudam a apoiar suas defesas imunológicas. Por isso é importante não isolar as defesas de saúde cuidando apenas de uma delas — elas trabalham em conjunto. Todos os cinco sistemas de defesa da saúde que discuti neste livro interagem uns com os outros de maneira a colaborar para apoiar sua saúde.

Do outro lado da moeda, as doenças autoimunes são problemas graves de saúde em que o sistema imunológico fica excessivamente agressivo e pode causar danos graves e até fatais aos órgãos. Alguns alimentos e padrões alimentares podem apaziguar o sistema imunológico, reduzir os sintomas e prevenir acessos autoimunes. Essas doenças nos mostram que, quando o assunto é imunidade, deve-se almejar a zona de Goldilocks, em que o sistema não fica nem ativo demais nem inativo demais, mas no ponto certo. No caso de doenças autoimunes, isso pode exigir um refinamento contínuo da dieta para manter a inflamação suprimida.

Como vimos, a antiga sabedoria sobre comer para fortalecer a imunidade entrou agora na era científica. Usando as informações deste livro, fica mais fácil do que nunca colocar na prática diária nosso conhecimento sobre alimentos que influenciam a imunidade.

PRINCIPAIS ALIMENTOS QUE INFLUENCIAM O SISTEMA IMUNOLÓGICO

Imunoestimulantes		Imunocalmantes
Alho envelhecido	Cogumelo-de-paris	Acerola (vitamina C)
Amora-silvestre	Framboesa-preta	Brócolis (vitamina C)
Azeite de oliva (AOEV)	Mirtilo	Camu-camu (vitamina C)
Broto de brócolis	Nozes	Chá verde
Castanha-portuguesa	Ostra-do-pacífico	Goiaba (vitamina C)
Cogumelo chanterelle	Pimenta-malagueta	Laranja (vitamina C)
Cogumelo *enoki*	Raiz de alcaçuz	Morango (vitamina C)
Cogumelo *maitake*	Romã	Tomate-cereja (vitamina C)
Cogumelo shiitake	Suco de *cranberry*	Toranja (vitamina C)
Cogumelo shimeji-preto	Suco de uva Concord	

PARTE III

PLANEJE, ESCOLHA E AJA
Coloque a comida para trabalhar

O que importa não é o quão bem você está agora,
mas o quão bem você vai estar.
Atul Gawande

Agora é o momento de melhorar a forma como você olha o alimento e escolhe o que come. Todos os dias, várias vezes ao dia, você faz escolhas importantes que podem aumentar suas chances de viver mais e melhor sem uma temida doença crônica. Nesta terceira parte, vou mostrar como colocar em prática seu novo conhecimento sobre as defesas de saúde e os muitos alimentos que as influenciam.

Criei uma estrutura 5 × 5 × 5 que torna superfácil incorporar na vida diária alimentos que oferecem benefícios à saúde. Minha abordagem não é uma dieta universal, tampouco um regime de perda de peso. É uma maneira simples de ajudar você a fazer escolhas saudáveis de maneira consciente e contínua, não importa o que faça ou onde more.

A melhor parte é que a estrutura que você está prestes a conhecer não se baseia em eliminação, restrição ou privação, mas sim nos alimentos de que você mais gosta — suas próprias preferências pessoais. Não é ótimo quando os alimentos saudáveis para você são exatamente os que você ama? Isso é possível graças às pesquisas que compartilhei nas partes 1 e 2.

Nos próximos capítulos, você vai aprender a repensar sua cozinha, descobrir alguns alimentos excepcionais, colocar a estrutura 5 × 5 × 5 em prática e receber algumas receitas fáceis e deliciosas para começar sua nova vida mais saudável. Por fim, vou apresentar uma visão diferente sobre o movimento pioneiro "alimento como remédio": doses alimentares que se revelaram eficientes para combater doenças. Você *pode* comer para vencer doenças, e estou prestes a mostrar como.

11. A estrutura 5 × 5 × 5: comer para vencer doenças

Você conseguiu! Primeiro, aprendeu sobre os sistemas de defesa da saúde que ajudam o corpo a resistir às doenças, depois sobre os alimentos e as bebidas que podem reforçar essas defesas. Agora, está pronto para agir e deixar seu corpo mais saudável e armado para combater doenças. Este capítulo explica como aplicar esse conhecimento novo. Vou apresentar a você um plano de alimentação para a vida com base no fortalecimento dos cinco sistemas de defesa da saúde sobre os quais você aprendeu: angiogênese, regeneração, microbioma, proteção do DNA e imunidade.

Este não é um regime de perda de peso, uma dieta *fitness* nem um plano de clareza mental. Não é um plano de refeição a refeição ou dia a dia que instrua você a levar a vida de maneira rígida. É muito melhor. É um plano de liberdade, porque não vou dizer tudo o que você deve (ou não) comer todos os dias. Em vez disso, vou apresentar um jeito novo e prazeroso de integrar em seu estilo de vida alimentos que reforçam as defesas de saúde para que você tenha uma aparência melhor, se sinta melhor e viva por mais tempo.

Chamo esse plano de estrutura 5 × 5 × 5. Em termos simples, é uma maneira de comer para vencer doenças. Ele vai ajudar você a usar a capacidade de seu próprio corpo de se curar para salvar sua vida. A estrutura 5 × 5 × 5 é uma estratégia que desenvolvi para fortalecer os cinco sistemas de defesa da saúde trabalhando com um mínimo de cinco alimentos que reforçam a saúde e que você já gosta de comer em refeições e lanches e os incorporando até cinco vezes ao dia nas oportunidades em que come: café da manhã, almoço, jantar e mais dois momentos em que você lancha ou come uma sobremesa.

Como a 5 × 5 × 5 é uma estrutura, não uma prescrição, ela é adaptável a qualquer plano de dieta que você já esteja seguindo, seja ele paleo, Whole30, Ornish, *low-carb*, vegetariano, sem glúten, sem alérgenos ou cetogênica — e é fácil de adotar se você não segue plano nenhum. A estrutura 5 × 5 × 5 não exclui ninguém, porque é um conceito amplo em que você pode integrar outros protocolos facilmente. Qualquer um consegue fazer.

A estrutura também é pessoal e apenas sua, porque você a cria com base em suas preferências alimentares — aquilo de que você gosta. E, se você gostar de orientações rígidas e for um aficionado por programas de dieta em busca de contagem de calorias e um plano semana por semana, a estrutura 5 × 5 × 5 vai funcionar para você também.

A estrutura 5 × 5 × 5 é flexível e exige pouco esforço para ser posta em prática, o que a torna fácil de seguir. E não é restritiva. Está centrada em *adicionar* alimentos benéficos à dieta, não em excluir alimentos. Esse plano incentiva você a aumentar as escolhas alimentares que já faz, em vez de eliminar alimentos. O plano funciona se você gosta de cozinhar muito e prepara várias refeições de uma vez. Mas também funciona se prepara pratos novos a cada dia ou se adora comer as sobras de ontem.

Tudo na estrutura 5 × 5 × 5 é apoiado pelas evidências científicas que você leu neste livro, e é atraente a todos porque oferece muitas opções. Isso a faz funcionar bem para iniciantes, entusiastas de saúde, nutricionistas e *coaches* de bem-estar.

A estrutura 5 × 5 × 5 não é um programa penoso de sete, dez ou trinta dias que você passa sofrendo. Em vez disso, é um plano elaborado para ser fácil de seguir e integrar no cotidiano a longo prazo. Ele é fluido e flexível, e leva em conta que cada dia é um dia, cada pessoa é uma pessoa e que as situações mudam com o tempo.

Vou mostrar a você como a estrutura pode ser adaptada para que possa ser praticada a alimentação saudável em ambientes e situações diferentes. Para a maioria das pessoas, não é realista forçar um plano único de dieta em todas as situações em que estejam. Minha filosofia é que sua dieta deve ser capaz de se adaptar aos alimentos que você tem à disposição, a suas situações sociais e a seu orçamento. A estrutura 5 × 5 × 5 funciona porque não está focada em perfeição, mas sim em escolhas. As escolhas cotidianas importam, e, ainda mais relevante, elas vão se somando!

COMO USAR A ESTRUTURA 5 × 5 × 5

- Primeiro, use minhas listas de alimentos das páginas 300-3 e, com base nelas, identifique seus favoritos entre os mais de duzentos itens que beneficiam ao menos um dos cinco sistemas de defesa da saúde. Isso ajuda a criar sua lista personalizada de alimentos favoritos.

- Em seguida, escolha cinco alimentos para comer todos os dias. Certifique-se de que cada um apoie pelo menos um dos sistemas de defesa, e lembre-se de cobrir todos os cinco sistemas nessas escolhas alimentares.

- Por fim, coma todos os cinco alimentos por dia como parte de uma ou de todas as cinco refeições, lanches ou outras "ocasiões" para comer. A maioria das pessoas tem cinco encontros com comida ao longo do dia (café da manhã, almoço, lanche da tarde, jantar, sobremesa), e você pode achar mais fácil incorporar seus alimentos escolhidos nessas cinco ocasiões. Mas pode comer todos juntos em grupos. Pode comer com a frequência que quiser, dependendo de sua preferência pessoal. Apenas lembre-se de comer todos os cinco alimentos por dia.

Mais adiante, no capítulo 14, vou apresentar um modelo de guia de refeições sobre como aplicar a estrutura todos os dias. Vou compartilhar também algumas receitas deliciosas e fáceis de fazer que vão mostrar como os ingredientes promotores de saúde podem entrar facilmente em sua semana, e apresentar mais detalhes específicos sobre como comer dessa forma. Antes, porém, vou falar sobre alguns princípios norteadores que usei para criar essa estrutura.

A VIDA NEM SEMPRE É PERFEITA

Escolhas positivas na alimentação fortalecem suas defesas de saúde, mas, vez por outra, você vai se encontrar em situações em que as escolhas boas não são fáceis ou mesmo possíveis. É por isso que fazer boas escolhas regularmente pode ajudar a contrabalançar os efeitos de escolhas não tão boas que fazemos às vezes. É por isso também que é tão importante conhecer seu risco geral de saúde, que você pode descobrir na Avaliação de Riscos no apêndice B. A Avaliação de Riscos vai ajudar você a ter noção de sua urgência ou margem de manobra. Se você estiver na zona verde, pode se permitir mais liberdade. No entanto, se estiver na zona amarela ou vermelha e estiver em uma situação em que não consegue fazer escolhas saudáveis, vale a pena voltar o quanto antes a controlar suas escolhas dentro da estrutura 5 × 5 × 5.

Na minha vida, quando sei que vou estar em situações em que minhas escolhas alimentares vão se limitar a algumas menos saudáveis, eu me entupo de escolhas saudáveis antes ou depois, no mesmo dia ou no dia seguinte. Quanto mais alimentos saudáveis você come, menos espaço tem no estômago — e na vida — para os não saudáveis. Deixe o bom substituir o ruim.

COMA O QUE VOCÊ AMA

A estrutura 5 × 5 × 5 possibilita que você tenha liberdade para escolher o que comer e quando. O ponto de partida é escolher seus alimentos favoritos de uma lista de alimentos conhecidos por reforçarem seus sistemas de defesa. Esses alimentos se tornam parte de sua estrutura personalizada para a saúde — é você quem escolhe. Todos preferem comer alimentos de que gostam. Minha intenção foi criar uma estrutura que não é nem uma prescrição do que você *deve* comer nem uma proscrição do que você precisa *retirar* da dieta.

Pessoas em regimes muito restritivos tendem a sair dos trilhos e voltar aos velhos hábitos (normalmente, nada saudáveis) quando precisam se privar de muitos alimentos de que gostam. E, se você for parecido comigo, se cansa de ter que comer as mesmas coisas sempre. A estrutura 5 × 5 × 5 é elaborada para evitar esse problema começando por suas preferências pessoais, e pode variar sua alimentação. É mais fácil aderir a hábitos saudáveis quando você está comendo aquilo de que já gosta.

TORNE PESSOAL

Minha filosofia diz que não existe uma estratégia de saúde que seja certa para todos. Nós, médicos, sabemos que, no futuro, nosso trabalho com os pacientes vai se tornar cada vez mais personalizado. Estamos saindo de uma visão indiferenciada para seguir recomendações particulares para cada indivíduo, com base nas necessidades específicas de seu corpo (suas células, e até sua genética) e suas vontades. A meta será combinar os melhores tratamentos com modificações no estilo de vida, baseadas na composição e na situação individual de cada paciente.

Mas você não precisa esperar pelo futuro para começar a se beneficiar de uma abordagem personalizada da saúde. Crie suas próprias soluções usando a estrutura 5 × 5 × 5 e coma uma dieta personalizada todos os dias, levando em conta suas preferências, alergias e sensibilidades alimentares, riscos e preocupações de saúde, circunstâncias de vida, orçamento e o que mais importar para você. Se você tiver razões médicas para não comer determinados alimentos, isso também é pessoal. Escolha os alimentos saudáveis de que gosta e evite aqueles de que não gosta.

TORNE SUSTENTÁVEL

Um plano sensato é aquele que é possível de seguir e feito para você. Tentar se encaixar em um plano elaborado para outra pessoa é como tentar calçar um par de sapatos muito pequenos. Você não vai se sentir bem, e não vai aguentar por muito tempo. Para ter longevidade e prevenir doenças, a diversidade alimentar faz bem. A recompensa para a saúde não vem de nenhum item único no cardápio. É a combinação de alimentos que entram no corpo ao longo do tempo que aumenta as chances de derrotar a doença. A estrutura 5 × 5 × 5 é durável porque é pessoal, baseada nas suas preferências e adaptável às circunstâncias da vida — para que você possa se manter nela.

SEJA ADAPTÁVEL

A situação de todos nós muda com o tempo, de um dia para o outro e às vezes no decorrer de um único dia. Quando você está no trabalho, por exemplo, seu acesso à comida é diferente de quando está em casa no fim de semana. As escolhas que você faz em um restaurante variam muito das feitas a partir do que há em sua cozinha. Quando você é convidado para a casa de alguém, o que gentilmente decidiram oferecer aos convidados pode ser muito diferente do que você escolheria comer normalmente. Na estrada ou de férias, seu destino pode ter opções de comidas completamente diferentes das que tem em casa. A estrutura 5 × 5 × 5 é projetada para ser flexível e adaptável a qualquer situação segundo as mudanças da vida.

Assim como em muitas áreas da vida, ser adaptável e flexível é fundamental para o sucesso. Gosto de pensar na alimentação como artes marciais mistas (MMA, do inglês *mixed martial arts*). Nas MMA, dois lutadores entram em um ringue para competir em rounds de combate de cinco minutos cada. Eles não se limitam a um único estilo de luta, como no boxe; podem usar vários estilos (aikido, boxe, judô, jiu-jítsu, kung fu, luta romana) enquanto enfrentam seu oponente. O objetivo de marcar pontos e vencer supera a adesão rígida a qualquer estilo ou filosofia em particular. O mestre das artes marciais Bruce Lee, considerado um dos pioneiros das MMA, explicou que a eficácia de seu estilo de luta era não ter estilo nenhum. Ele incorporava técnicas de várias artes marciais em sua prática a fim de ser fluido e adaptável. Lee usava técnicas até de esgrima para derrotar os oponentes.

Esse tipo de flexibilidade é igualmente importante para a saúde a longo prazo quando o assunto é comida. O que quero dizer é o seguinte:

primeiro, você precisa ter uma consciência situacional acentuada (como suas emoções, fome e níveis de estresse influenciam suas escolhas alimentares), as convicções certas baseadas em evidências científicas e a vontade de agir. Em seguida, precisa usar todas as ferramentas à sua disposição. Nem todo mundo consegue encontrar alimentos orgânicos, não OGM, cultivados de maneira sustentável, produzidos localmente, alimentados no pasto ou pescados em meio selvagem o tempo todo. As pessoas estão sempre em movimento, seguindo a vida, geralmente em um ritmo alucinante, e muitas vezes têm acesso ou tempo limitado para os alimentos que poderiam escolher em uma situação ideal.

A estrutura 5 × 5 × 5 funciona nessas circunstâncias. Com uma abordagem fluida na seleção de alimentos, a estrutura 5 × 5 × 5 permite manter uma dieta saudável usando quaisquer alimentos, bebidas e ingredientes que conseguir encontrar para ativar seus sistemas de defesa contra doenças. Esteja ciente das escolhas saudáveis em seu ambiente, prepare-se para situações em que pode enfrentar dificuldade para ter acesso a comidas saudáveis de boa qualidade e improvise com o que tiver em mãos. Depois de praticar ser flexível, comer para vencer doenças se tornará um reflexo cotidiano tranquilo e natural.

COLOCANDO A ESTRUTURA 5 × 5 × 5 EM AÇÃO

A estrutura 5 × 5 × 5 coloca todas as informações que você aprendeu neste livro em um plano de ação simples que vai fortalecer sua saúde, satisfazer suas papilas gustativas e proteger você de doenças.

Ela funciona da seguinte forma. Cada um dos três 5 representa uma ação que você pode tomar por sua saúde:

5 sistemas de defesa da saúde
5 alimentos que defendem a saúde para escolher por dia
5 oportunidades para comer esses alimentos todos os dias

Vamos defini-los.

O PRIMEIRO 5 NA ESTRUTURA 5 × 5 × 5: OS SISTEMAS DE DEFESA DA SAÚDE

Existem cinco sistemas de defesa da saúde no corpo: angiogênese, regeneração, microbioma, proteção ao DNA e imunidade. Esses sistemas mantêm a saúde em um estado de perfeito equilíbrio. Quando ocorrem leves perturbações na sua saúde, os sistemas se ajustam para cuidar do problema e continuar a funcionar nos bastidores, de modo que você nem note — é assim que você quer que sua saúde esteja durante toda a vida.

Se você fizer algo por cada sistema todos os dias, vai fortalecer sua resistência geral contra doenças e desenvolver um hábito contínuo de cobrir todas as bases. Para sustentar e fortalecer todas as suas cinco defesas, você vai usar o segundo 5.

O SEGUNDO 5 NA ESTRUTURA 5 × 5 × 5: ALIMENTOS QUE DEFENDEM A SAÚDE

O segundo 5 é a *sua* escolha de pelo menos cinco de seus alimentos *favoritos* para incluir na dieta todos os dias. Você não precisa de permissão para comer aquilo de que gosta, porque vou ajudar a criar sua própria lista de alimentos favoritos. Ela vai seguir uma base de dados de alimentos e bebidas com associações científicas comprovadas a um ou mais dos cinco sistemas de defesa da saúde. Alguns alimentos que você adora vão influenciar um sistema, enquanto outros influenciam mais de uma defesa e até fortalecem todas as cinco defesas. (Vou compartilhar essa lista no capítulo 13.)

O incrível é que, quando você escolhe cinco alimentos diferentes para atingir cada um dos cinco sistemas de defesa da saúde todos os dias, isso equivale a 35 alimentos promotores da saúde por semana — ou 1820 escolhas de alimentos saudáveis por ano! Esses são os depósitos que você faz no banco por sua saúde, e eles contribuem muito para contrabalançar nossas eventuais escolhas de alimentos menos saudáveis. Vamos fazer as contas: digamos que você faça cem escolhas alimentares ruins por ano (batata frita, carne vermelha grelhada etc.). Se você seguir a estrutura 5 × 5 × 5, 95% de suas escolhas alimentares ainda serão saudáveis. Mais uma vez, deixe as escolhas boas superarem as ruins.

É claro que esses não são os únicos cinco alimentos que você vai comer por dia, mas sim cinco alimentos que você está decidindo deliberadamente acrescentar aos outros que come todos os dias. Você pode repetir de um dia para o outro se quiser, mas a intenção é comer *pelo menos* cinco deles por dia. Claro, isso não limita suas escolhas saudáveis. Você pode incluir quantos ingredientes saudáveis quiser. Quanto mais alimentos saudáveis você acrescentar, mais vai reforçar sua fortaleza e desenvolver seu banco de saúde.

O TERCEIRO 5 NA ESTRUTURA 5 × 5 × 5: OPORTUNIDADES PARA COMER OS ALIMENTOS DE DEFESA DA SAÚDE

Este último 5 se refere a *quando* você come: refeições e lanches. O fato é que a maioria de nós come em cinco ocasiões diferentes por dia: café da manhã, almoço e jantar, e talvez um lanchinho ou sobremesa. Isso significa que você tem cinco chances por dia de comer os alimentos saudáveis que escolheu. A ótima notícia é que as cinco ocasiões são apenas opções. Você pode preferir comer os cinco alimentos de sua seleção diária em uma refeição ou separá-los em algumas refeições. Isso possibilita a flexibilidade para adaptar a alimentação saudável a circunstâncias mutáveis, incluindo quando você está com pressa e precisa pular uma refeição.

Estou destacando cinco refeições para frisar a mensagem de abundância. Não aconselho que você pule alguma ou coma mais refeições. Você ainda pode usar a estrutura 5 × 5 × 5 se preferir comer mais ou menos refeições. Também pode usar a estrutura 5 × 5 × 5 se preferir passar o dia petiscando. A maioria das pessoas acha mais fácil incorporar seus cinco alimentos comendo-os durante os cinco encontros diários com comida, mas você pode fazer o que for melhor para você.

Depois que começar, você vai achar muito fácil seguir essa estrutura, uma vez que é flexível, adaptável, realista e ajuda a criar um hábito. Mais importante: ela se baseia nas suas preferências.

Vamos começar.

PASSO 1: CRIE SUA LISTA PERSONALIZADA DE ALIMENTOS FAVORITOS

Para a estrutura 5 × 5 × 5, primeiro você deve criar sua lista personalizada de alimentos favoritos (LAF) com base naqueles de que realmente gosta. Crie a lista a partir da lista-mãe com todos os alimentos a seguir. Você leu sobre todos eles neste livro. Agora, pegue uma caneta, estude a lista e assinale *cada* alimento ou bebida que você gosta de consumir. Seja sincero. Não tenha pressa, porque alguns itens podem não ser identificáveis tão facilmente. Pesquise no Google a imagem de algum item que você não lembra. Você reconhece? Já comeu na vida? Mesmo que não seja um devoto da alimentação saudável, com a estrutura 5 × 5 × 5, você logo vai se tornar um especialista em escolher alimentos que apoiem suas defesas da saúde. Cada alimento listado de que você não goste, a que seja alérgico ou que simplesmente não suporte, ignore (não faça nenhuma marca nele).

LISTA DE ALIMENTOS FAVORITOS

FRUTAS

☐ Acerola	☐ Framboesa-preta	☐ Melancia
☐ Ameixa	(seca)	☐ Melão-de-são-
☐ Amora-silvestre	☐ Goiaba	-caetano
☐ Amora-silvestre	☐ *Goji berry*	☐ Mirtilo
(seca)	☐ Jamelão	☐ Mirtilo (seco)
☐ Arônia	☐ Kiwi	☐ Morango
☐ Camu-camu	☐ Laranja	☐ Nectarina
☐ Caqui	☐ Lichia	☐ Pêssego
☐ Cereja	☐ Maçã (argentina)	☐ Romã
☐ Cereja (seca)	☐ Maçã (reinnette)	☐ Toranja
☐ Damasco	☐ Maçã (verde)	☐ Toranja-rosa
☐ Framboesa	☐ Mamão	☐ Uva
☐ Framboesa-preta	☐ Manga	☐ Uva-passa

VERDURAS E LEGUMES

- [ ] Acelga
- [ ] Acelga chinesa
- [ ] Agrião
- [ ] Aipo-chinês
- [ ] Alcaparra
- [ ] Alface de folhas vermelhas
- [ ] Alho envelhecido
- [ ] Aspargo
- [ ] Batata-roxa
- [ ] Beringela
- [ ] Brócolis
- [ ] Broto de abóbora
- [ ] Broto de bambu
- [ ] Broto de brócolis
- [ ] Broto de samambaia
- [ ] Cebola
- [ ] Cenoura
- [ ] Chicória
- [ ] Chucrute
- [ ] Couve-de-folhas
- [ ] Couve-flor
- [ ] Couve-galega
- [ ] Endívia
- [ ] Endívia-belga
- [ ] Escarola
- [ ] Espinafre
- [ ] Folhas de mostarda
- [ ] Grelo
- [ ] *Kimchi*
- [ ] Nabo
- [ ] *Pao cai*
- [ ] Pimenta--malagueta
- [ ] *Puntarelle*
- [ ] Radicchio
- [ ] Repolho
- [ ] Romanesco
- [ ] Rúcula
- [ ] Rutabaga
- [ ] Salsão
- [ ] *Tardivo di Treviso*
- [ ] Tomate de pele rubro-negra
- [ ] Tomate
- [ ] Tomate-cereja
- [ ] Tomate San Marzano
- [ ] Tomate-tangerina
- [ ] Vagem
- [ ] *Wasabi*

LEGUMINOSAS/FUNGOS

- [ ] Cogumelo *chanterelle*
- [ ] Cogumelo *enoki*
- [ ] Cogumelo juba-de-leão
- [ ] Cogumelo *maitake*
- [ ] Cogumelo *morel*
- [ ] Cogumelo porcino
- [ ] Cogumelo shiitake
- [ ] Cogumelo shimeji-preto
- [ ] Cogumelo-de--paris
- [ ] Ervilha
- [ ] Feijão-branco
- [ ] Feijão-preto
- [ ] Grão-de-bico
- [ ] Lentilha
- [ ] Soja
- [ ] Trufa

CASTANHAS, SEMENTES, GRÃO INTEGRAIS, PÃES

- ☐ Amêndoa
- ☐ Amendoim
- ☐ Avelã
- ☐ Castanha-de-caju
- ☐ Castanha-do-pará
- ☐ Castanha-portuguesa
- ☐ Cevada
- ☐ Farelo de arroz
- ☐ Grãos integrais
- ☐ Linhaça

- ☐ Macadâmia
- ☐ Manteiga de amêndoa
- ☐ Manteiga de amendoim
- ☐ Manteiga de castanha-de-caju
- ☐ Noz
- ☐ Pão de fermentação natural
- ☐ Pão *pumpernickel*

- ☐ Pecã
- ☐ Pinoli
- ☐ Pistache
- ☐ Semente de abóbora
- ☐ Semente de chia
- ☐ Semente de gergelim
- ☐ Semente de girassol
- ☐ Tahine

FRUTOS DO MAR

- ☐ Achigã
- ☐ Amêijoa-do-pacífico
- ☐ Amêijoa-japonesa
- ☐ Anchova
- ☐ Atum
- ☐ Atum-rabilho
- ☐ Berbigão (marisco)
- ☐ Buri (peixe)
- ☐ Butarga
- ☐ Cantarilho
- ☐ Cavalinha

- ☐ Caviar (esturjão)
- ☐ Curimã
- ☐ Halibute
- ☐ Lagosta-espinhosa
- ☐ Molho de ostra
- ☐ Ostra-do-pacífico
- ☐ Ostras-americanas
- ☐ Ovas de peixe (salmão)
- ☐ Pampo
- ☐ Patudo

- ☐ Peixe-espada
- ☐ Peixe-galo
- ☐ Pepino-do-mar
- ☐ Pescada
- ☐ Robalo
- ☐ Salmão
- ☐ Sardinha
- ☐ Sargo
- ☐ Tinta de lula
- ☐ Truta-arco-íris
- ☐ Truta-do-ártico

CARNE

- ☐ Frango (carne escura)

LATICÍNIOS

- ☐ Iogurte
- ☐ Parmigiano reggiano
- ☐ Queijo camembert
- ☐ Queijo cheddar
- ☐ Queijo edam
- ☐ Queijo ementhal
- ☐ Queijo gouda
- ☐ Queijo *jarlsberg*
- ☐ Queijo *muenster*
- ☐ Queijo *stilton*

ESPECIARIAS/ERVAS

- ☐ Açafrão
- ☐ Alecrim
- ☐ Canela
- ☐ Cúrcuma
- ☐ Ginseng
- ☐ Hortelã-pimenta
- ☐ Manjericão
- ☐ Manjerona
- ☐ Orégano
- ☐ Raiz de alcaçuz
- ☐ Sálvia
- ☐ Tomilho

ÓLEO

- ☐ Azeite de oliva (AOEV)

DOCES

- ☐ Chocolate amargo

BEBIDAS

- ☐ Café
- ☐ Cerveja
- ☐ Chá de camomila
- ☐ Chá de jasmim
- ☐ Chá *oolong*
- ☐ Chá preto
- ☐ Chá verde
- ☐ Chá verde *sencha*
- ☐ Cidra turva de maçã
- ☐ Suco de *cranberry*
- ☐ Suco de laranja
- ☐ Suco de romã
- ☐ Suco de uva Concord
- ☐ Suco misto de frutas silvestres
- ☐ Vinho tinto (Cabernet, Cabernet Franc, Petit Verdot)

Agora, pare e reveja o que você fez. Parabéns, você acabou de selecionar os alimentos de que gosta da lista-mãe. Há evidências de que cada um deles ativa pelo menos um de seus sistemas de defesa da saúde. Agora, vamos incorporar essas informações no próximo passo.

PASSO 2: TIRE FOTO

Agora que você identificou suas comidas preferidas, está na hora de frisar como suas preferências ajudam cada defesa da saúde. Vá ao apêndice A e faça uma cópia da Planilha diária 5 × 5 × 5. A planilha tem várias páginas listando alimentos para cada sistema de defesa: angiogênese, regeneração, microbioma, proteção do DNA e imunidade. Pegue a lista do passo 1 e transfira as marcas que você fez nela para a planilha do sistema de defesa que elas ativam. Não se preocupe se alguns alimentos aparecerem várias vezes na planilha. Isso é porque existem alimentos que influenciam múltiplos sistemas de defesa. Marque o alimento que você prefere *toda vez* que aparecer na planilha.

Depois que tiver transferido seus alimentos preferidos para a planilha, pegue o celular e tire uma foto de cada página da planilha. Este é agora o registro de sua lista de alimentos favoritos (LAF) pessoal da 5 × 5 × 5, que você pode consultar onde quer que esteja.

Agora que sua LAF está no celular, é fácil dar uma olhada nela para escolher os alimentos no mercado, no restaurante ou até numa festa. No começo, você talvez se pegue consultando a lista com frequência, mas, depois que se familiarizar com suas preferências, identificar seus alimentos saudáveis favoritos vai se tornar natural. As fotos também servem como uma lista de compras curinga para quando você está tentando decidir o que comprar no mercado.

PASSO 3: ESCOLHA CINCO POR DIA

Agora, você está pronto para colocar toda a estratégia 5 × 5 × 5 em ação. Para cada dia da semana, você vai analisar sua LAF e selecionar cinco alimentos diferentes, um de cada categoria de defesa. Esses são os cinco alimentos que você vai comer no dia. Assim, você vai apoiar cada um dos cinco sistemas de defesa diariamente.

Fora esses cinco alimentos, aqueles que você come no resto do dia são de livre escolha (dê preferência aos saudáveis — e fique à vontade para se basear nas listas deste livro). Tome nota dos cinco alimentos que você escolheu para cada dia. Para ficar mais fácil, use o aplicativo de notas no celular. Ou você pode escrever os alimentos em um papel, uma agenda ou um diário. Se for no celular, você terá a lista com você ao longo do dia. Quando estiver planejando uma refeição ou fazendo compras para a semana, comece a preparar sua lista diária no domingo e a mapear todos os alimentos que quer incorporar nas refeições ao longo de toda a semana.

Muitos alimentos influenciam mais de um sistema de defesa. Isso é ótimo. Por exemplo, os cogumelos são imunoestimulantes e melhoram o microbioma. A laranja é antiangiogênica, ajuda a reparar o DNA e acalma o sistema imunológico. Aqui vai a regra: se você escolheu um alimento que tenha mais de uma função, ele vai contar apenas como um dos seus cinco alimentos. Você ainda precisa encontrar para esse dia quatro outros alimentos que atinjam cada um dos sistemas de defesa. Se um dos alimentos atingir todos os sistemas, você ainda precisa escolher quatro outros para atingir um total de cinco.

Essas são ações fáceis de seguir, e não exigem uma revisão geral da dieta pelo resto da vida. É um jeito prático de acrescentar em seu estilo de vida alimentos que defendem a saúde. Depois de começar a usar a estrutura 5 × 5 × 5, você vai se sentir tão bem que vai querer acrescentar mais alimentos que nem sabia de que gostava. É só marcar mais um alimento no quadro e tirar uma foto nova. Sua LAF deve aumentar e mudar com o tempo. Mais adiante, você vai se pegar fazendo várias escolhas alimentares saudáveis por refeição, porque saberá quais alimentos fortalecem sua saúde. Seus amigos, parentes e colegas vão perguntar por que você colocou determinados alimentos no seu prato — e você vai conseguir contar algo que eles não sabem. Comer para vencer doenças vai se tornar instintivo e prazeroso.

Se você tem interesse em escolher alimentos com base na capacidade deles de combater uma doença específica, vou mostrar como pensar nessas escolhas mais adiante neste capítulo e no capítulo 15. Para uma referência rápida sobre quais alimentos impactam cada sistema de defesa, veja o apêndice A. Você vai encontrar na parte 1 tabelas mostrando quais sistemas de defesa influenciam doenças.

PASSO 4: COMA OS CINCO

Agora você está pronto para agir. Pegue os cinco alimentos que escolheu para comê-los nos momentos em que decidiu. Flexibilidade é importante porque seu cronograma e a facilidade de comer determinados alimentos podem mudar de um dia para o outro e de uma circunstância para a outra. Só depende de você. O segredo é ativar todos os cinco sistemas de defesa da saúde todos os dias. Essa é a estrutura 5 × 5 × 5. Com o tempo, você vai fazer tantas boas escolhas naturalmente que quase todos os alimentos que comer em um dia vão defender sua saúde.

PASSO 5: SIGA A VIDA

Uma pergunta que sempre me fazem: essa estrutura é compatível com ser paleo, piscitariano, cetogênico, vegetariano, vegano, sem glúten ou laticínio ou alguma outra restrição? A resposta é sim. Se você segue uma filosofia alimentar específica, pode usar a estrutura porque são muitas as opções de alimentos na lista de preferências. Você só vai precisar saber quais alimentos não pode comer em sua dieta e eliminá-los da sua lista de preferências.

Outra pergunta que as pessoas fazem é: e se eu errar e perder um dia? O foco da estrutura 5 × 5 × 5 é fazer o melhor possível e pensar a longo prazo — lembre-se: o objetivo é uma boa saúde e um risco menor de doenças ao longo da vida. Desviar alguns dias da estrutura não vai acabar com a saúde no longo prazo. E não tem por que "trapacear" uma vez que, com a estrutura 5 × 5 × 5, cada escolha é sua desde o começo.

OS ARQUÉTIPOS 5 × 5 × 5

A vida da maioria das pessoas se encaixa em determinados quadros que impõem algumas dificuldades a uma alimentação saudável constante. Por isso, criei uma série de arquétipos para mostrar como usar a estrutura 5 × 5 × 5 para nortear sua vida. Veja se um desses arquétipos descreve sua vida (você pode não se identificar com nenhum também, e não tem problema). São apenas exemplos, e cada pessoa é diferente, mas vou dar dicas que ajudaram outras pessoas (assim como me ajudaram) a ficar firmes no caminho da alimentação saudável. As dicas são feitas para valer para todos, ainda que você não se identifique com a situação, então use assim mesmo!

OS "PAIS OCUPADOS"

Se você tem filhos, sabe exatamente do que estou falando. Você pode ter filhos de qualquer idade, talvez até um bebê. Você sente que vive sendo puxado de um lado para o outro pelos filhos, por seu companheiro, seu chefe, seus parentes e pelos amigos para quem é difícil encontrar tempo. Você acha difícil se sobressair em alguma área porque está exausto. Pode estar dormindo pouco ou mal se tiver filhos pequenos ou doentes. Talvez tenha de levar e trazer os filhos da escola, da creche ou de um curso para outro. É difícil achar tempo para se cuidar nessa fase da vida, mas você quer muito ter uma dieta saudável entre suas prioridades. Se não tiver o combustível certo, sua saúde vai sofrer. Seus filhos precisam que você dê o exemplo de um bom comportamento, e merecem ter um pai e uma mãe saudáveis. Seu companheiro também. Planejar suas refeições pode ajudar a ter uma saúde melhor durante esse período agitado da vida.

A estrutura 5 × 5 × 5 pode ajudar você quando precisa se planejar de antemão:

- Arranje um tempo no domingo para olhar sua Lista de Alimentos Favoritos. Pense na semana que vai começar, e escolha os alimentos que quer comer todos os dias.

- Se tiver um companheiro, peça a ele que crie a própria lista separadamente, para que vocês possam comparar ou combinar as listas na hora de fazer compras, planejar e cozinhar.

- Planeje cozinhar vários pratos com os alimentos defensores da saúde que vocês escolheram, para que tenham refeições práticas durante a semana e sobras para comer no almoço. Assim, você vai comer seus cinco alimentos durante o jantar e o almoço gastando pouca energia mental pensando em comer bem todos os dias. Um dia cozinhando e preparando pode dar conta de seus cinco alimentos por dia durante a semana de trabalho. Algumas ideias para cozinhar muita coisa incluem:

  - fazer uma panela de sopa ou ensopado que possa servir tanto no jantar como no almoço do dia seguinte;

  - assar legumes e acrescentar em várias refeições ao longo da semana;

  - cozinhar vários grãos como quinoa e arroz integral para usar durante a semana.

- Mantenha também à mão alguns lanchinhos saudáveis, como nozes e frutas.

- Use o serviço de entrega do mercado, que pode trazer hortifrútis frescos e outros ingredientes à sua porta a fim de economizar tempo.

- Consulte sua lista LAF sempre que pedir comida on-line.

O "VIAJANTE FREQUENTE"

Você é um profissional ocupado. Pode estar desenvolvendo um negócio ou seu trabalho exige que viaje com frequência. Você tem a impressão de estar sempre correndo, viajando de um lugar para outro. Sejamos francos, sempre que você tem de comer na rua, seja num aeroporto, num avião, num ônibus, num carro ou num hotel, a comida não costuma ser boa. Na verdade, ela é muitas vezes horrível. Comer fora em todas as refeições enjoa. E, como você está sempre em movimento, fica difícil fazer escolhas saudáveis como parte da rotina.

Você vai encontrar situações em que precisa usar a técnica de artes marciais mistas e se adaptar às circunstâncias, usando tudo que tiver à sua disposição. Se precisar comer em um aeroporto ou durante um voo, a primeira coisa a fazer é abrir seu aplicativo de câmera para ver se há alguma coisa de sua lista de preferências no cardápio limitado e pedir isso. Lembre-se: toda refeição ou lanche é uma chance de desenvolver suas defesas. Use a mesma tática se estiver hospedado em um hotel e tiver de pedir serviço de quarto ou comer no restaurante.

Veja como usar a estrutura 5 × 5 × 5 quando estiver na estrada:

- Enquanto se prepara para a viagem, olhe sua Lista de Alimentos Favoritos e escolha os que são mais prováveis de encontrar aonde está indo. Isso vai permitir que você adapte suas escolhas mentalmente quando chegar ao destino.

- Escolha alimentos não perecíveis de sua lista LAF que possam ser colocados facilmente na mala e leve-os com você quando sair de casa. Alguns exemplos são nozes, granola, barras de cereais caseiras e chocolate.

- Quando jantar em um restaurante, assim que abrir o cardápio, compare as opções com sua LAF e peça o máximo de suas cinco seleções diárias que puder. Faça pedidos especiais da cozinha para ingredientes que se encaixem na sua estrutura 5 × 5 × 5 se não tiver nada que atenda às suas necessidades.

- Às vezes, você vai encontrar ingredientes da sua LAF nos aperitivos, mas não nas entradas. Nesse caso, peça dois aperitivos que contenham ingredientes saudáveis, em vez de uma entrada menos saudável.

- Se estiver hospedado em um hotel por alguns dias, peça um quarto com geladeira. Você pode ir a um mercado próximo e estocar itens de sua lista de preferências.

- Peça café e chá em um café da região, ou traga seus próprios pacotinhos de chá, que são convenientes para viajar. (Meu favorito é uma mistura personalizada de chás de angiogênese desenvolvida pela Angiogenesis Foundation em parceria com a Harney & Sons.)

O "JOVEM ASTRO DO ROCK"

Todos os jovens são astros do rock. O arquétipo é o seguinte: você tem vinte e poucos anos, mora com colegas ou talvez sozinho. Trabalha muito, mas também se diverte muito. Você está aproveitando sua liberdade e independência. Ter uma boa aparência e se sentir bem são importantes para você, por isso vai à academia, corre meias maratonas e talvez tenha até um treinador. Você curte estar em forma, mas a alimentação saudável costuma vir em ondas. Vamos ser sinceros: quando você sai à noite, talvez se divirta um pouco demais às vezes, e sabe muito bem que isso não é bom para a saúde. Mas você é jovem, e seu corpo é resistente, por isso sempre se recupera desses excessos. Lendo este livro, você sabe agora que os danos que provoca hoje vão cobrar seu preço mais adiante na vida. As defesas de saúde estão fazendo sua magia agora, mas o desgaste a longo prazo pode fazer com que você sofra gravemente na próxima fase da vida daqui a uma ou duas décadas. Você não quer isso, mas também não quer perder tempo se preocupando com o futuro.

Aqui vai um jeito de usar a estrutura 5 × 5 × 5 para ter tudo que você quer:

- Toda manhã, analise sua LAF e marque os cinco alimentos que vai comer no dia. Torne parte de seu desafio pessoal diário encontrar os alimentos, comê-los e riscá-los de sua lista. Se você comer a maioria deles no começo do dia, isso lhe dá mais liberdade para desviar do caminho mais tarde e explorar coisas novas com os amigos.

- Baixe um aplicativo que ajude a acompanhar seus objetivos diários. Como você sem dúvida é uma pessoa que gosta de fazer tudo 100%, deve conseguir comer pelo menos esses cinco alimentos todos os dias.

- Se você se exercita, coma a maior parte dos cinco alimentos antes ou depois de treinar, para que isso se torne parte de sua rotina de saúde e condicionamento.

- Se você toma café ou chá todo dia, pense: você acabou de consumir um dos seus cinco alimentos, então agora só precisa escolher e comer outros quatro no dia.

- Motive-se fazendo disso uma competição. Encontre um amigo ou colega de trabalho que tope um desafio amigável e veja quem consegue seguir 100% a estrutura 5 × 5 × 5 pelo maior tempo possível sem pausas.

- Cozinhe. Aprenda a preparar refeições. Ter alguns equipamentos básicos que vou apresentar no próximo capítulo vai facilitar muito cozinhar. Cozinhar regularmente lhe dá mais controle e flexibilidade para seguir a estrutura 5 × 5 × 5 do que comer fora todos os dias.

O "SÁBIO DE MEIA-IDADE"

Esse é outro arquétipo clássico. Depois de construir carreira e família, você finalmente chegou a um ponto em que (no geral) tem um bom controle da vida. É bom em planejar e conseguiu equilibrar a família, o trabalho, a vida social e seus interesses pessoais. Tem controle sobre suas decisões e recursos à disposição. A essa altura, você se conhece e sabe bem do que gosta e não gosta.

Quando o assunto é comida, você sabe o que vai comer e o que provavelmente não vai nem experimentar. Você virou uma criatura de hábito, por escolha própria. Embora se considere mais jovem do que sua idade cronológica, a realidade é que seus amigos estão começando a parecer mais velhos e pegar doenças que nem passavam por sua cabeça dez anos atrás. Talvez você tenha até perdido alguns amigos ou parentes para uma doença crônica. Goste ou não, sua mortalidade está aos poucos se tornando uma preocupação.

Veja como usar a estrutura 5 × 5 × 5, mesmo que seja sábio e não goste de mudanças:

- Use seu autoconhecimento e experiência para marcar todos os seus alimentos preferidos na lista e identifique os que com certeza adora. Circule os favoritos.

- Planeje a semana de antemão e escolha previamente os cinco alimentos que quer comer todo dia. Seja ultrafocado e pense exatamente em como vai atingir suas marcas com a estrutura 5 × 5 × 5, lembrando de se concentrar nos alimentos que lhe dão mais prazer.

- Se sair para comer, pense em onde pode jantar para encontrar alimentos de sua LAF. Você já deve saber quais restaurantes usam os ingredientes mais saudáveis de sua lista. Veja quantos alimentos da lista você consegue comer em uma única refeição.

- Se você não é um cozinheiro brilhante em casa, cozinhar alimentos saudáveis pode se tornar seu novo hobby. Assista a tutoriais de cozinha on-line ou faça um curso de culinária para ampliar suas habilidades na cozinha. Ao preparar suas próprias refeições, você não apenas será capaz de se dar o presente da saúde, mas também pode oferecê-lo para parentes e amigos. (Vou apresentar muitos truques e dicas úteis de cozinha no próximo capítulo, então não deixe de dar uma olhada.)

PESSOA ENFRENTANDO UMA DOENÇA GRAVE

Se você está lutando contra uma doença, já deve estar sentindo certa urgência enquanto lê este livro. Você quer derrotar a doença, e restaurar sua saúde ou a saúde da pessoa que ama. Embora essa situação possa parecer opressiva, você deve ter parentes, amigos e médicos que estão dando o melhor de si para oferecer ajuda. Pode ser que você não tenha a energia para planejar ou preparar a comida. Se é você que está doente, talvez nem consiga comer nada agora. Tenha em mente, porém, que o alimento é uma arma capaz de ativar os sistemas naturais de defesa da saúde de seu corpo. Quando ativados de maneira certa, seus sistemas de defesa da saúde sabem como trazer o corpo de volta a uma posição de saúde estável.

Aqui vai um jeito prático de usar a estrutura 5 × 5 × 5 em sua situação:

- Sempre discuta com seu médico quaisquer mudanças na dieta.

- Peça ajuda de sua família, amigos ou rede de apoio para analisar a lista de alimentos na LAF. Peça que leiam a lista para você. Diga quais alimentos marcar. Se eles já sabem quais são seus favoritos, deixe que façam isso por você e, depois, verifique a lista para ver se acertaram.

Peça que tirem uma foto com o celular, como referência para quando quiserem levar algo para você comer.

- Peça a quem ajuda você a fazer compras, planejar refeições e cozinhar que veja sua LAF e crie um plano semanal.

- Como você não deve estar comendo muito, tente encaixar todos os cinco alimentos em uma ou duas refeições.

- Se está no hospital, peça ao nutricionista responsável que o ajude a cumprir sua LAF. São poucas pessoas que realmente gostam de comer a comida típica de hospital, então pergunte ao nutricionista sobre a possibilidade de criar uma refeição só para você. Se precisar de ajuda para ter seus pedidos atendidos, peça ao responsável por auxiliar nos direitos dos pacientes.

- Qualquer que seja a doença que está enfrentando, você deve prestar atenção especial ao que come, porque sua dieta pode ajudar a fortificar as defesas da saúde do corpo, e os alimentos certos podem trabalhar em conjunto com os remédios que você deve estar tomando.

DICAS PARA INCORPORAR A ESTRUTURA 5 × 5 × 5

Para ajudar a integrar a estrutura 5 × 5 × 5 em sua vida, aqui vão cinco dicas, que foram úteis para guiar a minha dieta.

NADA DE RASPAR O PRATO

Seja lá como você foi criado, o reflexo de comer até a última garfada do prato, não importa o quanto tenha sido servido, não é muito saudável. Todos já tivemos a sensação terrível de comer até estar cheio e ser pressionados a terminar toda a comida que outra pessoa colocou no nosso prato. Raspar o prato é uma ideia ultrapassada que data de 1917, durante a escassez de alimento na Primeira Guerra Mundial, que contribui para que se coma demais e para a obesidade.[1]

313

Seja moderado em suas porções em toda refeição. Coma até não ter mais fome. Os japoneses têm um princípio chamado *hara hachi bun me*, que significa "coma até ficar 80% cheio". É uma tática inteligente, porque o corpo já comeu o suficiente antes de se sentir satisfeito. A primeira mordida tem um gosto delicioso. Quando você começa a ficar mais cheio, percebe que a comida não é mais tão estimulante quanto foi na primeira mordida, mas você pode continuar comendo por hábito ou porque foi condicionado a raspar o prato para não "desperdiçar" a comida.

Estou dando permissão para você deixar comida no prato. Coma devagar e deixe que a comida em seu estômago inicie a liberação dos hormônios de saciedade que dizem a seu cérebro para desativar o apetite. Pode demorar até vinte minutos para isso acontecer. Se você devorar a comida, tudo no prato vai chegar ao corpo antes que suas respostas naturais de saciedade sejam ativadas. O resultado: você vai comer demais.

Quando a comida começa a perder a graça, pause e observe. Mantenha-se em sintonia com seu corpo enquanto está comendo, portanto deixe o celular ou laptop de lado e desligue a televisão enquanto come. Não coloque comida demais no prato. E saia de cada refeição antes que precise ser carregado.

PULE ALGUMAS REFEIÇÕES TODA SEMANA

A maioria dos estudos de pesquisa sobre dieta e longevidade mostra que restringir calorias aumenta a expectativa de vida. Uma restrição de 15% de calorias ao longo de dois anos não apenas refreia o envelhecimento metabólico como também, em um estudo, causou uma perda de peso de nove quilos.[2] Além de seus benefícios antienvelhecimento e de perda de peso, a restrição calórica é benéfica porque ativa todos os seus cinco sistemas de defesa da saúde. Dietas da moda como 16:8, 5:2, *Eat Stop Eat* e Dieta do Guerreiro restringem calorias, mas há outras maneiras fáceis de fazer isso.

Aqui vai uma: pule o café da manhã ou o almoço em alguns dias toda semana. Você já deve estar fazendo isso se leva uma vida muito agitada. Isso diminui suas refeições em 15%. Se você decidir pular uma refeição, porém, não deixe de comer seus cinco alimentos do dia. Isso é fácil se você os incorporar em pelo menos uma das refeições que come ou durante um lanchinho. Quando se trata de jejuar, porém, esteja ciente de que os efeitos a longo prazo do jejum extremo e da cetogênese em indivíduos saudáveis ainda não são conhecidos. Como em tudo relacionado à alimentação, medidas extremas normalmente geram ganhos a curto prazo, mas podem ter consequências à saúde a longo prazo. Seja moderado se for pular refeições.

COMA CONSCIENTEMENTE

Toda vez que pegar algo para comer, seja consciente: pare um momento e pense no que está prestes a consumir. Pense no porquê: sua intenção é ajudar seu corpo a ficar mais saudável, não apenas empanturrar seu sistema de calorias. Os alimentos contêm bioativos. Tenha a intenção de colocá-los para trabalhar a favor de sua saúde. Escute seu corpo. Antes da era de alimentos embalados, processados, fast-foods e deliveries de comida pela internet, as pessoas comiam o que era instintivo e natural para elas. Se deixado com seus próprios mecanismos, o corpo é projetado para se manter em sintonia e vai dizer ao cérebro do que ele precisa. Agora sabemos que o sinal também pode vir de seu microbioma. Coma com a intenção de cuidar bem de suas bactérias intestinais.

COMA COM PESSOAS DE QUEM VOCÊ GOSTA

Comer não é apenas um ato de sobrevivência, mas um ato de cultura, tradição e prazer. As pessoas que vivem até virarem centenárias nas chamadas Zonas Azuis — Okinawa (Japão), Sardenha (Itália), Icária (Grécia), Nicoya (Costa Rica), Loma Linda (Califórnia) — comem de maneiras muito diferentes e surpreendentes que as conduzem à saúde e à longevidade. Mas o que elas têm em comum é a comunidade e fortes laços sociais. Desfrutar da comida é mais gostoso na companhia de amigos e parentes.

Sempre que possível, evite jantar sozinho. Os humanos são uma espécie social e comer por prazer normalmente envolve outras pessoas. Até os caçadores-coletores comiam com sua rede social de confiança para que pudessem compartilhar o alimento precioso que coletavam. Em muitas culturas, comer com um grupo permite que a cozinha tenha mais a oferecer, de modo que uma diversidade maior de alimentos se torna disponível para todos. Comer juntos normalmente significa preparar a refeição juntos. Cozinhar faz você dar valor à comida que prepara e proporciona uma conexão melhor com os ingredientes que coloca no corpo.

EXPERIMENTE COMIDAS NOVAS

Ter novas experiências faz parte do crescimento pessoal. Essa é parte da graça de assistir a programas de televisão de culinária, ler livros de receitas e olhar o cardápio de um restaurante. À medida que se acostuma com a estrutura $5 \times 5 \times 5$, você vai se dar conta de que existem mais alimentos que apoiam as defesas de saúde do que imaginava. Você vai gostar de muitos alimentos, enquanto não vai curtir muito outros. Mas sem dúvida existem alguns alimentos que você não experimentou ainda. Recomendo que atualize sua LAF de seis em seis meses por dois motivos. Primeiro, porque as pesquisas estão revelando alimentos novos com evidências para derrotar doenças, e você deve considerar acrescentá-los à sua vida. Segundo, porque incentivo você a explorar alimentos que ainda não experimentou, pois a descoberta faz parte do prazer da vida, especialmente quando se trata de comida boa. No capítulo 14, vou apresentar algumas receitas e um exemplo de plano de refeições semanal para que você possa começar bem.

Mas, primeiro, vamos para a cozinha.

12. Repensando a cozinha

Agora que você sabe criar sua estrutura 5 × 5 × 5 pessoal, vai precisar das ferramentas para colocá-la em prática — a começar pela cozinha. Se você for uma pessoa que leva uma vida muito agitada e quase sempre janta fora, esse não é o melhor caminho para a saúde. Ter as ferramentas necessárias para preparar um prato ou lanche saudável em casa torna o "faça você mesmo" da saúde muito mais fácil.

As informações deste capítulo vão ajudar você a extrair os melhores benefícios dos alimentos que consome. A fim de comer para vencer doenças, você precisa escolher os alimentos certos, armazená-los corretamente e prepará-los da melhor maneira para seus benefícios à saúde. Isso é importante não apenas por uma questão de sabor e segurança alimentar. O processo certo de cozimento pode ajudar a manter ou até aumentar as propriedades promotoras da saúde de seus ingredientes. Quando você come fora, não tem controle sobre os ingredientes ou a preparação. Quando cozinha em casa, tem controle total.

Você precisa das ferramentas certas para preparar e cozinhar sua comida, bem como dos ingredientes certos na despensa. Neste capítulo, vou levar você a reconsiderar sua cozinha e dizer exatamente o que precisa ter à mão.

A cozinha sempre foi o centro de minha casa. Na infância, quando eu chegava da escola, minha mãe sempre tinha algo delicioso cozinhando no fogão. Minhas memórias olfativas dos jantares da infância me trazem uma sensação de conforto até hoje. Como sempre me interessei pelo que estava sendo fatiado, picado, misturado, salteado ou cozido, minha mãe me ensinou sobre os ingredientes e os métodos de preparo que usava. Com o tempo, aprendi a cozinhar meus pratos favoritos a partir das receitas dela.

A cozinha das casas de hoje é diferente da cozinha da geração de nossos avós. As ferramentas e os instrumentos básicos de cozinha estavam por toda parte, sempre dados como presentes de casamento para ajudar um casal a começar a vida ou passados de geração em geração. Hoje em dia, embora muitas pessoas tenham eletrodomésticos atulhando a cozinha, inspiradas por programas televisivos de culinária e infomerciais, algumas cozinhas não têm nem o básico. Você não precisa ter muitos aparelhos chiques para criar refeições saborosas e saudáveis, mas existem alguns instrumentos básicos que é preciso ter.

Vamos ver algumas coisas que toda cozinha saudável deve ter — desde os armários até a despensa. Também vou falar sobre algumas das melhores técnicas que todo cozinheiro amador deve saber para cozinhar de maneira simples e saudável.

UTENSÍLIOS

Toda cozinha deve ter alguns utensílios básicos para preparar e cozinhar os alimentos de maneira saudável. Algumas pessoas preferem uma cozinha minimalista simples, mas estes são os utensílios básicos que você deve ter para preparar refeições saudáveis em casa.

- *Facas (faca de chefe de vinte centímetros, faca de legumes)*: facas de aço inoxidável e facas de cerâmica oferecem bom desempenho de corte e durabilidade. Além disso, são fáceis de limpar.

- *Pinças de metal*: as pinças ajudam a mover ingredientes quentes na panela ou frigideira enquanto estão cozinhando.

- *Escorredor de metal*: para escorrer macarrão, lavar verduras e legumes e enxaguar frutas.

- *Panelas de alta qualidade (frigideira e panela de salteado revestida de cerâmica, aço inoxidável ou ferro fundido)*: as panelas não devem conter plástico para que possam ir da boca do fogão para o forno e ser lavadas facilmente.

- *Tacho com tampa*: para fazer caldos e sopas.

- *Panela de ferro ou caçarola de ferro com tampa*: para cozinhar ensopados no fogão.

- *Assadeiras de vidro ou cerâmica*: para assar verduras, legumes, frutos do mar e frango.

- *Assadeiras rasas*: aço inoxidável é o melhor, mas o alumínio conduz calor de maneira mais uniforme (asse sobre uma folha de papel--manteiga em assadeiras de alumínio).

- *Panela de bambu para cozimento a vapor*: fáceis de limpar, leves e cozinham alimentos rapidamente sem a necessidade de óleo.

- *Wok*: compre uma de ferro ou aço-carbono; nunca compre uma *wok* antiaderente.

- *Panela elétrica de arroz*: torna cozinhar arroz fácil e simples. É só acrescentar água e apertar o botão que ela avisa automaticamente quando o arroz estiver pronto. Não precisa ficar de olho no fogão para cuidar do tempo perfeito ou se preocupar em queimar o arroz e acabar ficando com ele grudado no fundo da panela.

- *Passe-vite*: usado para amassar e peneirar alimentos a fim de remover sementes, pele e pedaços grandes. Compre um de aço inoxidável com várias lâminas.

- *Forno elétrico*: uma alternativa ao micro-ondas para aquecer alimentos rapidamente.

- *Tábua de corte*: compre uma de madeira; é melhor para suas facas e a superfície mais natural para cortar ou picar comida.

- *Descascador de legumes*

- *Abridor de latas*

- *Batedor de ovos*: apenas de metal.

- *Ralador*: para ralar queijo e castanhas e raspar cascas.

- *Moedor de pimenta*

- *Colheres de pau*

- *Concha de aço inoxidável*

- *Liquidificador*: para fazer *smoothies* e sopas.

- *Copo medidor de vidro*

- *Copos medidores de aço inoxidável*

- *Colheres medidoras de metal*

- *Moedor de café*: compre dois: um para café, outro para temperos.

- *Cafeteira italiana*: permite que os bioativos do café fiquem na água e não se mantenham presos no filtro de papel.

- *Chaleira elétrica*: deixa fácil fazer chá apenas apertando um botão para pegar água quente.

- *Abridor de vinho ou saca-rolhas*

- *Potes para guardar comida*: sempre de vidro, nunca de plástico.

Equipamentos na categoria "é bom ter" sempre permitem que você tenha uma visão mais sofisticada no preparo e no armazenamento de comidas saudáveis. Eles não são absolutamente necessários, mas são bons acréscimos a seu kit de ferramentas.

- *Mixer*: um mixer manual ajuda a bater alimentos dentro de um pote (ótimo para fazer cremes).

- *Juicer*: um jeito fácil de fazer todo tipo de suco.

- *Pilão*: perfeito para amassar alho e fazer *pesto*.

- *Escovinha de cogumelo*: cogumelos limpos sem ter de lavar, removendo a terra do chão da floresta se colhidos selvagens ou o adubo (muitas vezes palha e esterco de cavalo e galinha) de cogumelos cultivados.

- *Grelha*: uma superfície de cozinhar de metal para ser colocada sobre uma chama ou outra fonte de calor. Ela proporciona uma superfície de aquecimento uniforme e impede que a gordura pingue no carvão ou na chama, fazendo subir fumaças tóxicas. Ela deve ser de ferro fundido e pode ser usada em cima do tampo do fogão ou de uma churrasqueira.

- *Panela de pressão*: para cozinhar rapidamente preservando nutrientes.

- *Panela de cozimento lento*: uma panela elétrica pesada de cerâmica que torna possível cozinhar um prato sem supervisão ao longo do dia e ter o jantar pronto quando você chegar em casa.

ABRA ESPAÇO PARA O NOVO

Quando ajudo a equipar uma cozinha, a primeira coisa que faço é me livrar do velho para abrir espaço para os itens novos que são úteis para a saúde. Se você olhar com atenção, vai ter equipamentos de que não precisa mais, não funcionam, e deve ter alguns itens que é melhor ficar sem. Livre-se deles se tiver:

- *Panelas antiaderentes feitas com Teflon*: evite o Teflon, porque ele é fácil de superaquecer no fogão. Quando o revestimento é superaquecido a altas temperaturas, ele libera fumaças tóxicas que podem causar uma doença chamada febre do Teflon, que mata pássaros expostos a elas. Em humanos, a doença é chamada de febre da fumaça do polímero e pode causar danos graves ao pulmão.[1]

- *Potes de plástico*: o plástico se decompõe com o tempo e contamina os alimentos. Guarde sobras, sopas e ensopados em potes de vidro, não de plástico.

- *Utensílios e talheres de plástico*: espátulas, colheres, peneiras, xícaras medidoras etc.

- *Copos de isopor e de plástico*: ambos contêm substâncias químicas que podem contaminar líquidos quentes. Use xícaras de cerâmica para bebidas quentes. Sempre que possível, leve sua própria caneca para encher na cafeteria.

SUA DESPENSA

Durante a Idade Média, a despensa era um cômodo em que pão e outros alimentos eram armazenados. Nos tempos modernos, a despensa costuma ser mais um armário na cozinha em que se armazenam alimentos secos, potes e alimentos embalados que não exigem refrigeração. Quando sua despensa está bem estocada com os ingredientes certos, você está preparado para criar refeições saudáveis regularmente e pode se concentrar em escolher os itens frescos no mercado. A despensa, porém, muitas vezes se torna um armário abarrotado em que itens não usados e esquecidos há muito tempo ocupam espaço nas prateleiras. Então incentivo você a examinar e esvaziar a despensa regularmente.

Há alimentos que você ganhou e não pretende usar? Alimentos embalados antigos que comprou para uma receita e não usou de novo? Itens alimentícios que comprou numa viagem, enfiou no armário e estão esquecidos lá há anos? Se a resposta a alguma dessas perguntas for "talvez", está na hora de dar uma olhada nisso. Faça uma fiscalização visual de sua despensa agora, depois refaça a cada seis meses. Limpe todas as coisas antigas que perderam a validade e jogue fora (ou doe) o que você não tem intenção de comer. Ao fazer uma limpeza regular da despensa, você vai evitar que itens fora de validade se acumulem; e vai se lembrar dos itens promotores de saúde que já tem e pode usar para cozinhar.

Aqui vão alguns itens essenciais para ter nas prateleiras da despensa. Informações sobre quanto tempo cada um pode ser armazenado são dadas ao final deste capítulo.

AZEITES E VINAGRES

- *Azeite de oliva extravirgem*: armazene azeites de oliva prensados a frio feitos com uma das monovariedades a seguir, que possuem os níveis mais altos de polifenóis: kroneiki (Grécia), moraiolo (Itália) ou picual (Espanha). Guarde o azeite de oliva em uma garrafa ou jarro escuro para protegê-lo da luz, que pode deixar o azeite rançoso e degradar seus bioativos produtores de saúde.

- *Vinagres*: os vinagres balsâmicos envelhecidos originais vêm de Modena ou Reggio Emilia, na Itália, e são caros, mas valem a pena. Se você não encontrar na sua região, pode encomendar on-line. Além do sabor fantástico, eles contêm o bioativo melanodina, que previne dano ao DNA.[2] O vinagre de maçã é outro bom item de despensa que mostrou reduzir os níveis de colesterol no sangue.[3] Guarde em um local fresco e protegido da luz. Alguns vinagres são envelhecidos por centenas de anos, então é bem provável que sobrevivam à sua despensa.

ALIMENTOS SECOS

- *Temperos desidratados*: manjericão, cardamomo, canela, cravo, ervas de Provença, noz-moscada, orégano, páprica, alecrim, tomilho, cúrcuma, fava de baunilha. Guarde em potes de vidro de fechamento hermético.

- *Pimenta-do-reino*: contém piperina, que aumenta a absorção de outros bioativos alimentares, como a curcumina na cúrcuma.[4] Compre grãos de pimenta inteiros e os moa frescos em um moedor quando precisar.

- *Leguminosas*: variedades secas (feijão-azuqui, feijão-preto, grão-de-bico, feijão-fava, feijão flageolet, feijão Great-Northern, feijão-roxo, lentilha, feijão-branco, feijão-carioca). As leguminosas começam a perder sua umidade natural em um ou dois anos. Suas vitaminas vão se degradar com o tempo e somem depois de cinco anos.[5]

- *Arroz:* integral (considera-se que os da Califórnia, da Índia e do Paquistão tenham menos chance de conter arsênico; evite o arroz do Arkansas, da Louisiana ou do Texas)[6] ou moti (semiprocessado, deixando o gérmen benéfico). Por causa dos óleos naturais presentes no arroz integral, ele dura apenas seis a oito meses na despensa.

- *Farinha:* trigo integral, sem glúten, araruta, coco e amaranto. Armazene em potes herméticos.

- *Macarrão/noodles:* massas de trigo integral, *noodles* com tinta de lula e *soba* de trigo-sarraceno (o trigo-sarraceno fortalece a imunidade).[7]

- *Café:* compre grãos torrados e os moa quando necessário. Armazene em um pote hermético e proteja os grãos de luz e calor, que degradam o sabor e os bioativos. Há muito a discutir se congelar os grãos é melhor para preservar o sabor, e os efeitos do congelamento sobre os bioativos do café não são conhecidos.[8]

- *Chá:* verde, *oolong*, preto e camomila vêm em saquinhos de chá, sachês ou folhas soltas. Armazene em um pote escuro.

- *Castanhas:* amêndoas, castanhas-de-caju, macadâmias, pecãs, pinhões e nozes. Em razão de seu alto teor de gordura, a maioria não pode ser armazenada por muito tempo. Você pode congelar as castanhas para que durem mais, mas recomendo que apenas compre o que for comer nas próximas poucas semanas.

- *Frutas secas:* damasco, mirtilo, cereja, *cranberries*, manga, mamão e uva-passa são ótimos para comer com nozes em um lanchinho. É comum acrescentarem sulfitos como conservantes, que podem causar reações alérgicas, mas muitas marcas orgânicas não contêm esse ingrediente.

- *Cogumelos desidratados:* *morel*, porcino, shiitake e *chanterelle* podem ser deixados de molho e reconstituídos em água morna, agregando sabor e intensidade a qualquer prato durante o cozimento. Armazene em um pote hermético.

- *Frutos do mar em lata*: anchovas, sardinhas, cavala, bonito, atum, mariscos e lula em tinta em lata de origens espanhola ou portuguesa são verdadeiras iguarias. As latas podem durar vários anos, mas descarte se estiverem vazando ou muito amassadas.

- *Grãos integrais*: cevada, trigo-sarraceno, cuscuz marroquino, farro, aveia e quinoa integrais. Armazene em um pote hermético.

- *Sementes*: chia, abóbora, gergelim e girassol. São ricos em óleos naturais e vão ficar rançosos rapidamente em temperatura ambiente, por isso não duram muito. Compre apenas em quantidades pequenas.

- *Alcaparras*: potes de alcaparras sicilianas da ilha de Pantelária, preservadas em sal, são consideradas algumas das melhores. Refrigere depois de abrir.

MOLHOS E PASTAS

- *Molho sriracha*: um molho picante popular feito de pimentas-malagueta, vinagre e alho, que recebeu o nome da cidade costeira Si Racha, no leste da Tailândia. Deve ser refrigerado depois de aberto.

- *Molho chili*: um molho picante feito com pimenta-malagueta, usado para cozinhar e temperar.

- *Tomate pelado*: os tomates San Marzano são os melhores pelo alto teor de licopeno.

- *Extrato de tomate*: as melhores versões são feitas com tomate San Marzano, e o produto duplo concentrado tem um sabor intenso. Depois de aberto, armazene no refrigerador e use em menos de três meses.

- *Pasta de anchova*: uma pasta feita com anchova, sal e azeite de oliva para dar sabor aos alimentos. Os tubos fechados podem durar anos. Refrigere depois de abrir.

- *Missô*: feito com soja, arroz e cevada fermentados e salgados, depois embalado, com sabor umami. Refrigere depois de aberto.

- *Molho de ostra*: um molho umami da Ásia. Refrigere depois de aberto.

- *Shoyu*: um produto fermentado, mais bem mantido em ambiente fresco e protegido da luz. É melhor armazenar no refrigerador depois de aberto.

ADOÇANTES NATURAIS

- *Mel*: o mel de Manuka, da Nova Zelândia, estimula o sistema imunológico e, com chá e limão, ajuda a aliviar a dor de garganta.[9]

- *Maple syrup*: o grau A âmbar contém mais de vinte bioativos polifenóis.[10]

- *Açúcar de bordo*: um adoçante natural feito do *maple syrup*. Descobriu-se que contém trinta polifenóis bioativos, alguns com propriedades antioxidantes e anti-inflamatórias.[11]

UMA OBSERVAÇÃO SOBRE GARRAFAS DE ÁGUA

Muitas pessoas mantêm garrafas de água na despensa para uma hidratação fácil, mas recomendo que evite consumir regularmente água armazenada em garrafas plásticas. Estudos mostraram que, mesmo sem BPA, as partículas do plástico chamadas microplásticos contaminam a água que você bebe. Um estudo encontrou até 2400 pedaços de microplástico em uma garrafa de água de 240 mililitros.[12] Como alternativa, mantenha uma garrafa de vidro de água gelada na geladeira. Você pode acrescentar bioativos benéficos, deixando fatias de frutas cítricas, drupas (como o pêssego), frutas silvestres, salsão ou pepino no jarro para criar uma água refrescante e levemente aromatizada.

TÉCNICAS DE COZINHA BÁSICA

A alimentação saudável começa com ingredientes frescos de alta qualidade. Mas, a partir do momento em que você os tem, precisa saber o que fazer com eles. Muitas técnicas culinárias podem ser usadas para preparar alimentos saudáveis, mas algumas são mais fáceis do que outras para um cozinheiro amador. Com a infinidade de programas de culinária na televisão, você deve ter visto praticamente todos os métodos culinários que os restaurantes usam, mas vamos nos concentrar naqueles que você pode usar em casa.

As técnicas de cozinha básica a seguir são as que você precisa ter em seu repertório. Elas vão permitir que você pegue seus alimentos preferidos e os prepare de modos diversos para manter suas refeições interessantes, frescas e não repetitivas. Você já deve estar familiarizado com algumas, mas, como estamos montando seu plano, seus utensílios e seus ingredientes, vamos revisar as melhores formas de preparar suas refeições. Note que nenhuma delas inclui fritar ou aquecer a comida no micro-ondas.

- *Cozinhar no vapor*: método de cozimento muito saudável que usa o vapor para aquecer e cozinhar o alimento em um recipiente de metal ou madeira. A panela de bambu pode ser encaixada em uma *wok* de ferro fundido com água aquecida até ferver. Você pode fazer uma variação envolvendo o alimento em papel-manteiga com algum líquido ou ervas e assar. Isso é conhecido como assar *en papillote*. O líquido vai criar vapor dentro do embrulho, que segura os líquidos do cozimento.

- *Branquear*: técnica que consiste em colocar vegetais em água fervente por um período curto (o tempo depende da quantidade e do tipo de vegetal), transferir para a água fria a fim de interromper o cozimento e enxaguar na sequência. É uma excelente técnica para preparar vegetais para um *stir-fry*, remover a casca e tirar um pouco do amargor dos vegetais.

- *Stir-fry*: técnica de cozinhar rapidamente alimentos fatiados em uma quantidade pequena de óleo quente (não deixe soltar fumaça) em uma *wok* enquanto mexe rapidamente. Isso sela o exterior dos ingredientes para manter os nutrientes e sabores ao mesmo tempo que os cozinha bem. Tenha cuidado para não usar óleo demais nem superaquecer o óleo a ponto de soltar fumaça. Se você usar azeite de oliva para o *stir-fry*, use o light, não o extravirgem, que vai queimar e passar um sabor desagradável aos alimentos.

- *Saltear*: técnica que utiliza uma frigideira aquecida com um pouco de óleo na boca do fogão para cozinhar alimentos, geralmente cortados em pedaços, até completar o cozimento.

- *Escaldar*: colocar suavemente alimentos delicados, como o peixe, em água fervente (entre 80°C e 90°C) para cozinhar lentamente em uma temperatura baixa, enquanto se extraem os sabores e os bioativos no líquido escaldante, que pode ser usado para um molho ou caldo.

- *Cozinhar em fogo brando*: maneira delicada de cozinhar os alimentos em líquido primeiro levando à fervura e depois reduzindo o calor e cozinhando logo abaixo do ponto de ebulição. Cozinhar os tomates em fogo brando para formar um molho modifica seu licopeno para uma forma química benéfica mais facilmente absorvível.

- *Braseado*: a comida é selada em uma frigideira de fundo grosso, depois um líquido (geralmente um caldo) e outros ingredientes são acrescentados à frigideira, que é então bem tampada. O alimento é cozido em fogo brando até estar totalmente cozido e todos os sabores se misturarem. O líquido do refogado se torna muito saboroso e pode ser usado como molho.

- *Cozimento lento*: inspirada pelo ensopado tradicional no fogão, essa técnica cozinha os alimentos em um líquido em temperatura baixa durante horas, geralmente em um aparelho elétrico, como a Crock-Pot, que permite o cozimento sem intervenção. O cozimento lento é uma conveniência para o cozinheiro que não fica em casa ou fica ocupado demais ao longo do dia mas ainda assim quer preparar uma refeição substanciosa.

- *Cozimento na pressão*: um método de cozimento rápido que utiliza o vapor para criar altas temperaturas dentro de uma panela hermeticamente fechada a fim de reduzir o tempo de cozimento. É útil principalmente para cozinhar em altas altitudes, onde o ponto de ebulição da água é mais baixo e fica mais difícil fazer até macarrão, porque a água não chega a temperaturas altas o suficiente para evaporar. Tenha cautela: precauções especiais são inclusas na panela de pressão para evitar que o vapor preso cause uma explosão ou uma queimadura grave.

- A la plancha: *plancha* significa grelha em espanhol. É uma forma de cozinhar verduras, legumes, peixe ou carne em uma superfície plana de metal ou pedra bem quente colocada acima, mas não em contato com uma chama acesa. A *plancha* sela rapidamente o exterior e mantém os nutrientes e os sabores dentro do alimento, assim como *stir--fry* em uma *wok*, mas em uma superfície plana.

- *Grelhar*: todos conhecem essa técnica culinária primitiva que coloca um alimento (geralmente sobre uma grelha de metal ou em um espeto) sobre uma chama ou carvões quentes. Grelhar com a fonte de calor sobre o alimento é chamado de gratinar e costuma ser feito dentro de um forno. O que você talvez não saiba é que grelhar carnes (mas não vegetais) produz hidrocarbonetos aromáticos policíclicos (HAP). Trata-se de carcinógenos que se formam quando a gordura da carne pinga na chama e solta fumaça. A fumaça que sobe deposita os carcinógenos na carne assando. As altas temperaturas da grelha também convertem os aminoácidos e as proteínas[13] da carne em amino-heterocíclicos (HA), que são tóxicos. Foi demonstrado que marinar proteínas animais previamente com azeite de oliva, cúrcuma, soja e frutas reduz a formação de carcinógenos durante o cozimento.[14] Se você cozinhar vegetais na grelha, faça em fogo médio. Lembre-se de lavar a grelha minuciosamente antes para não pegar nenhum hidrocarboneto aromático policíclico carcinógeno que esteja na parte queimada da última carne que foi grelhada. Grelhar vegetais em uma superfície limpa não cria carcinógenos, desde que os vegetais não sejam queimados. Lembre-se: alimentos queimados têm um gosto ruim e não são seguros para o consumo.

- *Assar*: cozinhar envolvendo um alimento (como vegetais ou carnes) no calor seco difundido no forno. Os resultados mais macios para assar carnes e vegetais são atingidos com temperaturas de forno muito baixas (120°C a 150°C), e pode-se verificar o ponto usando um termômetro. Para aumentar o sabor e manter o máximo de umidade possível no alimento, você pode usar uma marinada, regar a carne com frequência ou usar um pouco de azeite de oliva.

- *Assar*: esse termo também é usado para usar o calor seco de um forno para cozinhar massas de bolo ou pão.

- *Marinar*: um passo preparatório, marinar é cobrir, embeber ou mergulhar um alimento em um líquido temperado antes de cozinhar, seja assando, salteando, cozinhando em um *stir-fry* ou até mesmo no vapor. Marinar os alimentos pode ajudar a amaciar carnes duras e oferecer um pouco de proteção contra a formação de carcinógenos quando a carne é cozida numa grelha. No caso de peixes e vegetais, pode-se usar a marinada como forma de acrescentar temperos, ervas e gorduras que estimulam as defesas de saúde.

- *Picklagem*: uma técnica antiga de mergulhar e fermentar vegetais em salmoura ou vinagre para prolongar a vida útil do alimento. O processo muda a textura e o sabor, resultando em uma versão diferente do alimento em si. O uso controlado de sal, vinagre e bactérias naturais contribui para o processo de picklagem. A picklagem permite que vegetais de verão sejam preservados e comidos durante os meses de inverno. Como você viu no capítulo 8, muitos alimentos fermentados, como *kimchi*, chucrute e *pao cai*, são vegetais picklados ricos em bactérias saudáveis, de maneira a oferecer probióticos.

AINDA MAIS TÉCNICAS PROMOTORAS DE SAÚDE

Veja mais algumas dicas de preparo e cozimento para promover a saúde:

- *Ao cozinhar vegetais, aproveite todas as partes comestíveis*. No caso dos brócolis, não cozinhe apenas os floretes; prepare os caules também. O mesmo vale para os cogumelos. Embora tradicionalmente se cozinhe apenas a parte de cima enquanto o caule é jogado fora, use tudo! O caule de brócolis e cogumelos contém níveis mais altos de bioativos promotores das defesas de saúde do que suas partes de cima. Do mesmo modo, no caso de cenouras, compre cenouras frescas inteiras, com folhas e tudo, e cozinhe as folhas, que possuem muitas propriedades antiangiogênicas. E, ao cozinhar tomates, mantenha a pele, que contém altas quantidades de licopeno.

- *Evite frituras, e nunca reutilize o óleo.* Toda vez que o óleo é aquecido, ele se decompõe. Ao reaquecer, sua estrutura química se torna mais desestabilizada, e o óleo começa a ficar rançoso e se decompor em produtos oxidantes que podem prejudicar o DNA.

- *Se usar óleo, prefira o azeite de oliva extravirgem.* Mas não superaqueça o azeite de oliva (nem nenhum outro óleo) a ponto de fumegar, o que pode gerar fumaças tóxicas e converter o óleo em gorduras trans prejudiciais. Se saltear ou fizer um *stir-fry*, use apenas frigideiras de ferro fundido, aço inoxidável ou cerâmica antiaderente.

- *Reaqueça o alimento gradualmente no forno ou no tampo do fogão, em vez de usar o micro-ondas.* Evite aquecer alimentos ricos em amido no micro-ondas, pois o calor alto transforma o amido em um polímero prejudicial (produto final de glicação avançada) que pode se acumular no corpo e causar danos aos órgãos.[15] Se levar marmita para o trabalho, coloque a comida em um pote de vidro ou metal, nunca de plástico. Leve alimentos quentes em uma embalagem térmica para não ter de reaquecer no micro-ondas se em seu trabalho não tiver um forninho ou fogão.

MANTENDO ALIMENTOS NO REFRIGERADOR

Uma das primeiras coisas que você vai fazer ao voltar do mercado com alimentos frescos é guardá-los. Veja a seguir uma lista de frutas, verduras e legumes que devem ser guardados na geladeira, se você não for comê-los na hora, e por quanto tempo eles vão continuar frescos. Verificar e esvaziar o refrigerador é importante para uma dieta saudável. Saber quanto tempo as coisas duram ajuda você a planejar suas compras e a quantidade que deve comprar de cada vez.

GUARDE OS SEGUINTES ALIMENTOS NA GELADEIRA

Item alimentício	Vai durar por
Abobrinha	5 dias
Acelga	3 dias
Acelga chinesa	3 dias
Alface	5 dias
Amora	2 a 3 dias guardada em uma única camada sobre papel-toalha
Brócolis (incluindo grelo)	1 semana
Cenoura	2 semanas
Cereja	3 dias mantida em um pote aberto
Cogumelo	1 semana armazenado em saco de papel
Couve	3 dias
Cranberries	4 semanas
Drupas (damasco, nectarina, pêssego, ameixa)	5 dias
Endívia	5 dias
Ervilha-torta (fresca)	4 dias mantida dentro das vagens
Espinafre	3 dias
Framboesa	3 dias armazenada em uma única camada sobre papel-toalha
Gengibre (fresco)	3 semanas
Kiwi	4 dias
Laranja	2 semanas
Limão	3 semanas
Maçã	3 semanas
Manga	4 dias
Melancia	1 semana não cortada; 2 dias cortada

Mirtilo	1 semana
Morango	3 dias
Pimenta-malagueta (fresca)	2 semanas
Radicchio	4 dias
Repolho	1 a 2 semanas
Romã (inteira)	3 semanas
Salsão	2 semanas
Uva	3 dias
Vagem	1 semana

COMO ARMAZENAR FRUTOS DO MAR

Comer peixes regularmente é importante para a saúde. Se você já come frutos do mar com frequência, já está acostumado com a logística de comprar e cozinhar o peixe. Se é novo nesse universo, quero lhe dar uma visão geral para mostrar como é fácil. Comprar peixes frescos de um peixeiro é algo que pessoas que moram no litoral podem fazer facilmente. Os pescadores saem à noite e vendem seus peixes frescos para o peixeiro na manhã seguinte. Mas, para quem mora no interior, o peixe no mercado foi transportado e é encontrado em uma vitrine com gelo. Onde quer que você compre o peixe, o melhor plano é levá-lo para casa, enxaguar em água fria, secar e planejar comer no mesmo dia ou no dia seguinte. Mantenha o peixe na geladeira até estar pronto para cozinhar. Peixes que foram congelados rapidamente e selados a vácuo no barco de pesca são uma boa alternativa ao peixe fresco para quem é do interior. Ele pode inclusive ter uma qualidade superior, visto que foi congelado minutos depois de ter sido trazido a bordo. Se comprar peixe congelado, guarde no freezer dentro da embalagem até o dia em que pretende cozinhá-lo.

Mariscos vivos como amêijoas e mexilhões precisam ser refrigerados imediatamente, assim que você chegar em casa. Coloque-os em uma tigela sem nenhuma água (água doce vai matá-los) e cubra com uma toalha molhada para manter a umidade (nunca os feche em um saco plástico, senão eles morrem). Coloque a tigela na geladeira. As amêijoas podem ser mantidas vivas por até uma semana dessa forma, enquanto os mexilhões podem durar até três dias. Lagosta, caranguejo ou lula previamente congelados são altamente perecíveis e devem ser consumidos no mesmo dia em que você os comprar.

O QUE MANTER NO ARMÁRIO DA COZINHA OU NA DESPENSA

Item alimentício	Vai durar por
Açúcar de bordo	4 anos
Alcaparra (fechada)	1 a 3 anos
Alho	2 meses
Arroz	6 a 8 meses
Azeite de oliva extravirgem	2 anos
Batata-roxa	3 semanas
Café (em grãos)	9 meses
Café (moído)	3 a 5 meses
Castanhas	6 a 9 meses
Cebola	2 meses
Chá verde	1 ano
Chalotas	1 mês
Cogumelos secos	> 1 ano
Extrato de tomate	> 1 ano; 3 meses na geladeira depois de aberto
Farinha	6 meses
Feijões (secos)	1 a 2 anos

Frutas secas	6 a 12 meses
Frutos do mar em lata	> 3 anos
Grãos integrais	6 meses
Macarrão/noodles	1 a 2 anos
Maple syrup	4 anos
Mel	2 anos
Missô	> 1 ano; < 1 ano na geladeira depois de aberto
Molho chili	> 1 ano
Molho de ostra	1 ano; 6 meses após aberto
Molho sriracha	> 1 ano
Pasta de anchova	Vários anos; < 1 ano na geladeira depois de aberto
Pimenta-do-reino	1 a 3 anos
Chá preto	2 anos
Pinoli	2 meses
Sementes	2 a 3 meses
Shoyu	Indefinido; 2 a 3 anos depois de aberto
Temperos secos	1 a 3 anos
Tomate pelado	1 ano
Tomates (frescos)	3 a 4 dias
Toranja	1 semana
Vinagre	5 a 10 anos ou mais

Sua cozinha foi renovada, seus utensílios comprados e as técnicas de culinária apuradas. Agora, vamos ver os alimentos. Ao longo da segunda parte, você aprendeu sobre as evidências que apoiam os benefícios à saúde de vários alimentos e bebidas. No capítulo 11, a partir de uma lista de alimentos baseada em evidências, pôde criar sua lista de preferências pessoais e selecionar os alimentos que gosta de comer para defender sua saúde. Em seguida, vamos nos divertir escolhendo os alimentos para cozinhar e comer. Vou mostrar por que alguns alimentos são verdadeiramente excepcionais e falar sobre alimentos que você pode não ter experimentado ainda, mas que vale a pena explorar caso esteja aberto a novas experiências.

13. Alimentos excepcionais

Quero falar agora de mais um grupo de alimentos que considero excepcionais. Cada pessoa tem sua definição de excepcional e a sua pode ter sido moldada pelo que você viu na mídia. Os programas de televisão acompanham chefs que viajam a terras estrangeiras comendo alimentos considerados bizarros. *Game shows* de culinária mostram ingredientes secretos estranhos. Gurus do bem-estar na internet discursam sobre o último alimento da moda vindo diretamente da selva. Empresas de alimentos, críticos de bem-estar e redes de restaurante promovem ingredientes anunciados como superalimentos. O apelo do excepcional é compreensível, mas devemos confiar nas evidências científicas e não em mensagens comerciais para decidir que alimentos realmente se destacam. A intenção é preferir a substância ao estilo.

Neste capítulo, vou apresentar uma visão geral de alguns alimentos que considero excepcionais com base em suas virtudes culinárias e de saúde. Pense nisso como uma versão aprofundada da lista de *Comer para vencer doenças*. Incentivo você a procurá-los e experimentar. Esses alimentos não apenas podem se encaixar facilmente na sua estrutura $5 \times 5 \times 5$ como também vão abrir sua mente e seu paladar para novos sabores interessantes.

Em minha coleção de alimentos excepcionais, vou apresentá-los divididos em quatro categorias. A primeira é "Achados globais", que inclui alimentos menos conhecidos, que você talvez não tenha encontrado ainda, muito menos experimentado. São iguarias de determinadas culturas alimentares regionais que podem surpreender e deliciar se você as provar bem preparadas.

Em seguida, vamos para os "De cair o queixo", alimentos cujos benefícios são surpreendentes ou até espantosos. Muitos desses alimentos não costumam ser associados à saúde, mas a ciência agora diz o contrário. Os benefícios vão deixar você de queixo caído de verdade, e você vai aprender alguns fatos interessantes que pode usar para surpreender seus amigos e colegas no próximo evento social.

Depois, vou apresentar os "Artilheiros". São os alimentos que mencionei neste livro que influenciam não apenas um ou dois, mas *todos os cinco* sistemas de defesa da saúde. Comer um desses equivale a uma goleada por sua saúde.

Finalmente, vou dar algumas dicas sobre como encontrar as melhores versões dos alimentos benéficos, que chamo de "Destaques do mercado". Essa seção leva você em um tour virtual pelo mercado e explica de que maneira fazer compras como um especialista, para aproveitar o melhor do melhor.

ACHADOS GLOBAIS

Em todos os lugares do mundo, os paladares estão se tornando mais sofisticados à medida que as culturas se misturam e novos alimentos são introduzidos pelas fronteiras. O resultado é que, na América do Norte, na Europa e na Ásia, você hoje pode encontrar muitos alimentos que antes consideraria exóticos no mercado mais perto, como molho de peixe, burrata e arroz negro. Você pode encontrar alimentos interessantes em uma viagem de férias ou a trabalho, talvez por acaso ou porque um amigo, colega ou um habitante local o incentivou a expandir seus horizontes e experimentar algo novo.

Mesmo que você não goste muito de viajar, vídeos na internet, programas de culinária, restaurantes novos e até *food trucks* estão nos dando acesso a sabores que a maioria de nós nunca teria encontrado uma geração atrás. Esses alimentos oferecem a chance de empreender aventuras culinárias. A seguir estão alguns alimentos interessantes de tradições culinárias de todo o mundo que são excepcionais não apenas por seu sabor delicioso, mas também porque a ciência apoia seus benefícios à saúde:

Flores de abóbora. Durante os meses de verão, essa flor, também chamada de flor de abobrinha, pode ser encontrada nas feiras. A flor inteira é comestível e tem um sabor adocicado. Usada em saladas, adicionada a macarrões ou recheada e assada, a flor contém um bioativo natural chamado espinasterol, que protege o DNA contra mutações, ajuda a imunidade e mata células do câncer de mama e de próstata.[1]

Caqui. Um fruto doce semelhante ao tomate, o caqui é originário da China, mas se tornou popular no Mediterrâneo e na Turquia e agora é encontrado em todo o mundo. É a fruta nacional do Japão. Existem diversas variedades de caqui, e uma delas, chamada Hachiya, fica tão macia e doce quando madura que dá para comer de colher como se fosse um pudim. Foi demonstrado que extratos do caqui matam células de câncer de cólon e de próstata.[2]

Wasabi fresco. A parte comestível de um parente japonês da raiz-forte, o verdadeiro *wasabi* é um caule chamado de rizoma que cresce embaixo da terra e é colhido à mão na primavera ou no começo do outono. O caule é finamente ralado para criar a pasta de *wasabi*, um condimento delicado e aromaticamente picante que acentua o sabor do sushi. Foi demonstrado que extratos do *wasabi* matam células do câncer de mama, cólon e fígado.[3] (Nota: a massa verde que costuma ser servida com o sushi nos restaurantes não é *wasabi* de verdade, mas uma imitação feita com raiz-forte e colorida com corante alimentar verde.)

Melão-de-são-caetano. De casca grossa, no formato de pepino e com uma aparência áspera ou espinhosa, o melão-de-são-caetano é apreciado nas culinárias chinesa, indiana, indonésia e caribenha, e também como medicamento fitoterápico. Seu sabor amargo peculiar fica muito mais suave ao ser cozido e, de certa forma, realça o sabor dos outros ingredientes no prato. O amargo é muitas vezes melhor quando se trata de benefícios à saúde, e se demonstrou que os bioativos desse melão responsáveis por seu sabor matam células de câncer de cólon e de mama, reduzem o colesterol e melhoram os níveis de açúcar no sangue no diabetes.[4] Não é um legume para você cozinhar por conta própria como principiante em casa. Sua primeira experiência com o melão-de-são-caetano deve ser em um restaurante ou na casa de algum amigo que saiba como cozinhar.

Brotos de samambaia. As gavinhas verdes enroladas comestíveis de jovens samambaias aparecem no mercado em certas partes do mundo por algumas semanas, no começo da primavera. Assim como outros alimentos vivos, elas são repletas de bioativos que ativam seus sistemas de defesa da saúde, incluindo células-tronco e o microbioma.[5] Elas podem ser salteadas com um pouco de azeite de oliva ou comidas cruas fatiadas na salada. Só não deixe de lavar a terra antes de usá-las.

Trufas. São mais uma iguaria da floresta. Se você pretende se presentear com algo realmente especial, tente comer uma trufa fresca ralada sobre o macarrão, o arroz, vegetais, peixe ou frango. Essas iguarias onduladas e irregulares em forma de bola de golfe (que renderam o nome à sua versão de chocolate) são fungos subterrâneos coletados por porcos e cães na França, na Itália e na Espanha durante o outono e o inverno. As trufas liberam um aroma inconfundível, que resulta de químicos naturais semelhantes aos feromônios humanos. Elas também contêm um fortalecedor imunológico chamado anandamida, que atua como neurotransmissor. O impressionante é que a anandamida ativa os mesmos centros de recompensa no cérebro estimulados pela cânabis, que produzem uma sensação de euforia.[6] Outros bioativos nas trufas protegem o DNA e melhoram a função muscular e o metabolismo de energia.[7] Como um dos alimentos mais caros do planeta, as trufas são uma iguaria rara que valem o gasto se você tiver a oportunidade.

Agora alguns achados globais do mar que estimulam tanto suas papilas gustativas como seus sistemas de defesa da saúde:

Butarga. A butarga é a ova salgada e seca de um peixe chamado tainha, encontrado no Mediterrâneo. A versão clássica de Sardenha é chamada de *bottarga di muggine*, que pode ser encontrada em lojas italianas especializadas. É uma verdadeira iguaria ralada como queijo sobre o macarrão ou o arroz, e acrescenta um sabor de frutos do mar intenso e salgado a qualquer prato. Como muitas ovas de peixe, a butarga é uma fonte de PUFAS ômega 3. Há mais um benefício: comprovou-se em laboratório que extratos dessa iguaria matam células do câncer de cólon.[8]

Tinta de lula. A maioria dos cefalópodes (lula, choco, polvo) esguicha uma tinta preta para escapar dos predadores. Essa tinta é coletada por pescadores de uma bolsa no corpo do animal, e é uma iguaria saborosa utilizada para fazer pratos à base de arroz e massa na culinária litorânea do Mediterrâneo. Alguns pratos famosos feitos com a tinta incluem o *arroz negra* da Espanha, o *risotto di nero di seppia* de Veneza e o espaguete preto conhecido como *pasta al nero*.[9] Pesquisas laboratoriais sobre a tinta demonstraram que ela tem efeitos antioxidantes, antiangiogênicos, protetores de células-tronco e imunoestimulantes.[10] A tinta de lula também pode proteger o microbioma intestinal contra os efeitos colaterais da quimioterapia contra o câncer.[11]

Navalha. Se você é aficionado por frutos do mar, vai adorar as navalhas. Esses moluscos peculiares recebem esse nome por sua semelhança com as velhas navalhas de barbearia. Com cerca de quinze a 25 centímetros de comprimento, são vendidos vivos em peixarias ao redor do mundo e podem ser simplesmente cozidos no vapor ou *a la plancha* com um pouco de azeite de oliva, alho e vinho branco. Você nem precisa desenconchá-los à mão porque, quando são cozidos, suas conchas se abrem, repletas de sumo e com o corpo do marisco fácil de retirar. A carne da navalha é doce e de dar água na boca. Em laboratório, verificou-se que extratos obtidos da carne embebidos em água quente aumentam a produção de anticorpos das células imunológicas, além de serem capazes de matar diretamente células de câncer de mama e de fígado.[12]

DE CAIR O QUEIXO

Pesquisas sobre alimentos e saúde às vezes levam a descobertas de cair o queixo. Alguns estudos revelam que até alimentos antes desprezados por se achar que faziam mal à saúde ou considerados prazeres proibidos podem, na verdade, oferecer benefícios à saúde e merecer outro olhar. A beleza da ciência é que ela nos permite abrir a mente ao que a evidência nos mostra. Às vezes, isso nos dá uma perspectiva nova sobre alguns alimentos. O que vem a seguir não são recomendações, mas apenas os fatos surpreendentes de pesquisas:

Cerveja. O excesso de qualquer bebida alcoólica é prejudicial às defesas da saúde, e a cerveja realmente oferece muitas calorias, das quais você provavelmente não precisa.[13] Entretanto, a cerveja contém bioativos que entram no líquido durante sua fermentação. Um deles, o xanthohumol, tem efeitos anticancerígenos, é antiangiogênico e pode retardar o crescimento de células de gordura (sim, é verdade).[14] Um estudo epidemiológico com 107998 pessoas mostrou que tomar cerveja está associado a um risco reduzido de câncer de rim.[15] A parte não alcoólica da cerveja também estimula as células-tronco que são benéficas para o coração, como vimos no capítulo 7.[16]

Queijo. O queijo contém gordura saturada e pode ser rico em sal, o que impõe riscos à saúde por si só. Mas estudos com dezenas de milhares de pessoas na Suécia mostraram que comer *pequenas quantidades* de queijo (até seis fatias por dia) é associado a um risco reduzido de ataque cardíaco.[17] Um grande estudo na Alemanha com 24340 pessoas descobriu que comer o equivalente a duas fatias de queijo duro, como gouda, *jarlsberg*, emmenthal ou edam, por dia era associado a um risco reduzido de câncer de pulmão e de próstata.[18] Esses benefícios, como observado no capítulo 6, são relacionados à vitamina K2, encontrada nos queijos duros. Outros queijos como o parmigiano reggiano, o cheddar e o camembert introduzem bactérias intestinais saudáveis no microbioma humano.

Chocolate. Como doce, o chocolate é um produto que contém gordura saturada e açúcar processado, dois ingredientes não saudáveis. Mas o chocolate amargo contém altas quantidades de sólidos de cacau, o principal ingrediente que oferece diversos benefícios à saúde. Uma grande porcentagem de cacau somada a pouco açúcar e pouco leite é o que torna o chocolate amargo um produto mais saudável. Descobriu-se que consumir chocolate amargo reduz o risco de doença cardíaca e diabetes, protege o DNA e melhora as bactérias intestinais.[19] Como vimos no capítulo 7, tomar chocolate quente feito com altas concentrações de cacau pode aumentar as células-tronco e melhorar o fluxo sanguíneo. Pode até mudar as células do sistema imunológico de um estado pró-inflamatório para um anti-inflamatório.[20]

Prosciutto e jamón. Carnes processadas definitivamente não são opções de comida saudável. Embora força de vontade e autodisciplina sejam virtudes, algumas pessoas simplesmente não conseguem deixar de comer bacon. Se você precisa de um porquinho para ter qualidade de vida, lembre-se de que o *jamón ibérico de bellota* da Espanha é feito com porcos alimentados à base de bolotas e que o *prosciutto di Parma* italiano é feito com porcos alimentados à base de queijo parmigiano reggiano (benéfico para as bactérias intestinais) e castanhas-portuguesas. Tanto bolotas como castanhas-portuguesas contêm PUFAS ômega 3. Pelo bem de sua saúde, você deve minimizar o consumo de todas as carnes, especialmente as processadas (não há estudos com humanos que comprovem benefícios à saúde de comer qualquer carne processada), mas é surpreendente que esses dois presuntos em particular ofereçam alguma gordura saudável.

Comidas picantes. Houve um tempo em que comidas picantes eram consideradas um mal à saúde, ao menos pelo potencial de azia. Mas pesquisas levaram a uma revisão total das propriedades de geração de picância e promoção da saúde da capsaicina, encontrada na pimenta-malagueta, tanto frescas como desidratadas. Um estudo enorme da China, em que regiões inteiras têm culinárias picantes, mostrou que comer alimentos picantes ao menos uma vez ao dia era associado a um risco menor de morte por qualquer causa, incluindo câncer, doença cardíaca, AVC, diabetes, doença respiratória e infecções.[21] Suas bactérias intestinais também gostam do calor. Pesquisas mostraram que um microbioma alimentado com chili pode evitar inflamação e obesidade.[22]

Batata-roxa. Essas batatas diferentes com cascas escuras e miolos roxo-azulados agora são encontradas em mercados modernos e cardápios de restaurante. O jeito mais saudável de comê-las é provavelmente assadas ou cozidas, e fatiadas numa salada. Mas cientistas em laboratório descobriram que as batatas-roxas são antiangiogênicas e podem matar células-tronco cancerígenas. Os efeitos anticancerígenos são preservados independentemente de a batata-roxa ser cozida, assada ou em chips.[23]

Frutos secos. Castanhas (amêndoa, castanha-de-caju, castanha-portuguesa, macadâmia, pecã, pinoli, pistache e noz) por si sós não são uma grande surpresa — já sabemos que comê-las faz bem. Mas o que podem fazer para mudar o destino do câncer é de cair o queixo. Um grande estudo europeu demonstrou que consumir uma porção e meia de frutos secos (22 metades de nozes) por dia era associado a uma redução de 31% no risco de desenvolvimento de câncer de cólon.[24] Ainda mais espantoso foi o estudo de treze grandes centros de câncer, incluindo Universidade Harvard, Universidade Duke, Universidade da Califórnia em San Francisco e Universidade de Chicago, que mostrou que comer apenas duas porções de três castanhas por semana era associado a uma redução chocante de 53% no risco de morte em pacientes com câncer de cólon de estágio III que estavam sendo tratados convencionalmente com quimioterapia.[25]

ARTILHEIROS

No decorrer do livro, você viu como mais de duzentos alimentos específicos podem ativar um ou mais de seus sistemas de saúde. Se você tem o olhar atento, notou que alguns alimentos aparecem mais de uma vez ao longo dos capítulos porque influenciam mais de um sistema de defesa. Eu os reuni em uma lista de alimentos superestrelas que influenciam todos os cinco sistemas de defesa da saúde de uma só vez.

Sempre me perguntam: se houvesse um único alimento a recomendar para alguém comer, qual seria? Nunca existe uma solução única quando se trata de comida. Mas, se eu tiver de escolher (e escolho todos os dias), minha escolha teria como base esta lista.

ARTILHEIROS

Frutas		Verduras e legumes	Bebidas
Ameixa	Manga	Beringela	Café
Cereja	Mirtilo	Broto de bambu	Chá de camomila
Damasco	Nectarina	Broto de samambaia	Chá preto
Kiwi	Pêssego	Couve	Chá verde
Lichia		Cenoura	

Nozes/Sementes	Frutos do mar	Óleos	Doces
Gergelim	Tinta de lula	Azeite de oliva	Chocolate amargo
Linhaça			
Noz			
Semente de abóbora			
Semente de girassol			

Tenha em mente que há muitos outros alimentos e ingredientes promotores da saúde que podem ser comidos com os Artilheiros, portanto, recomendo não focar demais neles e tentar combinar alimentos diferentes para agitar um pouco as coisas e manter sua dieta interessante e variada. Os Artilheiros, porém, são ótimas opções para incluir regularmente em sua LAF quando você planeja a semana. Se você está focado em alguma doença específica e quer um lembrete sobre quais condições os Artilheiros influenciam, veja a tabela nas páginas 393-7, no capítulo 15, ou consulte os capítulos 6 a 10 para ver como cada sistema de defesa se associa a doenças específicas.

Note que essa tabela lista apenas alimentos mencionados ao longo da parte 2. À medida que a ciência progride, mais pesquisas vão expandir essa lista, e incentivo você a se inscrever em meu site (www. drwilliamli.com) para receber as últimas atualizações sobre dados e alimentos novos que entram na lista.

DESTAQUES DO MERCADO

Comprar no mercado pode parecer repetitivo, e é fácil entrar numa rotina. Embora os corredores e as prateleiras sejam repletos de opções, de alguma forma tendemos a optar pelas escolhas de sempre. Se isso descreve sua experiência, você pode achar fazer compras entediante. Você sabe que há outras opções melhores, mas não sabe ao certo quais escolher. A LAF que você criou vai oferecer uma grande variedade de alimentos ricos e variados. Mas vou levar você em um tour virtual pelo mercado e apontar os destaques que eu mesmo procuro quando faço compras. Ter um pouco de conhecimento e se concentrar nas melhores opções para levar para casa podem expandir muito seus horizontes. Minha filosofia é que, quando se trata de comida, o ótimo é melhor do que o apenas bom.

Hortifrútis. Sempre procure alimentos frescos sazonais, porque representam a melhor qualidade do que está no mercado. Tudo no corredor de hortifrútis é de origem vegetal, e são tantas opções que você sempre pode encontrar coisas novas para experimentar. Entre as verduras, se estiver enjoado de couve, experimente as muitas variedades de chicória. Essa é uma grande categoria de folhagens saudáveis, incluindo chicória-belga, escarola, frisée, *punterelle*, radicchio e *tardivo di Treviso*. Todas contêm bioativos com propriedades de combate ao câncer e podem aumentar o interesse e a variedade de sua experiência alimentar.[26] Há muitos vídeos no YouTube mostrando como cozinhar com chicória, incluindo saltear, assar, em ensopados, além de outras técnicas com receitas deliciosas.

Tomates são uma excelente fonte de bioativos que ativam as defesas da saúde, mas alguns são melhores do que outros. Para níveis altos de licopeno, procure: tomates San Marzano, tomates-cerejas, tomates de pele rubro-negra e tomates-tangerinas.[27] Se você estiver procurando outras fontes boas de licopeno, considere melancia e mamão. Alguns mamões têm níveis mais altos de licopeno do que os tomates.[28]

Na hora de escolher frutas, as variedades de maçã no mercado durante o outono podem ser vertiginosas. Aquelas com níveis mais altos de polifenóis promotores da saúde são a verde, a argentina e a reinette. Eu particularmente procuro por essas ao escolher maçãs saborosas para a saúde.

Na seção de cogumelos, procure cogumelos frescos inteiros, ainda com as hastes, em cestas de madeira. Evite os pré-fatiados e embalados porque seus bioativos se decompõem mais rápido do que em cogumelos inteiros. *Chanterelles*, *morels*, porcinos (míscaros), *maitake* e shiitake (fresco ou desidratado) são meus destaques de sabor, mas não se esqueça de que o cogumelo-de-paris, mais comum, é uma ótima escolha saudável.

Peixaria. Todos sabem que o salmão é saudável, mas, se você quer mais variedade do que apenas o salmão, ou simplesmente não curte o gosto dele, experimente outros frutos do mar com alto teor de PUFAS ômega 3. Pesquisei diversas bases de dados internacionais para saber os níveis de PUFAS ômega 3 em frutos do mar, e algumas das minhas opções favoritas com níveis altos são: amêijoas-japonesas, lírios (não é um tipo de atum), badejo, atum-rabilho e berbigões (um tipo de marisco pequeno). Lembre-se também dos benefícios de ostras se conseguir comprá-las frescas, em razão de suas propriedades de proteção ao DNA e imunoestimulação.

Quando estiver na parte de frutos do mar do mercado, tenha em mente que alguns dos peixes mais consumidos, como atum e peixe-espada, podem conter níveis altos de mercúrio. Se você é um devorador de sushis e adora atum, pode até ser bom checar seus níveis de mercúrio. Por esse motivo, gestantes em geral devem tomar muito cuidado ao comer sushi.

Não despreze enlatados, que tendem a ser peixes menores sem mercúrio ricos em ômega 3. Peixes enlatados tradicionais da mais alta qualidade são produzidos na Espanha, em Portugal e na França, mas são exportados e podem ser encontrados em muitos mercados do mundo. Eles costumam estar entre os produtos enlatados no meio da loja. Os peixes enlatados mais comuns que contêm os níveis mais altos de ômega 3 são salmão, cavala, atum, sardinha e anchova.

ALIMENTOS DO MAR RICOS EM GORDURAS SAUDÁVEIS

Altos níveis de PUFAS ômega 3 (>0,5 g/100 g de fruto do mar)		
Achigã	Caviar (esturjão)	Pompano
Amêijoa-japonesa	Curimã	Robalo
Amêijoas	Halibute	Salmão
Anchova	Lagosta-espinhosa	Salmonete
Anchovinha	Ostras-do-pacífico	Sardinha
Atum-rabilho	Ovas de peixe (salmão)	Sargo
Badejo	Patudo	Truta-arco-íris
Buri	Peixe-espada	Truta-do-ártico
Butarga	Peixe-galo	
Cantarilho	Pepino-do-mar	
Cavala	Pescada	

Azeite de oliva. A essa altura, você sabe que o azeite de oliva é o melhor óleo para cozinhar em fogo baixo, para acompanhar a comida e em molhos de salada. Mas, quando as pessoas compram azeite de oliva, escolhem a marca que conhecem melhor. No entanto, nem todos os azeites de oliva têm os mesmos níveis de bioativos, e procuro pelos azeites feitos com uma das três monovariedades mais ricas em polifenóis: koroneiki, picual e moraiolo. Da próxima vez que ficar na frente de dezenas de tipos de azeite de oliva, pegue o frasco e avalie o rótulo com atenção para procurar o tipo de azeitonas usadas para produzi-los.

Os alimentos sobre os quais você acabou de ler são alguns dos mais excepcionais que, na minha opinião, vale a pena conhecer e experimentar. Eles não só defendem sua saúde como também podem estimular suas papilas gustativas. Podem aumentar a sensação de aventura em sua dieta. Quando experimentar algo novo, e descobrir que adora o sabor, acrescente a sua LAF para que possa se tornar parte de seu repertório alimentar pessoal. Fique à vontade, claro, para se aventurar além dos alimentos deste capítulo — explore novos alimentos para encontrar os que lhe deem mais prazer.

A essa altura, você está perfeitamente provido de conhecimentos de seus sistemas de defesa da saúde. Você escolheu uma lista de seus alimentos estimuladores de defesas. Aprendeu sobre o repertório de técnicas e ingredientes para a cozinha da sua casa. Viu alguns alimentos surpreendentes e excepcionais. Agora é hora de juntar tudo e começar a comer. No próximo capítulo, vou apresentar receitas usando os alimentos deliciosos deste livro e um exemplo de plano de refeições. Meu objetivo é inspirar você com opções que possam tornar esse jeito simples e flexível de comer uma tática satisfatória e deliciosa pelo resto da vida.

14. Guia modelo de refeições e receitas

Liberdade para escolher é uma coisa maravilhosa, mas pode se tornar assustadora quando você está fazendo algo novo. *Novo* não precisa significar *intimidante* ou *confuso*. Ajuda ter um guia ou um modelo a seguir enquanto você vai se acostumando a se sentir à vontade para elaborar sua própria estratégia de alimentação saudável com a estrutura 5 × 5 × 5. Este capítulo oferece orientação e inspiração para que você possa implementar essa estrutura em sua vida.

Reuni algumas receitas que acho deliciosas e que incluem muitos alimentos saborosos que promovem a saúde. Dessa maneira, você pode começar a fazer alguns pratos gostosos para comer e vencer doenças.

GUIA MODELO DE REFEIÇÕES DA ESTRUTURA 5 × 5 × 5

Este guia modelo de refeições não é para ser seguido à risca. Sua intenção é demonstrar algumas versões de como a estrutura 5 × 5 × 5 pode funcionar na vida real. Você vai conhecer diferentes opções para comer, e pode começar a treinar usando o modelo de guia.

Você só vai conseguir comer para vencer doenças se tiver um plano que possa seguir. Seu plano precisa levar em conta as realidades do dia a dia, o que explica por que dietas rígidas são tão difíceis de manter. Portanto, elaborei a estratégia 5 × 5 × 5 deliberadamente para dar margem ao fato de que, por mais que queiramos, nossos dias e semanas nem sempre correm conforme o planejado. Cada dia é pelo menos um pouco diferente do anterior. Surgem imprevistos, e os cronogramas são interrompidos ou precisam mudar.

Lembre-se disto ao praticar o modelo de plano e experimentar as receitas: a única diretiva fundamental da estrutura 5 × 5 × 5 é que você coma pelo menos cinco alimentos defensores da saúde por dia e faça questão que suas escolhas toquem todos os cinco sistemas de defesa ao menos uma vez. Só isso. Além dessa regra, você pode adaptar a estrutura a qualquer situação e praticar o método como quiser. Claro, você deve reduzir os alimentos que sabe que não são saudáveis, mas minha ênfase é sempre focar nos bons para substituir os ruins. É uma boa filosofia geral para a vida como um todo.

COMO LER O MODELO DE GUIA DE REFEIÇÃO:

- Cada coluna representa um dia hipotético da semana.

- No topo de cada coluna está uma lista dos cinco alimentos selecionados para o dia e sua propriedade associada: A = angiogênese, R = regeneração, M = microbioma, I = imunidade, D = proteção ao DNA.

- Ao olhar com atenção, você vai notar que, em alguns dias, os cinco alimentos estão espalhados por todas as cinco refeições, ao passo que em outros estão concentrados em duas ou três. Isso é para mostrar como você pode encaixar essa estrutura de maneira flexível em qualquer dia da semana, onde estiver, não importa o que estiver acontecendo.

domingo	segunda	terça
Cinco alimentos diários • Nectarina (A) • Chocolate amargo (R) • Talos de brócolis (M) • Salmão (D) • Tomate (I)	*Cinco alimentos diários* • Sobrecoxa de frango (A) • Chá verde (R) • Pão de fermentação natural (M) • Nozes (D) • Laranja (I)	*Cinco alimentos diários* • Alcaparras (A) • Trigo integral (R) • Suco de romã (M) • Tomate (D) • Chocolate amargo (I)
Café da manhã • Nectarina com iogurte	*Café da manhã*	*Café da manhã* • Barrinha de chocolate amargo • Suco de romã
Almoço • Sopa de talos de brócolis e orégano	*Almoço*	*Almoço*
Lanche da tarde • Molho de tomate caseiro + pão de fermentação natural torrado	*Lanche da tarde* • Laranja + nozes • Chá verde	*Lanche da tarde*
Jantar • Salmão assado	*Jantar* • Curry de frango + pão de fermentação natural	*Jantar* • Molho de tomate fresco com massa de trigo integral coberta de alcaparras
Sobremesa • Musse de chocolate saudável	*Sobremesa*	*Sobremesa*

quarta	quinta	sexta	sábado
Cinco alimentos diários • Halibute (A) • Soja (R) • Gouda (M) • Chá *oolong* (D) • Chocolate amargo (I)	*Cinco alimentos diários* • Tofu (A) • Aipo-chinês (R) • Cogumelos shiitake (M) • Manga (D) • Pimenta-malagueta (I)	*Cinco alimentos diários* • Nozes (A) • Batata-roxa (R) • Pão de fermentação natural (M) • Tomate (D) • Couve (I)	*Cinco alimentos diários* • Frango (A) • Ostra (R) • Iogurte (M) • Kiwi (D) • Café (I)
Café da manhã • Chá *oolong*	*Café da manhã*	*Café da manhã*	*Café da manhã* • Iogurte com kiwi • Café
Almoço • Salada com queijo gouda	*Almoço*	*Almoço* • Cozido de vegetais de verão (com tomate e couve) • Pão de fermentação natural	*Almoço* • Meio prato de ostras-do-pacífico
Lanche da tarde • Barrinha de chocolate amargo (sobras)	*Lanche da tarde*	*Lanche da tarde*	*Lanche da tarde*
Jantar • Halibute cozido no vapor com gengibre, shoyu, óleo de gergelim e cebolinha	*Jantar* • *Stir-fry* com tofu, cogumelo shiitake, chili e aipo-chinês	*Jantar* • Nhoque de batata-roxa com *pesto* de nozes	*Jantar* • Frango com hortelã e molho de peixe
Sobremesa	*Sobremesa* • Manga	*Sobremesa*	*Sobremesa*

Neste capítulo, compartilho com vocês 24 receitas com alimentos para comer e vencer doenças. Quero mostrar que é possível usar e combinar ingredientes de maneiras incrivelmente deliciosas. Todas essas receitas foram testadas e podem ser preparadas em trinta minutos ou menos (algumas exigem um tempo adicional de cozimento sem supervisão para serem completadas).

Assim como os alimentos deste livro, essas receitas utilizam técnicas e sabores de diferentes culturas e tradições culinárias: mediterrânea e asiática são fortes influências, visto que essas regiões dão preferência a alimentos de origem vegetal, frescos e in natura, preparados com métodos de cozimento simples, usando óleos saudáveis com baixo teor de gordura saturada. Da parte 2 deste livro, você vai reconhecer talos de brócolis, chocolate amargo, castanhas-portuguesas, tomates cozidos, nozes, sobrecoxas de frango, entre outros. Todas essas receitas podem ser feitas facilmente com os utensílios de cozinha descritos no capítulo 12. São os tipos de pratos que gosto de fazer e compartilhar com a família e os amigos.

Dito isso, pretendo que você veja o modelo de guia de refeições e as receitas apenas como um ponto de partida, não um destino. O princípio da estrutura $5 \times 5 \times 5$ é ser facilmente adaptável à sua vida real e incentivar você a explorar. Embora tenhamos discutido mais de duzentos alimentos neste livro, há muitos outros que podem promover a boa saúde. Se você vir um ingrediente estimulante no mercado, aconselho a experimentar. Se já não tiver sido mencionado neste livro, sugiro que pesquise para ver se influencia algum sistema de saúde e quais benefícios ele causa à saúde.

Agora, vou mostrar como você pode pesquisar como um profissional. Pesquise on-line e acesse o PubMed. É um sistema de busca incrível que utiliza uma base de dados gigantesca mantida pela Biblioteca Nacional de Medicina dos Estados Unidos nos Institutos Nacionais de Saúde. A PubMed acessa mais de 28 milhões de estudos científicos. Sua utilização é gratuita, e pode ser acessado em https://www.ncbi.nlm.nih.gov/pubmed, onde é possível pesquisar por um grande tesouro de dados. A PubMed contém breves resumos de quase todas as publicações confiáveis, o que vai lhe oferecer a premissa básica, os métodos e as conclusões do estudo para que você possa ter uma noção rápida de quais benefícios à saúde um alimento pode oferecer.

Veja como usar. Digite na barra de busca o nome do alimento em que você está interessado e outro termo de busca relacionado aos sistemas de defesa, como "angiogênese", "regeneração", "célula-tronco", "microbioma", "DNA" ou "imunológico". A PubMed vai buscar em seus 28 milhões de artigos de pesquisa por estudos que contenham essas palavras-chave.

Vou ajudar você a se manter atualizado com a lista crescente de alimentos que já analisei, acrescentando-os a uma *checklist* que você pode acessar em: www.drwilliamli.com/checklist.

Você também pode expandir significativamente as opções apresentadas aqui acessando a internet e pesquisando receitas com os ingredientes de sua lista de alimentos favoritos. Basta ir a seu sistema de busca favorito e digitar o nome do alimento e "receitas" que você vai encontrar várias. Seja criterioso. Escolha receitas que utilizem ingredientes e técnicas culinárias saudáveis.

Vou apresentar a seguir algumas receitas como ponto de partida.

LISTA DE RECEITAS

Barrinha de chocolate amargo 356

Chocolate quente com laranja e gengibre 357

Salada morna de folhas de cenoura 359

Vinagrete clássico de limão 360

Cogumelos assados 361

Beringela grelhada 362

Sopa de talos de brócolis e orégano 364

Sopa de castanha-portuguesa 365

Sopa de cogumelo 366

Sopa de abóbora 367

Sopa de batata-roxa assada 368

Cozido de vegetais de verão 370

Trofie com *pesto* básico 371

Pesto de nozes 373

Nhoque de batata-roxa 374

Massa com molho de tomate fresco 375

Massa com talos de alho e tomate-cereja 378

Espaguete com cacau, lula e pimentas 379

Curry de frango e coco 380

Frango com hortelã em molho de peixe 382

Mariscos *a la plancha* 383

Peixe no vapor com gengibre 384

Trufas de castanha-portuguesa e chocolate amargo 386

Musse de chocolate saudável 387

RECEITAS

BARRINHA DE CHOCOLATE AMARGO

Uma barrinha para o café da manhã que estimula seu microbioma e células-tronco é uma ótima maneira de começar o dia — especialmente se for feita com chocolate amargo

Rendimento: 12 barras
Tempo de cozimento: 15-20 minutos
Tempo de preparo: 15 minutos, mais 2 a 3 horas de resfriamento

Ingredientes:

½ xícara de castanha-de-caju, picada grosseiramente (pode ser omitida em caso de alergia)

2 xícaras de flocos de aveia ou aveia instantânea

¼ de colher de chá de sal marinho

¼ de xícara de damasco seco orgânico picado

¼ de xícara de manga seca orgânica picada

¼ de xícara de *cranberry* seco orgânico

½ xícara de mirtilo seco orgânico

½ xícara de lascas de chocolate amargo (70% de cacau ou mais) ou chocolate amargo picado

½ xícara de tâmara inteira (cerca de 6 a 7 grandes), descaroçada e picada grosseiramente

¼ de xícara de *maple syrup*

½ colher de chá de extrato de baunilha

Modo de preparo:

Preaqueça o forno a 180°C.

Em uma tigela, misture a castanha-de-caju, a aveia e o sal. Acrescente o damasco, a manga, o *cranberry*, o mirtilo e o chocolate, e misture bem. Na tigela de um processador de alimentos, coloque a tâmara, o *maple syrup* e a baunilha e bata até formar um purê. Se a mistura ficar grossa ou empelotada demais, vá acrescentando água morna até obter uma consistência lisa semelhante a um purê de maçã. Acrescente o purê de *maple* e tâmara à mistura de aveia e frutas e misture bem até todos os ingredientes estarem cobertos e pegajosos.

Transfira a massa para uma assadeira quadrada de vinte a 23 centímetros forrada de papel-manteiga e pressione-a firmemente com os dedos ou com a parte de trás de uma espátula. É importante pressionar a massa *firmemente* antes de assar. Coloque no suporte médio do forno e deixe assar por quinze a vinte minutos, até os cantos começarem a dourar. Retire e resfrie completamente em um suporte, e depois coloque na geladeira para firmar, cerca de duas a três horas ou durante a noite, antes de cortar em barras individuais. Armazene-as cobertas no refrigerador.

CHOCOLATE QUENTE COM LARANJA E GENGIBRE

Tomar chocolate quente feito com chocolate amargo pode aumentar a capacidade do corpo de se regenerar, aumentando as células-tronco que circulam no sangue. A parte mais importante é usar chocolate amargo. Essa receita foi preparada para mim por minha querida amiga e *chocolatier* Katrina Markoff, com quem colaborei para criar chocolates contendo combinações especiais de ingredientes saudáveis.

Rendimento: 4 porções de 180 ml
Tempo de cozimento: 5 minutos
Tempo de preparo: 5 minutos

Ingredientes:

3 xícaras de leite de amêndoa, coco, aveia ou vaca
85 gramas (½ xícara) de chocolate amargo 72%
30 gramas (¼ de xícara) de cacau em pó
¼ de xícara de gengibre em pó ou ½ colher de chá de gengibre fresco ralado
1 rodela de 10 cm de casca de laranja
1 colher de sopa de açúcar de coco (opcional)
Creme de coco batido (opcional; receita a seguir)

Modo de preparo:

Acrescente o leite, o chocolate, o cacau, o gengibre, a casca de laranja e o açúcar, se for usar, em uma panela pequena. Leve ao fogo médio e mexa até dissolver bem e todo o chocolate derreter. Retire a casca de laranja e sirva.

Cubra com creme de coco caseiro, se desejar.

Creme de coco batido

400 ml de leite ou creme de coco
2 colheres de sopa de xarope de agave
½ colher de chá de extrato de baunilha
1 pitada de sal marinho

Resfrie o leite/creme de coco no refrigerador durante a noite, tomando cuidado para não mexer ou virar o vidro de maneira a separar o creme do líquido. No dia seguinte, resfrie uma tigela grande durante dez minutos antes de bater. Retire o leite/creme de coco da geladeira sem inclinar ou chacoalhar e retire a tampa. Raspe o creme engrossado de cima e reserve o líquido restante para usar em *smoothies* ou na receita de chocolate quente. Coloque o creme endurecido na tigela resfriada. Bata por 45 segundos com um mixer elétrico até ficar cremoso. Em seguida, acrescente o xarope de agave, a baunilha e o sal, e misture até ficar cremoso, por mais um minuto. Experimente e ajuste a doçura conforme necessário.

Use imediatamente ou refrigere — ele vai ficar mais firme na geladeira quanto mais tempo ficar resfriado. Consuma em até uma semana.

SALADA MORNA DE FOLHAS DE CENOURA

Uma salada morna com aroma de cominho, feita com folhas de cenoura antiangiogênicas e cogumelos shiitake, com o adocicado marcante dos tomates-cerejas.

Rendimento: 4 porções
Tempo de cozimento: 15 minutos
Tempo de preparo: 15 minutos

Ingredientes:

1 maço de folhas de cenoura macias fatiadas em pedaços de 3 a 5 cm; descarte os talos mais grossos
2 colheres de sopa de azeite de oliva extravirgem, mais para servir
½ cebola média cortada em cubos
2 dentes de alho bem picados
1 xícara de cogumelo shiitake fatiado finamente
½ colher de chá de sal marinho, mais para servir
½ colher de chá de pimenta vermelha em flocos moída (opcional)
½ colher de chá de cominho moído
1 xícara de tomates-cerejas cortados ao meio

Raspas de um limão

Pimenta-do-reino moída na hora a gosto

Modo de preparo:

Disponha as folhas de cenoura em uma tigela ou prato para servir e reserve. Aqueça o azeite de oliva em uma frigideira em fogo médio--alto. Acrescente a cebola e o alho e cozinhe até ficarem translúcidos, aromáticos e ligeiramente dourados, por cerca de dois a três minutos. Acrescente o cogumelo e cozinhe até ficar macio, por mais três a cinco minutos. Acrescente o sal marinho, os flocos de pimenta vermelha, se for usar, e o cominho. Acrescente o tomate e salteie até ficar macio. Acrescente a mistura de vegetais cozidos sobre as folhas de cenoura e misture para combinar e murchar as folhas. Tempere com sal, pimenta, raspas de limão e um fio de azeite de oliva extravirgem. Sirva imediatamente.

VINAGRETE CLÁSSICO DE LIMÃO

As saladas podem ser feitas com combinações interessantes de verduras, ervas e vegetais fatiados. O que quer que você escolha, o molho certo pode fazer toda a diferença entre uma salada excelente e uma mais ou menos. É fácil acrescentar várias opções saudáveis de sua lista de alimentos favoritos a qualquer salada.

Rendimento: 4 a 6 porções

Tempo de cozimento: 0 minuto

Tempo de preparo: 5 minutos

Ingredientes:

1 dente de alho pequeno bem picado

1 anchova salgada enxaguada

Caldo de ½ limão

1 colher de chá de mostarda Dijon

¼ de xícara de azeite de oliva extravirgem
Pimenta-do-reino moída na hora a gosto
Sal marinho a gosto

Modo de preparo:

Usando um pilão (ou uma tigela pequena e o dorso de uma colher), amasse o alho e a anchova até formarem uma pasta. Acrescente o caldo do limão e a mostarda e misture. Adicione o azeite de oliva, batendo para misturar os ingredientes. Acrescente pimenta-do-reino moída a gosto. Adicione uma pitada de sal. O molho pode ser armazenado em um recipiente se você quiser levar de marmita para o trabalho e derramado sobre a salada na hora da refeição.

COGUMELOS ASSADOS

Uma maneira perfeita de aproveitar um mix de cogumelos imunoestimulantes que faz bem para seu microbioma e também ajuda suas defesas angiogênicas.

Rendimento: 4 porções
Tempo de cozimento: 30 minutos
Tempo de preparo 10 minutos

Ingredientes:

900 gramas de cogumelos (cogumelo-de-paris, shiitake, *cremini*, *chanterelle*, *morel*, *maitake* e/ou porcino), com os talos e as tampinhas, limpos e em fatias grossas na diagonal
¼ de xícara de azeite de oliva extravirgem
4 dentes de alho bem picados
Pimenta-do-reino moída na hora a gosto
6 a 8 ramos de tomilho ou alecrim
Sal marinho a gosto
1 ramo de salsinha picada finamente

Modo de preparo:

Preaqueça o forno a 230°C. Em uma tigela grande, junte os cogumelos, o azeite de oliva, o alho e a pimenta-do-reino e misture levemente. Em uma assadeira grande forrada com papel-manteiga, distribua uniformemente a mistura de cogumelos, cubra com os ramos de tomilho e leve ao forno. Deixe assar por 25 a trinta minutos, até os cogumelos dourarem. Deixe resfriar um pouco, tempere com sal, salpique a salsinha picada em cima e sirva quente.

Observação: os cogumelos não devem ser lavados na água nem deixados de molho; para limpá-los, passe papel-toalha ou pano de prato umedecido. Só acrescente sal aos cogumelos depois de cozidos.

BERINGELA GRELHADA

As beringelas contêm ácido clorogênico, que ativa seu sistema regenerativo e outras defesas da saúde. Nesta receita, são grelhadas primeiro, depois cobertas por vários ingredientes que estimulam as defesas da saúde e dão um sabor incrível, além de fornecer bioativos que são absorvidos pela polpa, criando um prato saudável e de dar água na boca.

Rendimento: 4 a 6 porções
Tempo de cozimento: 5 a 6 minutos
Tempo de preparo: 20 minutos, mínimo de 30 minutos de tempo de repouso

Ingredientes:

4 beringelas pequenas ou 2 médias
2 colheres de chá de orégano fresco picado, ou 1 colher de chá de orégano seco
1 maço grande de folhas de hortelã frescas picadas (pode usar salsa, se preferir)

3 a 4 dentes de alho picados finamente
Sal a gosto
Pimenta vermelha em flocos esmagados a gosto (opcional)
¼ de xícara de azeite de oliva extravirgem
Vinagre balsâmico de boa qualidade a gosto
6 a 8 folhas de manjericão
Azeitonas picadas a gosto (opcional)
Alcaparras a gosto (opcional)

Modo de preparo:

Aqueça uma grelha ao ar livre ou no tampo do fogão. Lave e seque a beringela. Corte e descarte as duas extremidades. Corte a beringela em fatias de meio centímetro no sentido do comprimento.

Grelhe as fatias de beringela de dois a três minutos de cada lado. Quando a beringela estiver cozida, disponha sem sobrepor em uma travessa. Cubra com orégano, hortelã, alho, sal e flocos de pimenta vermelha. Regue o azeite de oliva. Cubra com um fio muito leve de vinagre balsâmico. Repita com até três camadas de beringela e tempero.

Cubra firmemente com filme plástico e deixe o prato marinar em temperatura ambiente ou na geladeira por pelo menos trinta minutos para que todos os sabores penetrem na beringela. Essa receita também pode ser preparada previamente e refrigerada na noite anterior ou armazenada na geladeira em um recipiente hermeticamente fechado de sete a dez dias.

Para servir: disponha as fatias de beringela em um prato e cubra com folhas de manjericão inteiras ou cortadas em *julienne*. Sirva com azeitonas e/ou alcaparras, se desejar.

Esta receita é um excelente aperitivo ou acompanhamento ou pode ser servida sobre a rúcula como salada. A beringela também pode ser cortada em pedaços pequenos e servida sobre pão torrado como uma brusqueta.

SOPA DE TALOS DE BRÓCOLIS E ORÉGANO

Esta é uma excelente maneira de incorporar os talos e os floretes de brócolis antiangiogênicos em sua alimentação. Nesta receita, acrescentei brotos de brócolis para dar um reforço extra ao sistema imunológico.

Rendimento: 6 a 8 porções
Tempo de cozimento: 20 minutos
Tempo de preparo: 10 minutos

Ingredientes:

1 maço de brócolis
2 colheres de sopa de azeite de oliva extravirgem
1 cebola amarela média descascada e picada
4 dentes de alho picados finamente
2 colheres de chá de orégano seco
5 xícaras de caldo de legumes
2 xícaras de espinafre lavado
1 xícara de salsa de folha lisa, lavada e sem os talos
Raspas de ½ limão
Sal kosher a gosto
Pimenta-do-reino moída na hora a gosto
Brotos de brócolis (para decorar; opcional)

Modo de preparo:

Remova os floretes de brócolis do talo; reserve. Descasque as fibras externas dos talos de brócolis e pique os talos em cubos de dois a três centímetros. Mantenha os floretes e os talos separados.

Aqueça o azeite de oliva em uma panela grande em fogo médio-alto. Acrescente a cebola e o alho e cozinhe até ficar translúcido e levantar cheiro, cerca de cinco minutos.

Acrescente os talos de brócolis picados e o orégano e salteie de três a cinco minutos antes de acrescentar o caldo de legumes. Leve à fervura e reduza a fogo médio; cozinhe por dez minutos até os brócolis ficarem macios e reserve.

Em uma panela média, coloque quatro xícaras de água para ferver. Branqueie os floretes de brócolis de dois a três minutos antes de transferir rapidamente para um banho de gelo para resfriar. Repita esse processo com o espinafre e a salsa e seque com papel-toalha ou um pano de prato.

Coloque a mistura de caldo e os talos de brócolis no liquidificador e comece a bater em velocidade médio-alta. Aos poucos, acrescente os brócolis, o espinafre e a salsa secos e bata em velocidade alta até ficar homogêneo e assumir um tom verde-vivo. Tempere com sal e pimenta a gosto, e decore com as raspas de limão e os brotos de brócolis.

SOPA DE CASTANHA-PORTUGUESA

Um jeito delicioso de obter o ácido elágico das castanhas-portuguesas, esta sopa é uma refeição reconfortante de outono. Você pode servi-la com cogumelos salteados e pão de fermentação natural crocante.

Rendimento: 4 porções
Tempo de cozimento: 30 minutos
Tempo de preparo: 10 minutos

Ingredientes:

2 colheres de sopa de azeite de oliva extravirgem, mais para servir
1 chalota grande picada
2 talos de salsão com folhas picados
1 cenoura média picada
1 dente de alho picado
2 ramos de tomilho, folhas separadas
3 folhas de louro frescas ou 1 seca, deixadas inteiras para serem
   removidas depois
Sal marinho a gosto

Pimenta-do-reino a gosto

1½ xícara de castanha-portuguesa cozida

4 xícaras de caldo de legumes

Modo de preparo:

Aqueça o azeite de oliva extravirgem em uma panela média em fogo médio-alto. Acrescente a chalota, o salsão, a cenoura, o alho, o tomilho, o louro, o sal e a pimenta, e salteie até levantar cheiro, por cerca de cinco a sete minutos. Acrescente a castanha-portuguesa e mexa bem para misturar. Adicione o caldo de legumes, leve à fervura e, depois, reduza a fogo médio e deixe ferver por mais vinte minutos. Retire as folhas de louro. Usando um mixer, bata a sopa até ficar cremosa e homogênea. Tempere com sal e pimenta a gosto. Sirva em pratos fundos com um leve fio de azeite de oliva extravirgem de boa qualidade.

SOPA DE COGUMELO

Esta sopa quente e reconfortante pode ser feita com uma grande variedade de cogumelos imunoestimulantes que acrescentam sabores umami deliciosos. Seja criativo e use esta receita de base com diferentes cogumelos.

Rendimento: 4 porções

Tempo de cozimento: 30 minutos

Tempo de preparo: 10 minutos

Ingredientes:

2 colheres de sopa de azeite de oliva extravirgem

1 chalota grande picada

4 dentes de alho bem picados

½ kg de cogumelos (cogumelo-de-paris, shiitake, *chanterelle*, *cremini* e/ou shimeji-preto) picados

Folhas de 3 a 4 ramos de tomilho
Sal marinho a gosto
4 xícaras de caldo de legumes
Pimenta-do-reino a gosto
¼ de xícara de salsa picada

Modo de preparo:

Em uma panela média, aqueça o azeite de oliva em fogo médio-alto e refogue a chalota e o alho até levantar aroma, por cerca de quatro a cinco minutos. Acrescente os cogumelos e as folhas de tomilho, e tempere com uma pitada de sal. Refogue até dourar, cerca de quatro a cinco minutos. Reserve alguns pedaços de cogumelo para decorar a sopa na hora de servir. Acrescente o caldo e cozinhe em fogo baixo por mais quinze a vinte minutos. Usando um mixer ou liquidificador, bata a sopa até atingir uma consistência homogênea. Tempere com sal e pimenta a gosto. Decore com os pedaços de cogumelo reservados e a salsa picada.

SOPA DE ABÓBORA

Uma sopa clássica de outono sempre que puder encontrar abóbora-japonesa.

Rendimento: 4 porções
Tempo de cozimento: 45 minutos
Tempo de preparo: 10 minutos

Ingredientes:

2 a 3 abóboras pequenas, ou 2 ½ xícaras de purê de abóbora orgânica (2 latas de 450 ml cada)
2 a 3 colheres de sopa de azeite de oliva extravirgem
Sal marinho a gosto
2 dentes de alho picados

1 cebola branca média picada
¼ de colher de chá de pimenta-do-reino
½ colher de chá de cardamomo
½ colher de chá de canela
½ colher de chá de cúrcuma
¼ de colher de chá de noz-moscada
2 xícaras de caldo de legumes
1 xícara de leite de coco
Sementes de abóbora a gosto

Modo de preparo:

Forre uma assadeira com papel-manteiga e preaqueça o forno a 180°C. Prepare as abóboras cortando-as ao meio e removendo as sementes e as fibras. Regue com azeite de oliva extravirgem, tempere com sal marinho e coloque-as de cabeça para baixo sobre a assadeira. Asse por trinta a 45 minutos até uma faca poder ser inserida facilmente na polpa das abóboras. Espere esfriar e descasque. Reserve.

Aqueça o azeite de oliva em uma panela média em fogo médio--alto. Refogue o alho e a cebola, tempere com pimenta e um quarto de colher de chá de sal e refogue até levantar aroma, por cerca de dois a três minutos. Acrescente o cardamomo, a canela, a cúrcuma e a noz--moscada e mexa bem para misturar. Acrescente a polpa da abóbora e misture bem para incorporar e combinar os sabores. Adicione o caldo e o leite de coco e deixe ferver até estar quente e borbulhante. Com um mixer, bata a sopa até ficar homogênea e cremosa. Tempere com sal marinho a gosto. Salpique com as sementes de abóbora.

SOPA DE BATATA-ROXA ASSADA

Sopas de batata-roxa nunca foram tão gostosas. O corante natural da batata-roxa mata células-tronco cancerígenas além de ser antiangiogênico. Esta sopa pode ser servida com uma colherada de iogurte para beneficiar o microbioma.

Rendimento: 4 porções
Tempo de cozimento: 45 minutos
Tempo de preparo: 10 minutos

Ingredientes:

½ kg de batata-roxa (4 a 6 médias), descascada e cortada em pedaços de 2,5 cm
3 colheres de sopa de azeite de oliva extravirgem, divididas
Sal marinho a gosto
Pimenta-do-reino moída na hora
½ cebola roxa pequena ou 1 chalota grande cortada em cubos
2 dentes de alho bem picados
1 talo de salsão com folhas picado
2 talos de alecrim inteiros, para serem removidos depois
4 a 6 xícaras de caldo de legumes
Salsa ou endro picados finamente
Iogurte (para servir; opcional)

Modo de preparo:

Preaqueça o forno a 200°C. Coloque a batata em uma assadeira grande, antiaderente ou forrada com papel-manteiga. Regue com uma colher de sopa de azeite de oliva extravirgem e tempere com sal e pimenta. Asse até a batata começar a caramelizar e ficar macia, cerca de 25 a trinta minutos.

Em uma panela média, aqueça as duas colheres de sopa restantes de azeite de oliva em fogo médio-alto. Acrescente a cebola e refogue por um a dois minutos. Adicione o alho, o salsão e o alecrim, tempere com sal e pimenta e refogue até ficar perfumado e macio, entre quatro e cinco minutos. Junte a batata assada e caldo suficiente para cobri-la generosamente. Leve à fervura, depois abaixe o fogo e deixe ferver de oito a dez minutos, ou até a batata ficar macia. Retire os talos de alecrim e descarte. Com um mixer, bata a sopa até ficar cremosa e homogênea. Tempere com sal marinho a gosto. Sirva com salsa ou endro picados e pimenta-do-reino moída na hora.

Sirva uma colher de iogurte, se for usá-lo, sobre a sopa.

Variação:

Asse pedaços de cenoura roxa e/ou couve-flor roxa com as batatas.

COZIDO DE VEGETAIS DE VERÃO

Durante a fartura do verão, não há maneira melhor de obter os benefícios dos muitos vegetais e ervas frescas da época do que fazer um cozido. Nesta receita poderosa, há dezoito ingredientes que estimulam suas defesas da saúde.

Rendimento: 4 a 6 porções
Tempo de cozimento: 45 minutos
Tempo de preparo: 30 minutos

Ingredientes:

3 colheres de sopa de azeite de oliva extravirgem, mais para servir
1 cebola média picada
2 talos de salsão cortados em fatias de 1 cm
2 cenouras com as folhas; as cenouras cortadas em cubos de 1 cm, as folhas picadas grosseiramente
Sal a gosto
2 a 3 dentes de alho picados finamente
½ colher de chá de flocos de pimenta vermelha amassados ou 1 pimenta-malagueta fresca dividida ao meio (opcional)
2 a 3 ramos de orégano, manjerona ou tomilho frescos, ou uma combinação
1 abobrinha média cortada em cubos de 1 cm
1 xícara de *passata* de tomate (ver molho de tomate fresco, p. 375) (pode ser substituído por 4 a 6 tomates italianos frescos, pelados, sem sementes e picados, ou 1 lata pequena de tomates picados)
2 batatas-roxas médias cortadas em cubos de 1 cm

1 batata-doce pequena cortada em cubos de 1 cm
1 litro de caldo de legumes
1 folha de louro seca ou 2 a 3 frescas
2 xícaras de couve-dinossauro (*cavalo nero*) picada
1 lata de feijão-branco sem o líquido e enxaguado
10 a 12 folhas de hortelã ou manjericão fresco picadas
Pão de fermentação natural torrado

Modo de preparo:

Aqueça o azeite de oliva em uma panela grande em fogo médio-
-alto. Acrescente a cebola, o salsão e a cenoura, tempere com sal e cozinhe de três a quatro minutos. Acrescente o alho, os flocos de pimenta
vermelha e o orégano. Cozinhe por mais dois a três minutos. Acrescente a *passata* de tomate, tempere com sal e cozinhe por mais cinco minutos. Adicione a abobrinha, a batata-roxa, a batata-doce e o caldo. Leve à
fervura. Acrescente a folha de louro, reduza o calor e cozinhe em fogo
baixo por cerca de vinte a 25 minutos, até as batatas ficarem macias ao
toque do garfo. Acrescente a couve, as folhas de cenoura e o feijão; cozinhe por mais dez minutos. Retire do fogo. Acrescente a hortelã e
misture bem. Sirva em pratos fundos com um fio de azeite de oliva
extravirgem e torradas de pão de fermentação natural.

Observação: use qualquer combinação de ervas e vegetais preferidos. Sálvia e coentro são outras opções de ervas. Outros vegetais que
combinam bem são abóbora-de-verão, abóbora-cheirosa, vagem, bata-
ta-yukon e milho. Para um cozido mais encorpado, acrescente massa,
quinoa ou farro. Você pode servir o cozido com cubos de avocado
fresco e/ou seu queijo favorito.

TROFIE COM PESTO BÁSICO

Esse macarrão tradicional da Ligúria, na Itália, é imbatível por seu
sabor incrível, sua simplicidade e sua combinação única com bioativos

de manjericão, pinoli, alho e azeite de oliva. O macarrão é muitas vezes feito com farinha de castanha-portuguesa, o que oferece mais um toque saudável.

Rendimento: 2 a 3 porções
Tempo de cozimento: 0 minuto
Tempo de preparo: 5 minutos

Ingredientes:

2 xícaras de folhas de manjericão fresco sem os talos
¼ de xícara de pinoli ou nozes
2 dentes de alho pequenos
⅔ de xícara de azeite de oliva extravirgem divididas
⅔ de xícara de queijo parmigiano reggiano, mais para servir
Sal marinho a gosto
½ kg de massa *trofie* feita com farinha de castanha-portuguesa (pode ser encomendada pela internet se não tiver no seu mercado)

Modo de preparo:

Em um processador de alimentos, junte o manjericão, as nozes, o alho, metade do azeite e metade do queijo. Bata para misturar bem. Com o processador em velocidade lenta, acrescente o azeite de oliva restante em um fio lento e constante. Depois que estiver bem incorporado, pare o processamento e transfira para uma tigela. Incorpore o queijo restante. Acrescente uma pitada de sal a gosto se desejar.

Enquanto isso, leve uma panela grande de água salgada para ferver. Acrescente o macarrão à água fervente e cozinhe até ficar *al dente*, um minuto menos do que as instruções da embalagem. Reserve uma xícara da água de cozimento do macarrão antes de escorrer a massa. Em uma tigela, misture a massa, o *pesto* e a água do cozimento em quantidade suficiente para cozinhar a massa igualmente. Sirva imediatamente com mais parmigiano reggiano.

PESTO DE NOZES

Se você achou o *pesto* de manjericão uma delícia, precisa experimentar com nozes. Pense em todos os estudos clínicos que mostram que comer nozes melhora a saúde e combate doenças.

Rendimento: 4 porções
Tempo de cozimento: 5 minutos
Tempo de preparo: 15 minutos

Ingredientes:

1 fatia de pão de fermentação natural, sem a casca
½ xícara de leite integral
1 xícara de nozes sem casca
2 colheres de sopa de pinoli
1 dente de alho descascado e picado grosseiramente
¼ de xícara de parmigiano reggiano ralado
Ramo de manjerona fresca
3 colheres de sopa de azeite de oliva extravirgem
Sal a gosto
Pimenta-do-reino a gosto

Modo de preparo:

Coloque o pão em uma tigela pequena. Acrescente o leite e deixe o pão embeber o líquido por um a dois minutos. Aperte o pão de leve e acrescente à tigela de um processador de alimentos. Reserve o leite restante.

Na tigela do processador de alimentos, acrescente as nozes, o pinoli, o alho, o queijo e a manjerona. Ligue o processador e, devagar, vá acrescentando o azeite de oliva. Acrescente o leite reservado conforme necessário para obter uma consistência espessa mas cremosa. Tempere com sal e pimenta a gosto.

O *pesto* de nozes pode ser servido com macarrão, peixe, frango ou vegetais. Ele pode ser armazenado em um recipiente hermeticamente fechado na geladeira de três a quatro dias; não congele.

Observação: as nozes também podem ser ligeiramente torradas em uma frigideira ou no forno a 135°C por cinco minutos para realçar o sabor. Elas podem ser descascadas com um pano de prato limpo se desejado.

NHOQUE DE BATATA-ROXA

Outra forma de fazer a massa trabalhar a favor de sua saúde. Batata-roxa. Nhoque. Ataca células-tronco cancerígenas. Disse tudo.

Rendimento: 4 porções
Tempo de cozimento: 40 a 50 minutos
Tempo de preparo: 30 minutos

Ingredientes:

900 gramas de batata-roxa
2 xícaras de farinha, mais para polvilhar
1 ovo levemente batido
½ colher de chá de sal
Queijo parmigiano reggiano para servir

Modo de preparo:

Lave as batatas. Em uma panela grande com água suficiente para cobri-las, cozinhe as batatas com a casca até serem facilmente perfuradas com um garfo, por cerca de trinta a quarenta minutos, dependendo do tamanho delas. Retire as batatas e seque bem. Deixe que resfriem sobre um pano de prato limpo ou papel-toalha.

Quando estiverem frias o bastante para manejar, retire as cascas das batatas e amasse-as. Para melhores resultados, e um nhoque leve e fofo, use um espremedor de batatas ou um *passe-vite*. Espalhe as batatas amassadas em uma superfície enfarinhada e deixe esfriar. Polvilhe dois terços da farinha sobre as batatas e forme um buraco no centro. Acrescente o sal e a farinha no centro também. Use as mãos para juntar os ingredientes e começar a formar a massa. Enrole a massa gentilmente, acrescentando a farinha restante aos poucos, conforme for necessário, até a massa grudar bem. Não sove demais a massa nem acrescente mais farinha.

Molde a massa em um rolo retangular. Corte o rolo em oito a dez pedaços. Passe cada pedaço sobre uma superfície levemente enfarinhada fazendo um rolo comprido de cerca de um centímetro de grossura. Corte cada rolo em cubos de 2,5 centímetros e reserve.

Sacuda de leve o excesso de farinha e leve o nhoque a uma panela de água fervente com sal. Cozinhe o nhoque até ele flutuar para a superfície, por cerca de dois a quatro minutos. Retire delicadamente com uma escumadeira e escorra bem. Reserve uma xícara da água de cozimento da massa. Coloque o nhoque em um refratário morno. Cubra com o *pesto* de nozes ou outro molho e misture delicadamente. Acrescente algumas colheradas da água de cozimento da massa se necessário.

Sirva com mais parmigiano reggiano ralado se desejar.

Observação: o nhoque deve ser cozido em menos de trinta a 45 minutos depois de feito ou vai ficar grudento. Se não for usar imediatamente, disponha sobre uma assadeira enfarinhada para não grudar e congele por duas horas ou até estar completamente congelado. Depois de congelado, passe para um recipiente que possa ser usado no congelador e armazene até estar pronto para cozinhar.

MASSA COM MOLHO DE TOMATE FRESCO

O prato clássico de macarrão ao *sugo* enfatiza o frescor dos tomates, que oferecem benefícios antiangiogênicos, promotores do microbioma e protetores do DNA. Sirva com queijo parmigiano reggiano ralado.

Rendimento: 4 a 6 porções
Tempo de cozimento: 30 minutos
Tempo de preparo: 30 a 40 minutos

Ingredientes:

900 g a 1 ½ kg de tomate firme maduro, de preferência San Marzano, roma ou outro tipo de tomate italiano
1 a 2 colheres de azeite de oliva extravirgem, mais para servir
½ cebola pequena picada finamente
1 a 2 dentes de alho picados finamente
½ colher de chá de pimenta vermelha amassada (opcional)
Sal a gosto
3 a 4 folhas de manjericão fresco, cortados em *julienne*, separadas
½ kg de macarrão de trigo integral
Queijo parmigiano reggiano ralado (opcional)

Modo de preparo — Método da passata *de tomate* (*usando um* passe-vite):

Ferva água em uma panela grande. Lave os tomates e corte ao meio no sentido do comprimento. Retire e descarte os caules e quaisquer sementes soltas. Leve os tomates à água fervente e cozinhe de quatro a seis minutos até ficarem macios mas não se desfazerem.

Escorra os tomates por alguns minutos, chacoalhando o escorredor para remover o máximo de água possível.

Coloque um *passe-vite* sobre uma tigela grande. Em porções, transfira os tomates para o *passe-vite*. Gire a manivela do *passe-vite* no sentido horário para extrair a *passata* de tomate pela base. Quando terminar cada porção, gire a manivela no sentido anti-horário para tirar as peles e as sementes e descartar.

Modo de preparo — Método da passata *de tomate* (*usando um*
processador *de alimentos ou liquidificador*):

Ferva água em uma panela grande. Prepare uma tigela grande de água gelada e coloque perto do fogão. Coloque três a quatro tomates por vez na água fervente. Cozinhe de 45 a noventa segundos, até as peles começarem a rachar. Remova com uma escumadeira e mergulhe na água gelada.

Descasque os tomates, corte no sentido do comprimento, retire os talos e todas as sementes e os descarte. Coloque os tomates em um escorredor para tirar o máximo possível do excesso de água. Em porções, leve os tomates a um processador de alimentos ou liquidificador e bata até ficar homogêneo.

Preparação — Molho de tomate básico:

Aqueça o azeite de oliva em uma frigideira grande ou panela larga e pesada em fogo médio-alto. Acrescente a cebola e refogue de dois a três minutos. Acrescente o alho e a pimenta vermelha esmagada, se usar, e refogue até o alho levantar aroma, mas tenha cuidado para não dourar. Acrescente cerca de duas xícaras de *passata* de tomate. Tempere com sal. Cozinhe o molho de vinte a trinta minutos. Acrescente metade do manjericão fresco. Sirva com sua massa favorita (sugiro espaguete). Regue o azeite de oliva extravirgem restante em cima, salpique o manjericão restante e cubra com parmigiano reggiano ralado na hora, se desejar.

Variações

Molho de cogumelos: acrescente uma variedade de cogumelos frescos de sua preferência à mistura de cebola e alho e refogue de dois a três minutos antes de acrescentar a *passata* de tomate.

Molho de berinjela: acrescente cubos de berinjela (de preferência ainda com a pele, mas pode ser removida se preferir) à mistura de cebola e alho. Acrescente ½ xícara de água e refogue com tampa de quatro a cinco minutos, até a água evaporar, antes de acrescentar a *passata* de tomate.

Observação: você pode fazer porções maiores de *passata* e armazenar em potes de vidro seguindo as instruções de conservação adequadas. Tempere com sal antes de colocar o molho nos potes. Em caso de necessidade, a *passata* de tomate que sobrar também pode ser congelada. Ela pode ser usada como molho rápido para pizza — é só acrescentar um pouco de azeite de oliva, sal e orégano a gosto.

MASSA COM TALOS DE ALHO E TOMATE-CEREJA

Os talos de alho são uma delícia no verão. Quando caramelizados e misturados aos tomates-cereja ricos em licopeno, eles criam uma massa leve e deliciosa. Uma espremidinha de suco de limão fresco ilumina as papilas gustativas e proporciona uma dose de bioativos cítricos.

Rendimento: 2 a 4 porções
Tempo de cozimento: 15 minutos
Tempo de preparo: 10 minutos

Ingredientes:

12 talos de alho (cerca de 170 g) limpos e cortados em pedaços de
    5 cm, incluindo as flores
4 colheres de sopa de azeite de oliva extravirgem, divididas
Sal a gosto
900 g de tomate-cereja
350 g de *linguine* ou outra massa longa
Suco de limão espremido na hora a gosto
1 colher de sopa de raspas de limão
Pimenta-do-reino a gosto
Folhas de manjericão fresco rasgadas ao meio
Mozarela fresca cortada em cubos de 2,5 cm (opcional)

Modo de preparo:

Preaqueça o forno a 220°C.
Coloque os talos de alho em uma tigela com duas colheres de sopa de azeite de oliva e uma pitada de sal e misture para cobrir completa-

mente. Espalhe de maneira uniforme, em uma única camada, em uma assadeira com borda. Asse de dez a treze minutos para caramelizar os talos e deixá-los crocantes. Tome cuidado para não deixar queimar. Reserve para esfriar.

Enquanto isso, leve uma panela grande de água para ferver e tempere com uma pitada generosa de sal. Cozinhe o macarrão até ficar *al dente*, um minuto a menos do que as instruções da embalagem. Escorra e reserve.

Aqueça as duas colheres restantes de azeite de oliva extravirgem em uma frigideira. Acrescente o tomate-cereja para selar, deixando que se abra e desmanche, liberando o suco.

Em uma tigela, misture bem o *linguine* cozido com os talos assados. Coloque uma porção do macarrão em uma tigela e cubra generosamente com o tomate selado. Esprema suco de limão fresco sobre a massa, salpique as raspas de limão e tempere com pimenta-do-reino moída na hora a gosto. Cubra com folhas de manjericão rasgadas e mozarela (opcional).

Sirva em temperatura ambiente.

ESPAGUETE COM CACAU, LULA E PIMENTAS

Esta receita saudável pode parecer muito ousada, mas vale a pena para suas papilas gustativas. A combinação de cacau e pimentas cobre a massa com um sabor incrível. A lula adiciona a combinação perfeita de sabor.

Rendimento: 4 porções
Tempo de cozimento: 15 a 20 minutos
Tempo de preparo: 10 minutos

Ingredientes:

2 colheres de sopa de azeite de oliva extravirgem
½ chalota picada finamente

1 dente de alho pequeno bem picado
¼ de colher de chá de pimenta vermelha esmagada
225 g de lula ou anéis e tentáculos de lula fatiados
Sal a gosto
2 colheres de sopa de *nibs* de cacau
2 colheres de sopa de cacau em pó
180 ml de caldo de peixe
60 ml de suco de laranja espremido na hora
350 g de espaguete
Lascas de chocolate amargo 80% cacau
1 colher de sopa de raspas de laranja
Chili em pó a gosto

Modo de preparo:

Aqueça o azeite de oliva em uma frigideira grande em fogo médio alto. Acrescente a chalota, o alho e a pimenta vermelha esmagada. Acrescente os pedaços de lula, tempere com sal e refogue de dois a três minutos. Retire a lula da frigideira e a mantenha morna.

Acrescente na frigideira os *nibs* de cacau, o cacau em pó, o caldo de peixe e o suco de laranja. Mexa até combinar os ingredientes e o cacau em pó estar completamente dissolvido. Reduza o fogo.

Cozinhe o espaguete em água bem salgada até ficar *al dente*, um minuto a menos que as instruções da embalagem. Escorra a massa e acrescente o molho. Aqueça por um minuto para misturar bem os sabores.

Sirva o espaguete, acrescente a lula e cubra com lascas de chocolate amargo, raspas de laranja e chili em pó.

CURRY DE FRANGO E COCO

Um bom curry prático é imprescindível em toda casa e oferece os benefícios da cúrcuma no curry em pó. Esta receita utiliza sobrecoxas de frango e pimenta-malagueta para incluir benefícios antiangiogênicos e imunoestimulantes.

Rendimento: 4 porções
Tempo de cozimento: 45 minutos
Tempo de preparo: 15 minutos

Ingredientes (molho):

400 ml de leite de coco
⅓ de xícara de caldo de galinha (caseiro ou orgânico)
¼ de xícara de geleia de laranja
2 colheres de sopa de molho de peixe tailandês
1 colher de sopa de curry em pó
½ pimenta *jalapeño* ou serrano, sem sementes e picada em pedaços
    pequenos
Pimenta-do-reino moída na hora a gosto

Ingredientes (frango):

1 colher de sopa de óleo de cozinha
1 kg de sobrecoxa de frango desossada cortada ao meio
1 cebola média cortada em pedaços de 2,5 cm
1 colher de sopa de alho bem picado
2 batatas de pele fina cortadas em pedaços de 2,5 cm
340 g de minicenoura
2 colheres de chá de raspas de laranja
Sal a gosto
3 colheres de sopa de manjericão tailandês ou comum fresco

Modo de preparo:

Junte os ingredientes do molho em uma tigela de metal e bata até misturar uniformemente. Reserve.

Aqueça o óleo em uma *wok* ou frigideira grande em fogo médio-alto. Acrescente o frango e cozinhe, virando uma vez até ficar ligeiramente dourado, cerca de cinco minutos ao todo. Retire o frango da frigideira. Reserve duas colheres de sopa da gordura da frigideira e descarte o restante. Acrescente a cebola e refogue de um a dois minutos. Acrescente o alho e refogue por quinze segundos. Volte o frango para a frigideira; acrescente a batata, a cenoura e as raspas de laranja e cubra com o molho. Leve à fervura; reduza o fogo, tampe e deixe cozinhando em fogo baixo até o frango não estar mais rosa quando cortado na parte mais grossa e a batata e a cenoura estarem macias, cerca de 45 minutos. Tempere com sal a gosto. Misture o manjericão pouco antes de servir.

FRANGO COM HORTELÃ EM MOLHO DE PEIXE

As sobrecoxas de frango, com seus benefícios antiangiogênicos, nunca foram tão saborosas como neste prato de dar água na boca com hortelã e molho de peixe tailandês.

Rendimento: 4 porções
Tempo de cozimento: 15 minutos
Tempo de preparo: 15 minutos

Ingredientes (molho):

½ xícara de vinho branco
2 colheres de sopa de shoyu
2 colheres de sopa de molho de peixe tailandês
2 colheres de sopa de hortelã picada
2 colheres de chá de açúcar demerara
¼ de colher de chá de pimenta-do-reino

Ingredientes (frango):

¼ de xícara de óleo de cozinha
6 a 8 folhas de hortelã frescas lavadas e secas
1 pimenta *jalapeño* ou serrano fatiada finamente
2 colheres de chá de alho bem picado

½ colher de chá de pimenta vermelha esmagada ou a gosto

½ kg de sobrecoxa de frango desossada e sem pele, fatiada finamente no sentido transversal

Modo de preparo:

Junte os ingredientes do molho em uma tigela pequena, misture bem. Reserve.

Aqueça o óleo em uma *wok* até ficar quente, mas antes de fumegar. Coloque uma folha de hortelã no óleo até ela ficar brilhante, translúcida e verde-esmeralda, por cerca de trinta segundos. Se a temperatura do óleo estiver alta demais, a folha vai ficar verde-oliva e amargar. Tire a folha e seque com um papel-toalha. Repita com as folhas restantes.

Jogue fora a maior parte do óleo deixando apenas duas colheres de sopa na *wok*. Acrescente as pimentas e o alho e refogue por quinze segundos. Não deixe queimar. Acrescente imediatamente as fatias de frango e cozinhe de dois a três minutos. Adicione o molho na *wok* e vire o frango no molho até estar completamente cozido, por cerca de dois minutos. Sirva imediatamente com arroz integral.

MARISCOS *A LA PLANCHA*

A simplicidade dos mariscos frescos, azeite de oliva, alho e vinho branco cria um prato sublime que vai agradar tanto os amantes de frutos do mar como os que buscam mais saúde.

Rendimento: 4 porções
Tempo de cozimento: 15 minutos
Tempo de preparo: 10 minutos

Ingredientes:

¼ de xícara de azeite de oliva extravirgem

3 dentes de alho bem picados

900 g de mariscos frescos (amêijoas-mercenárias, navalhas, berbigões ou amêijoas-japonesas) limpos
1 xícara de vinho branco seco
Sal marinho grosso a gosto
Pão com casca crocante

Modo de preparo:

Aqueça uma plancha ou panela de fundo grosso sobre uma grelha
ou bico de gás até ficar bem quente (se estiver dentro de casa, lembre
de ligar o exaustor). Acrescente o azeite de oliva na panela depois que
ela estiver quente, para que o óleo não fumegue. Acrescente o alho e
mexa por dez segundos, depois adicione imediatamente os mariscos
sem sobrepor e cozinhe por cinco minutos, virando uma vez, até quase todos estarem abertos e liberarem seus sucos. Acrescente o vinho e
mexa a panela vigorosamente. Cozinhe por mais cinco ou seis minutos, até todos os mariscos terem se aberto. Descarte todos os mariscos
que não se abrirem.

Com uma colher, transfira os mariscos para uma tigela grande,
entorne os sucos e cubra com o sal marinho. Sirva imediatamente com
bastante pão para absorver o molho.

PEIXE NO VAPOR COM GENGIBRE

Cozinhar o peixe no vapor proporciona uma refeição deliciosa e
saudável que é fácil e rápida de preparar. Acrescente alguns cogumelos, shoyu e cebolinha, e você vai ativar várias defesas da saúde de uma
tacada só.

Rendimento: 4 porções
Tempo de cozimento: 20 minutos
Tempo de preparo: 10 minutos

Ingredientes:

2 cogumelos shiitake

6 colheres de sopa de shoyu

⅛ de colher de chá de açúcar

4 filés de badejo

2 colheres de sopa de óleo de gergelim

2 cebolinhas cortadas em *julienne* no sentido do comprimento, com as partes brancas e verdes separadas

1 pedaço de gengibre fresco de 8 cm, descascado e fatiado em *julienne*

1 maço pequeno de coentro, rasgado à mão para formar pequenos grupos de folhas

3 colheres de sopa de vinho de arroz Shaoxing

Modo de preparo:

Corte os cogumelos em fatias finas e reserve. Junte o shoyu, sal a gosto, o açúcar e duas colheres de sopa de água em uma tigela pequena e reserve. Acrescente cinco centímetros de água no fundo de uma *wok*, coloque uma tampa de metal sobre ela e espere a água ferver. Retire a tampa e coloque uma panela de bambu para cozimento a vapor sobre a *wok*.

Lave e seque o peixe delicadamente com um pano. Coloque o peixe em um prato à prova de calor ou refratário. Jogue o vinho de arroz sobre o peixe. Coloque o prato na panela de cozimento a vapor e tampe. Cozinhe de dez a doze minutos. Teste o ponto do peixe com uma faca afiada para ver se penetra o peixe completamente. Retire da panela de vapor e coloque o peixe em um prato para servir. Disponha a cebolinha, metade do gengibre e todo o coentro e os cogumelos no sentido do comprimento sobre o peixe.

Aqueça o óleo de gergelim em uma frigideira até aquecer, mas antes de soltar fumaça. Desligue o fogo e jogue o óleo sobre o peixe. Em seguida, jogue a mistura de shoyu sobre o peixe. Sirva imediatamente.

TRUFAS DE CASTANHA-PORTUGUESA E CHOCOLATE AMARGO

Essas trufas são uma excelente maneira de obter os benefícios de pequenas quantidades de chocolate combinado ao ácido elágico nas castanhas-portuguesas — saboreie essa delícia europeia.

Rendimento: cerca de 36 trufas
Tempo de cozimento: 5 minutos
Tempo de preparo: 20 minutos, 30 minutos de descanso

Ingredientes:

½ kg de castanha-portuguesa cozida
2 kg de chocolate amargo (70% ou mais de cacau) picado em pedaços de 2,5 cm
3 colheres se sopa de mel
1 colher de chá de extrato de baunilha
⅓ de xícara de cacau em pó
Raspas de 1 laranja (opcional)
Leite de amêndoa, coco ou integral, conforme necessário
Forminhas de trufa (opcional)

Para cobrir as trufas — escolha quantas coberturas quiser e coloque-as em tigelinhas individuais:

Cacau em pó
Farinha de coco
Açúcar de cana puro
Nozes picadas finamente
Lascas de chocolate picados finamente

Modo de preparo:

Usando um *passe-vite*, espremedor de batatas ou garfo, amasse a castanha-portuguesa cozida e coloque em uma tigela grande. Derreta o chocolate em banho-maria. Retire-o do fogo e junte à castanha-portu-guesa. Adicione o mel, a baunilha, o cacau em pó e as raspas de laranja, se for usar, à mistura de castanha-portuguesa. Junte todos os ingredien-tes para misturar bem. Se a mistura ficar seca demais para formar as bolinhas, vá acrescentando leite aos poucos até a massa grudar. Se ficar pegajosa demais ao manusear, deixe descansar na geladeira de vinte a trinta minutos. Pegue uma colherada da massa e enrole nas mãos para formar uma bolinha. Passe essa bolinha em uma das coberturas e colo-que em uma bandeja para servir ou numa forminha de trufa de papel. Armazene em um recipiente tampado na geladeira.

Variações:

Acrescente nozes picadas ou outras oleaginosas à massa de trufa.

MUSSE DE CHOCOLATE SAUDÁVEL

Chocolate de sobremesa é sempre um sucesso, especialmente se for chocolate amargo para ajudar seus vasos sanguíneos e células-tronco. Esta receita também proporciona os benefícios da proteína da soja.

Rendimento: 4 porções
Tempo de cozimento: 5 minutos, 30 minutos de repouso
Tempo de preparo: 5 minutos

Ingredientes

115 g de chocolate amargo (70% cacau ou mais) picado em pedaços
de 2,5 cm
350 g de tofu cremoso
2 colheres de sopa de *maple syrup*
Frutos secos (nozes, avelãs, pecãs) picados para servir
Mirtilos, morangos ou amoras para servir
Hortelã ou lavanda fresca para servir (opcional)

Modo de preparo:

Em banho-maria, derreta o chocolate em fogo médio, mexendo periodicamente para não queimar. Quando o chocolate estiver completamente derretido, acrescente o tofu derretido e o *maple syrup*. Mexa para misturar bem. Transfira a mistura para um processador de alimentos e bata até ficar fofo. Com uma colher, transfira a musse para *ramequins* ou copos individuais. Coloque na geladeira para resfriar e firmar por pelo menos trinta minutos. Para servir, decore com nozes picadas, frutinhas e folhas de hortelã, se desejar.

O próximo capítulo é muito especial para quem está combatendo uma doença ou cuida de alguém doente. Espero que estes últimos quatro capítulos tenham proporcionado novas maneiras de pensar suas escolhas alimentares e como preparar as refeições. A seguir, vou levar a conversa sobre comida ao próximo nível. Enquanto outros livros estão cheios de conselhos sobre o que comer, vou falar sobre as quantidades reais que você precisa comer para atingir os benefícios de saúde: as doses de alimentos.

15. Doses de alimentos

Neste último capítulo, gostaria de apresentar um novo conceito importante: doses de alimentos. Se pretendemos olhar o alimento como remédio, ele precisa ter doses. Assim como os constituintes (bio)químicos dos medicamentos, os bioativos dos alimentos que você come exercem em suas células efeitos específicos semelhantes aos farmacológicos. Como você viu ao longo deste livro, os alimentos estão sendo estudados de acordo com alguns métodos empregados no desenvolvimento de fármacos. Quero levar você à vanguarda do movimento do "alimento como remédio" e mostrar como o conceito de doses alimentares está moldando o futuro de como vamos usar o alimento para combater doenças. O primeiro passo é descobrir as doses certas para os alimentos que vão nos ajudar a melhorar nossa saúde.

Quando se trata de medicamentos, os médicos sabem que é importante saber a dose certa a usar e a dose certa necessária para atingir os melhores resultados. A dose é a quantidade de um medicamento tomada de determinada forma com certa frequência. Antes que uma nova droga seja aprovada pela FDA para uso generalizado, as empresas farmacêuticas fazem um investimento pesado (em média, mais de 2,6 bilhões de dólares por medicamento) para desenvolver e testar a dose certa para atingir a resposta ideal. No entanto, os médicos não conversam com seus pacientes sobre as doses de alimentos da mesma forma como conversam sobre as doses de fármacos.

389

Uma dose alimentar é a quantidade de qualquer alimento ou bebida consumido que é associada a ou gera um resultado de saúde específico. Por exemplo, quantas maçãs são necessárias para reduzir o risco de determinada doença? Essa dose pode ser relevante para a prevenção ou o tratamento de doenças, o controle a longo prazo ou a supressão para impedir que a doença retorne. Um grande volume de pesquisas revela como bebidas e alimentos específicos podem influenciar a saúde e a doença, e a quantidade associada para atingir isso.

Falo sobre doses de alimentos toda vez que discuto saúde alimentar com meus pacientes. Explico como alimentos específicos podem ajudar porque, assim como os medicamentos, os bioativos presentes neles podem influenciar nossas células e os sistemas biológicos em nosso corpo de maneiras semelhantes aos remédios. Revelo o que sei sobre a importância de escolher o alimento e como prepará-lo para tirar o melhor de seus benefícios à saúde. E revelo todas as informações sobre doses que foram publicadas por pesquisadores para que meus pacientes possam pensar em como incorporar o alimento em sua vida. A maioria dos médicos precisa urgentemente de uma formação melhor sobre alimentação e saúde e como discutir esses assuntos com os pacientes. Precisamos fazer muito mais e investir em educar os estudantes de medicina, os médicos já atuantes e os nutricionistas sobre doses alimentares. O objetivo de um cuidado de saúde abrangente deve incluir ajudar cada paciente a atender a suas necessidades com todas as ferramentas de dietas que eles puderem acessar.

A CIÊNCIA DAS DOSES ALIMENTARES

A dosagem do alimento é uma ideia lógica que está sendo desenvolvida por pesquisadores como minha equipe e eu na Angiogenesis Foundation, quando examinamos alimentos, extratos alimentares e bioativos com métodos científicos rigorosos. Começamos com quantidades de um alimento identificadas através de estudos clínicos ou pesquisas epidemiológicas de padrões alimentares concretos relatados por grandes populações e analisamos seus benefícios à saúde. Analisamos os dados para ver se os benefícios associados ao alimento em questão condizem com o que sabemos a respeito dos efeitos de seus constituintes bioativos sobre os sistemas de defesa da saúde, e como eles atuam para ajudar a manter a saúde e evitar doenças. Assim, conseguimos converter em doses a quantidade do alimento ou da bebida que se relatou consumir e sua frequência.

Em casos em que se está medindo um fator alimentar, calculamos a quantidade desse fator presente em alimentos reais usando bases de dados governamentais. Também analisamos os bioativos em si no alimento e pesquisamos seus efeitos em estudos de laboratório usando testes moleculares, genéticos e bioquímicos geralmente utilizados para pesquisas biofarmacêuticas. As atividades dessas substâncias são então reconvertidas em quantidades de alimentos para determinar se a dose do alimento necessária seria realista para o consumo. É assim que estudamos o alimento como remédio.

Em minha TED Talk, algumas das maiores reações do público surgiram quando mostrei os resultados de um estudo em que fizemos uma comparação direta da potência de diferentes alimentos e medicamentos sobre a angiogênese. Examinamos quatro medicamentos contra o câncer, sete outros medicamentos comuns (drogas anti-inflamatórias, estatinas, um medicamento de pressão arterial e um antibiótico) e dezesseis fatores alimentares de alimentos associados à redução do risco de diversos cânceres. Surpreendentemente, quinze fatores alimentares eram mais potentes do que uma das drogas contra o câncer no experimento que conduzimos. A maioria dos alimentos se manteve firme ou foi ainda mais potente do que os medicamentos comuns. As primeiras descobertas de alguns medicamentos contra o câncer mais antigos foram de fontes naturais como cascas de árvore, plantas medicinais e até organismos marinhos. Embora esse estudo não iguale o efeito do alimento aos efeitos dos medicamentos em humanos, os resultados obrigam até os seguidores mais ferrenhos do modelo farmacêutico de saúde a parar e se maravilhar com o poder que a Mãe Natureza incutiu nos alimentos.

Até agora, a maioria das referências às quantidades de um alimento "saudável" se concentrou no tamanho da porção (normalmente relacionado a um objetivo de perda de peso). Hoje, porém, podemos aplicar novas ferramentas de biologia molecular e celular assim como genômica para explorar como o alimento pode apoiar a saúde de maneiras que não eram possíveis alguns anos atrás. E já obtivemos alguns achados clínicos e epidemiológicos extraordinários que nos oferecem novas perspectivas para pensar nas quantidades de alimento que comemos e com que frequência.

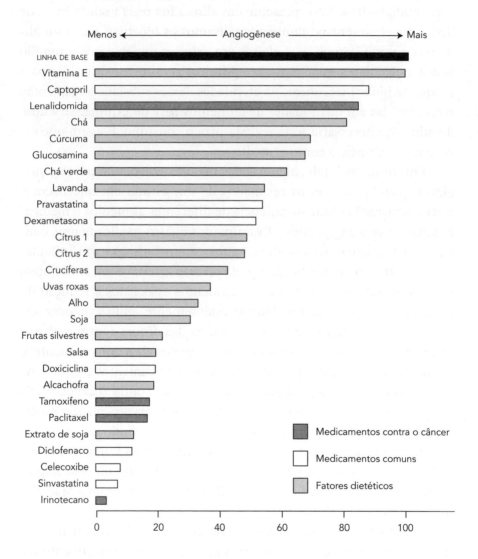

A tabela a seguir apresenta muitos alimentos descritos neste livro e as doses com benefícios comprovados de combate a doenças. Dê uma olhada: é extraordinário como é possível encontrar alimentos específicos com um impacto associado publicado sobre doenças como câncer de cólon, câncer de fígado, lúpus, artrite, entre muitas outras.

Esta não é de maneira alguma uma lista completa, nem tem como ser, já que as pesquisas são contínuas e novas descobertas estão sendo publicadas toda semana. Além disso, esteja ciente de que os alimentos que entraram para esta lista foram identificados através de pesquisas sobre doses específicas de alimentos para doenças específicas. Existem muito mais alimentos capazes de combater doenças promovendo a manutenção da saúde por meio de seu apoio e ativação dos sistemas de defesa da saúde. Veja a tabela no apêndice A para lembrar quais alimentos influenciam quais sistemas de defesa, e quais doenças são impactadas quando você alimenta sua defesa, a fim de incluir em sua dieta um arsenal diverso de alimentos que combatem doenças.

TABELA DE DOSES ALIMENTARES
Alimentos, suas doses e doenças afetadas

Alimento/bebida	Dose humana	Doença
Ameixa	2 frutas por dia	Câncer de esôfago
	2 frutas por dia	Câncer de cabeça e pescoço
Amora	5 ½ xícaras por dia	Câncer de bexiga
Anchova	1 + porção por dia	Degeneração macular relacionada à idade
	100 gramas por dia	Câncer colorretal
Atum	1 + porções por semana	Degeneração macular relacionada à idade
	100 gramas por dia	Câncer colorretal

	3 a 4 colheres de sopa por dia	Câncer de mama
Azeite de oliva	3 a 4 colheres de sopa por dia	Câncer colorretal
	3 a 4 colheres de sopa por dia	Câncer de laringe
Batata-roxa	5 batatas-roxas por dia*	Câncer colorretal
	1 a 2 xícaras por semana	Câncer de mama
Brócolis	1 a 2 xícaras por semana	Câncer de esôfago
	2 xícaras por dia	Lúpus eritematoso sistêmico
Broto de bambu	⅓ de xícara por dia*	Síndrome metabólica/ obesidade
Café	2 + xícaras por dia	Infarto do miocárdio
Carne escura de frango	~1 coxa/sobrecoxa (100 gramas) por dia	Câncer colorretal
Castanhas-de- -caju	26 castanhas por dia	Câncer colorretal
Castanha- -portuguesa	50 gramas	Câncer de bexiga
Cavalinha	1 + porções por semana	Degeneração macular relacionada à idade
	100 gramas por dia	Câncer colorretal
Cereja	2 frutas por dia	Câncer de esôfago
	2 frutas por dia	Câncer de cabeça e pescoço

Cerveja	1 cerveja por dia	Câncer colorretal
	1 cerveja por dia	Doença arterial coronariana
	5 cervejas por semana	Câncer de rim
	1 a 2 cervejas por dia	Demência
Chá preto	2 xícaras por dia	Hipertensão
Chá verde	2 a 3 xícaras por dia	Câncer colorretal
	4 xícaras por dia	Doença cardiovascular
	4 a 5 xícaras por dia	Lúpus eritematoso sistêmico
	4 a 5 xícaras por dia	Esclerose múltipla
	4 a 5 xícaras por dia	Artrite reumatoide
Chocolate amargo	375 miligramas de flavonoides (1 embalagem de CocoaPro) por dia	Doença arterial coronariana
Damasco	2 frutas por dia	Câncer de esôfago
	2 frutas por dia	Câncer de cabeça e pescoço
Edamame	1,2 xícara por dia	Câncer de mama
Framboesa-preta	7 xícaras por dia*	Câncer de bexiga
	4 framboesas por dia	Doença cardiovascular
	2 xícaras por dia	Esôfago de Barrett

Iogurte	> 1 porção por dia	Doença cardiovascular
Kimchi	1 ⅕ xícara por dia	Hipertensão
Kimchi fermentado	1,2 xicara por dia	Síndrome metabólica/ obesidade
Laranja	1 ½ laranja por dia	Lúpus eritematoso sistêmico
Leite de soja	1 xícara por dia	Câncer de mama
	1 xícara por dia	Aterosclerose
Macadâmia	17 nozes por dia	Câncer colorretal
Maçã	1 a 2 por dia	Câncer de bexiga
	1 a 2 por dia	Câncer colorretal
Manga	2 frutas por dia	Câncer de esôfago
	2 frutas por dia	Câncer de cabeça e pescoço
Mirtilo	1 xícara por dia	Câncer de mama
Morango	1 ½ xícara por dia	Lúpus eritematoso sistêmico
Nectarinas	2 frutas por dia	Câncer de esôfago
	2 frutas por dia	Câncer de cabeça e pescoço
Noz	22 metades por dia	Câncer colorretal (risco)
	29 metades por dia	Câncer colorretal estágio 3 (morte por)

Peixe-espada	1 + porções por semana	Degeneração macular relacionada à idade
	100 gramas por dia	Câncer colorretal
Peixes/frutos do mar ricos em PUFAS	85 gramas por dia	Câncer colorretal
	85 gramas por dia	Câncer de mama
Pêssego	2 frutas por dia	Câncer de esôfago
	2 frutas por dia	Câncer de cabeça e pescoço
Pinoli	¼ de xícara por dia	Câncer colorretal
Queijo edam	2 fatias por dia	Câncer colorretal
Salmão	1 + porções por semana	Degeneração macular relacionada à idade
	100 gramas por dia	Câncer colorretal
Sardinha	1 + porções por semana	Degeneração macular relacionada à idade
	100 gramas por dia	Câncer colorretal
Tomate-cereja	8 xícaras não cozidas por dia	Lúpus eritematoso sistêmico
Trigo integral	2,7 porções por dia	Doença cardiovascular
	2,7 porções por dia	Diabetes tipo 2
Vinho tinto	1 taça por dia	Câncer colorretal
	½ taça por dia	Aterosclerose

*Indica que a dose é um equivalente calculado a partir de um estudo pré-clínico.

Para pessoas que querem começar a comer para prevenir ou conter uma doença, a pergunta central antes era: "Que alimentos eu deveria evitar?". Estou dizendo para você agora que a melhor pergunta a fazer é: "Que alimentos posso acrescentar?".

Essa mudança positiva de pensamento é uma abordagem mais estimulante que vai levar você a pensar nos alimentos de que você realmente gosta que mostrei ao longo deste livro. Ela vai incentivar você a olhar os dados e fazer novas perguntas, como "Quanto?", "Quantas" e "Com que frequência?".

Descobri que o conceito de doses alimentares causa um impacto em particular em pacientes, amigos ou parentes que estão lutando contra o câncer. Por exemplo, como discutido na parte 2, estudos em pessoas com câncer de cólon mostraram que comer duas porções de frutos secos (catorze nozes) por semana é associado a uma redução de 42% no risco de reincidência da doença. Isso leva a uma recomendação óbvia de uma mudança barata no estilo de vida. No caso do câncer de mama, consumir dez gramas de proteína de soja (o equivalente a uma xícara de leite de soja) por dia é associado a uma redução de 29% no risco de morte pela doença. Não se pode ignorar esse tipo de informação depois de ver as evidências. E ela definitivamente ajuda a guiar suas escolhas alimentares se você estiver tentando prevenir uma doença como o câncer.

SEM SOLUÇÕES MÁGICAS

Como acontece em todos os aspectos de saúde e doença, quando se trata de doses de alimentos, as coisas nem sempre são tão simples quanto parecem. Sim, a dose alimentar é um conceito bem incrível, mas existem cinco alertas importantes para ter em mente.

Primeiro, a maioria dos estudos é feita usando pesquisas epidemiológicas, que é uma maneira de usar populações reais compostas de pessoas como você e eu, a fim de buscar associações entre padrões alimentares relatados ou acompanhados por pesquisadores e resultados de saúde específicos. Estatísticos e cientistas de nutrição dirão que esse tipo de pesquisa não define causa e efeito da mesma maneira que um estudo medicamentoso que utiliza camundongos ou um ensaio clínico. Mas é um método convincente, e as associações que surgem podem ser incrivelmente informativas — ainda mais quando envolvem centenas, milhares ou centenas de milhares de pessoas.

Segundo, em sua maioria, os estudos clínicos sobre alimentos e resultados específicos de saúde (pressão arterial elevada, controle de açúcar no sangue, doença cardíaca) são estudos pequenos, o que significa que envolvem relativamente poucas pessoas, talvez apenas algumas dezenas ou às vezes até menos. Isso significa que os estudos não são tão robustos quanto os que envolvem centenas ou milhares de pessoas nos ensaios farmacêuticos. No entanto, os dados que surgem são parte de nossa base de conhecimento sobre dieta e saúde. É errôneo depreciar o valor da pesquisa clínica que não foi conduzida na escala de uma pesquisa farmacêutica. Dados são dados. E sempre são necessárias mais pesquisas para chegar à verdade. Inclusive no caso de medicamentos.

Terceiro, estamos aprendendo com a linha de frente da medicina personalizada que cada indivíduo é diferente. Cada pessoa possui um microbioma, uma genética e uma epigenética particulares. Cada um metaboliza o alimento de maneira diferente. Quando comemos combinações de alimentos, seus bioativos se combinam em nosso corpo para produzir efeitos diferentes daqueles que se teria previsto com um único alimento. Isso quer dizer que, mesmo quando se estuda um grande número de indivíduos, não há como prever se um indivíduo específico vai responder a determinado alimento exatamente da mesma maneira. Isso nos leva de volta à ideia errônea de que todo estudo sobre alimento precisa inscrever centenas de pacientes para obter informações significativas.

Quarto, lembre-se de que, se você está lutando contra uma doença agora, definitivamente deve consultar seu médico antes de mudar a alimentação. Os alimentos podem interagir com drogas, como anticoagulantes, quimioterapia, antibióticos e muitos outros. Arme-se com o novo conhecimento sobre os benefícios à saúde de alimentos e doses alimentares específicas e, depois, você e seu médico ou equipe de saúde podem decidir juntos sobre a melhor maneira de se alimentar.

Quinto, o melhor motivo por que você deve ter uma visão mais ampla e flexível sobre dieta e saúde é que não existem soluções mágicas que afastem todas as doenças. Como mostrei nesta terceira parte, o corpo humano age como um conjunto de sistemas interconectados. O que influencia um órgão ou sistema pode influenciar o corpo todo. Em relação à escolha de quais alimentos saudáveis comer, essa interconexão é positiva. Em muitos sentidos, os alimentos podem ser vistos da mesma perspectiva que os remédios, mas a natureza complexa do alimento significa que ele consegue influenciar a saúde de maneiras que os medicamentos não conseguem. Não tomamos um remédio para continuar saudáveis; tomamos para curar ou controlar determinada doença — mas podemos comer para manter a saúde.

Muitas pessoas levam a vida de acordo com o princípio de que quanto maior melhor, mais é mais, e, portanto, quando o assunto é comer para ter saúde, é melhor consumir o máximo possível de determinado alimento. Isso não funciona nos sistemas biológicos complexos do corpo humano. A saúde é um estado de equilíbrio, não de excesso. Não é porque duas xícaras de molho de tomate por semana reduzem o risco de câncer de próstata que você vai ganhar mais proteção tomando um galão por dia. Paracelso, o pioneiro suíço da toxicologia, afirmou: "Todas as substâncias são venenos, pois não existe nada que não seja venenoso. Somente a dose correta diferencia o veneno do remédio". Mais nem sempre é mais. Às vezes menos é mais.

Seu objetivo em relação à saúde é o equilíbrio. A intenção é manter seus sistemas de defesa da saúde em um estado de equilíbrio. Na biologia, há um conceito importante que todos deveriam conhecer chamado hormese. Em termos simples, a hormese descreve a resposta de um sistema complexo, em que uma quantidade pequena de um estímulo (como um alimento) é benéfica, e uma quantidade um pouco maior é um pouco melhor. No entanto, existe uma quantidade de pico de estímulo a partir da qual quantidades maiores não resultam em mais benefícios. Ao contrário, muito mais pode levar a uma perda do benefício e até a um efeito prejudicial. Isso também é chamado de curva em U. Exemplos conhecidos para os humanos incluem exercício, jejum e até beber água. Todas essas coisas fazem bem à saúde, mas chega um ponto de excesso em que a exaustão, a fome ou a intoxicação por água podem destruir a saúde e chegar a ser fatais.

Isso significa que você deve usar o bom senso quando for colocar em prática os dados sobre doses alimentares. Não saia por aí comendo apenas uma coisa o tempo todo em uma dose feito um robô! Os loucos por dietas gostam de encontrar uma fórmula e segui-la o mais fielmente possível para conseguir tirar o maior benefício. No entanto, manter a boa saúde pela alimentação deve vir naturalmente. Novos hábitos saudáveis podem levar tempo para serem adotados, e você pode ter que desaprender ou substituir alguns hábitos negativos do passado. Recomendo que coma para vencer doenças seguindo uma dieta variada, de acordo com os princípios e os padrões que apresentei neste livro. Incorpore doses alimentares em sua dieta para os alimentos que você prefere que tenham evidências a favor de benefícios à saúde.

PROTEGENDO-SE DAS MAIORES ASSASSINAS

Doença cardiovascular. Câncer. Diabetes. Obesidade. Doenças autoimunes. Doenças do envelhecimento.

Essas são as doenças crônicas que tiram milhões de vidas por ano, causam sofrimentos incontáveis e oneram o sistema de saúde. Muitas delas estão diretamente relacionadas ao estilo de vida. Como você pode ver pela avaliação de risco que incluí no apêndice B, são muitos os fatores de risco que podem influenciar seu risco geral de doença. No entanto, qualquer que seja seu nível de risco, se você desenvolver uma doença crônica, são grandes as chances de que seja uma (ou algumas) dessas assassinas principais. Por que não usar a tabela de doses alimentares e escolher um alimento que ataque cada uma delas?

O motivo é: para comer para vencer as grandes doenças, precisamos ter uma visão mais holística. Cada uma dessas doenças tem várias dimensões em que múltiplas defesas de saúde estão funcionando mal e precisam ser estimuladas. O fato é que, se as defesas à saúde de seu corpo estiverem totalmente preparadas e funcionais, você vai ter uma boa chance de evitar essas doenças. Para ter sucesso, é preciso envolver diversos sistemas de saúde a fim de prevenir ou modificar a doença corretamente. Não há nenhum alimento único que faça tudo. Você precisa convocar todos os sistemas de saúde no corpo. Vou mostrar por que isso é necessário em seis doenças devastadoras. Depois que estiver munido dessas informações, você pode consultar as tabelas práticas no apêndice A para ver quais alimentos impactam quais sistemas de defesa. Depois que conhecer as relações com os sistemas de defesa, você pode pensar em como desenvolver seu plano pessoal para evitar essas assassinas.

DOENÇAS CARDIOVASCULARES

A doença cardíaca é um dos maiores assassinos do mundo. Você certamente conhece alguém que sofreu um ataque cardíaco. Mas as doenças cardiovasculares não afetam apenas o coração. Elas envolvem problemas circulatórios que causam mau funcionamento do coração, do cérebro, dos músculos das pernas e de outros órgãos. Genética ruim, colesterol alto (especificamente do tipo "mau"), inflamação, obesidade, diabetes e tabagismo são todos fatores que contribuem para isso. Esses fatores colocam uma grande pressão sobre os sistemas de defesa da saúde do corpo para manter o equilíbrio e a saúde. Está claro que a dieta representa um grande papel para prevenir e modificar os efeitos desses fatores de risco.

A seguir, mostro como uma alimentação que ativa os sistemas de defesa da saúde mudaria tudo para qualquer pessoa com medo de doenças cardiovasculares:

- Comer alimentos que estimulam a angiogênese pode fazer com que vasos sanguíneos cresçam e melhorem o fluxo sanguíneo para órgãos cardiovasculares.

- Alimentos que recrutam células-tronco podem ajudar a desenvolver novos vasos sanguíneos, além de regenerar o músculo cardíaco, as células cerebrais e outros músculos.

- Comer alimentos que reduzem a inflamação vai diminuir as chances de que vasos sanguíneos obstruídos por placas se rompam e causem um ataque cardíaco ou AVC.

- Os cardiologistas estão encontrando as principais relações entre microbioma intestinal e colesterol, de modo que uma dieta que melhora o microbioma pode se revelar saudável para o coração em diversos sentidos.

CÂNCER

O câncer é um assassino global e seus tratamentos tóxicos são tão temidos quanto a doença em si. Uma em cada três pessoas nos Estados Unidos será diagnosticada com alguma forma de câncer no decorrer da vida,[1] e o câncer é a segunda maior causa de morte depois da doença cardíaca.[2] No Reino Unido, o risco é ainda mais alto: uma em cada duas pessoas vai desenvolver câncer.[3] Da próxima vez que estiver em um jantar, olhe ao redor e conte essas estatísticas (não esqueça de se incluir).

Embora antes se considerasse que o único objetivo do tratamento do câncer era matar as células cancerígenas, a compreensão moderna é a de que é uma doença de células mutadas que as defesas do corpo não conseguiram destruir e expulsar. A genética, o estilo de vida e as exposições de alto risco ameaçam suas defesas, e alguns tratamentos mais revolucionários contra o câncer do século XXI têm como objetivo ativar a imunidade. O alimento que você consome pode desempenhar um papel nessa meta.

Muitos cânceres que discutimos são tumores sólidos cujos nomes se referem ao órgão em que eles surgem, como o câncer de cólon, o câncer de ovário, o câncer de pulmão e assim por diante. Existe outra categoria que se refere aos cânceres de sangue ou líquidos, que inclui leucemias, linfomas e mielomas múltiplos. Trata-se de cânceres que surgem de glóbulos brancos na medula óssea. Em vez de existirem como tumores em órgãos específicos, as células de cânceres líquidos percorrem o corpo todo. Se você está enfrentando ou tem histórico de um desses cânceres, saiba que os princípios básicos da defesa da saúde contra os tumores sólidos também se aplicam aos líquidos. Os cânceres líquidos também dependem da angiogênese para crescer, têm células-tronco que precisam ser destruídas, são cheios de mutações do DNA e podem ser exterminados pelas defesas imunológicas. Como você verá em breve, existem maneiras de encontrar alimentos que podem ajudar a enfrentar os cânceres líquidos.

Faz muito tempo que uma dieta de má qualidade foi associada a um aumento do risco de câncer. A ênfase está em identificar elementos carcinogênicos nos alimentos e removê-los da comida. Essa é apenas parte da solução. Agora, é hora de ver como a dieta pode reduzir o risco estimulando suas defesas de saúde, o que também pode melhorar suas chances de sobrevivência caso tenha a doença.

- Alimentos com atividade antiangiogênica podem matar um tumor de fome cortando seu suprimento sanguíneo.

- Alimentos que ajudam a se livrar de células cancerígenas perigosas podem melhorar as chances de o câncer não voltar após o tratamento.

- Uma dieta que ativa o sistema imunológico, o que também pode ocorrer comendo alimentos que promovem um microbioma mais saudável, pode ajudar no controle e na eliminação do câncer.

- Comer alimentos que protegem o DNA serve como escudo e também como mecanismo de reparo para garantir que erros no DNA não provoquem mais câncer.

DIABETES

O diabetes é um problema de saúde crescente em que a incapacidade do corpo de controlar o metabolismo de maneira adequada gera problemas catastróficos em diversos órgãos. Enquanto o diabetes tipo 1 é uma doença autoimune, o diabetes é considerado uma doença de estilo de vida em que o corpo desenvolve resistência à insulina, que pode muitas vezes ser revertida com exercício e uma dieta saudável. Na verdade, a melhor chance de vencer essa doença é no início, durante um estágio conhecido como pré-diabetes. Um estudo mostrou que, aos 45 anos de idade, pessoas saudáveis tinham uma chance de 49% de desenvolver pré-diabetes e, entre elas, 74% passariam a desenvolver diabetes tipo 2.

O diabetes é uma doença que deve ser evitada a todo custo. Embora reduzir o consumo de carboidratos, carne vermelha e bebidas com açúcares seja fundamental para prevenir o diabetes, sabe-se que comer assiduamente alimentos que fortalecem os sistemas de defesa da saúde reduz o risco de diabetes.

Há evidências de que grãos integrais, oleaginosas, alimentos de origem vegetal e peixes podem ajudar a prevenir o diabetes. Mesmo que você já tenha diabetes, sua dieta é uma oportunidade crucial para reduzir o risco das muitas complicações graves da doença, que, com o tempo, causa estragos no coração, nos olhos, no cérebro, nos nervos, nos rins, nos pés e no sistema imunológico.

- Alimentos que estimulam a angiogênese podem ajudar seu corpo a compensar o crescimento mais lento de vasos sanguíneos que ocorre no diabetes. Uma melhor angiogênese é importante para melhorar o fluxo sanguíneo no coração bem como desenvolver mais circulação em feridas que precisam cicatrizar. Alimentos que inibem a angiogênese no olho podem prevenir problemas que levam à perda de visão. (O corpo vai saber como diferenciar os efeitos de maneira a ajudar os vasos sanguíneos bons e não os maus, portanto não faz mal comer os dois tipos de alimento que modificam a angiogênese.)

- As células-tronco são menores em número e menos ativas em pessoas com diabetes, portanto comer alimentos que revigoram as células-tronco pode ajudar a melhorar a circulação, regenerar os nervos, restaurar o coração e reparar os danos nos olhos.

- Pessoas com diabetes têm um microbioma alterado, de modo que uma dieta que reconstitui suas bactérias intestinais saudáveis pode ser essencial.

- Comer os alimentos certos para combater a inflamação é importante porque o diabetes causa inflamação em todo o corpo.

- Como todo médico aprendeu no começo da faculdade de medicina, o diabetes também reduz as defesas imunológicas, de maneira que alimentos que ativam o sistema imunológico podem ajudar pessoas com diabetes a evitar infecções.

- O caos metabólico do diabetes gera estilhaços bioquímicos no corpo que podem danificar o DNA e acelerar o envelhecimento. Alimentos protetores do DNA podem ajudar a defender o corpo contra esse dano.

OBESIDADE

Até 40% dos adultos no mundo estão com sobrepeso ou obesidade, o que causa mais de 3 milhões de mortes. China e Estados Unidos são os líderes no problema de excesso de peso, em parte, como consequência de más escolhas alimentares e exercício físico insuficiente. E o maior perigo à espreita junto com o sobrepeso é a síndrome metabólica, uma condição que apresenta diversos fatores de risco para doença cardíaca: obesidade abdominal, colesterol e níveis de triglicerídios altos, pressão arterial elevada e glicose no sangue elevada. Até um terço dos adultos norte-americanos tem síndrome metabólica.[4] A maneira mais sensata de perder peso é se alimentar melhor, comer menos e se exercitar mais.

A seguir, mostro como comer para estimular suas defesas de saúde pode combater a obesidade:

- Como o tecido adiposo cresce feito um tumor e precisa de suprimento sanguíneo, comer alimentos antiangiogênicos pode literalmente matar a gordura de fome e restringir seu crescimento.

- Alimentos que promovem um microbioma saudável podem reduzir o colesterol no sangue e promover a perda de peso.

- A obesidade causa dano ao DNA das células, portanto alimentos que reparam o DNA são benéficos para indivíduos com sobrepeso.[5]

- Estudos mostram que a obesidade é basicamente um estado de inflamação geral no corpo. Portanto, comer alimentos anti-inflamatórios pode ajudar a aliviar esse estado inflamatório.

- As armas do sistema imunológico também são enfraquecidas em pessoas obesas, e isso tem implicações para muitas outras doenças crônicas. Uma dieta que inclua alimentos ativadores da imunidade pode ajudar a combater essa fraqueza.

DOENÇAS AUTOIMUNES

Doenças autoimunes são problemas de saúde em que o sistema imunológico do corpo ataca as próprias células. Essa categoria de doenças abrange mais de oitenta doenças diferentes, incluindo diabetes tipo 1, lúpus, artrite reumatoide, esclerose múltipla, doença inflamatória intestinal (doença de Crohn e colite ulcerativa), entre outras. O autoataque imunológico gera inflamação grave e crônica em todo o corpo, e intervenções médicas como uso de esteroides e terapias biológicas podem ser efetivas no combate à inflamação, mas causam efeitos colaterais significativos. Os esteroides em particular têm efeitos colaterais terríveis, como glaucoma, ganho de peso, maior risco de infecções e até psicose.

Uma abordagem dietética contra doenças autoimunes envolve todos os sistemas de defesa.

- Todo alimento que acalme o sistema imunológico pode ser benéfico, incluindo alimentos com propriedades anti-inflamatórias.

- A inflamação crônica normalmente gera a formação de vasos sanguíneos indesejados. Esses vasos podem invadir e destruir tecidos saudáveis, como as articulações no caso da artrite reumatoide. Portanto, alimentos com atividade antiangiogênica podem reduzir esse dano.

- Um microbioma intestinal anormal gera algumas doenças autoimunes, por isso pode ser útil comer alimentos que restaurem as bactérias intestinais saudáveis. Por exemplo, alimentos como nozes, feijões (preto e branco), kiwi e cacau aumentam a produção bacteriana de butirato, que tem propriedades anti-inflamatórias comprovadas para reduzir a destruição óssea e articular da artrite.[6]

- Fortes evidências de ensaios clínicos mostram que algumas doenças autoimunes, como esclerodermia, esclerose múltipla e miestenia grave, podem ser eliminadas pela reconstrução do sistema imunológico através de transplantes de células-tronco.[7] Outra estratégia é usar o jejum para reiniciar o sistema imunológico. Alimentos que promovem a regeneração de um sistema imunológico saudável serão úteis para manter a ordem e prevenir o caos de doenças autoimunes.

DOENÇAS DO ENVELHECIMENTO

Conforme envelhecemos, nosso corpo exibe os sinais inevitáveis do envelhecimento, como cabelo grisalho e rugas. Mas algumas doenças vistas em idosos são bastante destrutivas à saúde e ao bem-estar, e todos querem evitá-las.

Doenças neurodegenerativas como Alzheimer e Parkinson envolvem perda da função normal do cérebro com o tempo.[8] Algumas dietas como a MIND, que é uma combinação da dieta mediterrânea com a dieta DASH, e o Canadian Brain Health Food Guide podem ajudar a manter a função mental e adiar a progressão inevitável de doenças neurodegenerativas.

Comer alimentos que aprimoram as defesas de saúde pode ser ainda mais importante conforme envelhecemos.

- No caso de doenças neurodegenerativas, estimular a angiogênese pelos alimentos pode melhorar o fluxo sanguíneo e reduzir a inflamação para beneficiar a função cognitiva.

- Dietas que ativam as células-tronco podem melhorar a regeneração dos nervos e do tecido cerebral.

- Controlar o microbioma com a dieta ajuda bactérias intestinais saudáveis a enviar mensagens adequadas ao cérebro.

- Alimentos que protegem o DNA podem proteger o cérebro envelhecido de danos ao DNA capazes de prejudicar a função mental.

- A inflamação cerebral é vista em quase todas as doenças neurodegenerativas, portanto comer alimentos com benefícios anti-inflamatórios acalma o sistema imunológico.

Outra doença do envelhecimento é a degeneração macular relacionada à idade (DMRI), a causa mais comum de perda de visão em pessoas com mais de cinquenta anos. Na forma mais destrutiva da doença, a chamada DMRI "úmida", vasos sanguíneos com vazamento anormal crescem sob a camada nervosa responsável pela visão. O resultado futuro disso é a cegueira. Embora não seja fatal, um idoso sem visão perde a independência e depende dos outros para atividades cotidianas. Com a redução de sua qualidade de vida, ele se torna deprimido e isolado, e tem dificuldades para controlar outras condições médicas que possa ter, comparecer a consultas médicas e tomar os remédios necessários.

Fatores alimentares são claramente importantes para prevenir a DMRI. Folhagens verdes e peixes, bem como suplementos alimentares chamados AREDS (uma combinação específica de determinadas vitaminas, minerais e bioativos de origem vegetal), são recomendados.[9]

- À medida que envelhece, uma pessoa pode seguir uma estratégia ainda mais abrangente contra a DMRI úmida incluindo alimentos com propriedades antiangiogênicas para impedir que esses vasos sanguíneos destrutivos cresçam.

- Como nervos importantes no fundo dos olhos se degeneram na DMRI úmida, comer alimentos que estimulam as células-tronco retinianas a regenerar tecidos pode ajudar.

- Existem evidências claras de que são encontradas perturbações no microbioma de pessoas com DMRI, portanto alimentos que restauram as bactérias intestinais saudáveis são importantes.[10]

- Alimentos anti-inflamatórios e protetores do DNA podem ser úteis porque, na DMRI, depósitos de gordura se acumulam e causam inflamação e danos oxidativos que destroem o DNA.

CONCLUSÃO

Como mostrei ao longo do livro, a saúde é muito mais do que a ausência de doença. É a presença de cinco sistemas de defesa de saúde trabalhando juntos de maneiras complexas a fim de manter o funcionamento normal do corpo, ao mesmo tempo que respondem aos ataques da vida e do envelhecimento a fim de prevenir doenças. Em seu estado atual, os sistemas de saúde da maioria dos países não cumprem sua missão de proteger a saúde pública. Em vez de melhorar as defesas de saúde, eles são compostos de médicos, hospitais e contribuintes cujos principais esforços são tratar doenças, não cuidar da saúde. A medicina moderna, em minha opinião, se tornou um sistema reativo projetado para erradicar doenças com tecnologias feitas pelo homem e outros instrumentos agressivos depois que a doença já se apresentou. Embora a cirurgia ainda seja um ato que salva vidas, a reação automática de prescrever remédios para tentar eliminar doenças sem prejudicar o paciente é limitada em relação ao que pode fazer para tornar as sociedades mais saudáveis. O sistema acaba tratando doenças em vez de proteger as pessoas e mantê-las saudáveis e vibrantes.

As instituições médicas vão argumentar que o método convencional de tratamento de saúde pode gerar sucessos estrondosos no combate a doenças. Com isso eu concordo — tive muitos pacientes que foram salvos da beira do abismo e agora levam uma vida plena, que não teria sido possível sem a ajuda de remédios, cirurgias ou radiação. Mas, se você olhar o quadro geral, o foco insuficiente em saúde e prevenção de doenças gerou uma quantidade gigantesca de pessoas que dependem de medicamentos caros sem nunca realmente alcançar o objetivo de recuperar a saúde. E, com o aumento do peso das doenças, os sistemas de saúde de todo o mundo estão entrando em colapso sob uma enorme pressão financeira.

Os custos de tratar doenças são insustentáveis e ultrapassaram o limite do astronômico — atingiram um ponto de ruptura. Uma das drogas mais importantes contra a leucemia, por exemplo, custa 475 mil dólares *a dose*.[11] Por mais incríveis que sejam alguns avanços na transformação da medicina moderna, sendo capazes até de levar pacientes oncológicos à remissão total, são tão caros que a maioria das pessoas que precisam deles nunca vai conseguir ter acesso a eles. Essa desigualdade bate de frente com o progresso factual da pesquisa médica.

Em meio ao declínio da saúde do planeta em si, somos todos expostos a mais toxinas químicas, poluentes, radiação e doenças infecciosas, não importa onde moremos. É surpreendente que não fiquemos doentes com mais frequência e que vivamos tanto tempo quanto vivemos. Embora avanços como imunoterapia, edição genética, cirurgia robótica, medicina de precisão, regeneração tecidual e mineração de *big data* de saúde irão realmente mudar a medicina moderna, essas inovações meramente estendem o modelo atual de cuidados de saúde enquanto mantêm seu foco isolado no tratamento de doenças.

Ao mesmo tempo, estamos descobrindo que sabemos muito pouco sobre nossa saúde. Sabemos que acontecem erros de DNA diariamente, mas não sabemos por que não desenvolvemos mais cânceres como resultado disso. Sabemos que o microbioma é fundamental, mas não entendemos como podemos ser infectados por bactérias sem adoecer. Descobrimos dois órgãos novos, o interstício (uma rede interligada de espaços cheios de fluido entre os órgãos de todo o corpo) e o mesentério (uma rede de tecidos que liga os intestinos à parede abdominal), mas ainda estamos definindo o que eles fazem (provavelmente ajudam nosso sistema imunológico).[12] Graças aos avanços na imunoterapia contra o câncer, sabemos que o sistema imunológico de idosos é perfeitamente capaz de eliminar o câncer metastático, mas ainda não sabemos como fazer com que isso aconteça para a maioria dos pacientes. Descobrimos que certas bactérias intestinais podem ser intermediários fundamentais de nossa resposta imunológica contra o câncer e que os antibióticos que eliminam essas bactérias podem condenar as chances de um paciente de responder a tratamentos imunológicos que revertem o câncer (certos alimentos podem ajudar a restaurar essas bactérias fundamentais).

Muitas questões interessantes e importantes sobre saúde estão surgindo. Como exploradores do abismo oceânico ou astrobiólogos em busca de sinais de vida em galáxias distantes, nós, pesquisadores médicos, precisamos abordar nossa tarefa de descobrir os segredos de saúde com um sentimento de assombro e humildade.

Como médico que tratou milhares de pacientes e cientista que atua na linha de frente da medicina, cheguei à conclusão de que o jeito mais potente de vencer doenças é preveni-las antes de tudo. Para isso, é necessário conduzir mais pesquisas científicas e melhorar os esforços de saúde pública voltados à saúde e à prevenção. Isso significa colocar o poder onde ele deve ficar: nas mãos do indivíduo, que pode realizar ações para preservar a própria saúde.

Comer para vencer doenças dá autonomia para você ajudar a si mesmo e as pessoas que ama. Portanto, olhe todos os alimentos listados ao longo do livro. Veja a miríade de opções. Determine o que gosta de comer. Tudo depende de você. Qualquer alimento promotor da saúde que apoie um de seus sistemas de defesa vai colocar você na direção certa. Tenha uma abordagem lógica. A estrutura $5 \times 5 \times 5$ guia você a selecionar cinco alimentos (ou mais se você quiser) da sua lista de alimentos favoritos para comer todos os dias. Misture tudo para não entrar em apuros e não exagerar em um único alimento.

Comer para vencer doenças é uma parte importante da solução para a crise do sistema de saúde. Com um esforço global de pesquisa que está ganhando impulso e um corpo crescente de evidências científicas que mostram que nossa saúde pode ser influenciada e aprimorada pela alimentação, você deve esperar para ver ainda mais dados sendo publicados nos próximos anos. Ao contrário da pesquisa farmacêutica, que custa bilhões de dólares e leva décadas para que um novo comprimido entre no mercado, os resultados das pesquisas de alimentação e saúde são imediatos. Não temos de esperar que ensaios clínicos extensos sejam completados nem pela aprovação da FDA para recomendar que se coma uma tangerina ou um nabo.

Quando participei de uma conferência de pesquisa médica extraordinária intitulada Unite to Cure realizada no Vaticano em abril de 2018, o papa Francisco fez um discurso em particular para nosso grupo em que afirmou: "A verdadeira medida do progresso é a capacidade de ajudar todas as pessoas". Que aquilo que você aprendeu aqui seja um novo começo para sua saúde e que você possa compartilhar essas informações com as pessoas ao seu redor.

Epílogo
Nota sobre a ciência

Ao longo deste livro, destaquei a ciência por trás de alimentos específicos que podem ajudar o corpo a defender a saúde. Minha intenção é compartilhar as informações de maneira a permitir que você coloque esse conhecimento em prática, o que desconfio ser o motivo por que você pegou este livro também. Talvez você queira entender como escolhi os dados científicos. Afinal, qualquer pessoa interessada em notícias de saúde sabe que existem muitas informações publicadas sobre alimentação e saúde que às vezes são contraditórias.

Converter as notícias científicas para o público pode ser um grande desafio. Mas aqui vão as mensagens finais que quero deixar a você. Primeiro, nenhuma pesquisa é a palavra final sobre nenhum tópico. A boa ciência é um processo rigoroso e minucioso que examina, considera, conclui e confirma seus resultados através da repetição e da melhora da metodologia. É assim que evoluímos e refinamos continuamente nossa compreensão sobre o mundo, incluindo alimentação e saúde. Existem muitas descobertas interessantes dentre as centenas de estudos de pesquisa que discuti ao longo do livro, mas os resultados de cada estudo inevitavelmente levam a novas perguntas. É assim que a ciência funciona. Quando se trata de alimentos e sistemas de defesa da saúde, essa é uma nova área estimulante de estudo humano, com dados suficientes para sabermos o que é importante investigar, mas ainda falta muito a aprender.

Em geral, os estudos que selecionei para este livro são de quatro metodologias diferentes: estudos clínicos em humanos, estudos epidemiológicos em grande escala com populações humanas reais, estudos animais e estudos laboratoriais que examinam o efeito de fatores alimentares sobre células humanas. Tentei me focar nos dados humanos sempre que possível, porque são os mais importantes. Estudos envolvendo animais e células, porém, podem oferecer descobertas interessantes sobre como e por que as coisas funcionam. As descobertas são mais significativas se puderem ajudar a esclarecer e a entender os dados humanos que já existam.

Os estudos em si usam métodos semelhantes aos utilizados no desenvolvimento de fármacos: sequenciamento genômico, proteômica, cultura celular, modelos animais, ensaios clínicos humanos randomizados controlados por placebo e estudos com populações humanas do mundo real. Preferi dar mais destaque aos estudos com hipóteses ou resultados específicos que os façam se sobressair. São os tipos de estudo que discuti com cientistas e médicos que trabalham na vanguarda da pesquisa médica.

Outras pesquisas são essenciais para desenvolver mais bases científicas a partir das quais se possam fazer recomendações alimentares em um nível individual. Cientistas dos alimentos, biólogos, nutricionistas, especialistas em agricultura, médicos, cientistas comportamentais e epidemiologistas precisam unir esforços para continuar a investigar como os alimentos influenciam o corpo humano.

Alguns pontos finais.

As recomendações alimentares neste livro não são feitas para serem seguidas à risca. Cada pessoa tem suas próprias necessidades de saúde dietética, e a estrutura 5 × 5 × 5 é projetada para que você possa desenvolver o regime que funcione melhor para você. Muitos outros dados sobre alimentos serão publicados no futuro, e incentivo você a se manter atualizado utilizando a PubMed como um recurso contínuo. Ou visite http://drwilliamli.com para se inscrever em atualizações periódicas.

Segundo, pratique o bom senso ao consumir qualquer bebida ou alimento mencionado neste livro. Não sugeri que você incorporasse em sua dieta nenhum item em quantidades ilimitadas. Consumir qualquer substância natural em níveis não naturais certamente vai causar efeitos prejudiciais. A saúde é um estado de equilíbrio, ou homeostase. Consumir qualquer coisa em excesso, seja álcool, açúcar ou mesmo a boa e velha água, perturba esse equilíbrio. Quando se trata do corpo, mais nem sempre é melhor. E nenhum alimento é uma solução mágica.

Por fim, a comida não é um substituto ao tratamento médico. Sou a favor de usar todos os melhores recursos à disposição. Os remédios podem salvar vidas. Mas os alimentos são parte da caixa de ferramentas de saúde, e intervenções que não exigem uma prescrição nem um tubo intravenoso. Potenciais efeitos nocivos de combinações entre remédios e alimentos foram amplamente estudados, mas suas interações positivas são uma nova área interessante a ser explorada.

Nenhum alimento in natura é universalmente benéfico ou maléfico. O impacto do alimento em cada pessoa é único dependendo de diversos fatores, incluindo sua composição genética. Este livro foi escrito deliberadamente para salientar alimentos que podem ser benéficos por causa de seus efeitos positivos sobre os sistemas de defesa da saúde, mas há outros fatores a considerar em um nível individual na hora de escolher o que comer. Sempre converse com seu médico antes de fazer qualquer grande mudança na sua alimentação, ainda mais se estiver doente ou tomando medicamentos. Você também deve levar em conta considerações que são melhores para sua situação, o que pode incluir diabetes, doença cardiovascular ou outras doenças crônicas.

Incentivo você a usar este livro como ponto de partida. Você viu ao longo do livro que existem evidências científicas que mostram os benefícios à saúde de muitos alimentos além dos ingredientes de uma salada. Todo mundo pode comer para vencer doenças usando alimentos acessíveis e altamente atraentes encontrados em muitas culturas e tradições. Me empenhei para contar a você as novas informações sobre como o corpo se cura por meio de seus próprios sistemas de defesa. Vou considerar meu trabalho bem-sucedido se, a partir de agora, você passar a fazer escolhas todos os dias com uma mente bem informada e uma intenção clara de comer para vencer doenças.

Agradecimentos

Escrever este livro não foi nem de perto uma jornada solitária — foi um trabalho em equipe. *Comer para vencer doenças* é resultado do trabalho árduo, da persistência e da dedicação de um grupo incrível de pessoas a quem devo minha gratidão. Gostaria de agradecer a minha amiga de longa data e conselheira Robin Colucci, que me incentivou, de maneira bastante insistente, a traduzir meu conhecimento para as páginas de um livro. Ela me deu um roteiro, depois atuou como treinadora, copilota e revisora conforme eu seguia a odisseia da escrita. Devo agradecer a minha incrível equipe de pesquisa — Catherine Ward, Dasha Agoulnik, Bridget Gayer, Rachel Chiaverelli, Samantha Stone e Michelle Hutnik —, que me ajudou a revisar e analisar criticamente as centenas de estudos científicos, clínicos e de saúde pública descritos neste livro. Elas me proporcionaram perspectiva enquanto eu traduzia as descobertas em uma narrativa compreensível e fiel para o leitor não cientista. Quero agradecer a Maria Aufiero por trabalhar comigo no desenvolvimento de receitas, e por testá-las em sua cozinha. A Katrina Markoff, obrigado por me oferecer seu talento com chocolate e a receita do chocolate quente. Muito obrigado a Liz Alverson por me proporcionar as perspectivas de uma pessoa motivada a procurar saúde e me ajudar a traduzir minhas ideias em aplicações práticas do dia a dia para os leitores.

Sou muitíssimo grato a meus agentes extraordinários — Celeste Fine, Sarah Passick, John Maas, Andrea Mei e Emily Sweet — da Park

& Fine Literary and Media. Eles não apenas são a melhor equipe que um escritor pode querer como também são divertidos de conviver e superfocados em atingir resultados da mais alta qualidade em todos os aspectos. Celeste me ofereceu conselhos sábios em todas as etapas fundamentais enquanto este livro tomava forma. John se tornou um membro imprescindível de minha equipe de escrita e me emprestou sua experiência editorial para tornar o conteúdo complexo mais fácil de entender e prazeroso de ler. A minha editora, Karen Murgolo, e à equipe na Grand Central Publishing/Hachette, Ben Sevier, Leah Miller, Amanda Pritzker e Matthew Ballast, que viram minha ideia e me deram a liberdade para colocar em palavras como acredito que o mundo pode se tornar um lugar mais saudável, ofereço meu obrigado e minha profunda gratidão. Também gostaria de agradecer a Ike Williams e Brian Carey, que sempre estiveram presentes para me apoiar com seus conselhos.

Gostaria de agradecer aos muitos mentores e colegas nos campos de ciência e medicina que me inspiraram e contribuíram para minha carreira ao longo dos anos: Anthony Vagnucci, Shang J. Yao, Franklin Fuchs, Winton Tong, Karel Liem, Judah Folkman, Pat D'Amore, Bob Langer, Chuck Watson, David Steed, Cesare Lombroso, Les Fang, Michael Maragoudakis, Moritz Konerding, Adriana Albini, Doug Losordo, Richard Beliveau e Max Ackermann. Algumas dessas pessoas não estão mais entre nós, mas sua influência ainda reluz e a sinto forte dentro de mim.

Algumas pessoas merecem uma menção especial. Vincent Li, meu irmão, colega e pioneiro a meu lado, é um parceiro igualitário no desenvolvimento de muitas ideias sobre alimentação e saúde deste livro, algumas das quais foram tidas em lugares extraordinários e ao lado de amigos incríveis. Eric Lowitt, escritor, amigo e especialista em impacto social, me incentivou com conselhos úteis, bom humor e sagacidade durante o processo de desenvolvimento do livro. Courtney Martel, minha chefe de gabinete, sempre cuidou para que tudo corresse tranquila e perfeitamente. Dean Ornish, que teve uma carreira, uma camaradagem, uma pesquisa e paixões intelectuais semelhantes às minhas, foi uma inspiração para que eu trouxesse minha mensagem ao público. The Edge, meu amigo, aliado e compatriota no progresso da medicina, sempre foi generoso com seu tempo, grandes ideias e entusiasmo para encontrar jeitos melhores de vencer doenças.

Por fim, eu não poderia ter escrito este livro sem o apoio de Shawna, Madeleine e Oliver, que me deram um tempo de folga para reunir tudo isso a fim de compartilhar com o mundo.

Apêndice A
Planilha diária 5 × 5 × 5 — Lista de alimentos favoritos

ESCOLHA UM ITEM DE CADA CATEGORIA DE DEFESA PARA COMER A CADA DIA.

DEFESA: ANGIOGÊNESE

Antiangiogênicos

- Acelga chinesa
- Achigã
- Alcaparra
- Alecrim
- Alface de folhas vermelhas
- Amêijoa-japonesa
- Ameixa
- Amêndoa
- Amora
- Anchova
- Atum
- Atum-rabilho

- Azeite de oliva (AOEV)
- Berbigões (mariscos)
- Beringela
- Brócoli
- Broto de samambaia
- Broto de bambu
- Buri
- Butarga
- Café
- Canela
- Cantarilho
- Casca de maçã

- Castanha-de-caju
- Castanha-portuguesa
- Cavalinha
- Caviar (esturjão)
- Cebola
- Cenoura
- Cereja
- Cereja (seca)
- Cerveja
- Cevada
- Chá de camomila
- Chá *oolong*

- Chá preto
- Chá verde
- Chá verde de jasmim
- Chá verde *sencha*
- Chá verde *tieguanyin*
- Chocolate amargo
- Chucrute
- Cidra de maçã turva
- Couve
- Couve-flor
- *Cranberry*
- *Cranberry* (seco)
- Cúrcuma
- Curimã
- Damasco
- Endívia
- Endívia-belga
- Escarola
- Feijão-branco
- Feijão-preto
- Flor de abóbora
- Framboesa
- Framboesa-preta
- Frango (carne escura)
- Ginseng

- Goiaba
- Goraz
- Grelo
- Halibute
- Hortelã
- Jamelão
- *Jamón ibérico de bellota*
- *Kimchi*
- Kiwi
- Lagosta-espinhosa
- Lichia
- Maçã (Granny Smith, Red Delicious, reinette)
- Macadâmia
- Manga
- Melancia
- Mirtilo
- Mirtilo (seco)
- Morango
- Nabo
- Nectarina
- Nozes
- Orégano
- Ostra-americana
- Ostra-do-pacífico
- Ova de peixe (salmão)
- Pampo

- Patudo
- Pecã
- Peixe-espada
- Peixe-galo
- Pepino-do-mar
- Pescada
- Pêssego
- Pimenta-malagueta
- Pinoli
- Pistache
- *Prosciutto di Parma*
- *Puntarelle*
- Queijo camembert
- Queijo edam
- Queijo emmenthal
- Queijo gouda
- Queijo *jarlsberg*
- Queijo *muenster*
- Queijo *stilton*
- Radicchio
- Raiz de alcaçuz
- Repolho
- Robalo
- Romã
- Romanesco
- Rúcula
- Rutabaga
- Salmão

- Salmonete
- Sardinha
- Semente de abóbora
- Semente de chia
- Semente de gergelim
- Semente de girassol
- Semente de linhaça
- Soja
- *Tardivo di Treviso*
- Tinta de lula
- Tomate San Marzano
- Tomate-cereja
- Tomate-rubro--negro
- Tomate-tangerina
- Toranja
- Truta-arco-íris
- Truta-do-ártico
- Uva-passa
- Vinho tinto (Cabernet, Cabernet Franc, Petit Verdot)

Estimuladores da angiogênese

- Alcaparra
- Alecrim
- Alface de folhas vermelhas
- Aspargo
- Casca de maçã
- Cebola
- Cereja (seca)
- Cevada
- *Cranberry*
- *Cranberry* (seco)
- Endívia
- Endívia-belga
- Escarola
- Ginseng
- Hortelã
- Jamelão
- Maçã (Granny Smith, Red Delicious, reinette)
- Mirtilo (seco)
- Pimenta-malagueta
- *Puntarelle*
- Radicchio
- Semente de abóbora
- Semente de chia
- Semente de gergelim
- Semente de girassol
- Semente de linhaça
- *Tardivo di Treviso*
- Uva-passa

DEFESA: REGENERAÇÃO

- Açafrão
- Acelga
- Achigã
- Agrião
- Aipo-chinês
- Alcaparra
- Alecrim
- Alface de folhas vermelhas

- Amêijoa-japonesa
- Ameixa
- Amendoim
- Amora
- Anchova
- Anchovinha
- Arônia
- Atum
- Atum-patudo
- Atum-rabilho
- Azeite de oliva (AOEV)
- Badejo
- Batata-roxa
- Berbigões (mariscos)
- Beringela
- Broto de bambu
- Broto de samambaia
- Buri
- Butarga
- Café
- Caqui
- Casca de maçã
- Castanha-portuguesa
- Cavala
- Caviar (esturjão)

- Cebola
- Cenoura
- Cereja
- Cereja (seca)
- Cerveja
- Cevada
- Chá de camomila
- Chá preto
- Chá verde
- Chocolate amargo
- Couve-crespa
- Couve-galega
- *Cranberry*
- *Cranberry* (seco)
- Cúrcuma
- Damasco
- Endívia
- Endívia-belga
- Escarola
- Espinafre
- Farelo de arroz
- Flor de abóbora
- Folha de mostarda
- Framboesa
- Framboesa-preta
- Ginseng
- *Goji berry*
- Goraz

- Grãos integrais
- Halibute
- Hortelã
- Jamelão
- Kiwi
- Lagosta-espinhosa
- Lichia
- Maçãs (Granny Smith, Red Delicious, reinette)
- Manga
- Melão-de-são-caetano
- Mirtilo
- Mirtilo (seco)
- Morango
- Navalha
- Nectarina
- Nozes
- Orégano
- Ostra-americana
- Ostra-do-pacífico
- Ova de peixe (salmão)
- Pampo (peixe)
- Pargo
- Peixe-espada
- Peixe-galo
- Pepino-do-mar

- Pescada
- Pêssego
- Pimenta-malagueta
- Pistache
- *Puntarelle*
- Radicchio
- Robalo
- Romã
- Salmão
- Salmonete
- Salsão
- Sardinha
- Semente de abóbora
- Semente de chia
- Semente de gergelim
- Semente de girassol
- Semente de linhaça
- Soja
- Suco de uva Concord
- Tainha
- *Tardivo di Treviso*
- Tinta de lula
- Tomilho
- Trufa
- Truta-arco-íris
- Truta-do-ártico
- Uva
- Uva-passa
- Vagem
- Vinho tinto (Cabernet, Cabernet Franc, Petit Verdot)
- *Wasabi*

DEFESA: MICROBIOMA

- Acelga chinesa
- Ameixa
- Aspargo
- Azeite de oliva (AOEV)
- Beringela
- Brócolis
- Broto de bambu
- Broto de samambaia
- Café
- Cenoura
- Cereja
- Chá de camomila
- Chá *oolong*
- Chá preto
- Chá verde
- Chocolate amargo
- Chucrute
- Cogumelo-juba--de-leão
- Cogumelo *chanterelle*
- Cogumelo *enoki*
- Cogumelo *maitake*
- Cogumelo *morel*
- Cogumelo porcino
- Cogumelo shiitake
- Cogumelo shimeji-preto
- Cogumelo-de--paris
- Couve crespa
- Couve-flor
- *Cranberry*
- Damasco
- Endívia
- Ervilha
- Escarola
- Feijão-branco
- Feijão-preto
- Grão-de-bico

- Grãos integrais
- Iogurte
- *Kimchi*
- Kiwi
- Lentilha
- Lichia
- Manga
- Mirtilo
- Nabo
- Nectarina
- Nozes
- *Pao cai*
- Pão de fermentação natural

- Pão *pumpernickel*
- Parmigiano reggiano
- Pêssego
- Pimenta-malagueta
- *Puntarelle*
- Queijo camembert
- Queijo gouda
- Radicchio
- Repolho
- Rúcula
- Rutabaga
- Semente de chia
- Semente de gergelim

- Semente de girassol
- Semente de linhaça
- Suco de *cranberry*
- Suco de romã
- Suco de uva Concord
- *Tardivo di Treviso*
- Tinta de lula
- Tomate
- Vinho tinto (Cabernet, Cabernet Franc, Petit Verdot)

DEFESA: PROTEÇÃO AO DNA

- Acelga chinesa
- Acerola
- Alecrim
- Amêijoa-japonesa
- Ameixa
- Amêndoa
- Amendoim
- Anchova
- Anchovinha
- Atum
- Atum-patudo
- Atum-rabilho

- Avelã
- Azeite de oliva (AOEV)
- Badejo
- Berbigões (mariscos)
- Beringela
- Brócolis
- Broto de bambu
- Broto de brócolis
- Broto de samambaia
- Buri (peixe)

- Butarga
- Café
- Camu-camu
- Cantarilho
- Castanha-de-caju
- Castanha-do-pará
- Castanha-portuguesa
- Cavalinha
- Caviar (esturjão)
- Cenoura
- Cereja

- Chá de camomila
- Chá *oolong*
- Chá preto
- Chá verde
- Chocolate amargo
- Couve crespa
- Couve-flor
- Cúrcuma
- Damasco
- Flor de abóbora
- Goiaba
- Grelo
- Halibute
- Hortelã
- Kiwi
- Lagosta-espinhosa
- Laranja
- Lichia
- Macadâmia
- Mamão
- Manga
- Manjericão
- Manjerona
- Manteiga de amêndoa
- Manteiga de amendoim
- Manteiga de castanha-de-caju
- Melancia

- Mirtilo
- Molho de ostra
- Morango
- Nabo
- Nectarina
- Nozes
- Ostra-americana
- Ostra-do-pacífico
- Ova de peixe (salmão)
- Pampo
- Pecã
- Peixe-espada
- Peixe-galo
- Pepino-do-mar
- Pescada
- Pêssego
- Pinoli
- Pistache
- Repolho
- Robalo
- Romanesco
- Rúcula
- Rutabaga
- Salmão
- Salmonete
- Sálvia
- Sardinha
- Sargo

- Semente de abóbora
- Semente de gergelim
- Semente de girassol
- Semente de linhaça
- Soja
- Suco de frutas silvestres mistas
- Suco de laranja
- Suco de uva Concord
- Tahine
- Tainha
- Tinta de lula
- Tomate San Marzano
- Tomate-rubro--negro
- Tomate-cereja
- Tomate-tangerina
- Tomilho
- Toranja
- Toranja rosa
- Trufa
- Truta-arco-íris
- Truta-do-ártico

DEFESA: IMUNIDADE

- Açafrão
- Acelga
- Acelga chinesa
- Acerola
- Agrião
- Alcaparra
- Alecrim
- Alface de folhas vermelhas
- Alho envelhecido
- Ameixa
- Amora
- Amora (seca)
- Azeite de oliva (AOEV)
- Beringela
- Brócolis
- Broto de bambu
- Broto de brócolis
- Broto de samambaia
- Café
- Camu-camu
- Casca de maçã
- Castanha--portuguesa
- Cebola
- Cenoura
- Cereja

- Cereja (seca)
- Cevada
- Chá de camomila
- Chá preto
- Chá verde
- Chocolate amargo
- Chucrute
- Cogumelo *chanterelle*
- Cogumelo *enoki*
- Cogumelo *maitake*
- Cogumelo *morel*
- Cogumelo porcino
- Cogumelo shiitake
- Cogumelo shimeji-preto
- Cogumelo-de-paris
- Couve
- Couve crespa
- Couve-flor
- *Cranberry*
- *Cranberry* (seca)
- Cúrcuma
- Damasco
- Endívia
- Endívia-belga
- Escarola
- Espinafre

- Flor de abóbora
- Folha de mostarda
- Framboesa
- Framboesa-preta
- Ginseng
- Goiaba
- *Goji berry*
- Grelo
- Hortelã
- Jamelão
- *Kimchi*
- Kiwi
- Laranja
- Lichia
- Maçã (Granny Smith, Red Delicious, reinette)
- Manga
- Mirtilo
- Mirtilo (seco)
- Morango
- Nabo
- Navalha
- Nectarina
- Nozes
- Ostra-do-pacífico
- Pêssego

- Pimenta-
  -malagueta
- *Puntarelle*
- Radicchio
- Raiz de alcaçuz
- Repolho
- Romanesco
- Romã
- Rúcula
- Rutabaga

- Semente de
  abóbora
- Semente de chia
- Semente de
  gergelim
- Semente de
  linhaça
- Suco de *cranberry*
- Suco de laranja
- Suco de uva
  Concord

- *Tardivo di Treviso*
- Tinta de lula
- Tomate-cereja
- Toranja
- Trufa
- Uva-passa
- Vinho tinto
  (Cabernet,
  Cabernet Franc,
  Petit Verdot)

Apêndice B
Avalie seus riscos

Agora que você mergulhou de cabeça em seus sistemas de defesa de saúde e aprendeu como a alimentação pode ser utilizada em uma estrutura diária para aprimorá-los, desenvolvi mais uma ferramenta que você pode utilizar para calcular os riscos que enfrenta em relação à saúde, adaptada de um algoritmo utilizado por médicos de todo o mundo.

O sistema de Pontuação de Risco à Saúde que desenvolvi é feito para ajudar você a avaliar seu estado de saúde atual e os riscos futuros e aplicar esse conhecimento para tomar decisões inteligentes a fim de proteger sua saúde. Entender seu risco pessoal pode motivar você a mudar sua dieta e seu estilo de vida. Os alimentos e as bebidas que escolhi para consumir diariamente podem ajudar a alterar seus riscos.

Sejamos honestos, todos sofrem riscos de saúde pessoais. Muitos fatores podem influenciar seu corpo e afetar seu risco de desenvolver uma doença grave ao longo da vida. Desde a infância até a adolescência, e da vida adulta à melhor idade, onde você mora, com o que trabalha, o que você come e como passa seu tempo livre podem aumentar ou reduzir esses riscos. Seus genes preparam o terreno para as doenças que você pode vir a desenvolver, mas você pode mudar seu destino descobrindo e reduzindo alguns riscos.

Você já deve ter notado que seu principal médico, o clínico geral, avalia seus riscos de saúde toda vez que você faz um check-up. Durante sua primeira consulta, o médico faz algumas perguntas detalhadas sobre sua história pessoal, seu histórico familiar, seu estilo de vida, seus medos e preocupações, antes mesmo de pegar o estetoscópio. Ele pergunta com o que você trabalha, quais são seus passatempos, a saúde de seus pais e irmãos e uma miríade de outras perguntas que os médicos são treinados a fazer. Seu médico está querendo conhecer você como indivíduo por meio dessas perguntas, ao mesmo tempo que faz uma avaliação de risco — reunindo e analisando as informações mentalmente para criar um quadro de seus riscos de desenvolver uma doença grave ou fatal enquanto pensa em um plano para ajudar você a evitar uma calamidade de saúde no futuro.

PONTUAÇÃO DE RISCOS À SAÚDE

Para esta avaliação, elaborei um sistema de pontuação fácil que ajuda você a calcular os riscos à saúde que enfrenta agora. Meu sistema é baseado em três níveis de risco à saúde: baixo, moderado e alto. Você pode descobrir em qual categoria se encaixa com base nas respostas a uma série de dezoito perguntas que são parte de uma fórmula que gera sua Pontuação de Risco à Saúde. Cada resposta gera uma pontuação parcial. Quando você somar os pontos, obterá a pontuação total.

Os sistemas de pontuação em avaliações de saúde são um jeito importante de ajudar as pessoas a entenderem seus riscos de doenças e mortalidade. Os Centros de Controle de Doenças, a Agency for Health Research and Quality e companhias de seguro utilizam vários instrumentos para medir os riscos à saúde.[1] Em meu sistema, baseado em fatores de risco à saúde conhecidos do histórico pessoal e familiar, sua pontuação total não é um previsor de nenhuma doença específica, mas é feito para mostrar a você o peso de seus fatores de risco combinados, refletindo o perigo maior de haver mais em vez de menos riscos em qualquer pessoa.

Vou acompanhar você durante cada pergunta em meu sistema de Pontuação de Riscos à Saúde e mostrar exemplos de pontuação e como calcular a pontuação composta.

PERGUNTA 1: QUANTOS ANOS VOCÊ TEM?

Seu risco de diversas doenças crônicas que podem ser prevenidas vai crescendo com a idade.

Pontuação: se você tem menos de trinta, some 0 pontos. Se tiver entre trinta e cinquenta anos, acrescente +1. Se tiver mais de cinquenta, corre um risco maior da maioria das doenças crônicas a partir de agora, portanto acrescente +2.

PERGUNTA 2: QUAL É SEU SEXO?

Essa pergunta não recebe uma pontuação numérica. O objetivo dela é ajudar você a focar nos fatores alimentares específicos que demonstraram evidências de redução de riscos em doenças específicas ao gênero.

Se você for mulher, com a idade, seu risco de doenças específicas, como câncer de mama, ovário, cervical, endometrial e uterino, aumenta. Se for homem, corre maior risco de câncer de próstata com a idade.

PERGUNTA 3: QUAL SEU ÍNDICE DE MASSA CORPORAL?

Seu índice de massa corporal está relacionado a seu risco de doença. Quanto mais alto for seu índice de massa corporal, mais alto seu risco de doenças que variam de diabetes a câncer e doenças cardiovasculares.[2] O índice de massa corporal é uma medida da gordura no corpo baseada no peso e na altura. A fórmula do IMC[3] é:

Peso (quilogramas)/Altura (metros)^2 = IMC

Então, por exemplo, uma pessoa com 1,70 metro que pesa 54 quilos tem um IMC de 18,69.

Considera-se que a taxa normal de IMC é entre 18 e 25. Se seu IMC for abaixo de 18, você tem subpeso. Um IMC entre 25 e 30 configura sobrepeso. Qualquer número acima de 30 é considerado obesidade. Obesidade mórbida é definida como um IMC acima de 40. O risco associado a todas as doenças associadas à obesidade aumenta muito se seu IMC for acima de 30. Um IMC elevado vai aumentar sua Pontuação de Risco à Saúde. Tenha em mente que há diversas variações de pontuação de IMC e interpretações adaptadas para crianças e pessoas de origem asiática. O cálculo usado nesse algoritmo é o aceito pela Organização Mundial da Saúde.

Pontuação: se seu IMC for normal (18-25), sua pontuação é 0. No caso de um IMC entre 26 e 30, acrescente +1 ponto. No caso de um IMC acima de 30, some +2 pontos.

PERGUNTA 4: QUAL É SEU HISTÓRICO MÉDICO?

Como em muitas coisas na vida, seu passado pode prever o futuro em relação à saúde. Quanto mais doenças você já sofreu no passado, maior o risco potencial de problemas no futuro, sejam quais forem as doenças do passado. Isso tem relação com doenças, não com cirurgia ou trauma. Se você já tomou algum medicamento sob prescrição, deve ter sofrido pelo menos um problema de saúde. Se já foi hospitalizado por alguma questão além de cirurgia por acidente ou parto, deve ter um histórico de uma ou mais doenças. Problemas de saúde mental, como depressão, transtorno bipolar e esquizofrenia, são uma parte importante de seu histórico médico. Se você tiver alguma dúvida, basta pedir ao clínico geral uma lista de doenças que reflita seu histórico médico, ou pode pedir uma cópia de seu registro médico e olhar as anotações escritas por ele em "histórico médico". Quando você analisar todos os problemas de saúde que já teve, vai poder classificá-los como "ativos", o que significa que é uma doença em andamento que você está enfrentando, ou "inativos", o que significa que esteve presente no passado mas não exige mais atenção ou tratamento.

Pontuação: se você tem uma ficha médica limpa e nunca foi diagnosticado com nenhuma doença, parabéns, some 0 ponto. Se já teve uma doença prévia mas ela está inativa (não exige atenção e não está sendo tratada), some +1 ponto. Isso quer dizer que seu corpo pode ter se recuperado mas que ainda pode haver danos remanescentes que aumentam seu risco de doenças futuras. Se você tem pelo menos um problema de saúde para o qual está sendo tratado atualmente, ou se já teve mais de um diagnóstico de doença no passado, quer estejam ativos ou inativos, some +2 pontos.

PERGUNTA 5: VOCÊ TEM ALGUM PROBLEMA MÉDICO DE SUPERALTO RISCO QUE O PREDISPÕE A DESENVOLVER OUTRAS COMPLICAÇÕES OU DOENÇAS NO FUTURO?

Algumas condições são conhecidas pelos médicos por colocar um paciente em alto risco de desenvolver problemas de saúde futuros associados a uma consequência mais à frente. Alguns exemplos são:

- Ceratose actínica

- Diabetes tipo 1, tipo 2 ou gestacional

- Doença cardiovascular, como hipertensão, doença arterial coronariana, doença da artéria carótida ou doença vascular periférica

- Doença hepática alcoólica

- Doenças autoimunes como doença inflamatória intestinal, doença celíaca, esclerodermia, lúpus, artrite reumatoide, esclerose múltipla

- Endometriose

- Esôfago de Barrett

- Exposição ao HPV

- Hepatite

- Hiperlipidemia, incluindo hipercolesterolemia

- Insuficiência renal

- Periodontite

- Pré-eclâmpsia

- Traumatismo craniano

Pontuação: se você não tem nenhuma doença de superalto risco em seu histórico médico, sua pontuação é 0. Se você tem uma doença de alto risco, some +1. Se tem mais de uma doença de alto risco, some +2.

PERGUNTA 6: QUAL É SEU HISTÓRICO FAMILIAR?

Um histórico familiar de algum problema de saúde pode aumentar seu risco de desenvolver essa doença. Pense se alguém em sua família — mãe, pai, irmãos, avós — teve uma doença que possa ser passada de uma geração à outra. Esse é um legado sobre o qual não se pode fazer nada geneticamente (ainda), mas saber da possibilidade desse risco deve guiar você a tomar medidas rápidas em sua dieta para diminuí-lo. Alguns históricos familiares cujo risco deve ser avaliado incluem:

- Cânceres hereditários, como de mama, ovário, cólon, próstata, estômago, melanoma, pancreático, uterino ou retinoblastoma

- Diabetes tipo 1, tipo 2 ou gestacional.

- Doença de Crohn

- Doenças neurodegenerativas como Alzheimer, Huntington e Parkinson

- Hipercolesterolemia familiar (colesterol alto)

- Síndromes associadas ao câncer, como polipose adenotematosa familiar (PAF), síndrome de Li-Fraumeni, síndrome de Lynch, síndrome de Von Hippel-Lindau ou síndrome do ovário policístico

Pontuação: se você não tem nenhum histórico familiar de doença hereditária, some 0 ponto. Se tiver um ou mais problemas, some +2.

PERGUNTA 7: ONDE VOCÊ MORA?

O lugar onde você mora pode matar você. Mesmo que não more perto de regiões radioativas como Chernobyl ou Fukushima, alguns lugares do mundo têm taxas de doenças como câncer desproporcionalmente mais altas do que outros — mesmo assim, as pessoas vivem lá sem esse conhecimento e sem saber o que fazer para combater esses riscos. Entre os lugares nos Estados Unidos, estão dez estados com maior risco de câncer, em ordem decrescente: Kentucky, Delaware, Louisiana, Pensilvânia, Nova York, Maine, New Jersey, Iowa, Rhode Island e Connecticut.[4] Especialistas em saúde pública especulam que haja exposições ambientais ou de outros tipos presentes nesses locais que são responsáveis pelo risco elevado. Se você reside em um desses estados, definitivamente precisa fazer algo para reduzir seu risco. Pelo mundo, os países com as maiores taxas de câncer são Dinamarca, França (metropolitana), Austrália, Bélgica, Noruega, Irlanda, Coreia, Holanda e Nova Caledônia. Se você mora em um desses países, está em um território de alto risco.

No caso de diabetes, os locais com taxas mais elevadas nos Estados Unidos são Porto Rico, Guam, Mississippi, Virginia Ocidental, Kentucky, Alabama, Louisiana, Tennessee, Texas e Arkansas.[5] No mundo, as áreas com taxas mais altas de diabetes são Ilhas Marshall, Micronésia, Kiribati, Polinésia Francesa, Arábia Saudita, Vanuatu, Kuwait, Bahrein, Maurício e Nova Caledônia.[6]

Em relação ao risco mais alto de doença cardiovascular, os estados norte-americanos são Kentucky, Virginia Ocidental, Louisiana, Oklahoma, Alabama, Mississippi, Michigan, Arkansas, Tennessee e Texas. No mundo, os países com as maiores taxas de morte por doença cardiovascular são Rússia, Ucrânia, Romênia, Hungria, Cuba, Brasil, República Checa, Argentina e México.

Tenha em mente que as mortes podem ser associadas à falta de acesso a tratamentos médicos modernos e à carência de profissionais de saúde em algumas áreas. Mesmo assim, esses são os lugares mais mortais do mundo. Se você mora em algum deles, corre um risco mais alto do que quem mora em outros lugares.

Essas três doenças principais — câncer, diabetes e doença cardiovascular — representam a maior parte das doenças crônicas evitáveis que não apenas podem ser revertidas em muitos casos, mas também prevenidas com dieta e estilo de vida melhores.

Pontuação: se você mora em uma das dez áreas com mais alto risco de uma dessas três doenças assassinas, some +1 ponto. Se não, some 0.

PERGUNTA 8: QUAL É SEU RISCO GENÉTICO?

Um número crescente de empresas oferece testagem de DNA a partir de fluidos corporais que pode determinar seu risco de doenças hereditárias. Esses serviços são parte de uma revolução da medicina de precisão que se tornou possível graças ao maior desenvolvimento do poder computacional que consegue analisar milhões de pontos de dados genéticos. Sua saliva contém DNA, e você pode enviá-la para testar marcadores de risco de câncer, doença de Parkinson, doença de Alzheimer de início tardio, doença celíaca e doenças raras (trombofilia hereditária, hemocromatose hereditária, deficiência de glicose-6-fosfato desidrogenase, doença de Gaucher tipo 1, deficiência de fator XI, distonia primária de início precoce e deficiência de alfa-1-antitripsina).[7]

Embora apenas 5% a 10% dos cânceres sejam hereditários, eles podem ser identificados pela testagem genética. São eles: câncer de mama (feminino e masculino), colorretal, melanoma, ovariano, pancreático, de próstata, estômago e uterino. O risco de alguns problemas cardíacos também pode ser detectado por testes de DNA. Hipercolesterolemia familiar, arteriopatias, arritmias e cardiomiopatias são todas detectáveis. Se você já teve seu DNA analisado e testou positivo para risco genético de doença, pode tomar ações imediatas em seu estilo de vida, incluindo alterar a dieta, a fim de ajudar a reduzir seus riscos, especialmente no caso de câncer, doenças autoimunes, doenças neurodegenerativas e doença cardíaca.

Pontuação: se você ainda não realizou um teste de DNA, some 0 ponto. Se já fez um teste de DNA e não foi detectado nenhum risco grave, some 0 ponto. Se seu teste de DNA revelou uma doença para a qual você corre risco mais alto, some +1 ponto. Se o teste revelar duas ou mais doenças de que você corre risco, some +2 pontos.

PERGUNTA 9: VOCÊ PASSOU POR ALGUMA EXPOSIÇÃO TÓXICA?

Exposições tóxicas no ambiente aumentam seu risco de doença, e são tantas as fontes possíveis que não dá para listar todas. Você pode ter sido exposto pelo lugar onde mora, pelo ambiente de trabalho, por sua casa e até por seus hobbies.[8] Verifique para ver se você já teve contato significativo com alguma destas toxinas comuns que representam ameaças à saúde:

- Arsênico (brinquedos antigos)

- Asbesto (prédios antigos)

- Benzeno (gasolina)

- Chumbo

- Cloreto de vinila (canos de água)

- Compostos perfluorados (encontrados em panelas antiaderentes antigas)

- Corantes industriais (corantes aminos aromáticos e anilina)

- Diclorometano (tíner)

- Dioxina e pesticida DDT

- Formaldeído (escapamento de carro)

- Mercúrio (obturações dentárias antigas)

- Paradiclorobenzano (bolas de naftalina, desodorizador de vaso sanitário, desodorizador de ambiente)

- Radiação (da qual você não esteve protegido)

- Radônio (radiação da terra que penetra na casa)

- Tetracloreto de carbono (antigamente usado em solventes de lavagem a seco)

- Tolueno (tíner)

- Vapor de cigarro eletrônico

Pontuação: se você respondeu não a todos os históricos de exposição significativa, some 0. Se já teve uma exposição significativa, some +1 ponto. Se já foi exposto a mais de uma toxina, some +2.

PERGUNTA 10: VOCÊ JÁ FUMOU OU FUMA ATUALMENTE?

Essa é fácil. O tabagismo (cigarros, charutos, cachimbos, rapé, fumo de mascar) é um hábito letal, mas nem todos sabem que isso continua sendo verdade mesmo que a exposição tenha ocorrido anos atrás. Isso é verdade tanto se você fumava quanto mascava. Na realidade, embora o tabaco seja uma exposição tóxica, ele aumenta tanto o perigo à saúde que merece seu próprio ponto de risco particular. Além disso, estar na casa ou no ambiente de trabalho de um fumante ativo é quase tão prejudicial quanto fumar. Até gatos de estimação que moram com fumantes desenvolvem câncer de boca, porque lambem a fumaça do pelo.[9]

Pontuação: se você nunca fumou, some 0. Se é um ex-fumante, já morou na casa de um fumante ou trabalhou ou passou um tempo significativo em um ambiente cheio de fumaça de tabaco (restaurante, bar, balada) — mas agora não mais —, some +1. Se for um fumante ativo — mesmo de cigarros eletrônicos — ou mora, trabalha ou passa um tempo significativo em um ambiente onde os outros fumam, some +2 pontos.

PERGUNTA 11: VOCÊ BEBE ÁLCOOL?

O consumo leve a moderado de vinho tinto e cerveja, como você leu neste livro, pode fazer bem à saúde. O consumo inveterado gera um risco de várias doenças crônicas, especialmente no sistema gastrintestinal, porque o álcool é uma toxina. Isso vale para qualquer tipo de bebida alcoólica.

Pontuação: se você não bebe, some 0. Se bebe moderadamente (uma ou menos taça de vinho ou copo de cerveja por dia, mas não destilados), some −1 (subtraia um ponto) porque seu risco de doença é reduzido. Se bebe rotineiramente mais do que uma taça de vinho ou cerveja por dia ou toma uma dose de bebida destilada todos os dias, some +1. Se bebe destilados regularmente, some +2.

PERGUNTA 12: QUAL FOI SEU PADRÃO ALIMENTAR AO LONGO DA VIDA?

A maioria das pessoas não pensa na dieta no contexto da vida toda, mas a maneira como você foi criado e o que consumiu ao longo dos anos se alimentando com dietas específicas podem aumentar ou reduzir seus riscos à saúde. O que você fizer agora para mudar o rumo pode ser um bom começo para ter um futuro mais saudável, mas sua Pontuação de Risco à Saúde é, na verdade, baseada em exposições ao longo da vida e em comportamentos duradouros quando o assunto é comida.

Portanto, no decorrer da vida, como você descreve seu padrão alimentar geral? Pense em quais dos três padrões amplos a seguir sua vida seguiu de modo geral: uma dieta mediterrânea ou asiática feita com ingredientes frescos e repletos de vegetais e fibra dietética; uma dieta no estilo ocidental normalmente descrita como um plano de "carne e batatas" com forte ênfase em carne e pouca em vegetais frescos; ou uma dieta de junk food, fast-food e frituras de restaurantes, gorduras saturadas, refrigerantes e salgadinhos sem parar.

Pontuação: se você estiver na primeira categoria, some −1 (isso favorece a saúde, então subtraia um ponto de risco). Se você já teve uma dieta pouco saudável mas está fazendo agora uma dieta mais saudável e baseada em alimentos de origem vegetal, some 0. Se você respondeu uma dieta de estilo ocidental, some +1. Se respondeu uma dieta de junk food, some +2.

PERGUNTA 13: QUAL É SEU NÍVEL DE ATIVIDADE FÍSICA?

Ser fisicamente ativo é fundamental para a saúde em qualquer idade. O exercício é importantíssimo para a força e o condicionamento, mas até uma caminhada rápida regular já faz bem. Você não precisa se inscrever em uma academia nem ter um personal trainer. Talvez goste de ficar ao ar livre e fazer trilhas regularmente. Ou talvez seu trabalho faça você se movimentar bastante, exigindo força muscular e certo grau de esforço.

Por outro lado, se seu trabalho envolve ficar sentado na frente do computador o dia inteiro e depois você volta para casa de carro e fica sentado no sofá assistindo à televisão, convenhamos — você leva uma vida sedentária. Pessoas com níveis baixos de atividade física costumam passar quase todo o tempo em ambientes fechados. Levar uma vida sedentária é, por si só, um risco à saúde e uma garantia de doença no futuro.

Pontuação: se você participa de um programa de atividade física, como exercício regular, acrescente –2 pontos (subtraia dois pontos). Se você pratica exercício ocasional e se considera fisicamente ativo, some 0. Se você não pratica absolutamente nenhum exercício e não é fisicamente ativo, some +2.

PERGUNTA 14: VOCÊ TEM UM ANIMAL DE ESTIMAÇÃO?

Ter um animal de estimação diminui o estresse e a ansiedade, ajuda a saúde mental e pode aumentar sua atividade física. Você tem um cachorro, gato, passarinho, lagarto, cavalo ou outro companheiro animal? Mesmo ter tido um animal nos últimos anos pode deixar uma marca benéfica em seu destino de saúde.

Pontuação: se você tem ou teve um animal de estimação, some −1 (subtraia um ponto). Se não tiver um animal de estimação, some 0.

PERGUNTA 15: VOCÊ FOI AMAMENTADO QUANDO ERA BEBÊ?

A amamentação não apenas cria um vínculo entre o bebê e a mãe como também confere à imunidade do bebê uma vantagem na vida. Estudos mostram que amamentar o bebê beneficia o sistema imunológico pelo resto da vida da pessoa. Além dos anticorpos da mãe, o leite materno contém bactérias saudáveis e um sistema de entrega probiótica que desenvolve o microbioma saudável do bebê. E aumenta o comprimento dos telômeros. Em termos simples, se você foi amamentado, tem uma vantagem em relação a quem não foi.

Pontuação: se você sabe que foi amamentado, some −1. Se não sabe, some 0. Se tem certeza de que não foi amamentado, some +1.

PERGUNTA 16: VOCÊ TRABALHA NO TURNO DA NOITE?

Muitas profissões importantes exigem que as pessoas trabalhem em turnos da noite. Medicina, polícia, segurança, exército e tecnologia são exemplos de áreas em que os turnos da noite são comuns. Durante meu treinamento de residência médica, eu vivia sendo colocado em turnos da noite por semanas seguidas. Embora seja possível conseguir a quantidade certa de horas de sono por dia, há uma desvantagem: seu corpo foi feito para seguir os sinais do sol. Seus hormônios, seu sistema cardiovascular, seu microbioma e sua imunidade são todos coordenados para seguir um ritmo circadiano. Ficar acordado a noite toda força esses sistemas a saírem de sincronia em relação a seu horário inato, e seus sistemas de defesa ficam mais fracos. Passar algumas noites acordado aqui ou ali não é um problema se você for um estudante, mas seu corpo vai pagar o preço depois. Você não apenas se sente péssimo por dias, mas pode ficar doente com mais facilidade. São sinais de que as defesas de seu corpo estão fora dos eixos. Ser um profissional noturno aumenta muito essa perturbação. Estudos mostram que pessoas que trabalham em turnos da noite correm maior risco de doenças crônicas, de doença cardiovascular a vários tipos de câncer.[10]

Pontuação: se você trabalha atualmente em um turno da noite, some +1. Se não trabalha atualmente em um turno da noite, some 0 ponto.

PERGUNTA 17: QUAL É O NÍVEL DE ESTRESSE EM SUA VIDA?

Um pouco de estresse não faz mal nenhum e pode até lhe conferir uma vantagem para o sucesso no trabalho e nos hobbies. No entanto, o estresse crônico impõe um peso enorme e prejudicial sobre suas defesas de saúde. Ele aumenta a secreção de cortisol das glândulas suprarrenais, exige muito do coração, altera o microbioma para pior, perturba a angiogênese, prejudica a função das células-tronco e reduz a imunidade.[11] O estresse pode estar associado a fatores emocionais, comportamentais, físicos, sociais ou financeiros. Você vive em um estado constante de estresse, ansiedade, medo ou raiva sem alívio? Ou não é de sofrer muito com os estressores periódicos da vida? Classifique seu nível de estresse diário como baixo, moderado ou alto.

Pontuação: se você classificou seu estresse como baixo, some 0. Se vive com estresse moderado, some +1. Se vive em um estado de estresse alto crônico, some +2.

PERGUNTA 18: SEU PAI OU SUA MÃE MORREU CEDO (COM MENOS DE CINQUENTA ANOS) POR UM PROBLEMA DE SAÚDE?

A saúde de seus pais pode ser um previsor do destino da sua própria saúde. Além da genética, eles passam características e comportamentos que influenciam suas escolhas de estilo de vida, as quais podem criar exposições desde cedo. Essas influências epigenéticas podem ser benéficas ou prejudiciais, e as levamos conosco pelo resto da vida. Quando os pais morrem jovens por causa de uma doença (e não por uma morte acidental), isso pode ser sinal de um problema passado para você genética ou epigeneticamente. Algumas causas comuns de morte precoce dos pais são câncer, doença cardiovascular e complicações do diabetes. Se seu pai ou sua mãe ou ambos morreram por uma dessas doenças multifatoriais antes dos cinquenta, você também pode correr um risco acima da média.

Pontuação: se seu pai e sua mãe viveram até depois dos cinquenta anos, some 0 ponto. Se um deles morreu antes dos cinquenta, some +1. Se os dois morreram, some +2 pontos.

SOMANDO SUA PONTUAÇÃO DE RISCO À SAÚDE

Agora que você completou o questionário de avaliação, some os pontos individuais para obter sua Pontuação de Risco à Saúde. Quanto maior for o número, maior é o risco. A pontuação mais alta possível é 29. Com base em sua pontuação total, você vai cair em uma de três cores: vermelha, amarela ou verde. Para interpretar seu risco de saúde e sua necessidade de agir, veja onde sua pontuação final se encaixa nos grupos a seguir.

PONTUAÇÃO TOTAL: 19-29. VOCÊ ESTÁ NA ZONA VERMELHA

RISCO MAIS ALTO

Se sua pontuação colocou você nesta categoria, você definitivamente está na zona de perigo. Sem algumas mudanças deliberadas em sua vida, todas as forças estão agindo contra você — são grandes os riscos de estar a caminho de uma doença grave no futuro. Está na hora de considerar seriamente o que você pode fazer para reduzir seus riscos, especialmente em relação à dieta e ao estilo de vida. Se você olhar as perguntas que geram a pontuação, existem pelo menos nove pontos em que você pode fazer uma mudança deliberada para reduzir sua pontuação de risco. Isso pode funcionar da seguinte forma: perder peso, mudar para uma região de menos risco (não é fácil, mas vale considerar), parar de fumar, reduzir o consumo de álcool, diminuir o estresse, sair do turno da noite, adotar um animal de estimação, fazer uma caminhada rápida por dia. Muito importante, mude sua dieta imediatamente usando a estrutura 5 × 5 × 5 para obter os benefícios dos alimentos descritos neste livro.

PONTUAÇÃO TOTAL: 10-18. VOCÊ ESTÁ NA ZONA AMARELA

RISCO MODERADO

Se sua pontuação coloca você nesta categoria, você não está em perigo iminente, mas precisa reduzir ativamente seus riscos para que sua pontuação não aumente ainda mais. Preste muita atenção em sua dieta a fim de reduzir os riscos à sua saúde. Lembre-se, se você não fuma e pratica atividade física regularmente, pode reduzir o risco de alguns cânceres em 70%, diabetes em 90% e doença cardíaca em até 80% com a dieta.[12] Você ainda não está em perigo, mas isso não é motivo para baixar a guarda. Torne uma alimentação a favor da saúde parte da sua vida diária.

Aliás, você pode até se considerar uma pessoa saudável, mas mesmo assim está na zona amarela. Parte dos motivos podem ser fatores fora de seu controle, como o lugar onde mora ou sua idade. A idade em particular pode elevar sua pontuação porque, à medida que você envelhece, o risco de muitas doenças simplesmente aumenta. Some isso a um histórico familiar de doença, maus hábitos ou riscos profissionais e você vai entender como veio parar na zona amarela. Diminuir os riscos que você consegue controlar deve se tornar uma prioridade para você.

PONTUAÇÃO TOTAL: 0-9. VOCÊ ESTÁ NA ZONA VERDE

RISCO MAIS BAIXO

Parabéns! Você está na categoria de menor risco possível. Isso provavelmente significa que você é mais jovem, mais magro, não sofreu muitas exposições prejudiciais na vida, nunca fumou, toma decisões saudáveis em sua alimentação (consciente ou inconscientemente), tem uma boa genética e é fisicamente ativo. É na zona verde que deve permanecer. Você está na melhor posição possível para fazer isso acontecer. Reconheça que, à medida que for envelhecendo e continuar a se deparar com toxinas prejudiciais no ambiente, sua pontuação vai aumentar. É aí que a dieta entra. Comece a comer deliberadamente alimentos que estimulem seus sistemas de defesa da saúde. Experimente alimentos novos descritos neste livro. Veja quantas escolhas de comida e bebida você pode fazer toda semana com base em um dos itens da parte 2. Mantenha um diário dessas escolhas para que possa consultar as semanas anteriores e ver se consegue se aprimorar. Mantenha o bom trabalho e potencialize suas defesas de saúde para que possa enfrentar os ataques do envelhecimento e do mundo moderno.

As pesquisas sobre alimentação e defesas da saúde estão acontecendo em um ritmo tão veloz que novas informações surgem o tempo todo. Para receber *checklists* atualizadas com novos alimentos favoritos que influenciam as defesas de saúde, acesse www.drwilliamli.com/checklist.

Notas

1. ANGIOGÊNESE [pp. 25-38]

1. J. Folkman e R. Kalluri, "Cancer without Disease". *Nature*, v. 427, n. 6977, p. 787, 2004.

2. B. N. Ames, M. K. Shigenaga e T. M. Hagen, "Oxidants, Antioxidants, and the Degenerative Diseases of Aging". *Proceedings of the National Academy of Sciences USA*, v. 90, n. 17, pp. 7915-22, 1993; S. Clancy, "DNA Damage and Repair: Mechanisms for Maintaining DNA Integrity". *Nature Education*, v. 1, n. 1, p. 103, 2008.

3. J. Folkman e R. Kalluri, op. cit.

4. M. Lovett, K. Lee, A. Edwards e D. L. Kaplan, "Vascularization Strategies for Tissue Engineering". *Tissue Engineering Part B: Reviews*, v. 15, n. 3, pp. 353-70, 2009.

5. Robyn D. Pereira et al., "Angiogenesis in the Placenta: The Role of Reactive Oxygen Species Signaling". *BioMed Research International*, p. 814543, 2015.

6. L. A. DiPietro, "Angiogenesis and Wound Repair: When Enough Is Enough". *Journal of Leukocyte Biology*, v. 100, n. 5, pp. 979-84, 2016.

7. A. Orlidge e P. A. D'Amore, "Inhibition of Capillary Endothelial Cell Growth by Pericytes and Smooth Muscle Cells". *Journal of Cell Biology*, v. 105, n. 3, pp. 1455-62, 1987.

8. M. A. Gimbrone, S. B. Leapman, R. S. Cotran e J. Folkman, "Tumor Dormancy In Vivo by Prevention of Neovascularization". *Journal of Experimental Medicine*, v. 136, p. 261, 1974.

9. C. W. White et al., "Treatment of Pulmonary Hemangiomatosis with Recombinant Interferon Alfa-2a". *New England Journal of Medicine*, v. 320, n. 18, pp. 1197-200, 1989.

10. Y. Cao e R. Langer, "A Review of Judah Folkman's Remarkable Achievements in Biomedicine". *Proceedings of the National Academy of Sciences USA*, v. 105, n. 36, pp. 13203-5, 2008.

11. A. H. Vagnucci Jr. e W. W. Li, "Alzheimer's Disease and Angiogenesis". *Lancet*, v. 361, n. 9357, pp. 605-8, 2003.

12. J. V. Silha, M. Krsek, P. Sucharda e L. J. Murphy, "Angiogenic Factors Are Elevated in Overweight and Obese Individuals". *International Journal of Obesity*, v. 29, n. 11, pp. 1308-14, 2005.

13. M. A. Rupnick et al., "Adipose Tissue Mass Can Be Regulated through the Vasculature". *Proceedings of the National Academy of Sciences USA*, v. 99, n. 16, pp. 10730-5, 2002.

14. P. Schratzberger et al., "Reversal of Experimental Diabetic Neuropathy by VEGF Gene Transfer". *Journal of Clinical Investigation*, v. 107, n. 9, pp. 1083-92, 2001.

15. R. Kirchmair et al., "Therapeutic Angiogenesis Inhibits or Rescues Chemotherapy-Induced Peripheral Neuropathy: Taxol- and Thalidomide-Induced Injury of Vasa Nervorum Is Ameliorated by VEGF". *Molecular Therapy*, v. 15, n. 1, pp. 69-75, 2007.

16. S. R. Nussbaum et al., "An Economic Evaluation of the Impact, Cost, and Medicare Policy Implications of Chronic Nonhealing Wounds". *Value Health*, v. 21, n. 1, pp. 27-32, 2018; D. G. Armstrong, J. Wrobel, e J. M. Robbins, "Guest Editorial: Are Diabetes-Related Wounds and Amputations Worse than Cancer?". *International Wound Journal*, v. 4, n. 4, pp. 286-7, 2007.

17. Emiko Jozuka e Yoko Ishitani, "World's Oldest Person Dies at 117". CNN, 28 jul. 2018. Disponível em: <https://www.cnn.com/2018/07/26/health/japan-centenarian--longevity/index.html>. Acesso em: 28 jun. 2019.

2. REGENERAÇÃO [pp. 39-58]

1. R. J. Kara et al., "Fetal Cells Traffic to Injured Maternal Myocardium and Undergo Cardiac Differentiation". *Circulation Research*, v. 110, n. 1, pp. 82-93, 2012.

2. Ron Milo e Rob Phillips, "How Quickly Do Different Cells in the Body Replace Themselves?". *Cell Biology by the Numbers*. Disponível em: <http://book.bionumbers.org/how-quickly-do-different-cells-in-the-body-replace-themselves>. Acesso em: 28 jun. 2019; "Lifespan of a Red Blood Cell". *Bionumbers*. Disponível em: <http://bionumbers.hms.harvard.edu/bionumber.aspx?&id=107875>. Acesso em: 28 jun. 2019.

3. "Determination of Adipose Cell Size in Eight Epididymal Fat Pads by Four Methods". *Bionumbers*. Disponível em: <http://bionumbers.hms.harvard.edu/bionumber.aspx?&id=107076>. Acesso em: 28 jun. 2019.

4. J. E. Till e E. A. McCulloch, "A Direct Measurement of the Radiation Sensitivity of Normal Mouse Bone Marrow Cells". *Radiation Research*, v. 14, n. 2, pp. 213-22, 1961.

5. Eva Bianconi et al., "An Estimation of the Number of Cells in the Human Body". *Annals of Human Biology*, v. 40, n. 6, 2013.

6. S. Y. Rabbany, B. Heissig, K. Hattori e S. Rafii, "Molecular Pathways Regulating Mobilization of Marrow-derived Stem Cells for Tissue Revascularization". *Trends in Molecular Medicine*, v. 9, n. 3, pp. 109-17, 2003.

7. I. Petit, D. Jin e S. Rafii, "The SDF-1-CXCR4 Signaling Pathway: A Molecular Hub Modulating Neo-Angiogenesis". *Trends in Immunology*, v. 28, n. 7, pp. 299-307, 2007.

8. E. T. Condon, J. H. Wang e H. P. Redmond, "Surgical Injury Induces the Mobilization of Endothelial Progenitor Cells". *Surgery*, v. 135, n. 6, pp. 657-61, 2004.

9. G. D. Kusuma, J. Carthew, R. Lim e J. E. Frith, "Effect of the Microenvironment on Mesenchymal Stem Cell Paracrine Signaling: Opportunities to Engineer the Therapeutic Effect". *Stem Cells and Development*, v. 26, n. 9, pp. 617-31, 2017; S. Keshtkar, N. Azarpira e M. H. Ghahremani, "Mesenchymal Stem Cell-Derived Extracellular Vesicles: Novel Frontiers in Regenerative Medicine". *Stem Cell Research and Therapy*, v. 9, n. 1, p. 63, 2018.

10. I. Linero e O. Chaparro, "Paracrine Effect of Mesenchymal Stem Cells Derived from Human Adipose Tissue in Bone Regeneration". *PLOS One*, v. 9, n. 9, p. e107001, 2014.

11. F. Mobarrez et al., "The Effects of Smoking on Levels of Endothelial Progenitor Cells and Microparticles in the Blood of Healthy Volunteers". *PLOS One*, v. 9, n. 2, p. e90314, 2014; S. Beyth et al., "Cigarette Smoking Is Associated with a Lower Concentration of CD105(+) Bone Marrow Progenitor Cells". *Bone Marrow Research*, v. 2015, p. 914935, 2015.

12. S. E. Michaud et al., "Circulating Endothelial Progenitor Cells from Healthy Smokers Exhibit Impaired Functional Activities". *Atherosclerosis*, v. 187, n. 2, pp. 423-32, 2006.

13. C. Heiss et al., "Brief Secondhand Smoke Exposure Depresses Endothelial Progenitor Cells Activity and Endothelial Function: Sustained Vascular Injury and Blunted Nitric Oxide Production". *Journal of the American College of Cardiology*, v. 51, n. 18, pp. 1760-71, 2008.

14. T. E. O'Toole et al., "Episodic Exposure to Fine Particulate Air Pollution Decreases Circulating Levels of Endothelial Progenitor Cells". *Circulation Research*, v. 107, n. 2, pp. 200-3, 2010.

15. J. K. Williams et al., "The Effects of Ethanol Consumption on Vasculogenesis Potential in Nonhuman Primates". *Alcoholism: Clinical and Experimental Research*, v. 32, n. 1, pp. 155-61, 2008.

16. H. Wang et al., "In Utero Exposure to Alcohol Alters Cell Fate Decisions by Hematopoietic Progenitors in the Bone Marrow of Offspring Mice during Neonatal Development". *Cell Immunology*, v. 239, n. 1, pp. 75-85, 2006.

17. J. A. McClain, D. M. Hayes, S. A. Morris e K. Nixon, "Adolescent Binge Alcohol Exposure Alters Hippocampal Progenitor Cell Proliferation in Rats: Effects on Cell Cycle Kinetics". *Journal of Comparative Neurology*, v. 519, n. 13, pp. 2697-710, 2011.

18. Na Universidade do Colorado em Boulder, pesquisadores estudaram isso comparando as células-tronco de homens saudáveis e não obesos mais velhos (na casa dos sessenta anos) com as de homens na casa dos vinte anos. As diferenças eram impressionantes. As EPCS de pessoas mais velhas produziam 60% menos fatores que ajudam as células a sobreviver do que as células-tronco do grupo mais jovem.

19. M. Pirro et al., "Hypercholesterolemia-Associated Endothelial Progenitor Cell Dysfunction". *Therapeutic Advances in Cardiovascular Disease*, v. 2, n. 5, pp. 329-39, 2008.

20. D. R. Pu e L. Liu, "HDL Slowing Down Endothelial Progenitor Cells Senescence: A Novel Anti-Atherogenic Property of HDL". *Medical Hypotheses*, v. 70, n. 2, pp. 338-42, 2008.

21. H. Kang et al., "High Glucose-Induced Endothelial Progenitor Cell Dysfunction". *Diabetes and Vascular Disease Research*, v. 14, n. 5, pp. 381-94, 2017; G. P. Fadini, M. Albiero, S. Vigili de Kreutzenberg, E. Boscaro, R. Cappellari, M. Marescotti, N. Poncina, C. Agostini e A. Avogaro, "Diabetes Impairs Stem Cell and Proangiogenic Cell Mobilization in Humans". *Diabetes Care*, v. 36, n. 4, pp. 943-9, 2013.

22. K. Aschbacher et al., "Higher Fasting Glucose Levels Are Associated with Reduced Circulating Angiogenic Cell Migratory Capacity among Healthy Individuals". *American Journal of Cardiovascular Disease*, v. 2, n. 1, pp. 12-9, 2012.

23. O. M. Tepper et al., "Human Endothelial Progenitor Cells from Type II Diabetics Exhibit Impaired Proliferation, Adhesion, and Incorporation into Vascular Structures". *Circulation*, v. 106, n. 22, pp. 2781-6, 2002.

24. C. J. Loomans et al., "Endothelial Progenitor Cell Dysfunction: A Novel Concept in the Pathogenesis of Vascular Complications of Type 1 Diabetes". *Diabetes*, v. 53, n. 1, pp. 195-9, 2004.

25. "Diabetes". Organização Mundial da Saúde. Disponível em: <http://www.who.int/mediacentre/factsheets/fs312/en>.

26. G. P. Fadini et al., "Circulating Endothelial Progenitor Cells Are Reduced in Peripheral Vascular Complications of Type 2 Diabetes Mellitus". *Journal of the American College of Cardiology*, v. 45, n. 9, pp. 1449-57, 2005.

27. T. Kusuyama et al., "Effects of Treatment for Diabetes Mellitus on Circulating Vascular Progenitor Cells". *Journal of Pharmacological Sciences*, v. 102, n. 1, pp. 96--102, 2006.

28. N. Werner et al., "Circulating Endothelial Progenitor Cells and Cardiovascular Outcomes". *New England Journal of Medicine*, v. 353, n. 10, pp. 999-1007, 2005.

29. H. Björkbacka et al., "Plasma Stem Cell Factor Levels Are Associated with Risk of Cardiovascular Disease and Death". *Journal of Internal Medicine*, v. 282, n. 2, pp. 508-21, 2017.

30. A. Rivera, I. Vanzuli, J. J. Arellano e A. Butt, "Decreased Regenerative Capacity of Oligodendrocyte Progenitor Cells (NG2-Glia) in the Ageing Brain: A Vicious Cycle of Synaptic Dysfunction, Myelin Loss, and Neuronal Disruption?". *Current Alzheimer Research*, v. 13, n. 4, pp. 413-8, 2016.

31. Q. Wang et al., "Stromal Cell-Derived Factor 1α Decreases β-Amyloid Deposition in Alzheimer's Disease Mouse Model". *Brain Research*, v. 1459, pp. 15-26, 2012.

32. O. Fernández et al., "Adipose-Derived Mesenchymal Stem Cells (ADMSC) for the Treatment of Secondary-Progressive Multiple Sclerosis: A Triple Blinded, Placebo Controlled, Randomized Phase I/II Safety and Feasibility Study". *PLOS One*, v. 13, n. 5, p. e0195891, 2018; C. G. Song et al., "Stem Cells: A Promising Candidate to Treat Neurological Disorders". *Neural Regeneration Research*, v. 13, n. 7, pp. 1294-304, 2018; G. Dawson et al., "Autologous Cord Blood Infusions Are Safe and Feasible in Young Children with Autism Spectrum Disorder: Results of a Single-Center Phase I Open-Label Trial". *Stem Cells Translational Medicine*, v. 6, n. 5, pp. 1332-9, 2017.

33. J. H. Houtgraaf et al., "First Experience in Humans Using Adipose Tissue-Derived Regenerative Cells in the Treatment of Patients with ST-Segment Elevation Myocardial Infarction". *Journal of the American College of Cardiology*, v. 59, n. 5, pp. 539-40, 2012.

34. Peter Dockrill, "Japanese Scientists Have Used Skin Cells to Restore a Patient's Vision for the First Time". Disponível em: <https://www.sciencealert.com/japanese--scientists-have-used-skin-cells-to-restore-a-patient-s-vision-for-the-first-time>.

35. Cura Foundation, "Cellular Horizons Day 2: Using Adult Stem Cells to Treat Autoimmune Disorders". Disponível em: <https://www.youtube.com/watch?v=Iafkr--qRnm0>.

36. C. M. Zelen et al., "A Prospective, Randomised, Controlled, Multi-Centre Comparative Effectiveness Study of Healing Using Dehydrated Human Amnion/Chorion Membrane Allograft, Bioengineered Skin Substitute, or Standard of Care for Treatment of Chronic Lower Extremity Diabetic Ulcers". *International Wound Journal*, v. 12, n. 6, pp. 724-32, 2015; T. E. Serena et al., "A Multicenter, Randomized, Controlled Clinical Trial Evaluating the Use of Dehydrated Human Amnion/Chorion Membrane Allografts and Multilayer Compression Therapy vs. Multilayer Compression Therapy Alone in the Treatment of Venous Leg Ulcers". *Wound Repair and Regeneration* , v. 22, n. 6, pp. 688-93, 2014.

37. Z. N. Maan et al., "Cell Recruitment by Amnion Chorion Grafts Promotes Neovascularization". *Journal of Surgical Research*, v. 193, n. 2, pp. 953-62, 2015.

38. E. Keelaghan, D. Margolis, M. Zhan e M. Baumgarten, "Prevalence of Pressure Ulcers on Hospital Admission among Nursing Home Residents Transferred to the Hospital". *Wound Repair and Regeneration*, v. 16, n. 3, pp. 331-6, 2008.

3. MICROBIOMA [pp. 59-80]

1. P. Hartmann et al., "Normal Weight of the Brain in Adults in Relation to Age, Sex, Body Height, and Weight". *Pathologe*, v. 15, n. 3, pp. 165-70, 1994; Alison Abbott, "Scientists Bust Myth that Our Bodies Have More Bacteria than Human Cells". *Nature*,

8 jan. 2016. Disponível em: <http://www.nature.com/news/scientists-bust-myth-that--our-bodies-have-more-bacteria-than-human-cells-1.19136>.

2. G. Clarke et al., "Minireview: Gut Microbiota: The Neglected Endocrine Organ", *Molecular Endocrinology*, v. 28, n. 8, pp. 1221-38, 2014.

3. Jane A. Foster, Linda Rinaman e John F. Cryan, "Stress and the Gut-Brain Axis: Regulation by the Microbiome". *Neurobiology of Stress*, v. 7, pp. 124-36, 2017.

4. C. M. Schlebusch et al., "Southern African Ancient Genomes Estimate Modern Human Divergence to 350,000 to 260,000 Years Ago". *Science*, v. 358, n. 6363, pp. 652-5, 2017.

5. C. Menni et al., "Gut Microbiome Diversity and High Fibre Intake Are Related to Lower Long-Term Weight Gain". *International Journal of Obesity*, v. 41, n. 7, pp. 1099--105, 2017.

6. I. Semmelweis, *Die Aetiologie, der Begriff und die Prophylaxis des Kindbettfiebers* [Etiologia, conceito e profilaxia das infecções pós-parto]. Peste: C. H. Hartleben's Verlag-Expedition, 1861.

7. Joseph Lister, "On the Antiseptic Principle in the Practice of Surgery". *Lancet*, v. 90, n. 2299, pp. 353-6, 1867.

8. Lina Zeldovich, "The Man Who Drank Cholera and Launched the Yogurt Craze". *Nautilus*, 23 abr. 2015. Disponível em: <http://nautil.us/issue/23/dominoes/the--man-who-drank-cholera-and-launched-the-yogurt-craze>.

9. Bill Landers, "Oral Bacteria: How Many? How Fast?". *RDHmag.com*, 1º jul. 2009. Disponível em: <https://www.rdhmag.com/articles/print/volume-29/issue-7/columns/the-landers-file/oral-bacteria-how-many-how-fast.html>.

10. Ver: <https://www.hmpdacc.org/hmp>.

11. Human Microbiome Project Consortium, "Structure, Function, and Diversity of the Healthy Human Microbiome". *Nature*, v. 486, n. 7402, pp. 207-14, 2012.

12. "The Precise Reason for the Health Benefits of Dark Chocolate: Mystery Solved". *American Chemical Society*, 18 mar. 2014. Disponível em: <https://www.acs.org/content/acs/en/pressroom/newsreleases/2014/march/the-precise-reason-for-the--health-benefits-of-dark-chocolate-mystery-solved.html>; D. J. Morrison e T. Preston, "Formation of Short Chain Fatty Acids by the Gut Microbiota and Their Impact on Human Metabolism". *Gut Microbes*, v. 7, n. 3, pp. 189-200, 2016.

13. H. J. Kim, J. S. Noh e Y. O. Song, "Beneficial Effects of Kimchi, a Korean Fermented Vegetable Food, on Pathophysiological Factors Related to Atherosclerosis". *Journal of Medicinal Food*, v. 21, n. 2, pp. 127-35, 2018.

14. C. Nastasi et al., "The Effect of Short-Chain Fatty Acids on Human Monocyte-Derived Dendritic Cells". *Scientific Reports*, v. 5, p. 16148, 2015.

15. D. Liu et al., "Low Concentration of Sodium Butyrate from Ultrabraid+NaBu Suture, Promotes Angiogenesis and Tissue Remodelling in Tendon-Bones Injury". *Scientific Reports*, v. 6, p. 34649, 2016.

16. E. S. Chambers, D. J. Morrison e G. Frost, "Control of Appetite and Energy Intake by SCFA: What Are the Potential Underlying Mechanisms?". *Proceedings of the Nutrition Society*, v. 74, n. 3, pp. 328-36, 2015.

17. A. F. Athiyyah et al., "Lactobacillus Plantarum IS-10506 Activates Intestinal Stem Cells in a Rodent Model". *Beneficial Microbes*, pp. 1-6, 4 maio 2018.

18. M. K. Kwak et al., "Cyclic Dipeptides from Lactic Acid Bacteria Inhibit Proliferation of the Influenza A Virus". *Journal of Microbiology*, v. 51, n. 6, pp. 836-43, 2013.

19. C. Carreau, G. Flouriot, C. Bennetau-Pelissero e M. Potier, "Enterodiol and Enterolactone, Two Major Diet-Derived Polyphenol Metabolites Have Different Impact on ERalpha Transcriptional Activation in Human Breast Cancer Cells". *Journal of Steroid Chemistry and Molecular Biology*, v. 110, n. 1-2, pp. 176-85, 2008.

20. F. P. Martin et al., "Metabolic Effects of Dark Chocolate Consumption on Energy, Gut Microbiota, and Stress-Related Metabolism in Free-Living Subjects". *Journal of Proteome Research*, v. 8, n. 12, pp. 556-79, 2009.

21. "Intestinal Bacteria May Protect against Diabetes". *Science Daily*, 11 abr. 2017. Disponível em: <https://www.sciencedaily.com/releases/2017/04/170411090159.htm>.

22. J. Loubinoux et al., "Sulfate-Reducing Bacteria in Human Feces and Their Association with Inflammatory Bowel Diseases". *FEMS Microbiology Ecology*, v. 40, n. 2, pp. 107-12, 2002.

23. Cassandra Willyard, "Could Baby's First Bacteria Take Root before Birth?". *Nature*, 17 jan. 2018. Disponível em: <https://www.nature.com/articles/d41586-018-00664-8>.

24. E. Jašarević, C. L. Howerton, C. D. Howard e T. L. Bale, "Alterations in the Vaginal Microbiome by Maternal Stress Are Associated with Metabolic Reprogramming of the Offspring Gut and Brain". *Endocrinology*, v. 156, n. 9, pp. 3265-76, 2015.

25. Ashley P. Taylor, "Breast Milk Contributes Significantly to Babies' Bacteria", *The Scientist*, 10 de maio de 2017. Disponível em:, <https://www.the-scientist.com/?articles. view/articleNo/49400/title/Breast-Milk-Contributes-Significantly-to-Babies-Bacteria>.

26. Pia S. Pannaraj et al., "Association between Breast Milk Bacterial Communities and Establishment and Development of the Infant Gut Microbiome". *JAMA Pediatrics*, v. 171, n. 7, pp. 647-54, 2017.

27. J. C. Madan et al., "Association of Cesarean Delivery and Formula Supplementation with the Intestinal Microbiome of 6-Week-Old Infants". *JAMA Pediatrics*, v. 170, n. 3, pp. 212-9, 2016.

28. G. Bian et al., "The Gut Microbiota of Healthy Aged Chinese Is Similar to that of the Healthy Young". *mSphere*, v. 2, n. 5, p. e00327-17, 2017.

29. E. Thursby e N. Juge, "Introduction to the Human Gut Microbiota". *Biochemical Journal*, v. 474, n. 11, pp. 1823-36, 2017.

30. R. Kort et al., "Shaping the Oral Microbiota through Intimate Kissing". *Microbiome*, v. 17, n. 2, p. 41, 2014.

31. O. Firmesse et al., "Fate and Effects of Camembert Cheese Micro-Organisms in the Human Colonic Microbiota of Healthy Volunteers after Regular Camembert Consumption". *International Journal of Food Microbiology*, v. 125, n. 2, pp. 176-81, 2008.

32. E. D. Sonnenburg et al., "Diet-Induced Extinctions in the Gut Microbiota Compound over Generations". *Nature*, v. 529, n. 7585, pp. 212-5, 2016.

33. Y. Su et al., "Ecological Balance of Oral Microbiota Is Required to Maintain Oral Mesenchymal Stem Cell Homeostasis". *Stem Cells*, v. 36, n. 4, pp. 551-61, 2018; A. Khandagale e C. Reinhardt, "Gut Microbiota — Architects of Small Intestinal Capillaries". *Frontiers in Bioscience*, v. 23, pp. 752-66, 2018; X. Sun e M. J. Zhu, "Butyrate Inhibits Indices of Colorectal Carcinogenesis via Enhancing α-Ketoglutarate-Dependent DNA Demethylation of Mismatch Repair Genes". *Molecular Nutrition and Food Research*, v. 62, n. 10, p. e1700932, 2018.

34. Moises Velasquez-Manoff, "Microbes, a Love Story". *New York Times*, 10 fev. 2017. Disponível em: <https://www.nytimes.com/2017/02/10/opinion/sunday/microbes--a-love-story.html>.

35. S. Carding et al., "Dysbiosis of the Gut Microbiota in Disease". *Microbial Ecology in Health and Disease*, v. 26, 2015. 10.3402/mehd.v26.26191; J. Lu et al., "The Role of Lower Airway Dysbiosis in Asthma: Dysbiosis and Asthma". *Mediators of Inflammation*, v. 2017, 2017. 3890601; A. C. R. Tanner et al., "The Caries Microbiome: Implications for Reversing Dysbiosis". *Advances in Dental Research*, v. 29, n. 1, pp. 78-85, 2018; F. Lv et al., "The Role of Microbiota in the Pathogenesis of Schizophrenia and Major Depressive Disorder and the Possibility of Targeting Microbiota as a Treatment Option". *Oncotarget*, v. 8, n. 59, pp. 100899-907, 2017.

36. "FDA in Brief: FDA Issues Final Rule on Safety and Effectiveness for Certain Active Ingredients in Over-the-Counter Health Care Antiseptic Hand Washes and Rubs in the Medical Setting". US Food and Drug Administration, 19 dez. 2017,. Disponível em: <https://www.fda.gov/newsevents/newsroom/fdainbrief/ucm589474.htm>; C. S. Bever et al., "Effects of Triclosan in Breast Milk on the Infant Fecal Microbiome". *Chemosphere*, v. 203, pp. 467-73, 2018; H. Yang et al., "A Common Antimicrobial Additive Increases Colonic Inflammation and Colitis-Associated Colon Tumorigenesis in Mice". *Science Translational Medicine*, v. 10, n. 443, 2018.

37. "Probiotics Market to Exceed $65bn by 2024". *Global Market Insights*, 10 out. 2017. Disponível em: <https://globenewswire.com/news-release/2017/10/10/1143574/0/en/Probiotics-Market-to-exceed-65bn-by-2024-Global-Market-Insights-Inc.html>.

4. PROTEÇÃO DO DNA [pp. 81-98]

1. B. N. Ames, M. K. Shigenaga e T. M. Hagen, "Oxidants, Antioxidants, and the Degenerative Diseases of Aging". *Proceedings of the National Academy of Sciences USA*, v. 90, n. 17, pp. 7915-22, 1993.

2. "Deciphering the Genetic Code". Office of NIH History. Disponível em: <https://history.nih.gov/exhibits/nirenberg/HS1_mendel.htm>.

3. R. Dahm, "Friedrich Miescher and the Discovery of DNA". *Developmental Biology* , v. 278, n. 2, pp. 274-88, 2005.

4. "International Consortium Completes Human Genome Project". National Human Genome Research Institute, 14 abr. 2003. Disponível em: <https://www.genome.gov/11006929/2003-release-international-consortium-completes-hgp>.

5. Eva Bianconi et al., "An Estimation of the Number of Cells in the Human Body". *Annals of Human Biology*, v. 40, n. 6, 2013.

6. Stephen P. Jackson e Jiri Bartek, "The DNA-Damage Response in Human Biology and Disease". *Nature*, v. 461, n. 7267, pp. 1071-8, 2009.

7. S. Premi et al., "Photochemistry: Chemiexcitation of Melanin Derivatives Induces DNA Photoproducts Long after UV Exposure". *Science* , v. 347, n. 6224, pp. 842-7, 2015.

8. M. Sanlorenzo et al., "The Risk of Melanoma in Pilots and Cabin Crew: UV Measurements in Flying Airplanes". *JAMA Dermatology* , v. 151, n. 4, pp. 450-2, 2015.

9. "Health Risk of Radon". Agência de Proteção Ambiental dos Estados Unidos. Disponível em: <https://www.epa.gov/radon/health-risk-radon>.

10. "Carcinogens in Tobacco Smoke". Governo do Canadá. Disponível em: <https://www.canada.ca/en/health-canada/services/publications/healthy-living/carcinogens--tobacco-smoke.html>.

11. P. Mikeš et al., "3-(3,4-Dihydroxyphenyl)adenine, a Urinary DNA Adduct Formed in Mice Exposed to High Concentrations of Benzene". *Journal of Applied Toxicology*, v. 33, n. 6, pp. 516-20, 2013.

12. M. S. Estill e S. A. Krawetz, "The Epigenetic Consequences of Paternal Exposure to Environmental Contaminants and Reproductive Toxicants". *Current Environmental Health Reports*, v. 3, n. 3, pp. 202-13, 2016.

13. R. H. Waring, R. M. Harris e S. C. Mitchell, "In Utero Exposure to Carcinogens: Epigenetics, Developmental Disruption, and Consequences in Later Life". *Maturitas*, v. 86, pp. 59-63, 2016.

14. "What Are Genome Editing and CRISPR-Cas9?". Genetics Home Reference, Biblioteca Nacional de Medicina dos Estados Unidos. Disponível em: <https://ghr.nlm.nih.gov/primer/genomicresearch/genomeediting>.

15. L. A. Macfarlane e P. R. Murphy, "MicroRNA: Biogenesis, Function and Role in Cancer". *Current Genomics*, v. 11, n. 7, pp. 537-61, 2010.

16. Elisa Grazioli et al., "Physical Activity in the Prevention of Human Diseases: Role of Epigenetic Modifications". *BMC Genomics*, v. 18, supl. 8, p. 802, 2017.

17. J. Denham, "Exercise and Epigenetic Inheritance of Disease Risk". *Acta Physiologica*, v. 222, n. 1, 2018.

18. C. Spindler et al., "Treadmill Exercise Alters Histone Acetyltransferases and Histone Deacetylases Activities in Frontal Cortices from Wistar Rats". *Cellular and Molecular Neurobiology*, v. 34, n. 8, pp. 1097-101, 2014.

19. Lars R. Ingerslev et al., "Endurance Training Remodels Sperm-Borne Small RNA Expression and Methylation at Neurological Gene Hotspots". *Clinical Epigenetics*, 2018. 10: 12.

20. G. V. Skuladottir, E. K. Nilsson, J. Mwinyi e H. B. Schiöth, "One-Night Sleep Deprivation Induces Changes in the DNA Methylation and Serum Activity Indices of Stearoyl-CoA Desaturase in Young Healthy Men". *Lipids in Health and Disease* , v. 15, n. 1, p. 137, 2016.

21. L. Li, S. Zhang, Y. Huang e K. Chen, "Sleep Duration and Obesity in Children: A Systematic Review and Meta-analysis of Prospective Cohort Studies". *Journal of Paediatrics and Child Health*, v. 53, n. 4, pp. 378-85, 2017.

22. Emil K. Nilsson, Adrian E. Bostrom, Jessica Mwinyi e Helgi B. Schioth, "Epigenomics of Total Acute Sleep Deprivation in Relation to Genome-Wide DNA Methylation Profiles and RNA Expression". *OMICS*, v. 20, n. 6, pp. 334-42, 2016; S. Lehrer, S. Green, L. Ramanathan e K. E. Rosenzweig, "Obesity and Deranged Sleep Are Independently Associated with Increased Cancer Mortality in 50 US States and the District of Columbia". *Sleep and Breathing*, v. 17, n. 3, pp. 1117-8, 2013.

23. P. Kaliman et al., "Rapid Changes in Histone Deacetylases and Inflammatory Gene Expression in Expert Meditators". *Psychoneuroendocrinology*, v. 40, pp. 96-107, 2014.

24. A. K. Smith et al., "Differential Immune System DNA Methylation and Cytokine Regulation in Post-Traumatic Stress Disorder". *American Journal of Medical Genetics Part B: Neuropsychiatric Genetics*, v. 156B, n. 6, pp. 700-8, 2011.

25. B. C. J. Dirven, J. R. Homberg, T. Kozicz e M. J. A. G. Henckens, "Epigenetic Programming of the Neuroendocrine Stress Response by Adult Life Stress". *Journal of Molecular Endocrinology*, v. 59, n. 1, pp. R11-R31, 2017.

26. Elizabeth Blackburn, "The Science of Cells that Never Get Old". TED, abr. 2017. Disponível em: <https://www.ted.com/talks/elizabeth_blackburn_the_science_of_cells_that_never_get_old>.

27. J. Wojcicki et al., "Exclusive Breastfeeding Is Associated with Longer Telomeres in Latino Preschool Children". *American Journal of Clinical Nutrition*, v. 104, n. 2, pp. 397-405, 2016.

28. M. A. Shammas, "Telomeres, Lifestyle, Cancer, and Aging". *Current Opinion in Clinical Nutrition and Metabolic Care*, v. 14, n. 1, pp. 28-34, 2011.

29. D. F. Terry et al., "Association of Longer Telomeres with Better Health in Centenarians". *Journal of Gerontology Series A: Biological Sciences and Medical Sciences*, v. 63, n. 8, pp. 809-12, 2008.

30. L. A. Tucker, "Physical Activity and Telomere Length in U.S. Men and Women: An NHANES Investigation". *Preventive Medicine*, v. 100, pp. 145-51, 2017.

31. H. Lavretsky et al., "A Pilot Study of Yogic Meditation for Family Dementia Caregivers with Depressive Symptoms: Effects on Mental Health, Cognition, and Telomerase Activity". *International Journal of Geriatric Psychiatry*, v. 28, n. 1, pp. 57-65, 2013;

N. S. Schutte e J. M. Malouff, "A Meta-Analytic Review of the Effects of Mindfulness Meditation on Telomerase Activity". *Psychoneuroendocrinology*, v. 42, pp. 45-8, 2014; S. Duraimani et al., "Effects of Lifestyle Modification on Telomerase Gene Expression in Hypertensive Patients: A Pilot Trial of Stress Reduction and Health Education Programs in African Americans", *PLOS One*, v. 10, n. 11, p. e0142689, 2015.

32. D. Ornish et al., "Increased Telomerase Activity and Comprehensive Lifestyle Changes: A Pilot Study". *Lancet Oncology*, v. 9, n. 11, pp. 1048-57, 2008; D. Ornish et al., "Effect of Comprehensive Lifestyle Changes on Telomerase Activity and Telomere Length in Men with Biopsy-Proven Low-Risk Prostate Cancer: 5-Year Follow--Up of a Descriptive Pilot Study". *Lancet Oncology*, v. 14, n. 11, pp. 1112-20, 2013.

33. J. M. Wojcicki, R. Medrano, J. Lin e E. Epel, "Increased Cellular Aging by 3 Years of Age in Latino, Preschool Children Who Consume More Sugar-Sweetened Beverages: A Pilot Study". *Childhood Obesity*, v. 14, n. 3, pp. 149-57, 2018.

5. IMUNIDADE [pp. 99-120]

1. C. Ceci et al., "Ellagic Acid Inhibits Bladder Cancer Invasiveness and In Vivo Tumor Growth". *Nutrients*, v. 8, n. 11, 2016.

2. "The Smallpox Eradication Programme — SEP (1966-1980)". Organização Mundial da Saúde, maio 2010. Disponível em: <http://www.who.int/features/2010/smallpox/en>.

3. C. Chang, "Time Frame and Reasons of Kangxi Emperor Adopted Variolation" [em chinês]. *Zhonghua Yi Shi Za Zhi* 26, n. 1, pp. 30-2, 1996.

4. Para uma excelente animação da TED-ed descrevendo a erradicação da varíola, ver Simona Zompi, "How We Conquered the Deadly Smallpox Virus". YouTube, 28 out. 2013. Disponível em: <https://www.youtube.com/watch?v=yqUFy-t4MlQ>.

5. T. Araki et al., "Normal Thymus in Adults: Appearance on CT and Associations with Age, Sex, BMI and Smoking". *Eur Radiol.*, v. 26, n. 1, pp. 15-24, 2016.

6. Suzanne Wu, "Fasting Triggers Stem Cell Regeneration of Damaged, Old Immune System". *USC News*, 5 jun. 2014. Disponível em: <https://news.usc.edu/63669/fasting-triggers-stem-cell-regeneration-of-damaged-old-immune-system>; C. W. Cheng et al., "Prolonged Fasting Reduces IGF-1/PKA to Promote Hematopoietic-Stem-Cell--Based Regeneration and Reverse Immunosuppression". *Cell Stem Cell*, v. 14, n. 6, pp. 810--23, 2014.

7. John Travis, "On the Origin of the Immune System". *Science*, v. 324, n. 5927, pp. 580-2, 2009. Disponível em: <http://science.sciencemag.org/content/324/5927/580>.

8. Para os amantes de ciência: o sinalizador é chamado complexo principal de histocompatibilidade (MHC, do inglês *major histocompatibility complex*) classe 2. Ele é en-

contrado em uma grande variedade de células imunológicas, como macrófagos, células dendríticas, células T citotóxicas e células B. Essas células vão combinar as partículas de invasores com MHC classe 2, e o grupo será apresentado na superfície da célula imunológica, assinalando que está no auge da batalha e pode precisar de um pouco de orientação e apoio. Isso atrai a célula T auxiliar para ajudar a coordenar e ampliar a resposta.

9. Para os amantes de ciência: o sinalizador aqui é o MHC classe 1. Uma célula infectada vai combinar o antígeno estranho de seu invasor com o MHC classe 1 e levar esse grupo para a superfície da célula, literalmente "apresentando" o grupo para as células T citotóxicas a fim de pedir sua própria destruição.

10. J. Yang e M. Reth, "Receptor Dissociation and B-Cell Activation". *Current Topics in Microbiology and Immunology*, v. 393, pp. 27-43, 2016.

11. B. Alberts et al., "B Cells and Antibodies". In: *Molecular Biology of the Cell*. 4. ed. Nova York: Garland Science, 2002. Disponível em: <https://www.ncbi.nlm.nih.gov/books/NBK26884>.

12. T. D. Noakes et al., "Semmelweis and the Aetiology of Puerperal Sepsis 160 Years On: An Historical Review". *Epidemiology and Infection*, v. 136, n. 1, pp. 1-9, 2008.

13. J. D. de Sousa, C. Alvarez, A. M. Vandamme e V. Müller, "Enhanced Heterosexual Transmission Hypothesis for the Origin of Pandemic HIV-1". *Viruses*, v. 4, n. 10, pp. 1950-83, 2012.

14. P. E. Serrano, S. A. Khuder e J. J. Fath, "Obesity as a Risk Factor for Nosocomial Infections in Trauma Patients". *Journal of the American College of Surgeons*, v. 211, n. 1, pp. 61-7, 2010.

15. G. V. Bochicchio et al., "Impact of Obesity in the Critically Ill Trauma Patient: A Prospective Study". *Journal of the American College of Surgeons*, v. 203, n. 4, pp. 533-8, 2006.

16. J. Suvan et al., "Association between Overweight/Obesity and Periodontitis in Adults: A Systematic Review". *Obesity Reviews*, v. 12, n. 5, pp. e381-404, 2011; M. J. Semins et al., "The Impact of Obesity on Urinary Tract Infection Risk". *Urology*, v. 79, n. 2, pp. 266-9, 2012; J. C. Kwong, M. A. Campitelli e L. C. Rosella, "Obesity and Respiratory Hospitalizations during Influenza Seasons in Ontario, Canada: A Cohort Study". *Clinical Infectious Diseases*, v. 53, n. 5, pp. 413-21, 2011.

17. S. V. Aguayo-Patrón e A. M. Calderón de la Barca, "Old Fashioned vs. Ultra-Processed-Based Current Diets: Possible Implication in the Increased Susceptibility to Type 1 Diabetes and Celiac Disease in Childhood". *Foods*, v. 6, n. 11, 2017.

18. E. Y. Huang et al., "The Role of Diet in Triggering Human Inflammatory Disorders in the Modern Age". *Microbes and Infection*, v. 15, n. 12, pp. 765-74, 2013.

6. DEIXE SUA DOENÇA COM FOME, ALIMENTE SUA SAÚDE [pp. 125-57]

1. T. Fotsis et al., "Genistein, a Dietary-derived Inhibitor of Vitro Angiogenesis". *Proceedings of the National Academy of Sciences USA*, v. 90, n. 7 supl., pp. 2690-4, 1993.

2. F. Tosetti, N. Ferrari, S. De Flora e A. Albini, "Angioprevention: Angiogenesis Is a Common and Key Target for Cancer Chemopreventive Agents". *FASEB Journal*, v. 16, n. 1, pp. 2-14, 2002.

3. A. Albini et al., "Cancer Prevention by Targeting Angiogenesis". *Nature Reviews Clinical Oncology*, v. 9, n. 9, pp. 498-509, 2012.

4. J. Liu et al., "Balancing between Aging and Cancer: Molecular Genetics Meets Traditional Chinese Medicine". *Journal of Cellular Biochemistry*, v. 118, n. 9, pp. 2581-6, 2017.

5. E. R. O'Brien et al., "Angiogenesis in Human Coronary Atherosclerotic Plaques". *American Journal of Pathology*, v. 145, n. 4, pp. 883-94, 1994.

6. P. R. Moreno et al., "Plaque Neovascularization Is Increased in Ruptured Atherosclerotic Lesions of Human Aorta: Implications for Plaque Vulnerability". *Circulation*, v. 110, n. 14, pp. 203-8, 2004.

7. Preetha Anand et al., "Cancer Is a Preventable Disease that Requires Major Lifestyle Changes". *Pharmaceutical Research*, v. 25, n. 9, pp. 2097-116, 2008.

8. X. O. Shu et al., "Soy Food Intake and Breast Cancer Survival". *JAMA*, v. 302, n. 22, pp. 2437-43, 2009; C. C. Applegate et al., "Soy Consumption and the Risk of Prostate Cancer: An Updated Systematic Review and Meta-Analysis". *Nutrients*, v. 10, n. 1, 2018; Z. Yan et al., "Association between Consumption of Soy and Risk of Cardiovascular Disease: A Meta-Analysis of Observational Studies". *European Journal of Preventive Cardiology*, v. 24, n. 7, pp. 735-47, 2017.

9. S. H. Lee, J. Lee, M. H. Jung e Y. M. Lee, "Glyceollins, a Novel Class of Soy Phytoalexins, Inhibit Angiogenesis by Blocking the VEGF and bFGF Signaling Pathways". *Molecular Nutrition and Food Research*, v. 57, n. 2, pp. 225-34, 2013.

10. D. L. Bemis et al., "A Concentrated Aglycone Isoflavone Preparation (GCP) that Demonstrates Potent Anti-Prostate Cancer Activity In Vitro and In Vivo". *Clinical Cancer Research*, v. 10, n. 15, pp. 5282-92, 2004; J. L. McCall, R. A. Burich e P. C. Mack, "GCP, a Genistein-Rich Compound, Inhibits Proliferation and Induces Apoptosis in Lymphoma Cell Lines". *Leukeumia Research*, v. 34, n. 1, pp. 69-76, 2010.

11. G. C. Meléndez et al., "Beneficial Effects of Soy Supplementation on Postmenopausal Atherosclerosis Are Dependent on Pretreatment Stage of Plaque Progression", *Menopause*, v. 22, n. 3, pp. 289–296, 2015.

12. Z. Yan et al., "Association between Consumption of Soy and Risk of Cardiovascular Disease: A Meta-Analysis of Observational Studies". *European Journal of Preventive Cardiology*, v. 24, n. 7, pp. 735-47, 2017.

13. S. Lecomte, F. Demay, F. Ferrière e F. Pakdel, "Phytochemicals Targeting Estrogen Receptors: Beneficial Rather than Adverse Effects?". *International Journal of Molecular Sciences*, v. 18, n. 7, p. E1381, 2017.

14. X. O. Shu et al., "Soy Food Intake and Breast Cancer Survival". *Journal of the American Medical Association*, v. 302, n. 22, pp. 2437-43, 2009.

15. J. Shie, M. Le Maguer, "Lycopene in Tomatoes: Chemical and Physical Properties Affected by Food Processing". *Critical Reviews in Food Science and Nutrition*, v. 40, n. 1, pp. 1-42, 2000.

16. N. Z. Unlu et al., "Lycopene from Heat-Induced Cis-Isomer-Rich Tomato Sauce Is More Bioavailable than from All-Trans-Rich Tomato Sauce in Human Subjects". *British Journal of Nutrition*, v. 98, n. 1, pp. 140-6, 2007.

17. J. L. Rowles iii et al., "Processed and Raw Tomato Consumption and Risk of Prostate Cancer: A Systematic Review and Dose-Response Meta-analysis". *Prostate Cancer and Prostatic Diseases*, v. 21, pp. 319-36, 2018.

18. R. E. Graff et al., "Dietary Lycopene Intake and Risk of Prostate Cancer Defined by ERG Protein Expression". *American Journal of Clinical Nutrition*, v. 103, n. 3, pp. 851-60, 2016.

19. K. Zu et al., "Dietary Lycopene, Angiogenesis, and Prostate Cancer: A Prospective Study in the Prostate-Specific Antigen Era". *Journal of the National Cancer Institute*, v. 106, n. 2, p. djt430, 2014.

20. S. R. Bhandari, M.-C. Cho e J. G. Lee, "Genotypic Variation in Carotenoid, Ascorbic Acid, Total Phenolic, and Flavonoid Contents, and Antioxidant Activity in Selected Tomato Breeding Lines". *Horticulture, Environment, and Biotechnology*, v. 57, n. 5, pp. 440-52, 2016.

21. J. L. Cooperstone et al., "Enhanced Bioavailability of Lycopene When Consumed as Cis-Isomers from Tangerine Compared to Red Tomato Juice, a Randomized, Cross-over Clinical Trial". *Molecular Nutrition and Food Research*, v. 59, n. 4, pp. 658-69, 2015.

22. N. Z. Unlu et al., "Carotenoid Absorption in Humans Consuming Tomato Sauces Obtained from Tangerine or High-Beta-Carotene Varieties of Tomatoes". *Journal of Agricultural and Food Chemistry*, v. 55, n. 4, pp. 1597-603, 2007.

23. P. Flores, E. Sánchez, J. Fenoll e P. Hellín, "Genotypic Variability of Carotenoids in Traditional Tomato Cultivars". *Food Research International*, v. 100, pt. 3, pp. 510-6, 2017.

24. B. C. Chiu et al., "Dietary Intake of Fruit and Vegetables and Risk of Non-Hodgkin Lymphoma". *Cancer Causes and Control*, v. 22, n. 8, pp. 1183-95, 2011; K. A. Steinmetz, J. D. Potter e A. R. Folsom, "Vegetables, Fruit, and Lung Cancer in the Iowa Women's Health Study". *Cancer Research*, v. 53, n. 3, pp. 536-43, 1993; L. I. Mignone et al., "Dietary Carotenoids and the Risk of Invasive Breast Cancer". *International Journal of Cancer*, v. 124, n. 12, pp. 2929-37, 2009; M. A. Gates et al., "A Prospective Study of Dietary Flavonoid Intake and Incidence of Epithelial Ovarian Cancer". *International*

Journal of Cancer, v. 121, n. 10, pp. 2225-32, 2007; N. D. Freedman et al., "Fruit and Vegetable Intake and Esophageal Cancer in a Large Prospective Cohort Study". *International Journal of Cancer*, v. 121, n. 12, pp. 2753-60, 2007; E. L. Richman, P. R. Carroll e J. M. Chan, "Vegetable and Fruit Intake after Diagnosis and Risk of Prostate Cancer progression". *International Journal of Cancer*, v. 131, n. 1, pp. 201-10, 2012; A. E. Millen et al., "Diet and Melanoma in a Case-Control Study". *Cancer Epidemiology, Biomarkers, and Prevention*, v. 13, n. 6, pp. 1042-51, 2004.

25. N. D. Freedman et al., "Fruit and Vegetable Intake and Esophageal Cancer in a Large Prospective Cohort Study". *International Journal of Cancer*, v. 121, n. 12, pp. 2753--60, 2007; M. E. Wright et al., "Intakes of Fruit, Vegetables, and Specific Botanical Groups in Relation to Lung Cancer Risk in the NIH-AARP Diet and Health Study". *American Journal of Epidemiology*, v. 168, n. 9, pp. 1024-34, 2008.

26. S. Katayama, H. Ogawa e S. Nakamura, "Apricot Carotenoids Possess Potent Anti-Amyloidogenic Activity In Vitro". *Journal of Agricultural and Food Chemistry*, v. 59, n. 23, pp. 12691-6, 2011.

27. S. Erdoğan e S. Erdemoğlu, "Evaluation of Polyphenol Contents in Differently Processed Apricots Using Accelerated Solvent Extraction Followed by High-Performance Liquid Chromatography-Diode Array Detector". *International Journal of Food Sciences and Nutrition*, v. 62, n. 7, pp. 729-39, 2011.

28. F. L. Büchner et al., "Consumption of Vegetables and Fruit and the Risk of Bladder Cancer in the European Prospective Investigation into Cancer and Nutrition". *International Journal of Cancer*, v. 125, pp. 2643-51, 2009; S. Gallus et al., "Does an Apple a Day Keep the Oncologist Away?". *Annals of Oncology*, v. 16, n. 11, pp. 1841-4, 2005; M. E. Wright et al., "Intakes of Fruit, Vegetables, and Specific Botanical Groups in Relation to Lung Cancer Risk in the NIH-AARP Diet and Health Study". *American Journal of Epidemiology*, v. 168, n. 9, pp. 1024-34, 2008.

29. D. A. Hyson, "A Comprehensive Review of Apples and Apple Components and Their Relationship to Human Health". *Advances in Nutrition*, v. 2, n. 5, pp. 408-20, 2011.

30. C. A. Thompson et al., "Antioxidant Intake from Fruits, Vegetables, and Other Sources and Risk of Non-Hodgkin's Lymphoma: The Iowa Women's Health Study". *International Journal of Cancer*, v. 126, n. 4, pp. 992-1003, 2010.

31. F. L. Büchner et al., "Fruits and Vegetables Consumption and the Risk of Histological Subtypes of Lung Cancer in the European Prospective Investigation into Cancer and Nutrition (EPIC)". *Cancer Causes and Control*, v. 21, n. 3, pp. 357-71, 2010.

32. L. A. Kresty, S. R. Mallery e G. D. Stoner, "Black Raspberries in Cancer Clinical Trials: Past, Present, and Future". *Journal of Berry Research*, v. 6, n. 2, pp. 251-61, 2016.

33. S. Lamy et al., "Delphinidin, a Dietary Anthocyanidin, Inhibits Vascular Endothelial Growth Factor Receptor-2 Phosphorylation". *Carcinogenesis*, v. 27, n. 5, pp. 989-96, 2006.

34. T. T. Fung et al., "Intake of Specific Fruits and Vegetables in Relation to Risk

of Estrogen Receptor-Negative Breast Cancer among Postmenopausal Women". *Breast Cancer Research and Treatment*, v. 138, n. 3, pp. 925-30, 2013.

35. J. Kowshik et al., "Ellagic Acid Inhibits VEGF/VEGFR2, PI3K/Akt and MAPK Signaling Cascades in the Hamster Cheek Pouch Carcinogenesis Model". *Anticancer Agents in Medicinal Chemistry*, v. 14, n. 9, pp. 1249-60, 2014.

36. S. Muthukumaran et al., "Ellagic Acid in Strawberry (*Frangaria* spp.): Biological, Technological, Stability, and Human Health Aspects". *Food Quality and Safety*, v. 1, n. 4, pp. 227-52, 2017.

37. K. K. Kim et al., "Anti-Angiogenic Activity of Cranberry Proanthocyanidins and Cytotoxic Properties in Ovarian Cancer Cells". *International Journal of Oncology*, v. 40, n. 1, pp. 227-35, 2012.

38. D. Mozaffarian et al., "Plasma Phospholipid Long-Chain ω-3 Fatty Acids and Total and Cause-Specific Mortality in Older Adults: A Cohort Study". *Annals of Internal Medicine*, v. 158, n. 7, pp. 515-25, 2013.

39. J. X. Kang e A. Liu, "The Role of the Tissue Omega-6/Omega-3 Fatty Acid Ratio in Regulating Tumor Angiogenesis". *Cancer and Metastasis Reviews*, v. 32, n. 1-2, pp. 201-10, 2013.

40. A. P. Simopoulos, "The Importance of the Omega-6/Omega-3 Fatty Acid Ratio in Cardiovascular Disease and Other Chronic Diseases". *Experimental Biology and Medicine*, v. 233, n. 6, pp. 674-88, 2008.

41. M. Gago-Dominguez et al., "Opposing Effects of Dietary n-3 and n-6 Fatty Acids on Mammary Carcinogenesis: The Singapore Chinese Health Study". *British Journal of Cancer*, v. 89, n. 9, pp. 1686-92, 2003.

42. T. Norat et al., "Meat, Fish, and Colorectal Cancer Risk: The European Prospective Investigation into Cancer and Nutrition". *Journal of the National Cancer Institute*, v. 97, n. 12, pp. 906-16, 2005.

43. W. G. Christen et al., "Dietary ω-3 Fatty Acid and Fish Intake and Incident Age-Related Macular Degeneration in Women". *Archives of Ophthalmology*, v. 129, n. 7, pp. 921-9, 2011.

44. W. Zhu et al., "Fish Consumption and Age-Related Macular Degeneration Incidence: A Meta-Analysis and Systematic Review of Prospective Cohort Studies". *Nutrients*, v. 8, n. 11, 2016.

45. T. J. Koivu-Tikkanen, V. Ollilainen e V. I. Piironen, "Determination of Phylloquinone and Menaquinones in Animal Products with Fluorescence Detection after Postcolumn Reduction with Metallic Zinc". *Journal of Agricultural and Food Chemistry*, v. 48, n. 12, pp. 6325-31, 2000.

46. T. Kayashima et al., "1,4-Naphthoquinone Is a Potent Inhibitor of Human Cancer Cell Growth and Angiogenesis". *Cancer Letters*, v. 278, n. 1, pp. 34-40, 2009.

47. A. Samykutty et al., "Vitamin K2, a Naturally Occurring Menaquinone, Exerts Therapeutic Effects on Both Hormone-Dependent and Hormone-Independent

Prostate Cancer Cells". *Evidence-Based Complementary and Alternative Medicine*, 2013, artigo ID 287358.

48. J. M. Geleijnse et al., "Dietary Intake of Menaquinone Is Associated with a Reduced Risk of Coronary Heart Disease: The Rotterdam Study". *Journal of Nutrition*, v. 134, n. 11, pp. 3100-5, 2004.

49. H. Kawashima et al. "Effects of Vitamin K2 (Menatetrenone) on Atherosclerosis and Blood Coagulation in Hypercholesterolemic Rabbits". *Japanese Journal of Pharmacology*, v. 75, n. 2, pp. 135-43, 1997.

50. "About Jamón Ibérico". *Jamon.com*. Disponível em: <https://www.jamon.com/about-jamon-iberico.html>.

51. M. R. Sartippour et al., "Green Tea Inhibits Vascular Endothelial Growth Factor (VEGF) Induction in Human Breast Cancer Cells". *Journal of Nutrition*, v. 132, n. 8, pp. 2307-11, 2002; T. Nagao, T. Hase e I. Tokimitsu, "A Green Tea Extract High in Catechins Reduces Body Fat and Cardiovascular Risks in Humans". *Obesity*, v. 16, n. 6, pp. 1473-83, 2007; D. Wu, J. Wang, M. Pae e S. N. Meydani, "Green Tea EGCG, T Cells, and T Cell-Mediated Autoimmune Diseases". *Molecular Aspects of Medicine*, v. 33, n. 1, pp. 107-18, 2012; A. Basu et al., "Green Tea Supplementation Increases Glutathione and Plasma Antioxidant Capacity in Adults with the Metabolic Syndrome". *Nutrition Research*, v. 33, n. 3, pp. 180-7, 2013.

52. G. Yang et al., "Prospective Cohort Study of Green Tea Consumption and Colorectal Cancer Risk in Women". *Cancer Epidemiology, Biomarkers, and Prevention*, v. 16, n. 6, pp. 1219-23, 2007.

53. R. Guimarães et al., "Wild Roman Chamomile Extracts and Phenolic Compounds: Enzymatic Assays and Molecular Modelling Studies with VEGFR-2 Tyrosine Kinase". *Food and Function*, v. 7, n. 1, pp. 79-83, 2016.

54. M. M. Markoski et al., "Molecular Properties of Red Wine Compounds and Cardiometabolic Benefits". *Nutrition and Metabolic Insights*, v. 9, pp. 51-7, 2016.

55. J. Y. Park et al., "Baseline Alcohol Consumption, Type of Alcoholic Beverage and Risk of Colorectal Cancer in the European Prospective Investigation into Cancer and Nutrition-Norfolk Study". *Cancer Epidemiology*, v. 33, n. 5, pp. 347-54, 2009.

56. S. D. Crockett et al., "Inverse Relationship between Moderate Alcohol Intake and Rectal Cancer: Analysis of the North Carolina Colon Cancer Study". *Diseases of the Colon and Rectum*, v. 54, n. 7, pp. 887-94, 2011.

57. A. Albini et al., "Mechanisms of the Antiangiogenic Activity by the Hop Flavonoid Xanthohumol: NF-kappaB and Akt as Targets". *FASEB Journal*, v. 20, n. 3, pp. 527-9, 2006.

58. S. Karami, S. E. Daugherty e M. P. Purdue, "A Prospective Study of Alcohol Consumption and Renal Cell Carcinoma Risk". *International Journal of Cancer*, v. 137, n. 1, pp. 238-42, 2015.

59. S. D. Crockett et al., "Inverse Relationship between Moderate Alcohol Intake

and Rectal Cancer: Analysis of the North Carolina Colon Cancer Study". *Diseases of the Colon and Rectum*, v. 54, n. 7, pp. 887-94, 2011.

60. A. Di Castelnuovo et al., "Meta-Analysis of Wine and Beer Consumption in Relation to Vascular Risk". *Circulation*, v. 105, n. 24, pp. 2836-44, 2002.

61. S. Weyerer et al., "Current Alcohol Consumption and Its Relationship to Incident Dementia: Results from a 3-Year Follow-up Study among Primary Care Attenders Aged 75 Years and Older". *Age and Ageing*, v. 40, n. 4, pp. 456-63, 2011.

62. S. Weyerer et al., "Current Alcohol Consumption and Its Relationship to Incident Dementia: Results from a 3-Year Follow-up Study among Primary Care Attenders Aged 75 Years and Older". *Age and Ageing*, v. 40, n. 4, pp. 456-63, 2011.

63. K. Nimptsch, S. Rohrmann e J. Linseisen, "Dietary Intake of Vitamin K and Risk of Prostate Cancer in the Heidelberg Cohort of the European Prospective Investigation into Cancer and Nutrition (EPIC-Heidelberg)". *American Journal of Clinical Nutrition*, v. 87, n. 4, pp. 985-92, 2008.

64. C. Bosetti, C. Pelucchi e C. La Vecchia, "Diet and Cancer in Mediterranean Countries: Carbohydrates and Fats". *Public Health Nutrition*, v. 12, n. 9A, pp. 1595-600, 2009.

65. T. Fadelu et al., "Nut Consumption and Survival in Patients With Stage III Colon Cancer: Results from CALGB 89803 (Alliance)". *Journal of Clinical Oncology*, v. 36, n. 11, pp. 1112-20, 2018.

66. M. Jenab et al., "Association of Nut and Seed Intake with Colorectal Cancer Risk in the European Prospective Investigation into Cancer and Nutrition". *Cancer Epidemiology, Biomarkers, and Prevention*, v. 13, n. 10, pp. 1595-603, 2004.

67. M. G. Jain, G. T. Hislop, G. R. Howe e P. Ghadirian, "Plant Foods, Antioxidants, and Prostate Cancer Risk: Findings from Case-Control Studies in Canada". *Nutrition and Cancer*, v. 34, n. 2, pp. 173-84, 1999.

68. T. P. Kenny et al., "Cocoa Procyanidins Inhibit Proliferation and Angiogenic Signals in Human Dermal Microvascular Endothelial Cells following Stimulation by Low-Level H2O2". *Experimental Biology and Medicine*, v. 229, n. 8, pp. 765-71, 2004.

69. T. Kayashima e K. Matsubara, "Antiangiogenic Effect of Carnosic Acid and Carnosol, Neuroprotective Compounds in Rosemary Leaves". *Bioscience, Biotechnology, and Biochemistry*, v. 76, n. 1, pp. 11-9, 2012; M. Saberi-Karimian et al., "Vascular Endothelial Growth Factor: An Important Molecular Target of Curcumin". *Critical Reviews in Food Science and Nutrition*, pp. 1-14, 2017; P. Kubatka et al., "Oregano Demonstrates Distinct Tumour-Suppressive Effects in the Breast Carcinoma Model". *European Journal of Nutrition*, v. 56, n. 3, pp. 1303-16, 2007; S. Kobayashi, T. Miyamoto, I. Kimura e M. Kimura, "Inhibitory Effect of Isoliquiritin, a Compound in Licorice Root, on Angiogenesis In Vivo and Tube Formation In Vitro". *Biological and Pharmaceutical Bulletin*, v. 18, n. 10, pp. 1382-6, 1995; J. Lu et al., "Novel Angiogenesis Inhibitory Activity in Cinnamon Extract Blocks VEGFR2 Kinase and Downstream Signaling". *Carcinogenesis*, v. 31, n. 3, pp. 481-8, 2010.

70. S. Agostini et al., "Barley Beta-Glucan Promotes MnSOD Expression and Enhances Angiogenesis under Oxidative Microenvironment". *Journal of Cellular and Molecular Medicine*, v. 19, n. 1, pp. 227-38, 2015.

71. V. Casieri et al., "Long-Term Intake of Pasta Containing Barley (1-3) Beta-D--Glucan Increases Neovascularization Mediated Cardioprotection through Endothelial Upregulation of Vascular Endothelial Growth Factor and Parkin". *Scientific Reports*, v. 7, n. 1, p. 13424, 2017.

72. S. V. Penumathsa et al., "Secoisolariciresinol Diglucoside Induces Neovascularization-Mediated Cardioprotection against Ischemia-Reperfusion Injury in Hypercholesterolemic Myocardium". *Journal of Molecular and Cellular Cardiology*, v. 44, n. 1, pp. 170-9, 2008.

73. A. W. Lee et al., "Ursolic Acid Induces Allograft Inflammatory Factor-1 Expression via a Nitric Oxide-Related Mechanism and Increases Neovascularization". *Journal of Agricultural and Food Chemistry*, v. 58, n. 24, pp. 12941-9, 2010.

74. J. Lin et al., "Ursolic Acid Inhibits Colorectal Cancer Angiogenesis through Suppression of Multiple Signaling Pathways". *International Journal of Oncology*, v. 43, n. 5, pp. 1666-74, 2013.

75. F. Zhang et al., "Oleanolic Acid and Ursolic Acid in Commercial Dried Fruits". *Food Science and Technology Research*, v. 19, n. 1, pp. 113-6, 2013.

76. M. Sumi et al., "Quercetin Glucosides Promote Ischemia-Induced Angiogenesis, but Do not Promote Tumor Growth". *Life Sciences*, v. 93, n. 22, pp. 814-9, 2013.

77. A. K. Maurya e M. Vinayak, "Quercetin Attenuates Cell Survival, Inflammation, and Angiogenesis via Modulation of AKT Signaling in Murine T-Cell Lymphoma". *Nutrition and Cancer*, v. 69, n. 3, pp. 470-80, 2017; X. Zhao et al., "Quercetin Inhibits Angiogenesis by Targeting Calcineurin in the Xenograft Model of Human Breast Cancer". *European Journal of Pharmacology*, v. 781, pp. 60-8, 2016.

7. REGENERE SUA SAÚDE [pp. 158-89]

1. Y. Kim e Y. Je, "Flavonoid Intake and Mortality from Cardiovascular Disease and All Causes: A Meta-Analysis of Prospective Cohort Studies". *Clinical Nutrition ESPEN*, v. 20, pp. 68-77, 2017.

2. C. Heiss et al., "Improvement of Endothelial Function with Dietary Flavanols Is Associated with Mobilization of Circulating Angiogenic Cells in Patients with Coronary Artery Disease". *Journal of the American College of Cardiology*, v. 56, n. 3, pp. 218--24, 2010.

3. E. Shantsila, T. Watson e G. Y. Lip, "Endothelial Progenitor Cells in Cardiovascular Disorders". *Journal of the American College of Cardiology*, v. 49, n. 7, pp. 741-52, 2007.

4. F. L'episcopo et al., "Neural Stem Cell Grafts Promote Astroglia-Driven Neurorestoration in the Aged Parkinsonian Brain via Wnt/β-Catenin Signaling". *Stem Cells*, v. 36, n. 8, 2018; C. Beauséjour, "Bone Marrow-Derived Cells: The Influence of Aging and Cellular Senescence". *Handbook of Experimental Pharmacology*, v. 180, pp. 67-88, 2007; H. E. Marei et al., "Human Olfactory Bulb Neural Stem Cells Expressing hNGF Restore Cognitive Deficit in Alzheimer's Disease Rat Model". *Journal of Cell Physiology*, v. 230, n. 1, pp. 116-30, 2015.

5. L. da Cruz et al., "Phase 1 Clinical Study of an Embryonic Stem Cell-Derived Retinal Pigment Epithelium Patch in Age-Related Macular Degeneration". *Nature Biotechnology*, v. 36, n. 4, pp. 328-37, 2018.

6. B. Sui et al., "Allogeneic Mesenchymal Stem Cell Therapy Promotes Osteoblastogenesis and Prevents Glucocorticoid-Induced Osteoporosis". *Stem Cells Translational Medicine*, v. 5, n. 9, pp. 1238-46, 2016.

7. C. De Bari e A. J. Roelofs, "Stem Cell-Based Therapeutic Strategies for Cartilage Defects and Osteoarthritis". *Current Opinion in Pharmacology*, v. 40, pp. 74-80, 2018.

8. H. H. Izmirli et al., "Use of Adipose-Derived Mesenchymal Stem Cells to Accelerate Neovascularization in Interpolation Flaps". *Journal of Craniofacial Surgery*, v. 27, n. 1, pp. 264-71, 2016; C. De Bari e A. J. Roelofs, "Stem Cell-Based Therapeutic Strategies for Cartilage Defects and Osteoarthritis". *Current Opinion in Pharmacology*, v. 40, pp. 74-80, 2018; J. Takahashi, "Stem Cells and Regenerative Medicine for Neural Repair". *Current Opinion in Biotechnology*, v. 52, pp. 102-8, 2018; M. Fernandes et al., "Bone Marrow — Derived Mesenchymal Stem Cells versus Adipose-Derived Mesenchymal Stem Cells for Peripheral Nerve Regeneration". *Neural Regeneration Research*, v. 13, n. 1, pp. 100-4, 2018; H. Fukuoka, K. Narita e H. Suga, "Hair Regeneration Therapy: Application of Adipose-Derived Stem Cells". *Current Stem Cell Research and Therapy*, v. 12, n. 7, pp. 531-4, 2017; E. L. Matz et al., "Stem Cell Therapy for Erectile Dysfunction". *Sexual Medicine Reviews*, 6 abr. 2018.

9. G. Dawson et al., "Autologous Cord Blood Infusions Are Safe and Feasible in Young Children with Autism Spectrum Disorder: Results of a Single-Center Phase I Open-Label Trial". *Stem Cells Translational Medicine*, v. 6, n. 5, pp. 1332-9, 2017; F. Pischiutta et al., "Placenta-Derived Cells for Acute Brain Injury". *Cell Transplantation*, v. 27, n. 1, pp. 151-67, 2018.

10. J. Turgeon et al., "Fish Oil-Enriched Diet Protects against Ischemia by Improving Angiogenesis, Endothelial Progenitor Cell Function, and Postnatal Neovascularization". *Atherosclerosis*, v. 229, n. 2, pp. 295-303, 2013.

11. M. Lei et al., "Study of the Radio-Protective Effect of Cuttlefish Ink on Hemopoietic Injury". *Asia Pacific Journal of Clinical Nutrition*, v. 16, supl. 1, pp. 239-43, 2007.

12. N. Okarter e R. H. Liu, "Health Benefits of Whole Grain Phytochemicals". *Critical Reviews in Food Science and Nutrition*, v. 50, n. 3, pp. 193-208, 2010.

13. D. Lucchesi et al., "Grain and Bean Lysates Improve Function of Endothelial Progenitor Cells from Human Peripheral Blood: Involvement of the Endogenous Antioxidant Defenses". *PLOS One*, v. 9, n. 10, p. e109298, 2014.

14. D. Lucchesi et al., "Grain and Bean Lysates Improve Function of Endothelial Progenitor Cells from Human Peripheral Blood: Involvement of the Endogenous Antioxidant Defenses". *PLOS One*, v. 9, n. 10, p. e109298, 2014.

15. A. Parzonko, A. Oświt, A. Bazylko e M. Naruszewicz, "Anthocyans-Rich Aronia Melanocarpa Extract Possesses Ability to Protect Endothelial Progenitor Cells against Angiotensin II Induced Dysfunction". *Phytomedicine*, v. 22, n. 14, pp. 1238-46, 2015.

16. C. Perez-Ternero et al., "Ferulic Acid, a Bioactive Component of Rice Bran, Improves Oxidative Stress and Mitochondrial Biogenesis and Dynamics in Mice and in Human Mononuclear Cells". *Journal of Nutritional Biochemistry*, v. 48, pp. 51-61, 2017.

17. C. Perez-Ternero et al., "Rice Bran Enzymatic Extract Reduces Atherosclerotic Plaque Development and Steatosis in High-Fat Fed ApoE-/-Mice". *Nutrition*, v. 37, pp. 22-9, 2017.

18. "How Much Arsenic Is in Your Rice?". *Consumer Reports*, 18 nov. 2014. Disponível em: <https://www.consumerreports.org/cro/magazine/2015/01/how-much-arsenic-is-in-your-rice/index.htm>.

19. J. You et al., "Curcumin Induces Therapeutic Angiogenesis in a Diabetic Mouse Hindlimb Ischemia Model via Modulating the Function of Endothelial Progenitor Cell". *Stem Cell Research and Therapy*, v. 8, n. 1, p. 182, 2017.

20. L. Ling, S. Gu e Y. Cheng, "Resveratrol Activates Endogenous Cardiac Stem Cells and Improves Myocardial Regeneration following Acute Myocardial Infarction". *Molecular Medicine Reports*, v. 15, n. 3, pp. 1188-94, 2017.

21. R. Liu et al., "Lutein and Zeaxanthin Supplementation and Association with Visual Function in Age-Related Macular Degeneration". *Investigative Ophthalmology and Visual Science*, v. 56, n. 1, pp. 252-8, 2014.

22. Y. Liu et al., "Precise Regulation of miR-210 Is Critical for the Cellular Homeostasis Maintenance and Transplantation Efficacy Enhancement of Mesenchymal Stem Cells in Acute Liver Failure Therapy". *Cell Transplantation*, v. 26, n. 5, pp. 805-20, 2017.

23. M. R. Olthof, P. C. Hollman, P. L. Zock e M. B. Katan, "Consumption of High Doses of Chlorogenic Acid, Present in Coffee, or of Black Tea Increases Plasma Total Homocysteine Concentrations in Humans". *American Journal of Clinical Nutrition*, v. 73, n. 3, pp. 532-8, 2001.

24. S. Li, H. Bian et al., "Chlorogenic Acid Protects MSCs against Oxidative Stress by Altering FOXO Family Genes and Activating Intrinsic Pathway". *European Journal of Pharmacology*, v. 674, n. 2-3, pp. 65-72, 2012.

25. L.-S. Wang et al., "Abstract 163: Metabolomic Profiling Reveals a Protective

Modulation on Fatty Acid Metabolism in Colorectal Cancer Patients following Consumption of Freeze-Dried Black Raspberries". *Cancer Research*, v. 73, pp. 163, 2013; J. H. An et al., "Effect of *Rubus occidentalis* Extract on Metabolic Parameters in Subjects with Prediabetes: A Proof-of-Concept, Randomized, Double-Blind, Placebo-Controlled Clinical Trial". *Phytotherapy Research*, v. 30, n. 10, pp. 1634-40, 2016.

26. Q. S. Liu et al., "Ellagic Acid Improves Endogenous Neural Stem Cells Proliferation and Neurorestoration through Wnt/β-catenin Signaling In Vivo and In Vitro". *Molecular Nutrition and Food Research*, v. 61, n. 3, 2017.

27. H. S. Jeong et al., "Black Raspberry Extract Increased Circulating Endothelial Progenitor Cells and Improved Arterial Stiffness in Patients with Metabolic Syndrome: A Randomized Controlled Trial". *Journal of Medicinal Food*, v. 19, n. 4, pp. 346--52, 2016.

28. Y. Kurobayashi et al., "Potent Odorants Characterize the Aroma Quality of Leaves and Stalks in Raw and Boiled Celery". *Bioscience, Biotechnology, and Biochemistry*, v. 70, n. 4, pp. 958-65, 2006.

29. I. A. Abdoulaye e Y. J. Guo, "A Review of Recent Advances in Neuroprotective Potential of 3-N-Butylphthalide and Its Derivatives". *BioMed Research International*, 2016, 5012341.

30. P. Zhang et al., "DL-3-n-Butylphthalide Promotes Dendrite Development in Cortical Neurons Subjected to Oxygen-Glucose Deprivation/Reperfusion". *Cell Biology International*, v. 42, n. 8, pp. 1041-9, 2018.

31. H. Zhao et al., "Mobilization of Circulating Endothelial Progenitor Cells by dl-3-n-Butylphthalide in Acute Ischemic Stroke Patients". *Journal of Stroke and Cerebrovascular Diseases*, v. 25, n. 4, pp. 752-60, 2016.

32. Q. Deng, Y. X. Tian e J. Liang, "Mangiferin Inhibits Cell Migration and Invasion through Rac1/WAVE2 Signalling in Breast Cancer". *Cytotechnology*, v. 70, n. 2, pp. 593-601, 2018; M. Du et al., "Mangiferin Prevents the Growth of Gastric Carcinoma by Blocking the PI3K-Akt Signalling Pathway". *Anticancer Drugs*, v. 29, n. 2, pp. 167-75, 2018.

33. H. L. Wang et al., "Mangiferin Facilitates Islet Regeneration and β-Cell Proliferation through Upregulation of Cell Cycle and β-Cell Regeneration Regulators". *International Journal of Molecular Sciences*, v. 15, n. 5, pp. 9016-35, 2014.

34. H. Li et al., "Preparation and Evaluations of Mangiferin-Loaded PLGA Scaffolds for Alveolar Bone Repair Treatment under the Diabetic Condition". *AAPS Pharm-SciTech*, v. 18, n. 2, pp. 529-38, 2017; Y. Bai et al., "Mangiferin Enhances Endochondral Ossification-Based Bone Repair in Massive Bone Defect by Inducing Autophagy through Activating AMP-Activated Protein Kinase Signaling Pathway". *FASEB Journal*, v. 32, n. 8, 2018.

35. O vinho tinto era Cabernet Sauvignon (Reserve Maison Nicholas 2009) de Languedoc-Roussillon, na França. A cerveja era Taiwan Beer. A vodca era Smirnoff.

36. P. H. Huang et al., "Intake of Red Wine Increases the Number and Functional Capacity of Circulating Endothelial Progenitor Cells by Enhancing Nitric Oxide Bioavailability". *Arteriosclerosis, Thrombosis, and Vascular Biology*, v. 30, n. 4, pp. 869-77, 2010.

37. A. Di Castelnuovo et al., "Meta-Analysis of Wine and Beer Consumption in Relation to Vascular Risk". *Circulation*, v. 105, n. 24, pp. 2836-44, 2002.

38. P. E. Ronksley et al., "Association of Alcohol Consumption with Selected Cardiovascular Disease Outcomes: A Systematic Review and Meta-analysis". *BMJ*, v. 342, p. d671, 2011.

39. G. Chiva-Blanch et al., "The Non-alcoholic Fraction of Beer Increases Stromal Cell Derived Factor 1 and the Number of Circulating Endothelial Progenitor Cells in High Cardiovascular Risk Subjects: A Randomized Clinical Trial". *Atherosclerosis*, v. 233, n. 2, pp. 518-24, 2014.

40. S. E. Michaud et al., "Circulating Endothelial Progenitor Cells from Healthy Smokers Exhibit Impaired Functional Activities". *Atherosclerosis*, v. 187, n. 2, pp. 423--32, 2006.

41. W. Kim et al., "Effect of Green Tea Consumption on Endothelial Function and Circulating Endothelial Progenitor Cells in Chronic Smokers". *Circulation Journal*, v. 70, n. 8, pp. 1052-7, 2006.

42. Y. He et al., "Epigallocatechiomega-3-gallate Attenuates Cerebral Cortex Damage and Promotes Brain Regeneration in Acrylamide-Treated Rats". *Food and Function*, v. 8, n. 6, pp. 2275-82, 2017; A. R. Kim et al., "Catechins Activate Muscle Stem Cells by Myf5 Induction and Stimulate Muscle Regeneration". *Biochemical and Biophysical Research Communications*, v. 489, n. 2, pp. 142-8, 2017; C. L. Shen et al., "Functions and Mechanisms of Green Tea Catechins in Regulating Bone Remodeling". *Current Drug Targets*, v. 14, n. 13, pp. 1619-30, 2013; S. H. Zhou et al., "Allograft Pretreatment for the Repair of Sciatic Nerve Defects: Green Tea Polyphenols versus Radiation". *Neural Regeneration Research*, v. 10, n. 1, pp. 136-40, 2015; H. L. Kim et al., "Promotion of Full-Thickness Wound Healing Using Epigallocatechiomega-3-O-gallate/Poly (Lactic-co-glycolic Acid) Membrane as Temporary Wound Dressing". *Artificial Organs*, v. 38, n. 5, pp. 411-7, 2014.

43. D. Grassi et al., "Black Tea Increases Circulating Endothelial Progenitor Cells and Improves Flow Mediated Dilatation Counteracting Deleterious Effects from a Fat Load in Hypertensive Patients: A Randomized Controlled Study". *Nutrients*, v. 8, n. 11, 2016.

44. C. Marin et al., "Mediterranean Diet Reduces Endothelial Damage and Improves the Regenerative Capacity of Endothelium". *American Journal of Clinical Nutrition*, v. 93, n. 2, pp. 267-74, 2011.

45. M. Igarashi e L. Guarente, "mTORC1 and SIRT1 Cooperate to Foster Expansion of Gut Adult Stem Cells during Calorie Restriction". *Cell*, v. 166, n. 2, pp. 436-50, 2016.

46. S. Periyasamy-Thandavan et al., "Caloric Restriction and the Adipokine Leptin Alter the SDF-1 Signaling Axis in Bone Marrow and in Bone Marrow Derived Mesenchymal Stem Cells". *Molecular and Cellular Endocrinology*, v. 410, pp. 64-72, 2015.

47. B. Xin et al., "Prolonged Fasting Improves Endothelial Progenitor Cell-Mediated Ischemic Angiogenesis in Mice". *Cell Physiology and Biochemistry*, v. 40, n. 3-4, pp. 693-706, 2016.

48. M. D. Mana, E. Y. Kuo e Ö. H. Yilmaz, "Dietary Regulation of Adult Stem Cells". *Current Stem Cell Reports*, v. 3, n. 1, pp. 1-8, 2017.

49. H. R. Park et al., "A High-Fat Diet Impairs Neurogenesis: Involvement of Lipid Peroxidation and Brain-Derived Neurotrophic Factor". *Neuroscience Letters*, v. 482, n. 3, pp. 235-9, 2010.

50. L. Wei et al., "High-Fat Diet Aggravates Postoperative Cognitive Dysfunction in Aged Mice". *BMC Anesthesiology*, v. 18, n. 1, p. 20, 2018.

51. Y. L. Chen et al., "Impact of Obesity Control on Circulating Level of Endothelial Progenitor Cells and Angiogenesis in Response to Ischemic Stimulation". *Journal of Translational Medicine*, v. 10, p. 86, 2012.

52. A. W. Joe et al., "Depot-Specific Differences in Adipogenic Progenitor Abundance and Proliferative Response to High-Fat Diet". *Stem Cells*, v. 27, n. 10, pp. 2563-70, 2009.

53. S. Beyaz et al., "High-Fat Diet Enhances Stemness and Tumorigenicity of Intestinal Progenitors". *Nature*, v. 531, n. 7592, pp. 53-8, 2016.

54. H. Kang et al., "High Glucose-Induced Endothelial Progenitor Cell Dysfunction". *Diabetes and Vascular Disease Research*, v. 14, n. 5, pp. 381-94, 2017; J. Wang et al., "High Glucose Inhibits Osteogenic Differentiation through the BMP Signaling Pathway in Bone Mesenchymal Stem Cells In Mice". *EXCLI Journal*, v. 12, pp. 584-97, 2013; H. Y. Choi et al., "High Glucose Causes Human Cardiac Progenitor Cell Dysfunction by Promoting Mitochondrial Fission: Role of a GLUT1 Blocker". *Biomolecules and Therapeutics*, v. 24, n. 4, pp. 363-70, 2016.

55. "Glycemic Index for 60+ Foods". *Harvard Health Publishing*, Harvard Medical School, fev. 2015. Disponível em: <https://www.health.harvard.edu/diseases-and-conditions/glycemic-index-and-glycemic-load-for-100-foods>. Atualizado em 14 mar. 2018.

56. J. R. Karcher e A. S. Greene, "Bone Marrow Mononuclear Cell Angiogenic Competency Is Suppressed by a High-Salt Diet". *American Journal of Physiology – Cell Physiology*, v. 306, n. 2, pp. C123-C131, 2014.

57. Charles A. Goldwater Jr., "Are Stem Cells Involved in Cancer?". *Stem Cell Information*, National Institutes of Health. Disponível em: <https://stemcells.nih.gov/info/Regenerative_Medicine/2006chapter9.htm>.

58. M. J. Munro et al., "Cancer Stem Cells in Colorectal Cancer: A Review". *Journal of Clinical Pathology*, v. 71, n. 2, pp. 110-6, 2018.

59. Y. Chen et al., "(-)-Epigallocatechiomega-3-Gallate Inhibits Colorectal Cancer Stem Cells by Suppressing Wnt/β-Catenin Pathway". *Nutrients*, v. 9, n. 6, 2017.

60. G. Bonuccelli, F. Sotgia e M. P. Lisanti, "Matcha Green Tea (MGT) Inhibits the Propagation of Cancer Stem Cells (CSCS), by Targeting Mitochondrial Metabolism, Glycolysis, and Multiple Cell Signalling Pathways". *Aging*, v. 10, n. 8, pp. 1867-83, 2018.

61. V. Charepalli et al., "Anthocyanin-Containing Purple-Fleshed Potatoes Suppress Colon Tumorigenesis via Elimination of Colon Cancer Stem Cells". *Journal of Nutritional Biochemistry*, v. 26, n. 12, pp. 1641-9, 2015.

62. T. Takayama et al., "Randomized Double-Blind Trial of Sulindac and Etodolac to Eradicate Aberrant Crypt Foci and to Prevent Sporadic Colorectal Polyps". *Clinical Cancer Research*, v. 17, n. 11, pp. 3803-11, 2011; B. C. Sun et al., "Sulindac Induces Apoptosis and Protects against Colon Carcinoma in Mice". *World Journal of Gastroenterology*, v. 11, n. 18, pp. 2822-6, 2005.

63. J. Lee et al., "Walnut Phenolic Extract and Its Bioactive Compounds Suppress Colon Cancer Cell Growth by Regulating Colon Cancer Stemness". *Nutrients*, v. 8, n. 7, 2016.

64. "Chance of Colon Cancer Recurrence Nearly Cut in Half in People Who Eat Nuts". *American Society of Clinical Oncology*, 17 maio 2017. Disponível em: <https://www.asco.org/about-asco/press-center/news-releases/chance-colon-cancer-recurrence-
-nearly-cut-half-people- who-eat>.

65. S. Silva et al., "High Resolution Mass Spectrometric Analysis of Secoiridoids and Metabolites as Biomarkers of Acute Olive Oil Intake — An Approach to Study Interindividual Variability in Humans". *Molecular Nutrition and Food Research*, v. 62, n. 2, 2018.

66. B. Corominas-Faja et al., "Extra-Virgin Olive Oil Contains a Metabolo-Epigenetic Inhibitor of Cancer Stem Cells". *Carcinogenesis*, v. 39, n. 4, pp. 601-13, 2018.

67. L. Zhang et al., "Genistein Inhibits the Stemness Properties of Prostate Cancer Cells through Targeting Hedgehog-Gli1 Pathway". *Cancer Letters*, v. 323, n. 1, pp. 48-57, 2012; P. H. Tsai et al., "Dietary Flavonoids Luteolin and Quercetin Suppressed Cancer Stem Cell Properties and Metastatic Potential of Isolated Prostate Cancer Cells". *Anticancer Research*, v. 36, n. 12, pp. 6367-80, 2016.

68. S. N. Tang et al., "The Dietary Bioflavonoid Quercetin Synergizes with Epigallocathechin Gallate (EGCG) to Inhibit Prostate Cancer Stem Cell Characteristics, Invasion, Migration, and Epithelial-Mesenchymal Transition". *Journal of Molecular Signaling*, v. 5, p. 14, 2010.

69. K. Yamagata, Y. Izawa, D. Onodera e M. Tagami, "Chlorogenic Acid Regulates Apoptosis and Stem Cell Marker-Related Gene Expression in A549 Human Lung Cancer Cells". *Molecular and Cellular Biochemistry*, v. 441, n. 1-2, pp. 9-19, 2018; S. Li et al., "Chlorogenic Acid Protects MSCS against Oxidative Stress by Altering FOXO Family Genes and Activating Intrinsic Pathway". *European Journal of Pharmacology*, v. 674, n. 2-3, pp. 65-72, 2012.

70. J. Suh, D. H. Kim e Y. J. Surh, "Resveratrol Suppresses Migration, Invasion, and Stemness of Human Breast Cancer Cells by Interfering with Tumor-Stromal Cross-Talk". *Archives of Biochemistry and Biophysics*, v. 643, pp. 62-71, 2018.

71. N. Wang et al., "Direct Inhibition of ACTN4 by Ellagic Acid Limits Breast Cancer Metastasis via Regulation of β-catenin Stabilization in Cancer Stem Cells". *Journal of Experimental and Clinical Cancer Research*, v. 36, n. 1, p. 172, 2017.

72. T. N. Seyfried et al., "Metabolic Therapy: A New Paradigm for Managing Malignant Brain Cancer". *Cancer Letters*, v. 356, n. 2, pt. A, pp. 289-300, 2015.

73. R. T. Martuscello et al., "A Supplemented High-Fat Low-Carbohydrate Diet for the Treatment of Glioblastoma". *Clinical Cancer Research*, v. 22, n. 10, pp. 2482-95, 2016.

8. ALIMENTE SEU ECOSSISTEMA INTERNO [pp. 190-223]

1. R. Sender, S. Fuchs e R. Milo, "Revised Estimates for the Number of Human and Bacteria Cells in the Body". *PLOS Biology*, v. 14, n. 8, p. e1002533, 2016.

2. M. Schneeberger et al., "Akkermansia Muciniphila Inversely Correlates with the Onset of Inflammation, Altered Adiposetissue Metabolism, and Metabolic Disorders during Obesity in Mice". *Scientific Reports*, v. 5, p. 16643, 2015.

3. B. Routy et al., "Gut Microbiome Influences Efficacy of PD-1-Based Immunotherapy against Epithelial Tumors". *Science*, v. 359, n. 6371, pp. 91-7, 2018.

4. T. Marrs e K. Sim, "Demystifying Dysbiosis: Can the Gut Microbiome Promote Oral Tolerance over IgE-Mediated Food Allergy?". *Current Pediatric Reviews*, v. 14, 2018.

5. A. Kourosh et al., "Fecal Microbiome Signatures Are Different in Food Allergic Children Compared to Siblings and Healthy Children". *Pediatric Allergy and Immunology*, v. 29, n. 5, pp. 545-54, 2018.

6. A. M. Sheflin, A. K. Whitney e T. L. Weir, "Cancer-Promoting Effects of Microbial Dysbiosis". *Current Oncology Reports*, v. 16, n. 10, p. 406, 2014.

7. S. Ahmadmehrabi e W. H. W. Tang, "Gut Microbiome and Its Role in Cardiovascular Diseases". *Current Opinion in Cardiology*, v. 32, n. 6, pp. 761-6, 2017.

8. M. Carlström, J. O. Lundberg e E. Weitzberg, "Mechanisms Underlying Blood Pressure Reduction by Dietary Inorganic Nitrate". *Acta Physiologica*, 25 abr. 2018, e13080; C. D. Koch et al., "Enterosalivary Nitrate Metabolism and the Microbiome: Intersection of Microbial Metabolism, Nitric Oxide, and Diet in Cardiac and Pulmonary Vascular Health". *Free Radical Biology and Medicine*, v. 105, pp. 48-67, 2017.

9. C. Bogiatzi et al., "Metabolic Products of the Intestinal Microbiome and Extremes of Atherosclerosis". *Atherosclerosis*, v. 273, pp. 91-7, 2018.

10. M. F. Sun e Y. Q. Shen, "Dysbiosis of Gut Microbiota and Microbial Metabolites in Parkinson's Disease". *Ageing Research Reviews*, v. 45, pp. 53-61, 2018; Z. Q. Zhuang et al., "Gut Microbiome Is Altered in Patients with Alzheimer's Disease". *Journal of Alzheimer's Disease*, v. 63, n. 4, pp. 1337-46, 2018.

11. Z. Chen et al., "Comparative Metaproteomics Analysis Shows Altered Fecal Microbiota Signatures in Patients with Major Depressive Disorder". *NeuroReport*, v. 29, n. 5, pp. 417-25, 2015; T. T. Nguyen et al., "Overview and Systematic Review of Studies of Microbiome in Schizophrenia and Bipolar Disorder". *Journal of Psychiatric Research*, v. 99, pp. 50-61, 2018.

12. M. A. Ghebre et al., "Biological Exacerbation Clusters Demonstrate Asthma and COPD Overlap with Distinct Mediator and Microbiome Profiles". *Journal of Allergy and Clinical Immunology*, v. 141, pp. 2027-36, 2018.

13. A. Lerner, R. Aminov e T. Matthias, "Dysbiosis May Trigger Autoimmune Diseases via Inappropriate Post-Translational Modification of Host Proteins". *Frontiers in Microbiology*, v. 7, p. 84, 2016.

14. M. Lee et al., "Large-Scale Targeted Metagenomics Analysis of Bacterial Ecological Changes in 88 Kimchi Samples during Fermentation". *Food Microbiology*, v. 66, pp. 173-83, 2017.

15. M. L. Marco et al., "Health Benefits of Fermented Foods: Microbiota and Beyond". *Current Opinion in Biotechnology*, v. 44, pp. 94-102, 2017.

16. V. Plengvidhya, F. Breidt Jr., Z. Lu e H. P. Fleming, "DNA Fingerprinting of Lactic Acid Bacteria in Sauerkraut Fermentations". *Applied and Environmental Microbiology*, v. 73, n. 23, pp. 7697-702, 2007.

17. Becky Plotner, "Sauerkraut Test Divulges Shocking Probiotic Count". *Nourishing Plot*, 21 jun. 2014. Disponível em: <https://www.nourishingplot.com/2014/06/21/sauerkraut-test-divulges-shocking-probiotic-count>; M. L. Marco et al., "Health Benefits of Fermented Foods: Microbiota and Beyond". *Current Opinion in Biotechnology*, v. 44, pp. 94-102, 2017.

18. C. Raak, T. Ostermann, K. Boehm e F. Molsberger, "Regular Consumption of Sauerkraut and Its Effect on Human Health: A Bibliometric Analysis". *Global Advances in Health and Medicine*, v. 3, n. 6, pp. 12-8, 2014.

19. A. F. Athiyyah et al., "Lactobacillus Plantarum IS-10506 Activates Intestinal Stem Cells in a Rodent Model". *Beneficial Microbes*, pp. 1-6, 4 maio 2018.

20. M. Tolonen et al., "Plant-Derived Biomolecules in Fermented Cabbage". *Journal of Agricultural and Food Chemistry*, v. 50, n. 23, pp. 6798-803, 2002.

21. American Chemical Society, "Sauerkraut Contains Anticancer Compound". *EurekAlert*, 17 out. 2002. Disponível em: <https://www.eurekalert.org/pub_releases/2002-10/acs-sca101702.php>.

22. E. J. Park et al., "Bacterial Community Analysis during Fermentation of Ten Representative Kinds of Kimchi with Barcoded Pyrosequencing". *Food Microbiology*, v. 30, n. 1, pp. 197-204, 2012.

23. Y. J. Oh et al., "*Lentibacillus kimchii* sp. Nov., an Extremely Halophilic Bacterium Isolated from Kimchi, a Korean Fermented Vegetable". *Antonie Van Leeuwenhoek*, v. 109, n. 6, pp. 869-76, 2016.

24. H. J. Kim, J. S. Noh e Y. O. Song, "Beneficial Effects of Kimchi, a Korean Fermented Vegetable Food, on Pathophysiological Factors Related to Atherosclerosis". *Journal of Medicinal Food*, v. 21, n. 2, pp. 127-35, 2018.

25. S.-H. Kwak, Y.-M. Cho, G.-M. Noh e A.-S. Om, "Cancer Preventive Potential of Kimchi Lactic Acid Bacteria (*Weissella cibaria, Lactobacillus plantarum*)". *Journal of Cancer Prevention*, v. 19, n. 4, pp. 253-8, 2014.

26. M. K. Kwak et al., "Cyclic Dipeptides from Lactic Acid Bacteria Inhibit Proliferation of the Influenza A Virus". *Journal of Microbiology*, v. 51, n. 6, pp. 836-43, 2013.

27. S. Y. An et al., "Beneficial Effects of Fresh and Fermented Kimchi in Prediabetic Individuals". *Annals of Nutrition and Metabolism*, v. 63, n. 1-2, pp. 111-9, 2013.

28. E. K. Kim et al., "Fermented Kimchi Reduces Body Weight and Improves Metabolic Parameters in Overweight and Obese Patients". *Nutrition Research*, v. 31, n. 6, pp. 436-43, 2011.

29. Z. Wang e Y. Shao, "Effects of Microbial Diversity on Nitrite Concentration in Pao Cai, a Naturally Fermented Cabbage Product from China". *Food Microbiology*, v. 72, pp. 185-92, 2018.

30. Z. Wang e Y. Shao, "Effects of Microbial Diversity on Nitrite Concentration in Pao Cai, a Naturally Fermented Cabbage Product from China". *Food Microbiology*, v. 72, pp. 185-92, 2018.

31. E. Gala et al., "Diversity of Lactic Acid Bacteria Population in Ripened Parmigiano Reggiano Cheese". *International Journal of Food Microbiology*, v. 125, n. 3, pp. 347-51, 2008.

32. X. He et al., "*Lactobacillus rhamnosus* GG Supernatant Enhance Neonatal Resistance to Systemic *Escherichia coli* K1 Infection by Accelerating Development of Intestinal Defense". *Scientific Reports*, v. 7, p. 43305, 2017.

33. X. Li et al., "Effects of *Lactobacillus casei* CCFM419 on Insulin Resistance and Gut Microbiota in Type 2 Diabetic Mice". *Beneficial Microbes*, v. 8, n. 3, pp. 421-32, 2017.

34. A. Tiptiri-Kourpeti et al., "*Lactobacillus casei* Exerts Anti-Proliferative Effects Accompanied by Apoptotic Cell Death and Up-Regulation of TRAIL in Colon Carcinoma Cells". *PLOS One*, v. 11, n. 2, p. e0147960, 2016.

35. G. Karimi et al., "The Anti-Obesity Effects of *Lactobacillus casei* Strain Shirota versus Orlistat on High Fat Diet-Induced Obese Rats". *Food and Nutrition Research*, v. 59, p. 29273, 2015.

36. R. F. Slykerman et al., "Effect of *Lactobacillus rhamnosus* HN001 in Pregnancy on Postpartum Symptoms of Depression and Anxiety: A Randomised Double-Blind Placebo-Controlled Trial". *EBioMedicine*, v. 24, pp. 159-65, 2017.

37. K. Van Hoorde, M. Heyndrickx, P. Vandamme e G. Huys, "Influence of Pasteurization, Brining Conditions, and Production Environment on the Microbiota of Artisan Gouda-Type Cheeses". *Food Microbiology*, v. 27, n. 3, pp. 425-33, 2010.

38. US Food and Drug Administration, "Code of Federal Regulations, Title 21", abr. 2018. Disponível em: <https://www.accessdata.fda.gov/scripts/cdrh/cfdocs/cfcfr/CFRSearch.cfm?fr=1240.61>.

39. O. Firmesse et al., "Consumption of Camembert Cheese Stimulates Commensal Enterococci in Healthy Human Intestinal Microbiota". *FEMS Microbiology Letters*, v. 276, n. 2, pp. 189-92, 2007.

40. M. Fisberg e R. Machado, "History of Yogurt and Current Patterns of Consumption". *Nutrition Reviews*, v. 73, supl. 1, pp. 4-7, 2015.

41. D. J. Lisko, G. P. Johnston e C. G. Johnston, "Effects of Dietary Yogurt on the Healthy Human Gastrointestinal (GI) Microbiome". *Microorganisms*, v. 5, n. 1, 2017.

42. Y. Suzuki et al., "Association between Yogurt Consumption and Intestinal Microbiota in Healthy Young Adults Differs by Host Gender". *Frontiers in Microbiology*, v. 8, p. 847, 2017.

43. A. Creus-Cuadros et al., "Associations between Both Lignan and Yogurt Consumption and Cardiovascular Risk Parameters in an Elderly Population: Observations from a Cross-Sectional Approach in the PREDIMED Study". *Journal of the Academy of Nutrition and Dietetics*, v. 117, n. 4, pp. 609-22.e1., 2017.

44. J. Peterson et al., "Dietary Lignans: Physiology and Potential for Cardiovascular Disease Risk Reduction". *Nutrition Reviews*, v. 68, n. 10, pp. 571-603, 2010.

45. Ben Guarino, "Scientists Have Discovered the Earliest Evidence of Bread, and It's Much Older than We Expected". *Science Alert*, 17 jul. 2018. Disponível em: <https://www.sciencealert.com/researchers-have-found-crumbs-of-evidence-from--the-world-s-first-bread>.

46. Q. Mu, V. J. Tavella e X. M. Luo, "Role of *Lactobacillus reuteri* in Human Health and Diseases". *Frontiers in Microbiology*, v. 9, n. 757, 2018; J. R. Lakritz et al., "Beneficial Bacteria Stimulate Host Immune Cells to Counteract Dietary and Genetic Predisposition to Mammary Cancer in Mice". *International Journal of Cancer*, v. 135, n. 3, pp. 529-40, 2014.

47. B. J. Varian et al., "Microbial Lysate Upregulates Host Oxytocin". *Brain, Behavior, and Immunity*, v. 61, pp. 36-49, 2017.

48. J. Zheng, X. Zhao, X. B. Lin e M. Gänzle, "Comparative Genomics *Lactobacillus reuteri* from Sourdough Reveals Adaptation of an Intestinalsymbiont to Food Fermentations". *Scientific Reports*, v. 5, p. 18234, 2015.

49. B. J. Varian et al., "Microbial Lysate Upregulates Host Oxytocin". *Brain Behavior and Immunity*, v. 61, pp. 36-49, 2017.

50. C. Menni et al., "Gut Microbiome Diversity and High Fibre Intake Are Related to Lower Long-Term Weight Gain". *International Journal of Obesity*, v. 41, n. 7, pp. 1099-105, 2017.

51. C. M. Schlebusch et al., "Southern African Ancient Genomes Estimate Modern Human Divergence to 350,000 to 260,000 Years Ago". *Science*, v. 358, n. 6363, pp. 652-5, 2017.

52. R. K. Singh et al., "Influence of Diet on the Gut Microbiome and Implications for Human Health". *Journal of Translational Medicine*, v. 15, n. 1, p. 73, 2017.

53. C. De Filippo et al., "Impact of Diet in Shaping Gut Microbiota Revealed by a Comparative Study in Children from Europe and Rural Africa". *Proceedings of the National Academy of Sciences USA*, v. 107, n. 33, pp. 14691-6, 2010.

54. F. Ounnas et al., "Whole Rye Consumption Improves Blood and Liver omega-3 Fatty Acid Profile and Gut Microbiota Composition in Rats". *PLOS One*, v. 11, n. 2, p. e0148118, 2016.

55. Y. K. Lee et al., "Kiwifruit (*Actinidia deliciosa*) Changes Intestinal Microbial Profile". *Microbial Ecology in Health and Disease*, v. 23, 2012.

56. D. J. Morrison e T. Preston, "Formation of Short Chain Fatty Acids by the Gut Microbiota and Their Impact on Human Metabolism". *Gut Microbes*, v. 7, n. 3, pp. 189-200, 2016.

57. L. Kellingray et al., "Consumption of a Diet Rich in Brassica Vegetables Is Associated with a Reduced Abundance of Sulphate-Reducing Bacteria: A Randomised Crossover Study". *Molecular Nutrition and Food Research*, v. 61, n. 9, 2017.

58. J. Loubinoux et al., "Sulfate-Reducing Bacteria in Human Feces and Their Association with Inflammatory Bowel Diseases". *FEMS Microbiology Ecology*, v. 40, n. 2, pp. 107-12, 2002.

59. X. Li, J. Guo, K. Ji e P. Zhang, "Bamboo Shoot Fiber Prevents Obesity in Mice by Modulating the Gut Microbiota". *Scientific Reports*, v. 6, p. 32953, 2016.

60. B. Routy et al., "Gut Microbiome Influences Efficacy of PD-1-Based Immunotherapy against Epithelial Tumors". *Science*, v. 359, n. 6371, pp. 91-7, 2018.

61. A. K. Pandey e V. Ojha, "Precooking Processing of Bamboo Shoots for Removal of Anti-Nutrients". *Journal of Food Science and Technology*, v. 51, n. 1, pp. 43-50, 2014.

62. "The Precise Reason for the Health Benefits of Dark Chocolate: Mystery Solved". *American Chemical Society*, 18 mar. 2014. Disponível em: <https://www.acs.org/content/acs/en/pressroom/newsreleases/2014/march/the-precise-reason-for-the--health-benefits-of-dark-chocolate-mystery-solved.html>; D. J. Morrison e T. Preston, "Formation of Short Chain Fatty Acids by the Gut Microbiota and Their Impact on Human Metabolism". *Gut Microbes*, v. 7, n. 3, pp. 189-200, 2016.

63. F. P. Martin et al., "Metabolic Effects of Dark Chocolate Consumption on Energy, Gut Microbiota, and Stress-Related Metabolism in Free-Living Subjects". *Journal of Proteome Research*, v. 8, n. 12, pp. 5568-79, 2009.

64. R. Vanholder, R. De Smet e G. Lesaffer, "*p*-Cresol: A Toxin Revealing Many Neglected but Relevant Aspects of Uraemic Toxicity". *Nephrology Dialysis Transplantation*, v. 14, n. 12, pp. 2813-5, 1999; T. Pallister et al., "Hippurate as a Metabolomic Marker of Gut Microbiome Diversity: Modulation by Diet and Relationship to Metabolic Syndrome". *Scientific Reports*, v. 7, n. 1, p. 13670, 2017.

65. X. Tzounis et al., "Prebiotic Evaluation of Cocoa-Derived Flavanols in Healthy Humans by Using a Randomized, Controlled, Double-Blind, Crossover Intervention Study". *American Journal of Clinical Nutrition*, v. 93, n. 1, pp. 62-72, 2011.

66. C. Bamberger et al., "A Walnut-Enriched Diet Affects Gut Microbiome in Healthy Caucasian Subjects: A Randomized, Controlled Trial". *Nutrients*, v. 10, n. 2, 2018.

67. H. D. Holscher et al., "Walnut Consumption Alters the Gastrointestinal Microbiota, Microbially Derived Secondary Bile Acids, and Health Markers in Healthy Adults: A Randomized Controlled Trial". *Journal of Nutrition*, v. 148, n. 6, pp. 861-7, 2018.

68. J. M. Monk et al., "Navy and Black Bean Supplementation Primes the Colo-

nic Mucosal Microenvironment to Improve Gut Health". *Journal of Nutritional Biochemistry*, v. 49, pp. 89-100, 2017.

69. W. Rossouw e L. Korsten, "Cultivable Microbiome of Fresh White Button Mushrooms". *Letters in Applied Microbiology*, v. 64, n. 2, pp. 164-70, 2017.

70. J. Varshney et al., "White Button Mushrooms Increase Microbial Diversity and Accelerate the Resolution of *Citrobacter rodentium* Infection in Mice". *Journal of Nutrition*, v. 143, n. 4, pp. 526-32, 2013.

71. X. Xu, J. Yang, Z. Ning e X. Zhang, "Lentinula Edodes-Derived Polysaccharide Rejuvenates Mice in Terms of Immune Responses and Gut Microbiota". *Food and Function*, v. 6, n. 8, pp. 2653-63, 2015.

72. E. Biagi et al., "Through Ageing, and Beyond: Gut Microbiota and Inflammatory Status in Seniors and Centenarians". *PLOS One*, v. 5, n. 5, p. e10667, 2010.

73. Y. Ren et al., "Polysaccharide of *Hericium erinaceus* Attenuates Colitis in C57BL/6 Mice via Regulation of Oxidative Stress, Inflammation-Related Signaling Pathways, and Modulating the Composition of the Gut Microbiota". *Journal of Nutritional Biochemistry*, v. 57, pp. 67-76, 2018.

74. M. Schneeberger et al., "*Akkermansia muciniphila* Inversely Correlates with the Onset of Inflammation, Altered Adiposetissue Metabolism, and Metabolic Disorders during Obesity in Mice". *Scientific Reports*, v. 5, p. 16643, 2015; B. Routy et al., "Gut Microbiome Influences Efficacy of PD-1-Based Immunotherapy against Epithelial Tumors". *Science*, v. 359, n. 6371, pp. 91-7, 2018.

75. S. M. Henning et al., "*Pomegranate ellagitannins* Stimulate the Growth of *Akkermansia muciniphila* In Vivo". *Anaerobe*, v. 43, pp. 56-60, 2017.

76. Z. Li et al., "Pomegranate Extract Induces Ellagitannin Metabolite Formation and Changes Stool Microbiota in Healthy Volunteers". *Food and Function*, v. 6, n. 8, pp. 2487-95, 2015.

77. F. F. Anhê et al., "A Polyphenol-Rich Cranberry Extract Protects from Diet-induced Obesity, Insulin Resistance, and Intestinal Inflammation in Association with Increased *Akkermansia* spp. Population in the Gut Microbiota of Mice". *Gut*, v. 64, n. 6, pp. 872-83, 2015.

78. J. B. Blumberg et al., "Cranberries and Their Bioactive Constituents in Human Health". *Advances in Nutrition*, v. 4, n. 6, pp. 618-32, 2013.

79. F. F. Anhê et al., "Triggering *Akkermansia* with Dietary Polyphenols: A New Weapon to Combat the Metabolic Syndrome?". *Gut Microbes*, v. 7, n. 2, pp. 146-53, 2016.

80. Z. Zhang et al., "Chlorogenic Acid Ameliorates Experimental Colitis by Promoting Growth of Akkermansia in Mice". *Nutrients*, v. 9, n. 7, 2017.

81. J. F. Garcia-Mazcorro et al., "Effect of Dark Sweet Cherry Powder Consumption on the Gut Microbiota, Short-Chain Fatty Acids, and Biomarkers of Gut Health in Obese db/db Mice". *PeerJ*, v. 6, p. e4195, 2018; S. Y. Kang, N. P. Seeram, M. G. Nair e L. D. Bourquin, "Tart Cherry Anthocyanins Inhibit Tumor Development in Apc(Min)

Mice and Reduce Proliferation of Human Colon Cancer Cells". *Cancer Letters*, v. 194, n. 1, pp. 13-9, 2003.

82. M. Larrosa et al., "Effect of a Low Dose of Dietary Resveratrol on Colon Microbiota, Inflammation, and Tissue Damage in a DSS-Induced Colitis Rat Model". *Journal of Agricultural and Food Chemistry*, v. 57, n. 6, pp. 2211-20, 2009.

83. A. Jiménez-Girón et al., "Towards the Fecal Metabolome Derived from Moderate Red Wine Intake". *Metabolites*, v. 4, n. 4, pp. 1101-18, 2014.

84. S. Al-Lahham et al., "Propionic Acid Affects Immune Status and Metabolism in Adipose Tissue from Overweight Subjects". *European Journal of Clinical Investigation*, v. 42, n. 4, pp. 357-64, 2012.

85. A. Cuervo et al., "Red Wine Consumption Is Associated with Fecal Microbiota and Malondialdehyde in a Human Population". *Journal of the American College of Nutrition*, v. 34, n. 2, pp. 135-41, 2015.

86. E. Barroso et al., "Phylogenetic Profile of Gut Microbiota in Healthy Adults after Moderate Intake of Red Wine". *Molecular Nutrition and Food Research*, v. 61, n. 3, 2017; L. J. Marnett, "Chemistry and Biology of DNA Damage by Malondialdehyde". *IARC Scientific Publications*, v. 150, pp. 17-27, 1999.

87. H. Sun et al., "The Modulatory Effect of Polyphenols from Green Tea, Oolong Tea, and Black Tea on Human Intestinal Microbiota In Vitro". *Journal of Food Science and Technology*, v. 55, n. 1, pp. 399-407, 2018.

88. S. Wang et al., "Dietary Teasaponin Ameliorates Alteration of Gut Microbiota and Cognitive Decline in Diet-Induced Obese Mice". *Scientific Reports*, v. 7, n. 1, p. 12203, 2017.

89. Christen Brownlee, "The Skinny on Sweeteners: How Do They Work?". *ChemMatters*, out. 2011. Disponível em: <https://www.acs.org/content/dam/acsorg/education/resources/highschool/chemmatters/archive/chemmatters-oct2011-sweeteners-brownlee.pdf>.

90. J. Suez et al., "Artificial Sweeteners Induce Glucose Intolerance by Altering the Gut Microbiota". *Nature*, v. 514, n. 7521, pp. 181-6, 2014.

91. J. Suez et al., "Non-Caloric Artificial Sweeteners and the Microbiome: Findings and Challenges". *Gut Microbes*, v. 6, n. 2, pp. 149-55, 2015.

92. A. Rodriguez-Palacios et al., "The Artificial Sweetener Splenda Promotes Gut Proteobacteria, Dysbiosis, and Myeloperoxidase Reactivity in Crohn's Disease--Like Ileitis". *Inflammatory Bowel Diseases*, v. 24, n. 5, pp. 1005-20, 2018.

9. DIRECIONE SEU DESTINO GENÉTICO [pp. 224-54]

1. "Dietary Supplements Market Size Worth $278.02 Billion by 2024". *Grand View Research*, fev. 2018. Disponível em: <https://www.grandviewresearch.com/press--release/global-dietary-supplements-market>.

2. S. J. Padayatty et al., "Vitamin C as an Antioxidant: Evaluation of Its Role in Disease Prevention". *Journal of the American College of Nutrition*, v. 22, n. 1, pp. 18-35, 2003.

3. Y. T. Szeto, T. L. To, S. C. Pak e W. Kalle, "A Study of DNA Protective Effect of Orange Juice Supplementation". *Applied Physiology, Nutrition, and Metabolism* v. 38, n. 5, pp. 533-6, 2013.

4. S. Bashir et al., "Oxidative DNA Damage and Cellular Sensitivity to Oxidative Stress in Human Autoimmune Diseases". *Annals of the Rheumatic Diseases*, v. 52, n. 9, pp. 659-66, 1993; A. Szaflarska-Poplawska et al., "Oxidatively Damaged DNA/Oxidative Stress in Children with Celiac Disease". *Cancer Epidemiology, Biomarkers, and Prevention*, v. 19, n. 8, pp. 1960-5, 2010; C. Pereira et al., "DNA Damage and Oxidative DNA Damage in Inflammatory Bowel Disease". *Journal of Crohn's and Colitis*, v.10, n. 11, pp. 1316-23, 2016.

5. A. Hoffmann, V. Sportelli, M. Ziller e D. Spengler, "Epigenomics of Major Depressive Disorders and Schizophrenia: Early Life Decides". *International Journal of Molecular Sciences*, v. 18, n. 8, p. 1711, 2017; E. Markkanen, U. Meyer e G. L. Dianov, "DNA Damage and Repair in Schizophrenia and Autism: Implications for Cancer Comorbidity and Beyond". *International Journal of Molecular Sciences*, v. 17, n. 6, 2016; L. Yu et al., "Association of Brain DNA Methylation in *SORL1*, *ABCA7*, *HLA-DRB5*, *SLC24A4*, and *BIN1* with Pathological Diagnosis of Alzheimer Disease". *JAMA Neurology*, v. 72, n. 1, pp. 15-24, 2015; E. Masliah, W. Dumaop, D. Galasko e P. Desplats, "Distinctive Patterns of DNA Methylation Associated with Parkinson Disease: Identification of Concordant Epigenetic Changes in Brain and Peripheral Blood Leukocytes". *Epigenetics*, v. 8, n. 10, pp. 1030-8, 2013; K. Saavedra et al., "Epigenetic Modifications of Major Depressive Disorder". *International Journal of Molecular Sciences*, v. 17, n. 8, p. 1279, 2016; D. Simmons, "Epigenetic Influences and Disease". *Nature Education*, v. 1, n. 1, 2008.

6. T. Weisel et al., "An Anthocyanin/Polyphenolic-Rich Fruit Juice Reduces Oxidative DNA Damage and Increases Glutathione Level in Healthy Probands". *Biotechnology Journal*, v. 1, n. 4, pp. 388-97, 2006.

7. Y. S. Park et al., "Bioactive Compounds and the Antioxidant Capacity in New Kiwi Fruit Cultivars". *Food Chemistry*, v. 165, pp. 354-61, 2014.

8. A. R. Collins, V. Harrington, J. Drew e R. Melvin, "Nutritional Modulation of DNA Repair in a Human Intervention Study". *Carcinogenesis*, v. 24, n. 3, pp. 511-5, 2003.

9. S. B. Astley, R. M. Elliott, D. B. Archer e S. Southon, "Evidence that Dietary Supplementation with Carotenoids and Carotenoid-Rich Foods Modulates the DNA Damage: Repair Balance in Human Lymphocytes". *British Journal of Nutrition*, v. 91, n. 1, pp. 63-72, 2004.

10. Z. Li et al., "Profiling of Phenolic Compounds and Antioxidant Activity of 12 Cruciferous Vegetables". *Molecules*, v. 23, n. 5, 2018.

11. P. Riso et al., "DNA Damage and Repair Activity after Broccoli Intake in Young Healthy Smokers". *Mutagenesis*, v. 25, n. 6, pp. 595-602, 2010.

12. A. Gajowik e M. M. Dobrzyńska, "The Evaluation of Protective Effect of

Lycopene against Genotoxic Influence of X-Irradiation in Human Blood Lymphocytes". *Radiation and Environmental Biophysics*, v. 56, n. 4, pp. 413-22, 2017.

13. J. K. Y. Hooi et al., "Global Prevalence of *Helicobacter pylori* Infection: Systematic Review and Meta-Analysis". *Gastroenterology*, v. 153, n. 2, pp. 420-9, 2017.

14. S. H. Jang, J. W. Lim, T. Morio e H. Kim, "Lycopene Inhibits *Helicobacter pylori* – Induced ATM/ATR-Dependent DNA Damage Response in Gastric Epithelial AGS Cells". *Free Radical Biology and Medicine*, v. 52, n. 3, pp. 607-15, 2012.

15. C. Sakai et al., "Fish Oil Omega-3 Polyunsaturated Fatty Acids Attenuate Oxidative Stress-Induced DNA Damage in Vascular Endothelial Cells". *PLOS One*, v. 12, n. 11, p. e0187934, 2017.

16. Q. Meng et al., "Systems Nutrigenomics Reveals Brain Gene Networks Linking Metabolic and Brain Disorders". *EBioMedicine*, v. 7, pp. 157-66, 2016.

17. M. Song et al., "Marine ω-3 Polyunsaturated Fatty Acids and Risk of Colorectal Cancer according to Microsatellite Instability". *Journal of the National Cancer Institute*, v. 107, n. 4, 2015.

18. S. A. Messina e R. Dawson Jr., "Attenuation of Oxidative Damage to DNA by Taurine and Taurine Analogs". *Advances in Experimental Medicine and Biology*, v. 483, pp. 355-67, 2000; L. Gat. et al., "Impact of Dietary Supplement of *Crassostrea gigas* Extract (JCOE) on Glutathione Levels and Glutathione S-Transferase Activity in Rat Tissues". *In Vivo*, v. 12, n. 3, pp. 299-303, 1998.

19. H. Tapiero et al., "The Antioxidant Effects of *Crassostrea gigas* Extract (JCOE) in Human Volunteers". *In Vivo*, v. 12, n. 3, pp. 305-9, 1998.

20. S. Ghosh, J. K. Sinha e M. Raghunath, "Epigenomic Maintenance through Dietary Intervention Can Facilitate DNA Repair Process to Slow Down the Progress of Premature Aging". *IUBMB Life*, v. 68, n. 9, pp. 717-21, 2016.

21. M. Z. Fang et al., "Reversal of Hypermethylation and Reactivation of p16INK4a, RARbeta, and MGMT Genes by Genistein and Other Isoflavones from Soy". *Clinical Cancer Research*, v. 11, n. 19, pt. 1, pp. 7033-41, 2005.

22. W. Qin et al., "Soy Isoflavones Have an Antiestrogenic Effect and Alter Mammary Promoter Hypermethylation in Healthy Premenopausal Women". *Nutrition and Cancer*, v. 61, n. 2, pp. 238-44, 2009.

23. J. J. Pappas et al., "Allelic Methylation Bias of the RARB2 Tumor Suppressor Gene Promoter in Cancer". *Genes, Chromosomes, and Cancer*, v. 47, n. 11, pp. 978-93, 2008.

24. "CCND2 Cyclin D2 [*Homo sapiens* (human)]". National Center for Biotechnology Information. Disponível em: <https://www.ncbi.nlm.nih.gov/gene/894>.

25. I. Locke et al., "Gene Promoter Hypermethylation in Ductal Lavage Fluid from Healthy BRCA Gene Mutation Carriers and Mutation-Negative Controls". *Breast Cancer Research*, v. 9, n. 1, p. R20, 2007.

26. M. Traka et al., "Transcriptome Analysis of Human Colon Caco-2 Cells Exposed to Sulforaphane". *Journal of Nutrition*, v. 135, n. 8, pp. 1865-72, 2005.

27. S. Ropero e M. Esteller, "The Role of Histone Deacetylases (HDACS) in Human Cancer". *Molecular Oncology*, v. 1, n. 1, pp. 19-25, 2007; E. Ho, J. D. Clarke e R. H. Dashwood, "Dietary Sulforaphane, a Histone Deacetylase Inhibitor for Cancer Prevention". *Journal of Nutrition*, v. 139, n. 12, pp. 2393-6, 2009.

28. W. J. Lee e B. T. Zhu, "Inhibition of DNA Methylation by Caffeic Acid and Chlorogenic Acid, Two Common Catechol-Containing Coffee Polyphenols". *Carcinogenesis*, v. 27, n. 2, pp. 269-77, 2006.

29. M. Fang, D. Chen e C. S. Yang, "Dietary Polyphenols May Affect DNA Methylation". *Journal of Nutrition*, v. 137, n. 1 supl., pp. 223S-228S, 2007.

30. "GSTP1 Gene (Protein Coding)". *GeneCards Human Gene Database*. Disponível em: <https://www.genecards.org/cgi-bin/carddisp.pl?gene=GSTP1>.

31. Z. Liu et al., "Curcumin Is a Potent DNA Hypomethylation Agent". *Bioorganic and Medicinal Chemistry Letters*, v. 19, n. 3, pp. 706-9, 2009; Y. Guo et al., "Curcumin Inhibits Anchorage-Independent Growth of HT29 Human Colon Cancer Cells by Targeting Epigenetic Restoration of the Tumor Suppressor Gene DLEC1". *Biochemical Pharmacology*, v. 94, n. 2, pp. 69-78, 2015.

32. J. Hu et al., "Curcumin Modulates Covalent Histone Modification and TIMP1 Gene Activation to Protect against Vascular Injury in a Hypertension Rat Model". *Experimental and Therapeutic Medicine*, v. 14, n. 6, pp. 5896-902, 2017.

33. S. K. Kang, S. H. Cha e H. G. Jeon, "Curcumin-Induced Histone Hypoacetylation Enhances Caspase-3-Dependent Glioma Cell Death and Neurogenesis of Neural Progenitor Cells". *Stem Cells and Development*, v. 15, n. 2, pp. 165-74, 2006.

34. J. Paluszczak, V. Krajka-Kuźniak e W. Baer-Dubowska, "The Effect of Dietary Polyphenols on the Epigenetic Regulation of Gene Expression in MCF7 Breast Cancer Cells". *Toxicology Letters*, v. 192, n. 2, pp. 119-25, 2010.

35. M. J. Gunter et al., "Coffee Drinking and Mortality in 10 European Countries: A Multinational Cohort Study". *Annals of Internal Medicine*, v. 167, n. 4, pp. 236-47, 2017.

36. G. H. Romano et al., "Environmental Stresses Disrupt Telomere Length Homeostasis". *PLOS Genetics*, v. 9, n. 9, p. e1003721, 2013.

37. L. A. Tucker, "Caffeine Consumption and Telomere Length in Men and Women of the National Health and Nutrition Examination Survey (NHANES)". *Nutrition and Metabolism*, v. 14, p. 10, 2017.

38. J. J. Liu, M. Crous-Bou, E. Giovannucci e I. De Vivo, "Coffee Consumption Is Positively Associated with Longer Leukocyte Telomere Length in the Nurses' Health Study". *Journal of Nutrition*, v. 146, n. 7, pp. 1373-8, 2016.

39. R. Chan et al., "Chinese Tea Consumption Is Associated with Longer Telomere Length in Elderly Chinese Men". *British Journal of Nutrition*, v. 103, n. 1, pp. 107-13, 2010.

40. M. Guasch-Ferré et al., "Frequency of Nut Consumption and Mortality Risk in the PREDIMED Nutrition Intervention Trial". *BMC Medicine*, v. 11, pp. 164, 2013; T. T. Hshieh, A. B. Petrone, J. M. Gaziano e L. Djouss., "Nut Consumption and Risk of Mor-

tality in the Physicians' Health Study". *American Journal of Clinical Nutrition*, v. 101, n. 2, pp. 407-12, 2015.

41. L. A. Tucker, "Consumption of Nuts and Seeds and Telomere Length in 5,582 Men and Women of the National Health and Nutrition Examination Survey (NHANES)". *Journal of Nutrition, Health, and Aging*, v. 21, n. 3, pp. 233-40, 2017.

42. M. Crous-Bou et al., "Mediterranean Diet and Telomere Length in Nurses' Health Study: Population Based Cohort Study". *BMJ*, v. 349, p. g6674, 2014.

43. T. von Zglinicki, "Role of Oxidative Stress in Telomere Length Regulation and Replicative Senescence". *Annals of the New York Academy of Sciences*, v. 908, pp. 99--110, 2000.

44. Y. Gong et al., "Higher Adherence to the 'Vegetable-Rich' Dietary Pattern Is Related to Longer Telomere Length in Women". *Clinical Nutrition*, v. 37, n. 4, pp. 1232-7, 2018.

45. D. Ornish et al., "Increased Telomerase Activity and Comprehensive Lifestyle Changes: A Pilot Study". *Lancet Oncology*, v. 9, n. 11, pp. 1048-57, 2008.

46. J. Zhu, H. Wang, J. M. Bishop e E. H. Blackburn, "Telomerase Extends the Lifespan of Virus-Transformed Human Cells without Net Telomere Lengthening". *Proceedings of the National Academy of Sciences USA*, v. 96, n. 7, pp. 3723-8, 1999.

47. D. Ornish et al., "Effect of Comprehensive Lifestyle Changes on Telomerase Activity and Telomere Length in Men with Biopsy-Proven Low-Risk Prostate Cancer: 5-Year Follow-Up of a Descriptive Pilot Study". *Lancet Oncology*, v. 14, n. 11, pp. 1112--20, 2013.

48. A. Perfilyev et al., "Impact of Polyunsaturated and Saturated Fat Overfeeding on the DNA-Methylation Pattern in Human Adipose Tissue: A Randomized Controlled Trial". *American Journal of Clinical Nutrition*, v. 105, n. 4, pp. 991-1000, 2017.

49. F. Rosqvist et al., "Overfeeding Polyunsaturated and Saturated Fat Causes Distinct Effects on Liver and Visceral Fat Accumulation in Humans". *Diabetes*, v. 63, pp. 2356-68, 2014.

50. V. Shukla, C. Cuenin, N. Dubey e Z. Herceg, "Loss of Histone Acetyltransferase Cofactor Transformation/Transcription Domain-Associated Protein Impairs Liver Regeneration after Toxic Injury". *Hepatology*, v. 53, n. 3, pp. 954-63, 2011.

51. J. A. Nettleton et al., "Dietary Patterns, Food Groups, and Telomere Length in the Multi-Ethnic Study of Atherosclerosis (MESA)". *American Journal of Clinical Nutrition*, v. 88, n. 5, pp. 1405-12, 2008.

52. A. M. Fretts et al., "Processed Meat, but Not Unprocessed Red Meat, Is Inversely Associated with Leukocyte Telomere Length in the Strong Heart Family Study". *Journal of Nutrition*, v. 146, n. 10, pp. 2013-8, 2016.

53. L. Shao, Q. H. Li e Z. Tan, "L-Carnosine Reduces Telomere Damage and Shortening Rate in Cultured Normal Fibroblasts". *Biochemical and Biophysical Research Communications*, v. 324, n. 2, pp. 931-6, 2004.

54. J. Oellgaard et al., "Trimethylamine N-oxide (TMAO) as a New Potential Therapeutic Target for Insulin Resistance and Cancer". *Current Pharmaceutical Design*, v. 23, n. 25, pp. 3699-712, 2017.

55. R. A. Koeth et al., "Intestinal Microbiota Metabolism of L-Carnitine, a Nutrient in Red Meat, Promotes Atherosclerosis". *Nature Medicine*, v. 19, n. 5, pp. 576-85, 2013.

56. C. W. Leung et al., "Soda and Cell Aging: Associations between Sugar-Sweetened Beverage Consumption and Leukocyte Telomere Length in Healthy Adults from the National Health and Nutrition Examination Surveys". *American Journal of Public Health*, v. 104, n. 12, pp. 2425-31, 2014.

57. M. Du et al., "Physical Activity, Sedentary Behavior, and Leukocyte Telomere Length in Women". *American Journal of Epidemiology*, v. 175, n. 5, pp. 414-22, 2012.

58. C. W. Leung et al., "Sugary Beverage and Food Consumption, and Leukocyte Telomere Length Maintenance in Pregnant Women". *European Journal of Clinical Nutrition*, v. 70, n. 9, pp. 1086-8, 2016.

10. ATIVE SEU CENTRO DE COMANDO IMUNOLÓGICO [pp. 255-85]

1. B. O. Rennard et al., "Chicken Soup Inhibits Neutrophil Chemotaxis In Vitro". *Chest*, v. 118, n. 4, pp. 1150-7, 2000; M. A. Babizhayev e A. I. Deyev, "Management of the Virulent Influenza Virus Infection by Oral Formulation of Nonhydrolizedcarnosine and Isopeptide of Carnosine Attenuating Proinflammatory Cytokine-Induced Nitric Oxide Production". *American Journal of Therapeutics*, v. 19, n. 1, pp. e25-47, 2012.

2. Suzanne Wu, "Fasting Triggers Stem Cell Regeneration of Damaged, Old Immune System". *USC News*, 5 jun. 2014. Disponível em: <https://news.usc.edu/63669/fasting-triggers-stem-cell-regeneration-of-damaged-old-immune-system>.

3. L. C. Kidd et al., "Relationship between Human Papillomavirus and Penile Cancer — Implications for Prevention and Treatment", *Translational Andrology and Urology*, v. 6, n. 5, pp. 791-802, 2017; D. Song, H. Li, H. Li e J. Dai, "Effect of Human Papillomavirus Infection on the Immune System and Its Role in the Course of Cervical Cancer". *Oncology Letters*, v. 10, n. 2, pp. 600-6, 2015; L. Zhang et al., "Nonkeratinizing Squamous Cell Carcinoma In Situ of the Upper Aerodigestive Tract: An HPV-Related Entity", *Head and Neck Pathology*, v. 11, n. 2, pp. 152-61, 2017.

4. C. K. Hui e G. K. Lau, "Immune System and Hepatitis B Virus Infection". *Journal of Clinical Virology*, v. 34, supl. 1, pp. S44-S48, 2005; C. Zhu et al., "Hepatitis B Virus Inhibits the Expression of Complement C3 and C4, in vitro and in vivo". *Oncology Letters*, v. 15, n. 5, pp. 7459-63, 2018; Y. Liang et al., "Hepatitis C Virus NS4B Induces the Degradation of TRIF to Inhibit TLR3-Mediated Interferon Signaling Pathway". *PLOS Pathogens*, v. 14, n. 5, p. e1007075, 2018.

5. P. Bandaru, H. Rajkumar e G. Nappanveettil, "The Impact of Obesity on Immune Response to Infection and Vaccine: An Insight into Plausible Mechanisms". *Endocrinology and Metabolic Syndrome*, v. 2, pp. 113, 2013; J. J. Milner e M. A. Beck, "The Impact of Obesity on the Immune Response to Infection". *Proceedings of the Nutrition Society*, v. 71, n. 2, pp. 298-306, 2012.

6. H. J. Lee et al., "Immunogenetics of Autoimmune Thyroid Diseases: A Comprehensive Review". *Journal of Autoimmunity*, v. 64, pp. 82-90, 2015.

7. K. E. Lundin e C. Wijmenga, "Coeliac Disease and Autoimmune Disease — Genetic Overlap and Screening". *National Review of Gastroenterology and Hepatology*, v. 12, n. 9, pp. 507-15, 2015.

8. S. C. Jeong, S. R. Koyyalamudi e G. Pang, "Dietary Intake of *Agaricus bisporus* White Button Mushroom Accelerates Salivary Immunoglobulin A Secretion in Healthy Volunteers". *Nutrition*, v. 28, n. 5, pp. 527-31, 2012.

9. K. I. Minato, L. C. Laan, A. Ohara e I. van Die, "Pleurotus Citrinopileatus Polysaccharide Induces Activation of Human Dendritic Cells through Multiple Pathways". *International Immunopharmacology*, v. 40, pp. 156-63, 2016; H. Xu, S. Zou, X. Xu e L. Zhang, "Anti-tumor Effect of β-Glucan from *Lentinus edodes* and the Underlying Mechanism". *Scientific Reports*, v. 6, p. 28802, 2016; H. H. Chang et al., "Oral Administration of an Enoki Mushroom Protein FVE Activates Innate and Adaptive Immunity and Induces Anti-tumor Activity against Murine Hepatocellular Carcinoma". *International Immunopharmacology*, v. 10, n. 2, pp. 239-46, 2010; V. Vetcicka e J. Vetvickova, "Immune-Enhancing Effects of Maitake (*Grifola frondosa*) and Shiitake (*Lentinula edodes*) Extracts". *Annals of Translational Medicine*, v. 2, n. 2, p. 14, 2014; D. Zhao et al., "Structural Characterization, Immune Regulation, and Antioxidant Activity of a New Heteropolysaccharide from *Cantharellus cibarius* Fr.". *International Journal of Molecular Medicine*, v. 41, n. 5, pp. 2744-54, 2018.

10. M. P. Nantz et al., "Supplementation with Aged Garlic Extract Improves Both NK and γδ-T Cell Function and Reduces the Severity of Cold and Flu Symptoms: A Randomized, Double-Blind, Placebo-Controlled Nutrition Intervention". *Clinical Nutrition*, v. 31, n. 3, pp. 337-44, 2012.

11. H. Ishikawa et al., "Aged Garlic Extract Prevents a Decline of NK Cell Number and Activity in Patients with Advanced Cancer". *Journal of Nutrition*, v. 136, n. 3, supl., pp. 816S-820S, 2006.

12. Y. L. Shih et al., "Sulforaphane Promotes Immune Responses in a WEHI-3-Induced Leukemia Mouse Model through Enhanced Phagocytosis of Macrophages and Natural Killer Cell Activities In Vivo". *Molecular Medicine Reports*, v. 13, n. 5, pp. 4023-9, 2016; J. W. Fahey, Y. Zhang e P. Talalay, "Broccoli Sprouts: An Exceptionally Rich Source of Inducers of Enzymes that Protect against Chemical Carcinogens". *Proceedings of the National Academy of Sciences USA*, v. 94, n. 19, pp. 10367-72, 1997.

13. L. Müller et al., "Effect of Broccoli Sprouts and Live Attenuated Influenza

Virus on Peripheral Blood Natural Killer Cells: A Randomized, Double-Blind Study". *PLOS One*, v. 11, n. 1, p. e0147742, 2016.

14. M. Rozati et al., "Cardio-Metabolic and Immunological Impacts of Extra Virgin Olive Oil Consumption in Overweight and Obese Older Adults: A Randomized Controlled Trial". *Nutrition and Metabolism*, v. 12, p. 28, 2015.

15. Fornecido pela Deoleo Company, em Córdoba, Espanha.

16. A. Bonura et al., "Hydroxytyrosol Modulates Par j 1-Induced IL-10 Production by PBMCs in Healthy Subjects". *Immunobiology*, v. 221, n. 12, pp. 1374-7, 2016.

17. C. Romero e M. Brenes, "Analysis of Total Contents of Hydroxytyrosol and Tyrosol in Olive Oils". *Journal of Agricultural and Food Chemistry*, v. 60, n. 36, pp. 9017-22, 2012.

18. C. Ceci et al., "Ellagic Acid Inhibits Bladder Cancer Invasiveness and In Vivo Tumor Growth". *Nutrients*, v. 8, n. 11, 2016.

19. S. Takahashi et al., "A Randomized Clinical Trial to Evaluate the Preventive Effect of Cranberry Juice (UR65) for Patients with Recurrent Urinary Tract Infection". *Journal of Infection and Chemotherapy*, v. 19, n. 1, pp. 112-7, 2013.

20. M. P. Nantz et al., "Consumption of Cranberry Polyphenols Enhances Human γδ-T Cell Proliferation and Reduces the Number of Symptoms Associated with Colds and Influenza: A Randomized, Placebo-Controlled Intervention Study". *Nutrition Journal*, v. 12, p. 161, 2013.

21. Suco de *cranberry* fornecido por Ocean Spray Cranberries.

22. Y. M. Yoo et al., "Pharmacological Advantages of Melatonin in Immunosenescence by Improving Activity of T Lymphocytes". *Journal of Biomedical Research*, v. 30, n. 4, pp. 314-21, 2016.

23. C. A. Rowe et al., "Regular Consumption of Concord Grape Juice Benefits Human Immunity". *Journal of Medicinal Food*, v. 14, n. 1-2, pp. 69-78, 2011.

24. A. R. Nair, N. Mariappan, A. J. Stull e J. Francis, "Blueberry Supplementation Attenuates Oxidative Stress within Monocytes and Modulates Immune Cell Levels in Adults with Metabolic Syndrome: A Randomized, Double-Blind, Placebo-Controlled Trial". *Food and Function*, v. 8, n. 11, pp. 4118-28, 2017.

25. O pó de mirtilo foi produzido a partir de duas variedades de mirtilo, *rubel* e *tifblue*, e fornecido pelo United States Highbush Blueberry Council.

26. L. S. McAnulty et al., "Effect of Blueberry Ingestion on Natural Killer Cell Counts, Oxidative Stress, and Inflammation prior to and after 2.5 h of Running". *Applied Physiology, Nutrition, and Metabolism*, v. 36, n. 6, pp. 976-84, 2011.

27. R. Yu, J. W. Park, T. Kurata e K. L. Erickson, "Modulation of Select Immune Responses by Dietary Capsaicin". *International Journal for Vitamin and Nutrition Research*, v. 68, n. 2, pp. 114-9, 1998.

28. J. Beltran, A. K. Ghosh e S. Basu, "Immunotherapy of Tumors with Neuroimmune Ligand Capsaicin". *Journal of Immunology*, v. 178, n. 5, pp. 3260-4, 2007.

29. M. S. Gilardini Montani et al., "Capsaicin-Mediated Apoptosis of Human Bladder Cancer Cells Activates Dendritic Cells via CD91". *Nutrition*, v. 31, n. 4, pp. 578--81, 2015.

30. Y. K. Wang et al., "Oyster (*Crassostrea gigas*) Hydrolysates Produced on a Plant Scale Have Antitumor Activity and Immunostimulating Effects in BALB/c Mice". *Marine Drugs*, v. 8, n. 2, pp. 255-68, 2010.

31. J. Y. Cheng, L. T. Ng, C. L. Lin e T. R. Jan, "Pacific Oyster-Derived Polysaccharides Enhance Antigen-Specific T Helper (Th)1 Immunity In Vitro and In Vivo". *Immunopharmacology and Immunotoxicology*, v. 35, n. 2, pp. 235-40, 2013.

32. K. Sakaguchi et al., "Augmentation of Cytolytic Activity in Murine Natural Killer Cells and Inhibition of Tumor Growth by the Ethanol Fraction of Oyster Extract". *Integrative Cancer Therapies*, v. 17, n. 1, pp. 31-40, 2018.

33. C. H. Cheng, H. Y. Wu, C. F. Wu e T. R. Jan, "Pacific Oyster-Derived Polysaccharides Attenuate Allergen-Induced Intestinal Inflammation in a Murine Model of Food Allergy". *Journal of Food and Drug Analysis*, v. 24, n. 1, pp. 121-8, 2016.

34. J. Hendricks, C. Hoffman, D. W. Pascual e M. E. Hardy, "18b-Glycyrrhetinic Acid Delivered Orally Induces Isolated Lymphoid Follicle Maturation at the Intestinal Mucosa and Attenuates Rotavirus Shedding". *PLOS One*, v. 7, n. 11, p. e49491, 2012.

35. J. E. Tate, A. H. Burton, C. Boschi-Pinto e U. D. Parashar, "World Health Organization – Coordinated Global Rotavirus Surveillance Network: Global, Regional, and National Estimates of Rotavirus Mortality in Children <5 Years of Age, 2000--2013". *Clinical Infectious Diseases*, v. 62, supl. 2, pp. S96-S105, 2016.

36. H. R. Omar et al., "Licorice Abuse: Time to Send a Warning Message". *Therapeutic Advances in Endocrinology and Metabolism*, v. 3, n. 4, pp. 125-38, 2012.

37. X. Feng, L. Ding e F. Qiu, "Potential Drug Interactions Associated with Glycyrrhizin and Glycyrrhetinic Acid". *Drug Metabolism Reviews*, v. 47, n. 2, pp. 229-38, 2015. Disponível em: <https://www.ncbi.nlm.nih.gov/mesh/68019695>.

38. P. A. Ayeka, Y. Bian, P. M. Githaiga e Y. Zhao, "The Immunomodulatory Activity of Licorice Polysaccharides (*Glycyrrhiza uralensis* Fisch.) in CT 26 Tumor--Bearing Mice". *BMC Complementary and Alternative Medicine*, v. 17, p. 536, 2017.

39. V. Andersen et al., "Diet and Risk of Inflammatory Bowel Disease". *Digestive and Liver Disease*, v. 44, n. 3, pp. 185-94, 2012.

40. P. Jantchou et al., "Animal Protein Intake and Risk of Inflammatory Bowel Disease: The E3N Prospective Study". *American Journal of Gastroenterology*, v. 105, n. 10, pp. 2195-201, 2010.

41. A. Racine et al., "Dietary Patterns and Risk of Inflammatory Bowel Disease in Europe: Results from the EPIC Study". *Inflammatory Bowel Diseases*, v. 22, n. 2, pp. 345-54, 2016.

42. Y. Minami et al., "Diet and Systemic Lupus Erythematosus: A 4 Year Prospective Study of Japanese Patients". *Journal of Rheumatology*, v. 30, n. 4, pp. 747-54, 2003.

43. G. N. Y. van Gorkom et al., "Influence of Vitamin C on Lymphocytes: An Overview". *Antioxidants*, v. 7, n. 3, 2018.

44. K. Oyarce, M. Campos-Mora, T. Gajardo-Carrasco e K. Pino-Lagos, "Vitamin C Fosters the In Vivo Differentiation of Peripheral CD4+ Foxp3 T Cells into CD4+ Foxp3+ Regulatory T Cells but Impairs Their Ability to Prolong Skin Allograft Survival". *Frontiers in Immunology*, v. 9, p. 112, 2018; E. Nikolouli et al., "Alloantigen-Induced Regulatory T Cells Generated in Presence of Vitamin C Display Enhanced Stability of Foxp3 Expression and Promote Skin Allograft Acceptance". *Frontiers in Immunology*, v. 8, p. 748, 2017.

45. D. Wu, J. Wang, M. Pae e S. N. Meydani, "Green Tea EGCG, T Cells, and T Cell-Mediated Autoimmune Diseases". *Molecular Aspects of Medicine*, v. 33, n. 1, pp. 107-18, 2012.

46. D. Wu, J. Wang, M. Pae e S. N. Meydani, "Green Tea EGCG, T Cells, and T Cell-Mediated Autoimmune Diseases". *Molecular Aspects of Medicine*, v. 33, n. 1, pp. 107-18, 2012.

47. D. Wu, "Green Tea EGCG, T-Cell Function, and T-Cell-Mediated Autoimmune Encephalomyelitis". *Journal of Investigative Medicine*, v. 64, n. 8, pp. 1213-9, 2016.

48. K. Sayama et al., "Inhibitory Effects of Autoimmune Disease by Green Tea in MRL-Faslprcg/Faslprcg Mice". *In Vivo*, v. 17, n. 6, pp. 545-52, 2003.

49. Fornecido por Kisaku-en, Shizuoka, Japão.

50. P. Y. Tsai et al., "Epigallocatechiomega-3-Gallate Prevents Lupus Nephritis Development in Mice via Enhancing the Nrf2 Antioxidant Pathway and Inhibiting NLRP3 Inflammasome Activation". *Free Radical Biology and Medicine*, v. 51, n. 3, pp. 744-54, 2011.

51. H. R. Kim et al., "Green Tea Protects Rats against Autoimmune Arthritis by Modulating Disease-Related Immune Events". *Journal of Nutrition*, v. 138, n. 11, pp. 2111-6, 2008; P. Hsu et al., "IL-10 Potentiates Differentiation of Human Induced Regulatory T Cells via STAT3 and Foxo1". *Journal of Immunology*, v. 195, n. 8, pp. 3665-74, 2015.

52. Z. Shamekhi et al., "A Randomized, Double-Blind, Placebo-Controlled Clinical Trial Examining the Effects of Green Tea Extract on Systemic Lupus Erythematosus Disease Activity and Quality of Life". *Phytotherapy Research*, v. 31, n. 7, pp. 1063-71, 2017.

53. R. N. Carmody et al., "Genetic Evidence of Human Adaptation to a Cooked Diet". *Genome Biology and Evolution*, v. 8, n. 4, pp. 1091-103, 2016.

54. R. Peltonen et al., "Faecal Microbial Flora and Disease Activity in Rheumatoid Arthritis during a Vegan Diet". *British Journal of Rheumatology*, v. 36, n. 1, pp. 64-8, 1997.

55. M. Saresella et al., "Immunological and Clinical Effect of Diet Modulation of the Gut Microbiome in Multiple Sclerosis Patients: A Pilot Study". *Frontiers in Immunology*, v. 8, p. 1391, 2017.

56. K. M. Danikowski, S. Jayaraman e B. S. Prabhakar, "Regulatory T Cells in Multiple Sclerosis and Myasthenia Gravis". *Journal of Neuroinflammation*, v. 14, n. 1, p. 117, 2017.

57. G. G. Konijeti et al., "Efficacy of the Autoimmune Protocol Diet for Inflammatory Bowel Disease". *Inflammatory Bowel Diseases*, v. 23, n. 11, pp. 2054-60, 2017.

58. E. Scaioli et al., "Eicosapentaenoic Acid Reduces Fecal Levels of Calprotectin and Prevents Relapse in Patients with Ulcerative Colitis". *Clinical Gastroenterology and Hepatology*, v. 16, n. 8, pp. 1268-75, 2018.

11. A ESTRUTURA 5 × 5 × 5: COMER PARA VENCER DOENÇAS [pp. 291-316]

1. A campanha do prato limpo foi iniciada pelo presidente norte-americano Woodrow Wilson em 1917 durante um período de escassez de alimentos no tempo da Primeira Guerra Mundial. Foi designada como um "clube" pelo presidente norte--americano Harry S. Truman em 1947, para estimular a conservação de alimentos por parte dos norte-americanos a fim de ajudar os europeus a se recuperarem da falta de alimentos após a Segunda Guerra Mundial. Sua intenção nunca foi incentivar altas cargas calóricas.

2. L. M. Redman et al., "Metabolic Slowing and Reduced Oxidative Damage with Sustained Caloric Restriction Support the Rate of Living and Oxidative Damage Theories of Aging". *Cell Metabolism*, v. 27, n. 4, pp. 805-815.e4, 2018.

12. REPENSANDO A COZINHA [pp. 317-36]

1. M. I. Greenburg e D. Vearrier, "Metal Fume Fever and Polymer Fume Fever". *Clinical Toxicology*, v. 53, n. 4, pp. 195-203.

2. E. Verzelloni, D. Tagliazucchi e A. Conte, "From Balsamic to Healthy: Traditional Balsamic Vinegar Melanoidins Inhibit Lipid Peroxidation during Simulated Gastric Digestion of Meat". *Food and Chemical Toxicology*, v. 48, n. 8-9, pp. 2097-102, 2010; R. Del Pino-García, M. L. González-SanJosé, M. D. Rivero-Pérez e P. Muñiz, "Influence of the Degree of Roasting on the Antioxidant Capacity and Genoprotective Effect of Instant Coffee: Contribution of the Melanoidin Fraction". *Journal of Agricultural and Food Chemistry*, v. 60, n. 42, pp. 10530-9, 2012.

3. N. H. Budak et al., "Effects of Apple Cider Vinegars Produced with Different Techniques on Blood Lipids in High-Cholesterol-Fed Rats". *Journal of Agricultural and Food Chemistry*, v. 59, n. 12, pp. 6638-44, 2011.

4. D. Suresh e K. Srinivasan, "Tissue Distribution and Elimination of Capsaicin, Piperine, and Curcumin following Oral Intake in Rats". *Indian Journal of Medical Research*, v. 131, pp. 682-91, 2010.

5. "Food Storage: Dry Beans". Utah State University Extension. Disponível em: <https://extension.usu.edu/foodstorage/howdoi/dry_beans>.

6. "How Much Arsenic Is in Your Rice?". *Consumer Reports*, 18 nov. 2014. Disponível em: <https://www.consumerreports.org/cro/magazine/2015/01/how-much-arsenic-is-in-your-rice/index.htm>.

7. M. J. Oh et al., "Immunomodulatory Effects of Polysaccharide Fraction Isolated from Fagopyrumesculentum on Innate Immune System". *Biochemical and Biophysical Research Communications*, v. 496, n. 4, pp. 1210-6, 2018.

8. Erol Uman et al., "The Effect of Bean Origin and Temperature on Grinding Roasted Coffee". *Scientific Reports*, v. 6, p. 24483, 2016.

9. A. J. Tonks et al., "A 5.8-kDa Component of Manuka Honey Stimulates Immune Cells via TLR4". *Journal of Leukocyte Biology*, v. 82, n. 5, pp. 1147-55, 2007.

10. L. Li e N. P. Seeram, "Maple Syrup Phytochemicals Include Lignans, Coumarins, a Stilbene, and Other Previously Unreported Antioxidant Phenolic Compounds". *Journal of Agricultural and Food Chemistry*, v. 58, n. 22, pp. 11673-9, 2010.

11. Y. Liu et al., "Isolation, Identification, and Biological Evaluation of Phenolic Compounds from a Traditional North American Confectionery, Maple Sugar". *Journal of Agricultural and Food Chemistry*, v. 65, n. 21, pp. 4289-95, 2017.

12. Sherri A. Mason, Victoria Welch e Joseph Neratko, "Synthetic Polymer Contamination in Bottled Water". Relatório, Department of Geology and Environmental Sciences, Fredonia State University of New York. Disponível em: <https://orbmedia.org/sites/default/files/FinalBottledWaterReport.pdf>.

13. Creatina e creatinina são os precursores de aminos heterocíclicos carcinogênicos na carne.

14. E. Persson et al., "Influence of Antioxidants in Virgin Olive Oil on the Formation of Heterocyclic Amines in Fried Beefburgers". *Food and Chemical Toxicology*, v. 41, n. 11, pp. 1587-97, 2003; M. Gibis, "Effect of Oil Marinades with Garlic, Onion, and Lemon Juice on the Formation of Heterocyclic Aromatic Amines in Fried Beef Patties". *Journal of Agricultural and Food Chemistry*, v. 55, n. 25, pp. 10240-7, 2007; P. V. Nerurkar, L. Le Marchand e R. V. Cooney, "Effects of Marinating with Asian Marinades or Western Barbecue Sauce on PhIP and MeIQx Formation in Barbecued Beef". *Nutrition and Cancer*, v. 34, n. 2, pp. 147-52, 1994.

15. R. D. Semba, E. J. Nicklett e L. Ferrucci, "Does Accumulation of Advanced Glycation End Products Contribute to the Aging Phenotype?". *Journal of Gerontology Series A: Biological Sciences and Medical Sciences*, v. 65, n. 9, pp. 963-75, 2010.

13. ALIMENTOS EXCEPCIONAIS [pp. 337-49]

1. As flores são fontes poderosas de saúde, contendo até dezesseis vezes mais polifenóis bioativos do que o repolho, a salsa ou o salsão. Elas possuem espinasterol, um bioativo que ajuda a proteger células contra o dano ao DNA de substâncias chamadas genotoxinas. O espinasterol inibe a angiogênese e comprovou matar células de câncer de mama e de ovário. Essas flores também são uma fonte de vitamina C, que é imunoestimulante, e de carotenoides, que dão às flores sua cor laranja-viva. E. N. Aquino-Bolanos et al., "Physicochemical Parameters and Antioxidant Compounds in Edible Squash (*Cucurbita pepo*) Flowers Stored under Controlled Atmospheres". *Journal of Food Quality*, v. 36, pp. 302-8, 2013; I. M. Villaseñor, P. Lemon, A. Palileo e J. B. Bremner, "Antigenotoxic Spinasterol from *Cucurbita maxima* Flowers". *Mutation Research*, v. 360, n. 2, pp. 89-93, 1996; N. K. Sedky et al., "The Molecular Basis of Cytotoxicity of α-Spinasterol from *Ganoderma resinaceum*: Induction of Apoptosis and Overexpression of p53 in Breast and Ovarian Cancer Cell Lines". *Journal of Cellular Biochemistry*, v. 119, n. 5, 2017; G. N. Y. van Gorkom et al., "Influence of Vitamin C on Lymphocytes: An Overview". *Antioxidants*, v. 7, n. 3, 2018.

2. Os extratos da polpa laranja do caqui impedem que células de câncer de cólon e de próstata cresçam. S. B. Park et al., "Anticancer Activity of Calyx of *Diospyros kaki* Thunb. through Downregulation of Cyclin D1 via Inducing Proteasomal Degradation and Transcriptional Inhibition in Human Colorectal Cancer Cells". *BMC Complementary and Alternative Medicine*, v. 17, n. 1, pp. 445, 2017; Y. Ding et al, "Flavonoids from Persimmon (*Diospyros kaki* L.) Leaves Inhibit Proliferation and Induce Apoptosis in PC-3 Cells by Activation of Oxidative Stress and Mitochondrial Apoptosis". *Chemico-Biological Interactions*, v. 275, pp. 210-7, 2017.

3. O *wasabi* contém muitos bioativos, incluindo isotiocianatos, que matam células de câncer de mama e fígado. S. Yano, S. Wu, K. Sakao e D. X. Hou, "Wasabi 6-(methylsulfinyl)hexyl Isothiocyanate Induces Apoptosis in Human Colorectal Cancer Cells through p53-Independent Mitochondrial Dysfunction Pathway". *Biofactors*, 14 maio 2018. doi: 10.1002/biof.1431; Y. Fuke et al., "Wasabi-Derived 6-(methylsulfinyl) Hexyl Isothiocyanate Induces Apoptosis in Human Breast Cancer by Possible Involvement of the NF-κB Pathways". *Nutrition and Cancer*, v. 66, n. 5, pp. 879-87, 2014; P. Z. Trio et al., "DNA Microarray Profiling Highlights Nrf2-Mediated Chemoprevention Targeted by Wasabi-Derived Isothiocyanates in HepG2 Cells". *Nutrition and Cancer*, v. 69, n. 1, pp. 105-16, 2017.

4. Os potentes bioativos do melão-de-são-caetano, como os tripertenos, os alcaloides e os peptídios, também atuam como inseticidas naturais para a planta. Comprovou-se que extratos de sua polpa matam células de câncer de cólon e de mama. Ele pode proteger contra doença cardiovascular reduzindo os lipídios do sangue e até controla o crescimento de células de gordura. O suco de melão-de-são-caetano pode redu-

zir a inflamação diminuindo as células T imunológicas. V. P. Dia e H. B. Krishnan, "BG-4, a Novel Anticancer Peptide from Bitter Gourd (*Momordica charantia*), Promotes Apoptosis in Human Colon Cancer Cells". *Scientific Reports*, v. 6, p. 33532, 2016; J. R. Weng et al., "Cucurbitane Triterpenoid from *Momordica charantia* Induces Apoptosis and Autophagy in Breast Cancer Cells, in Part, through Peroxisome Proliferator-Activated Receptor γ Activation". *Evidence-Based Complementary and Alternative Medicine*, p. 935675, 2013; M. B. Krawinkel et al., "Bitter Gourd Reduces Elevated Fasting Plasma Glucose Levels in an Intervention Study among Prediabetics in Tanzania". *Journal of Ethnopharmacology*, v. 216, pp. 1-7, 2018; M. Cortez-Navarrette et al., "*Momordica charantia* Administration Improves Insulin Secretion in Type 2 Diabetes Mellitus". *Journal of Medicinal Food*, v. 21, n. 7, 2018; Q. Chen e E. T. Li, "Reduced Adiposity in Bitter Melon (*Momordica charantia*) Fed Rats Is Associated with Lower Tissue Triglyceride and Higher Plasma Catecholamines". *British Journal of Nutrition*, v. 93, n. 5, pp. 747-54, 2005; Mahwish et al., "Hypoglycemic and Hypolipidemic Effects of Different Parts and Formulations of Bitter Gourd (*Momordica charantia*)". *Lipids in Health and Disease*, v. 16, n. 1, pp. 211, 2017; D. G. Popovich, L. Li e W. Zhang, "Bitter Melon (*Momordica charantia*) Triterpenoid Extract Reduces Preadipocyte Viability, Lipid Accumulation, and Adiponectin Expression in 3T3-L1 Cells". *Food and Chemical Toxicology*, v. 48, n. 6, pp. 1619-26, 2010; R. Fachinan, A. Yessoufou, M. P. Nekoua e K. Moutairou, "Effectiveness of Antihyperglycemic Effect of *Momordica charantia*: Implication of T-Cell Cytokines". *Evidence-Based Complementary and Alternative Medicine*, p. 3707046, 2017.

5. Os brotos de samambaia contêm altos níveis de vitaminas A e C, que são imunoestimulantes, e bioativos antiangiogênicos como ácidos graxos ômega 3, betacaroteno, ácido gálico, luteína e zeaxantina. Ao menos sete espécies de brotos de samambaia são colhidas como alimento e comidas na França, na Índia, na Indonésia, no Japão e no Nepal, bem como em culturas nativas dos Estados Unidos. Se você não tem experiência, não saia colhendo esses brotos por conta própria, porque muitos são bastante tóxicos. Estudos mostram que a zeaxantina protege contra a degeneração macular e também aumenta a capacidade de células-tronco de regenerar o fígado. O ácido gálico ajuda a promover o crescimento de *Lactobacillus* saudáveis no intestino. J. M. DeLong et al., "The Unique Fatty Acid and Antioxidant Composition of Ostrich Fern (*Matteuccia struthiopteris*) Fiddleheads". *Canadian Journal of Plant Science*, v. 91, pp. 919-30, 2011; Y. Liu et al., "Precise Regulation of miR-210 Is Critical for the Cellular Homeostasis Maintenance and Transplantation Efficacy Enhancement of Mesenchymal Stem Cells in Acute Liver Failure Therapy". *Cell Transplantation*, v. 26, n. 5, pp. 805-20, 2017; R. Pacheco-Ordaz et al., "Effect of Phenolic Compounds on the Growth of Selected Probiotic and Pathogenic Bacteria". *Letters in Applied Microbiology*, v. 66, n. 1, pp. 25-31, 2018.

6. A anandamida também ativa o sistema imunológico dos intestinos, ajuda a equilibrar a homeostase imunológica e mata células de câncer endometrial. G. Pacioni et al., "Truffles Contain Endocannabinoid Metabolic Enzymes and Anandamide".

Phytochemistry, v. 110, pp. 104-10, 2015; N. Acharya et al., "Endocannabinoid System Acts as a Regulator of Immune Homeostasis in the Gut". *Proceedings of the National Academy of Sciences USA*, v. 114, n. 19, pp. 5005-10, 2017; B. M. Fonseca, G. Correia-da--Silva e N. A. Teixeira, "Cannabinoid-Induced Cell Death in Endometrial Cancer Cells: Involvement of TRPv1 Receptors in Apoptosis". *Journal of Physiology and Biochemistry*, v. 74, n. 2, 2018.

7. X. Jiang et al., "The Anti-Fatigue Activities of *Tuber melanosporum* in a Mouse Model". *Experimental and Therapeutic Medicine*, v. 15, n. 3, pp. 3066-73, 2018.

8. A. Rosa et al., "Potential Anti-tumor Effects of *Mugil cephalus* Processed Roe Extracts on Colon Cancer Cells". *Food and Chemical Toxicology*, v. 60, pp. 471-8, 2013; A. Rosa et al., "Effect of Aqueous and Lipophilic Mullet (*Mugil cephalus*) Bottarga Extracts on the Growth and Lipid Profile of Intestinal Caco-2 Cells". *Journal of Agricultural and Food Chemistry*, v. 59, n. 5, pp. 1658-66, 2011.

9. David Tanis, "For Extraordinary Flavor, Add a Few Drops of Squid Ink". *New York Times*, 1º abr. 2016. Disponível em: <https://www.nytimes.com/2016/04/06/dining/squid-ink-risotto.html>.

10. Y. P. Gu et al., "Squid Ink Polysaccharide Prevents Autophagy and Oxidative Stress Affected by Cyclophosphamide in Leydig Cells of Mice: A Pilot Study". *Iranian Journal of Basic Medical Sciences*, v. 20, n. 11, pp. 1194-9, 2017.

11. T. Zuo et al., "Dietary Squid Ink Polysaccharide Could Enhance SIgA Secretion in Chemotherapeutic Mice". *Food and Function*, v. 5, n. 12, pp. 3189-96, 2014; X. Wang et al., "Sepia Ink Oligopeptide Induces Apoptosis of Lung Cancer Cells via Mitochondrial Pathway". *Cell Physiology and Biochemistry*, v. 45, n. 5, pp. 2095-106, 2018; Q. Tang et al., "Dietary Squid Ink Polysaccharides Ameliorated the Intestinal Microflora Dysfunction in Mice Undergoing Chemotherapy". *Food and Function*, v. 5, n. 10, pp. 2529-35, 2014; A. Zong et al., "Anti-metastatic and Anti-angiogenic Activities of Sulfated Polysaccharide of *Sepiella maindroni* Ink". *Carbohydrate Polymers*, v. 91, n. 1, pp. 403-9, 2013.

12. Z. L. Kong et al., "Immune Bioactivity in Shellfish toward Serum-Free Cultured Human Cell Lines". *Bioscience, Biotechnology, and Biochemistry*, v. 61, n. 1, pp. 24-8, 1997.

13. B. M. Popkin et al., "A New Proposed Guidance System for Beverage Consumption in the United States". *American Journal of Clinical Nutrition*, v. 83, n. 3, pp. 529-42, 2006.

14. D. X. Xiang, S. S. Wei e W. Q. Li, "Anticancer Activity and Mechanism of Xanthohumol: A Prenylated Flavonoid From Hops (*Humulus lupulus* L.)". *Frontiers in Pharmacology*, v. 9, p. 530, 2018; R. Costa et al., "Modulation of VEGF Signaling in a Mouse Model of Diabetes by Xanthohumol and 8-Prenylnaringenin: Unveiling the Angiogenic Paradox and Metabolism Interplay". *Molecular Nutrition and Food Research*, v. 61, n. 4, 2017; C. Gallo, K. Dallaglio et al., "Hop Derived Flavonoid Xanthohumol Inhibits Endothelial Cell Functions via AMPK Activation", *Oncotarget*, v. 7, n. 37, pp. 59917-31, 2016; J. S. Samuels, R. Shashidharamurthy e S. Rayalam, "Novel Anti-Obesi-

ty Effects of Beer Hops Compound Xanthohumol: Role of AMPK Signaling Pathway". *Nutrition and Metabolism*, v. 15, p. 42, 2018.

15. O estudo examinou 107998 pessoas. S. Karami, S. E. Daugherty e M. P. Purdue, "A Prospective Study of Alcohol Consumption and Renal Cell Carcinoma Risk". *International Journal of Cancer*, v. 137, n. 1, pp. 238-42, 2015.

16. Os benefícios da cerveja não estão em seu teor alcoólico, mas nos compostos que proporcionam a ela seu sabor peculiar. Por exemplo, um composto no lúpulo é antiangiogênico. Em um estudo espanhol, também, homens que beberam cerveja tiveram um aumento nas células-tronco em sua circulação — mesmo quando bebiam cerveja não alcoólica. G. Chiva-Blanch et al., "The Non-alcoholic Fraction of Beer Increases Stromal Cell Derived Factor 1 and the Number of Circulating Endothelial Progenitor Cells in High Cardiovascular Risk Subjects: A Randomized Clinical Trial". *Atherosclerosis*, v. 233, n. 2, pp. 518-24, 2014.

17. E. Patterson, S. C. Larsson, A. Wolk e A. Åkesson, "Association between Dairy Food Consumption and Risk of Myocardial Infarction in Women Differs by Type of Dairy Food", v. 143, n. 1, pp. 74-9, 2013.

18. K. Nimptsch, S. Rohrmann, R. Kaaks e J. Linseisen, "Dietary Vitamin K Intake in Relation to Cancer Incidence and Mortality: Results from the Heidelberg Cohort of the European Prospective Investigation into Cancer and Nutrition (EPIC-Heidelberg)". *American Journal of Clinical Nutrition*, v. 91, n. 5, pp. 1348-58, 2010; K. Nimptsch, S. Rohrmann e J. Linseisen, "Dietary Intake of Vitamin K and Risk of Prostate Cancer in the Heidelberg Cohort of the European Prospective Investigation into Cancer and Nutrition (EPIC — Heidelberg)". *American Journal of Clinical Nutrition*, v. 87, n. 4, pp. 985- -92, 2008.

19. L. Djoussé et al., "Chocolate Consumption Is Inversely Associated with Prevalent Coronary Heart Disease: The National Heart, Lung, and Blood Institute Family Heart Study". *Clinical Nutrition*, v. 30, n. 2, pp. 182-7, 2011; C. Matsumoto et al., "Chocolate Consumption and Risk of Diabetes Mellitus in the Physicians' Health Study". *American Journal of Clinical Nutrition*, v. 101, n. 2, pp. 362-7, 2015; K. M. Strat et al., "Mechanisms by Which Cocoa Flavanols Improve Metabolic Syndrome and Related Disorders". *Journal of Nutritional Biochemistry*, v. 35, pp. 1-21, 2016; A. Spadafranca, C. Martinez Conesa, S. Sirini e G. Testolin, "Effect of Dark Chocolate on Plasma Epicatechin Levels, DNA Resistance to Oxidative Stress and Total Antioxidant Activity in Healthy Subjects". *British Journal of Nutrition*, v. 103, n. 7, pp. 1008-14, 2010.

20. L. Dugo et al., "Effect of Cocoa Polyphenolic Extract on Macrophage Polarization from Proinflammatory M1 to Anti-Inflammatory M2 State". *Oxidative Medicine and Cellular Longevity*, v. 2017, p. 6293740, 2017.

21. Vários estudos com grandes populações mostraram uma relação entre o consumo de alimentos apimentados e saúde. O estudo na China foi o China Kadoorie Biobank, que envolveu 487375 pessoas em todo o país e mostrou que comer alimentos

picantes ao menos uma vez ao dia era associado a uma redução de 14% no risco de morte por qualquer causa, incluindo câncer, doença cardíaca, AVC, diabetes, doenças respiratórias e infecções. Essa associação também foi observada em um grande estudo norte-americano que examinou os dados do National Health and Nutritional Examination Survey III envolvendo 16179 pessoas. M. Chopan e B. Littenberg, "The Association of Hot Red Chili Pepper Consumption and Mortality: A Large Population-Based Cohort Study", *PLOS One*, v. 12, n. 1, p. e0169876, 2017.

22. C. Kang et al., "Gut Microbiota Mediates the Protective Effects of Dietary Capsaicin against Chronic Low-Grade Inflammation and Associated Obesity Induced by High-Fat Diet". *MBio*, v. 8, n. 3, 2017.

23. S. Kubow et al., "Effects of Simulated Human Gastrointestinal Digestion of Two Purple-Fleshed Potato Cultivars on Anthocyanin Composition and Cytotoxicity in Colonic Cancer and Non-Tumorigenic Cells". *Nutrients*, v. 9, n. 9, 2017; V. Charepalli et al., "Anthocyanin-Containing Purple-Fleshed Potatoes Suppress Colon Tumorigenesis via Elimination of Colon Cancer Stem Cells". *Journal of Nutritional Biochemistry*, v. 26, n. 12, pp. 1641-9, 2015; G. P. Madiwale et al., "Combined Effects of Storage and Processing on the Bioactive Compounds and Pro-Apoptotic Properties of Color-Fleshed Potatoes in Human Colon Cancer Cells". *Journal of Agricultural and Food Chemistry*, v. 60, n. 44, pp. 11088-96, 2012.

24. Esse foi o estudo EPIC, que examinou o consumo de oleaginosas em 478040 pessoas. M. Jenab et al., "Association of Nut and Seed Intake with Colorectal Cancer Risk in the European Prospective Investigation into Cancer and Nutrition". *Cancer Epidemiology, Biomarkers, and Prevention*, v. 13, n. 10, pp. 1595-603, 2004.

25. Temidayo Fadelu et al., "Nut Consumption and Survival in Stage III Colon Cancer Patients: Results from CALGB 89803 (Alliance)". ACCO Meeting Library, 3 jun. 2017. Disponível em: <https://meetinglibrary.asco.org/record/147476/abstract>.

26. A chicória também tem propriedades supressoras do câncer. P. H. Tsai et al., "Dietary Flavonoids Luteolin and Quercetin Suppressed Cancer Stem Cell Properties and Metastatic Potential of Isolated Prostate Cancer Cells". *Anticancer Research*, v. 36, n. 12, pp. 6367-80, 2016.

27. P. Flores, E. Sánchez, J. Fenoll e P. Hellín, "Genotypic Variability of Carotenoids in Traditional Tomato Cultivars". *Food Research International*, v. 100, pt. 3, pp. 510-6, 2017.

28. O mamão é um fruto tropical doce originário da Ásia. A cor laranja vibrante de sua polpa se deve a carotenoides, licopeno e betacriptoxantina, que exerce atividades antiangiogênica, antioxidante e imunoestimulante. R. M. Schweiggert et al., "Carotenoids Are More Bioavailable from Papaya than from Tomato and Carrot in Humans: A Randomised Cross-Over Study". *British Journal of Nutrition*, v. 111, n. 3, pp. 490-8, 2014; S. Pandey, P. J. Cabot, P. N. Shaw e A. K. Hewavitharana, "Anti-Inflammatory and Immunomodulatory Properties of *Carica papaya*". *Journal of Immunotoxicology*, v. 13, n. 4, pp. 590-602, 2016.

15. DOSES DE ALIMENTOS [pp. 389-413]

1. "Lifetime Risk of Developing or Dying from Cancer". American Cancer Society. Disponível em: <https://www.cancer.org/cancer/cancer-basics/lifetime-probability-of-developing-or-dying-from-cancer.html>.

2. "Cancer Stat Facts: Cancer of Any Site". National Cancer Institute. Disponível em: <https://seer.cancer.gov/statfacts/html/all.html>.

3. "Lifetime Risk of Cancer". Cancer Research UK. Disponível em: <http://www.cancerresearchuk.org/health-professional/cancer-statistics/risk/lifetime-risk>.

4. J. X. Moore, N. Chaudhary e T. Akinyemiju, "Metabolic Syndrome Prevalence by Race/Ethnicity and Sex in the United States, National Health and Nutrition Examination Survey, 1988-2012". *Preventing Chronic Disease*, v. 14, p. 160287, 2017.

5. A. Azzarà et al., "Increased Level of DNA Damage in Some Organs of Obese Zucker Rats by γ-H2AX Analysis". *Environmental and Molecular Mutagenesis*, v. 58, n. 7, pp. 477-84, 2017.

6. D. S. Kim et al., "Attenuation of Rheumatoid Inflammation by Sodium Butyrate through Reciprocal Targeting of HDAC2 in Osteoclasts and HDAC8 in T Cells". *Frontiers in Immunology*, v. 9, p. 1525, 2018.

7. Duas histórias de pacientes impressionantes sobre como superaram sua doença autoimune por um transplante de células-tronco foram relatadas na conferência Cellular Horizons (2016), do Vaticano. Suas apresentações podem ser vistas em: <https://www.youtube.com/watch?v=Iafkr-qRnm0>.

8. "Neurodegenerative Diseases". National Institute of Environmental Health Sciences. Disponível em: <https://www.niehs.nih.gov/research/supported/health/neurodegenerative/index.cfm>.

9. "Age-Related Eye Disease Study—Results". National Eye Institute. Disponível em: <https://nei.nih.gov/amd>.

10. M. S. Zinkernagel et al., "Association of the Intestinal Microbiome with the Development of Neovascular Age-Related Macular Degeneration". *Scientific Reports*, v. 7, p. 40826, 2017.

11. "US Approves First Cancer Drug to Use Patient's Own Cells — with $475,000 Price Tag". *Guardian* (ed. amer.), 30 ago. 2017. Disponível em: <https://www.theguardian.com/us-news/2017/aug/30/cancer-drug-kymriah-leukemia-novartis>.

12. Rachael Rettner, "Meet Your Interstitium, a Newfound 'Organ'". *Live Science*, 27 mar. 2018. Disponível em: <https://www.livescience.com/62128-interstitium-organ.html>; Fiona MacDonald, "It's Official: A Brand-New Human Organ Has Been Classified". *Science Alert*, 3 jan. 2017. Disponível em: <https://www.sciencealert.com/it-s-official-a-brand-new-human-organ-has-been-classified>.

APÊNDICE B: AVALIE SEUS RISCOS [pp. 432-48]

1. G. A. Bello, G. G. Dumancas e C. Gennings, "Development and Validation of a Clinical Risk-Assessment Tool Predictive of All-Cause Mortality". *Bioinformatics and Biology Insights*, v. 9, supl. 3, pp. 1-10, 2015.

2. S. S. Khan et al., "Association of Body Mass Index with Lifetime Risk of Cardiovascular Disease and Compression of Morbidity". *JAMA Cardiology*, v. 3, n. 4, pp. 280-7, 2018.

3. "Children's BMI Formula". Centros de Controle e Prevenção de Doenças. Disponível em: <https://www.cdc.gov/healthyweight/assessing/bmi/childrens_bmi/childrens_bmi_formula.html>; "Calculating BMI Using the English System". Centros de Controle e Prevenção de Doenças. Disponível em: <https://www.cdc.gov/nccdphp/dnpao/growthcharts/training/bmiage/page5_2.html>.

4. "United States Cancer Statistics: Data Visualizations". Centros de Controle e Prevenção de Doenças. Disponível em: <https://gis.cdc.gov/grasp/USCS/DataViz.html>.

5. "Diagnosed Diabetes, Age-Adjusted Percentage, Adults with Diabetes — Total". Centros de Controle e Prevenção de Doenças. Disponível em: <https://gis.cdc.gov/grasp/diabetes/DiabetesAtlas.html>.

6. "Countries with the Highest Rates of Diabetes". *World Atlas*. Disponível em: <https://www.worldatlas.com/articles/countries-with-the-highest-rates-of-diabetes.html>.

7. "FDA Allows Marketing of First Direct-to-Consumer Tests That Provide Genetic Risk Information for Certain Conditions". US Food and Drug Administration, 6 abr. 2017. Disponível em: <https://www.fda.gov/newsevents/newsroom/pressannouncements/ucm551185.htm>.

8. Arthur L. Frank, "Taking an Exposure History", in A. M. Pope e D. P. Rail (orgs.). *Environmental Medicine: Integrating a Missing Element into Medical Education*. Washington, DC: National Academies Press, 1995. Disponível em: <https://www.ncbi.nlm.nih.gov/books/NBK231990>.

9. "Secondhand Smoke Is a Health Threat to Pets". *Science Daily*, 3 set. 2007. Disponível em: <https://www.sciencedaily.com/releases/2007/08/070831123420.htm>.

10. S. Manohar et al., "Associations of Rotational Shift Work and Night Shift Status with Hypertension: A Systematic Review and Meta-analysis". *Journal of Hypertension*, v. 35, n. 10, pp. 1929-37, 2017; X. Yuan et al., "Night Shift Work Increases the Risks of Multiple Primary Cancers in Women: A Systematic Review and Meta-analysis of 61 Articles". *Cancer Epidemiology, Biomarkers, and Prevention*, v. 27, n. 1, pp. 25-40, 2018; J. Shilts, G. Chen e J. J. Hughey, "Evidence for Widespread Dysregulation of Circadian Clock Progression in Human Cancer". *PeerJ*, v. 6, p. e4327, 2018.

11. H. Xie et al., "Chronic Stress Promotes Oral Cancer Growth and Angiogenesis with Increased Circulating Catecholamine and Glucocorticoid Levels in a Mouse Model". *Oral Oncology*, v. 51, n. 11, pp. 991-7, 2015; K. Aschbacher et al., "Circulating Angio-

genic Cell Function Is Inhibited by Cortisol In Vitro and Associated with Psychological Stress and Cortisol In Vivo". *Psychoneuroendocrinology*, v. 67, pp. 216-23, 2016.

12. Walter Willet, *Eat, Drink, and Be Healthy: The Harvard Medical School Guide to Healthy Eating*. Nova York: Simon & Schuster, 2001.

Índice remissivo

3-n-butilftalida (NBP), 170-1

a la plancha, 329

abóbora: flores de, 339, 424, 426, 429-30; semente de, 345; Sopa de, 367-8

acessulfame, 219

acetato, 65, 206, 211-3, 218

acetilação, 92-4

ácido 18-betaglicirretínico, 272

ácido benzoico, 217

ácido cafeico, 135, 143-4

ácido clorogênico, 135, 143, 169, 183, 185, 216, 230, 362

ácido elágico: atacando células-tronco cancerígenas, 186; atividade antiangiogênica, 136; efeitos no sistema imunológico, 102, 264

ácido ferúlico, 165

ácido glicirretínico, 272

ácido indolpropiônico, 66

ácido oleico, 141, 146, 263

ácido propiônico, 196, 217

ácido retinoico receptor B2 (RARB2), 237-8

ácido rosmarínico, 240

ácido ursólico, 154

ácido valérico, 217

ácidos graxos de cadeia curta (AGCCS), 65, 71, 78-9, 206, 208, 211-3, 218

ácidos graxos poli-insaturados (PUFAS): como reforço de células-tronco, 162; efeitos protetores ao DNA de, 233; em peixes e frutos do mar, 137; em presun-tos curados ao ar, 141; frutos do mar com altos níveis de, 347; mudança epigenética e, 247

Actinobacteria, 64, 78

açúcar: bebidas adoçadas com açúcar prejudiciais ao DNA, 251; como prejudicial às células-tronco, 180; no sangue, 48, 50, 180

açúcar de bordo (adoçante natural), 326, 334

adaptabilidade (estrutura $5 \times 5 \times 5$), 296-7

adoçantes: artificiais, 219-21, 251; naturais, 272, 326, 334

adrenalina, 211

aférese, 53, 101

agipenina, 260

água de garrafa, 326

aids (síndrome de imunodeficiência adquirida), 100, 114, 118-9, 257

aipo-chinês, 188, 301, 353, 425

Akkermansia municiphila (bactéria): brotos de bambu e, 210; cogumelos e, 214; consumo de sucos de frutas e, 215, 221; *cranberries* e, 71; impacto sobre o sistema imunológico, 116, 190; revestimento mucoso intestinal e, 71; romãs e, 71; visão geral, 78

Albini, Adriana, 126

albumina, 271

alcaçuz, 26, 114, 149, 156, 272-3, 285, 303, 424, 431

alcaparras, 185, 325, 352, 363, 423, 425, 430; *ver também* quercetina álcool: danos às células-tronco causados pelo, 47; no sistema de Pontuação de Risco à Saúde, 442; *ver também* cerveja vinho tinto

alecrim, 154, 240, 323, 361, 369

alergias, 67, 109, 271, 295, 356; alimentares, 69, 77, 117, 193, 207

alho: envelhecido, 260-1, 266; prazo de validade, 334

alimentação consciente, 315; *ver também* dieta

alimentos: com bactérias saudáveis, 194-203, 222; com efeitos epigenéticos, 235-9, 253; com influência positiva sobre o microbioma, 203, 207-19, 222; cuidado com o microbioma, 203-6; estimuladores da angiogênese, 152-4, 157, 425; experimentar novos, 316; frescos, 155, 204-5, 331, 346; hiperglicêmicos, 180; imunocalmantes, 274-8, 285; imunoestimulantes, 259-73, 285; in natura, 204, 207, 226, 229, 231; industrializados, 131, 204; investigando novos, 354-5; na estrutura 5 × 5 × 5, 298-306; na prevenção de doenças, 128; na proteção dos telômeros, 240-7, 253; picantes, 343; práticas alimentares industrializadas, 205; prebióticos, 207-17, 222; prejudiciais ao DNA, 248-52; probióticos, 69-70, 194-204, 222; processados, 204-5, 222, 282, 315; que aumentam o reparo do DNA, 228-35, 253; que matam células-tronco cancerígenas, 181-8; que reforçam as células progenitoras endoteliais (EPC), 163; queimados (evitar), 251, 329; reforço das células-tronco, 162-75, 188; refrigeração de, 331, 333; *ver também* dieta lista de alimentos favoritos (LAF)

alimentos antiangiogênicos: azeite de oliva, 146; bebidas, 142-3; cerveja, 145; chocolate amargo, 148; ervas e especiarias, 149; frutas, 135-7; frutos do mar, 137-9; frutos secos e leguminosas, 147; lista de alimentos favoritos, 423-5; presunto curado ao ar, 141-2; queijo, 146; sobrecoxa de frango, 140; soja, 125-6, 130-1; tomates, 132-3; verduras e legumes, 134; vinho tinto, 144; visão geral, 156

alimentos excepcionais, 337-8, 349; "Achados globais", 337-41; "Artilheiros", 338, 344-6; "De cair o queixo", 338, 341-4; "Destaques do mercado", 338, 346-9

alimentos fermentados: bactérias saudáveis em, 69, 76, 194, 221, 279, 282, 330; dose alimentar, 396

Allison, James, 100

alopecia, 38, 58, 152, 162

Alzheimer, doença de, 16, 34, 38, 52, 57-8, 69, 77, 95, 97, 128, 135, 145, 155, 161, 190, 193, 228, 408, 437, 439

amamentação, 68, 74, 95, 97; no sistema de Pontuação de Risco à Saúde, 444

ameixas, 135, 156-7, 169, 185, 188-9, 300, 332, 345, 393, 423, 426-8, 430

amiloides, resíduos (na doença de Alzheimer), 52

aminoácidos, 234, 329

amino-heterocíclicos (HA), 329

amoras, 16, 102, 136, 156, 186, 188, 229, 264, 285, 300, 332, 387, 393, 423, 426, 430; *ver também* ácido elágico

anandamida, 340

anchovas, 138, 140, 325, 348, 360-1, 393; pasta de, 325, 335

angina, 150

angiogênese, 14; alimentos que estimulam a, 152-4, 157, 425; câncer e, 25-6, 31-2, 128-9; cardiovascular, 36; cérebro e, 36; como os vasos sanguíneos funcionam, 27-31; definição, 9; diabetes e, 404, 406; dieta e, 36-7, 125-6, 154-5; excessiva, 31-4, 38, 128-9; inibidores de, 33; insuficiente, 31, 38, 151-2; lista de alimentos favoritos, 423-5; relação com regeneração, 45; sistema reprodutivo e, 28; terapias que estimulam a, 35; tratamento antiangiogênico, 32; visão geral, 25-6; "zona de Goldilocks" na, 126, 285; *ver também* alimentos antiangiogênicos sistemas de defesa da saúde

Angiogenesis Foundation (EUA): acrescentar alimentos à dieta para reduzir risco, 129; angioprevenção, 126; doses alimentares, 390; estratégia do denominador comum, 9; pesquisas sobre chá, 142; pesquisas sobre vinho tinto, 144

angioprevenção, 126

animais: de estimação (no sistema de Pontuação de Risco à Saúde), 443; estudos com, 416; proteína animal e cuidados com o microbioma, 204; *ver também* carne

ansiedade, 60, 66, 211, 443, 445; efeito do chocolate amargo na, 211 antibióticos: dilema de como usar, 69; revolução antibiótica, 62

anticorpos: células B e, 113; efeitos do consumo de cogumelos sobre os, 260; imunidade adaptativa, 110; no lúpus, 117; produção no baço, 105; reações alérgicas, 117

antígenos, 113, 119-20

antioxidantes, 89, 143, 147, 166, 191, 217, 224-6, 229-31, 233-5, 238, 245, 253-4, 279, 326, 341

apoptose, 89, 165, 182

arônia, 164, 189, 229, 300, 426

arquétipos (estrutura 5 × 5 × 5), 307-13; arquétipo do "jovem astro do rock", 310; arquétipo dos "pais ocupados", 307; arquétipo do "sábio de meia-idade", 311; arquétipo do "viajante frequente", 308

arroz, 198, 334; branco, 166; farelo de, 165, 188, 302, 426; integral, 166, 308, 324, 383; moti, 324; negro, 338; panela elétrica de, 319

arsênico, 87, 440; no arroz, 166, 324

artes marciais mistas (MMA), 296, 309

artrite reumatoide, 33, 38, 77, 97, 116, 118, 194, 228, 258, 274, 279-80, 395, 407, 436

asbesto, 440

asma, 74, 109, 117, 194

Asma, 77

aspargo, 202

aspartame, 219

assar, 329-30; assadeiras, 319

ataques cardíacos, 36, 40, 49-51, 53, 128, 150, 153-4, 158, 160, 167, 187, 193, 239, 241-2, 342, 402-3

aterosclerose, 36, 48, 51, 58, 74, 77, 97, 162, 174, 193, 228, 249, 251, 396-7; alimentos que estimulam as células-tronco e, 165; angiogênese e, 151; doença vascular periférica e, 49; efeitos do vinho tinto sobre, 173; Estudo Multiétnico de Aterosclerose (MESA, Multi-Ethnic Study of Atherosclerosis), 249; feridas crônicas relacionadas a, 35; saúde das células-tronco e, 51

atividade física ver exercícios físicos

atum, 138, 140, 156, 162, 233, 254, 302, 325, 347, 393, 423, 426, 428; ver também peixes

autismo, 53, 55, 58, 74, 77, 95, 97, 162, 228

autoanticorpos, 117, 258-9, 275, 277

avaliação de riscos, 294, 401, 432-3; ver também Pontuação de Risco à Saúde, sistema de

Avastin (medicamento contra o câncer), 33, 127

AVC: agudo, 170, 178; hemorrágico, 144; isquêmico, 36, 151, 161, 170

aviões, exposição a radiação ultravioleta em, 86

azeite de oliva extravirgem (AOEV): azeite de oliva light como mais indicado para stir-fry, 328; como antiangiogênico, 146; como estimulante do sistema imunológico, 263; como exterminador de células-tronco cancerígenas, 184; como item para ter na despensa, 323; cozinhar com, 330; escolha de, 348; para a lista de alimentos favoritos, 303; prazo de validade, 334

bacalhau, 140, 233

Bacillus mycoides (bactéria), 60

baço, 41, 105, 110, 128, 271, 273; como local do sistema imunológico, 105

bactérias: alimentos que contêm bactérias saudáveis, 194-203, 222; principais agentes do microbioma, 78-9; relação entre humanos e, 61-3; ver também bactérias específicas microbioma

Bacteroidetes, 64, 78-9, 196, 214-5

bambu: brotos de, 209-10, 394, 423, 426-8, 430; panela de bambu para cozimento a vapor, 319, 385

banana, 229, 279

Barrett, esôfago de (lesão pré-maligna), 136, 395, 436

Barrinha de chocolate amargo, 356

basófilos, 106

batatas-roxas, 15; como alimento excepcional de cair o queixo, 343; como exterminadoras de células-tronco cancerígenas, 182; dose alimentar, 394; Nhoque de batata-roxa, 374-5; prazo de validade, 334; Sopa de batata-roxa assada, 368-9

bebês, bactérias recebidas durante o parto, 67

bebidas: açúcar em, 251-2, 267; antiangiogênicas, 142-3; com efeitos positivos sobre o microbioma, 215-8; com efeitos protetores do DNA, 142, 229; com poder imunoestimulante, 265-6; consumo excessivo de bebidas alcóolicas, 47; estimuladoras das células-tronco, 172-3,

175; para a lista de alimentos favoritos, 303; *ver também bebidas específicas*; sucos de frutas

benzeno, 87, 440

beringela, 169, 189, 301, 345, 423, 426-8, 430; Beringela grelhada, 362-3; Molho de beringela, 377; *ver também* ácido clorogênico

betacaroteno, 269

beta-D-glucano, 153

bexiga, câncer de, 102, 135, 264, 393-6

Bifidobacteria (bactéria), 60, 65, 76, 78, 116, 208, 211-2

bisfenol A, 87

Blackburn, Elizabeth, 95-6, 247

bomba atômica, 41

branquear (técnica culinária), 327

brasear, 328

brássicas, 209, 235, 392; *ver também* brócolis

brassinina, 134

BRCA, mulheres portadoras da mutação, 237

Briggs, Tom, 32

brócolis: brotos de brócolis como estimulantes do sistema imunológico, 262; como antiangiogênico, 134; doses alimentares, 394; efeitos protetores ao DNA, 231; efeitos sobre o microbioma, 209; Sopa de talos de brócolis e orégano, 364-5

brotos de bambu, 209-10, 394, 423, 426-8, 430

brotos de samambaia, 168, 189, 301, 340, 345, 423, 426-8, 430

Bull, Ephraim, 216

Burt, Richard, 55

butarga, 139-40, 156, 233, 254, 302, 340, 348, 423, 426, 428; *ver também* frutos do mar

butirato, 65, 206, 211-3, 218, 274, 408

bypasses naturais, 36

cabelo, perda de, 152

caçadores-coletores, 61

cacau: como alimento excepcional de cair o queixo, 342; como antiangiogênico, 148; como reforçador das células-tronco, 159; efeito sobre o microbioma, 211; Espaguete com cacau, lula e pimenta, 379-80; *ver também* chocolate amargo

cádmio, 87

café, 169, 185; ácido cafeico, 135, 143-4; cafeteiras, 320; como combatente do encurtamento dos telômeros, 241; como

item para ter na despensa, 324; dose alimentar, 394; efeitos epigenéticos do, 238; moedor de café, 320; prazo de validade, 334

cafeína, 143, 240-1

calorias, restrição de, 177-8, 314

calprotectina, 283

camembert, queijo, 70, 146, 156, 200, 222, 303, 342, 424, 428

camomila, chá de, 143, 156, 303, 345, 423, 426-7, 429-30

Campbell, T. Collin, 245

câncer, 11, 439; angiogênese e, 25-6, 31-2, 128-9; cânceres hereditários, 82, 129; cânceres líquidos, 403-4; cânceres microscópicos, 25-6, 31-2; cânceres microssatélite estáveis (MSS), 234; cânceres MSI-H (alta instabilidade de microssatélite), 101, 234; carcinógenos formados ao grelhar, 251, 329; células-tronco cancerígenas, 181-8; como prejudicial ao DNA, 227; consumo de azeite de oliva e, 147; consumo de cerveja e, 145; consumo de frutos do mar e, 138; consumo de frutos secos e, 148, 343-4; consumo de queijo e, 146; consumo de soja e, 130-1, 236-7; consumo de vinho tinto e, 144; de bexiga, 102, 135, 264, 393-6; de mama, 35, 37-8, 66, 77, 130-1, 137-8, 147, 154, 182, 184, 186, 236-8, 240, 339, 341, 394-8, 434, 439; de pele, 227; de próstata, 38, 96, 104, 133, 141, 146, 148, 185, 247, 339, 400, 434; de pulmão, 38, 87, 135-6, 185, 227, 342, 403; de rim, 38, 145, 342, 395; de sangue, 403; dieta cetogênica para o, 186; disbiose e, 193; efeito de ostras-do-pacífico sobre, 270; efeito sobre o alcaçuz, 273; efeitos da capsaicina sobre, 269; efeitos do ácido elágico sobre o, 264; efeitos do consumo de alho envelhecido, 261; efeitos protetores de frutos do mar sobre o DNA, 233; endometrial, 101; fibrossarcomas, 269; hereditário, 128-9, 227-8, 439; imunidade como proteção contra o, 99; imunidade reforçada na luta contra o, 284; lesões pré-cancerosas, 136, 227; leucemia, 38, 101, 115, 118, 128, 196, 239, 256-7, 403, 411; linfomas, 38, 101, 128, 130, 134, 136, 154, 256, 403; metástase, 32; mielomas, 33, 38, 115, 119, 128, 257, 403; neuropatia periférica devida à qui-

503

mioterapia, 35; países com as maiores taxas de, 438; quimioterapia, 33, 35, 42, 101, 107, 115, 148, 191, 228, 257, 271, 273, 284, 341, 344, 399; radioterapia, 33, 42, 228; relação com o sistema imunológico enfraquecido, 256; sarcomas, 125, 270; sistemas de defesa da saúde contra o, 403-4; transplante de medula óssea, 41-2; *ver também* tratamentos imunoterápicos contra o câncer

câncer colorretal, 135, 138, 140, 143, 145, 148, 169, 182-4, 196, 237, 239, 259, 273, 339, 341, 344, 393, 398, 403; batata-roxa e, 183; consumo de nozes e, 183; consumo de vinho tinto e, 144; efeito da capsaicina sobre o, 270; efeitos do alcaçuz sobre o, 273; efeitos protetores dos frutos do mar sobre o DNA, 234; tratamento antiangiogênico para o, 32

canja de galinha, 255

capilares, 27; *ver também* angiogênese

capsaicina, 269-70, 343

caqui, 339

carboidratos, 176, 186, 192, 221, 405

carcinógenos formados ao grelhar, 251, 329

carne: carnes vermelhas, 125, 193, 245-6, 249-51, 280, 298, 405; escura de frango, 140, 394; comer menos carne para cuidar do microbioma, 204; e comprimento dos telômeros, 249; grelhada, 329; para a lista de alimentos favoritos, 302; processada, 141, 249-50, 343; *ver também* frango

carnosina, 250

carotenoides, 132, 135, 168, 171, 230-1

Carter, Jimmy, 101, 104

castanhas-de-caju, 148, 244, 324, 356-7, 394, 428; *ver também* oleaginosas

castanhas-portuguesas, 102, 157, 176, 186, 189, 243, 254, 285, 302, 343-4, 354, 365-6, 372, 386-7; dose alimentar, 394; Sopa de castanha-portuguesa, 365-6; Trufas de castanha-portuguesa e chocolate amargo, 386-7; *ver também* ácido elágico oleaginosas

cavalinha, 157, 228, 302, 394, 423, 428; *ver também* peixes

caviar (esturjão), 140, 157, 302, 348, 423, 426, 428

cavolo nero (couve-preta), 134

células B (linfócitos), 101, 105-6, 110, 112-6, 120, 256, 269, 272; de memória, 114, 120

células dendríticas, 68, 106, 111, 119, 268, 270

células exterminadoras naturais (NK, linfócitos): células T exterminadoras, 120; efeitos do consumo de alho envelhecido, 261; efeitos do consumo de broto de brócolis, 262; efeitos do consumo de mirtilo, 269; visão geral, 106, 119

células progenitoras endoteliais (EPC), 43; alimentos que reforçam as, 163; colesterol bom (HDL) e, 48; consumo de cerveja e, 173; dieta com alto teor de gordura como prejudicial às, 179; dieta mediterrânea e, 176; efeito da curcumina sobre, 166; no diabetes, 48; regeneração da saúde pelas, 158; saúde cardiovascular e, 50-1; visão geral, 43; *ver também* células-tronco

células T (linfócitos), 106; auxiliares, 106, 112-3, 273; azeite de oliva extravirgem e, 263; citotóxicas, 106, 112; de memória, 120; efeito da infecção por HIV sobre as, 115; efeito do alcaçuz sobre, 272-3; efeitos do consumo de alho envelhecido, 261; exterminadoras naturais, 120; gama-delta, 120, 266-7; imunidade adaptativa, 110; imunidade mediada por células, 112; na glândula timo, 105; reações alérgicas, 118; supressoras (Tregs), 112-3, 281; terapia de células CAR-T, 101; visão geral, 106

células-tronco: açúcar como prejudicial às, 180; adiposas, 53, 180; alimentos que reforçam as, 188; alimentos que reforçam as células-tronco, 162-75, 188; benefícios de fortalecer as, 50-1; cancerígenas, 57, 160, 181-8, 343, 368, 374; causas de danos às, 46-9; cerebrais, 47, 52; condições em que aumentar as células-tronco pode ajudar na cura, 161; de gordura, 168, 179; dieta e, 175-6, 178; doenças em que é a regeneração necessária, 58; em nichos, 43; embrionárias (CTE), 39; fator de recrutamento de célula-tronco (SDF-1), 52, 173; hematopoiéticas (CTH), 43, 52, 106-7, 110; lesão e, 43-5; lista de alimentos favoritos, 425; mesenquimais (CTM), 43; mobilização das, 44; na medicina, 52; padrões alimentares prejudiciais às, 178-81; pele como fonte de, 54; pluripotentes induzidas (IPSC), 54; poder de cura das, 41; relação com angiogênese, 45; visão geral, 39-41; *ver também* regeneração sistemas de defesa da saúde,

cenouras, 228, 345; efeitos protetores ao DNA, 230; Salada morna de folhas de cenoura, 359-60

centeio, 117, 207, 209

cerâmica, utensílios de cozinha de, 319, 321-2, 331

cérebro: angiogênese e, 36; angiogênese insuficiente, 151; células-tronco cerebrais, 52; dieta cetogênica para glioblastoma, 186; dieta com alto teor de gordura como prejudicial ao, 179; efeitos do jejum sobre o, 178; efeitos epigenéticos da curcumina, 239; lesão cerebral aguda, 58, 162; sinais cerebrais, 60

cerejas, 135, 216, 324, 345, 394

cerveja: como alimento excepcional de cair o queixo, 342; como antiangiogênico, 145; como estimulante de células-tronco, 173; dose alimentar, 395

cetogênica, dieta, 186-7

cetonas, 186

cevada, 117, 153, 325

chaleira elétrica, 320

chá: branco, 143; combatendo o encurtamento dos telômeros, 242; como antiangiogênicos, 142; como item para ter na despensa, 324; como reforço das células-tronco, 174; dose alimentar, 395; de camomila, 143, 156, 303, 345, 423, 426-7, 429-30; de jasmim, 143; Earl Grey, 143; efeitos epigenéticos de, 238; efeitos sobre o microbioma, 217-8; *oolong*, 143, 156, 218-9, 222, 242, 303, 324, 353, 423, 427, 429; prazo de validade, 334; preto, 14, 143, 156, 169, 175, 218-9, 222, 303, 335, 345, 395, 424, 426-30; saponinas do chá, 218; *sencha* (chá japonês), 142-3, 156, 303, 424

chá verde, 345; como antiangiogênico, 175; como exterminador de células-tronco cancerígenas, 182; como reforçador de células-tronco, 174; dose alimentar, 395; efeito sobre o microbioma, 217-8; efeitos epigenéticos do, 238; para doença autoimune, 276-8; prazo de validade, 334

checkpoints, inibidores de, 100, 191, 210

cheddar, queijo, 15, 303, 342

chicória, 301, 346

chocolate amargo, 148, 156, 189, 210, 222, 345, 352-3, 424, 426-7, 429-30; ansiedade e, 211; Barrinha de chocolate amargo, 356; Chocolate quente com laranja e gengibre, 357-8; como alimento excepcional de cair o queixo, 342; como antiangiogênico, 148; como estimulador de células-tronco, 159; dose alimentar, 395; efeito sobre o microbioma, 211; Musse de chocolate saudável, 352, 387-8; para a lista de alimentos favoritos, 303; Trufas de castanha-portuguesa e chocolate amargo, 386-7

chucrute, 15, 70, 79, 195-6, 222, 279, 301, 330, 424, 427, 430

chumbo, 440

ciclina D2 (CCND2), 237

ciclofosfamida, 271

ciência por trás do livro, 415-7

cigarro: eletrônico, 441; fumaça de, 46, 87, 231, 441; no sistema de Pontuação de Risco à Saúde, 441; *ver também* tabagismo

circulação: dieta com alto teor de gordura como prejudicial à, 179; efeito da curcumina sobre a, 166; efeito do chá verde sobre, 175

cisteína, 234

citocinas, 45, 55, 109, 118-20

cloreto de vinila, 440

Clostridia histolyticum (bactéria), 218

Clostridium (gênero de bactérias), 80

Clostridium difficile (infecção por uso de antibióticos), 69, 75

Clostridium histolyticum (bactérias), 80

coco: Curry de frango e coco, 380-1; Creme de coco batido, 358

cogumelos: *Akkermansia* (bactéria) e, 214; Cogumelos assados, 361-2; cogumelo-juba-de-leão, 215, 223, 427; cogumelos-de-paris, 214, 259-60, 427, 430; como escolher, 347; como estimulantes do sistema imunológico, 259; efeito sobre o microbioma, 214; efeitos do consumo de cogumelos sobre os anticorpos, 260; efeitos sobre o envelhecimento, 215; escovinhas de, 320; Molho de cogumelos, 377; para a lista de alimentos favoritos, 301; secos, 324, 334; shiitake, 214-5, 222, 260, 285, 301, 324, 347, 353, 427, 430; shimeji-preto, 260, 285, 301, 430; Sopa de cogumelo, 366-7 colesterol: bom (HDL), 48, 141, 169; função das células-tronco e, 47; ruim (LDL), 141, 202

colite ulcerativa, 75, 193, 228, 259, 275, 282, 407; *ver também* doenças inflamatórias intestinais

Collins, Francis, 84

cólon, microbioma no, 67; *ver também* câncer colorretal

comer: com outras pessoas, 315; conscientemente, 315; evitar comida queimada, 251, 329; moderação em tamanho de porções, 314; o que você gosta (na estrutura 5 × 5 × 5), 294; *ver também* alimentos dieta

compostos perfluorados, 440

Conferência Cellular Horizons (Vaticano, 2016), 54

Conferência Unite to Cure (Vaticano, 2018), 55

coração, 36, 53, 90; angina, 150; angiogênese cardiovascular, 36; ataques cardíacos, 36, 40, 49-51, 53, 128, 150, 153-4, 158, 160, 167, 187, 193, 239, 241-2, 342, 402-3; células-tronco cardíacas, 167; efeito do resveratrol sobre o, 167; *ver também* doença cardiovascular

corantes industriais, 440

cordão umbilical, sangue do, 40

cortisol, 211, 445

Cougentakis, Elizabeth, 55

couve, 345; couve-preta (*cavolo nero*), 134; couve-crespa, 426

couve-flor, 134, 156, 209, 223, 279, 301, 370, 424, 427, 429-30; *ver também* crucíferos

Cozido de vegetais de verão, 370-1

cozinha, repensando a: água de garrafa, 326; conservação de frutos do mar, 333; dicas de culinária para promover a saúde, 330; itens de despensa e manutenção, 322-5, 334; livrando-se de utensílios antigos, 321; refrigeração, 331, 333; técnicas básicas de culinária, 327-30; utensílios apropriados, 318, 320-1; visão geral, 317-8, 335

cozinhar em grandes quantidades, 308

cranberries, 156-7, 186, 189, 332, 424-7, 430; *Akkermansia* (bactéria) e, 71; como antiangiogênico, 136-7; como estimuladores do sistema imunológico, 265

Creme de coco batido, 358

Crick, Francis, 84

CRISPR (repetições palindrômicas curtas agrupadas e regularmente interespaçadas), 89

Crohn, doença de, 77, 193, 220, 259, 282, 407, 437; *ver também* doenças inflamatórias intestinais

cromossomos, 82, 85, 95, 240

crucíferos, 134, 209, 237; *ver também* brócolis couve-flor

culinária: ao comer com outras pessoas, 316; cozinhar em grandes quantidades, 308; dicas de como seguir a estrutura 5 × 5 × 5, 310-1; dicas de técnicas promotoras de saúde, 330-1; técnicas básicas de, 327-31

cúrcuma: como reforço de células-tronco, 166; efeitos epigenéticos da, 239

curcumina, 166, 239, 323

Curry de frango e coco, 380-1

curva em U, 400

custos de tratar doenças, 411

damascos, 135, 185, 216, 324, 332, 345, 356-7, 395, 426-7, 429-30; *ver também* drupas

degeneração macular relacionada à idade (DMRI), 33, 54, 138, 161, 168, 409-10; DMRI "úmida", 409

demência, 52, 58, 145, 395

denominadores comuns da saúde, 13

depressão, 58, 69, 74, 77, 79, 95, 97, 190, 199, 228, 435

desacetilação, 92-3

desmetilação, 93, 236

despensa e conservação, itens de, 321-4, 331, 333-5

Desulfovibrio (bactéria), 66, 215, 218

Desulfovibrionaceae (bactérias), 80, 207

diabetes, 11, 77, 97, 439; angiogênese e, 404, 406; angiogênese insuficiente no, 151; ativação dos sistemas de defesa contra o, 404-5; efeito da curcumina sobre o, 166; efeitos no sistema imunológico, 257; função das células-tronco e, 48-9, 161; países e regiões com maiores taxas de, 438; perda de visão relacionada ao, 33, 38; pré-diabetes, 169, 196, 405; suprimento de sangue aos nervos em, 35; tipo 1, 48-9, 116, 257-8, 404, 407, 436-7; tipo 2, 48-9, 66, 193, 397, 405, 436-7

diclorometano, 440

dieta: angiogênese e, 36-7, 125-6, 154-5; asiática, 245-6, 442; ao longo da vida (no sistema de Pontuação de Risco à Saúde), 442; atenuar doença autoimune com, 278-83; células-tronco e, 57, 159-60, 187-8; com alto teor de sal, 180-1; com alto teor de vegetais e baixo de proteína, 280-1; comprimento dos telômeros e, 244-7; crudívora, 279; de baixo índice glicêmico, 180; dietas vivas, 279; do protocolo autoimune, 281-2; efeito sobre o DNA, 89, 91, 97, 224-7, 253; efeito sobre o sistema imunológico, 255-6, 283-5; efeitos sobre o microbioma, 69-73, 76, 190-2, 221-2; matando células-tronco cancerígenas, 182-8; mediterrânea, 37, 97, 176-7, 201, 207, 244-5, 247, 263, 408, 442; microbioma e, 190-2, 221-2; na prevenção de doenças, 126; padrões alimentares que prejudicam as células-tronco, 178-81; paleolítica (paleo), 281-2, 292, 306; papel na saúde, 412; protocolo de eliminação, 281-3; redução de riscos à saúde através da, 447; reforço das células-tronco com a, 175-6, 178; vegana, 37, 278-81, 306; *ver também* alimentos doses alimentares estrutura 5 × 5 × 5

dieta com alto teor de gordura: alimentos que reforçam as células-tronco e, 165; cetogênica, 186-7; como prejudicial ao DNA, 248-9; como prejudicial às células-tronco, 178

dieta ocidental, 72, 126, 207, 281; comprimento dos telômeros e, 245; e sintomas de esclerose múltipla, 280; efeito sobre resposta imunológica, 116; efeitos no microbioma, 72; no sistema de Pontuação de Risco à Saúde, 442

diglicosídeo secoisolariciresinol (SDG), 153-4

dilatação fluxo-mediada (teste de vasos sanguíneos), 159

dioxina, 440

disbiose, 74-5, 77, 117, 193-4, 220

disfunção erétil, 51, 152, 162

DNA (ácido desoxirribonucleico): alimentos com efeitos epigenéticos, 235-9, 253; alimentos prejudiciais ao, 248-52; alimentos protetores dos telômeros, 240-7, 253; alimentos que aumentam o reparo do, 228-35, 253; antioxidantes, 224-6, 253; bebidas; com efeitos protetores do, 142, 229; ciência do, 84-5; como sistema de defesa, 15, 81-3; doenças prejudiciais ao, 97-8, 227-8; efeito da dieta sobre o, 89, 91, 97, 224-7, 253; enzimas de autorreparo no, 88; história do, 83-4; lista de alimentos favoritos, 428-9; mudança epigenética, 82, 90-4; pares de bases, 88; processos de reparo do, 82, 88-9; riscos de danos ao, 86-7; telômeros, 82, 95-6; testagem genética para avaliar o risco à saúde, 439; *ver também* sistemas de defesa da saúde

doces: Musse de chocolate saudável, 352, 387-8; Trufas de castanha-portuguesa e chocolate amargo, 386-7

doença arterial periférica, 38, 58, 151, 161-2; *ver também* angiogênese aterosclerose doença cardiovascular

doença cardiovascular, 11, 439; alimentos antiangiogênicos e, 130; alimentos estimuladores de células-tronco e, 158-9, 165; angiogênese e doença arterial coronariana, 128; angiogênese insuficiente, 150; ativação de sistemas de defesa contra a, 401-2; benefícios de reforçar células-tronco, 50-1; consumo de café e, 241; consumo de cerveja e, 145, 173; consumo de grãos e sementes e, 153; consumo de sobrecoxa de frango e, 141; doença arterial coronariana, 128, 130, 145, 159, 395, 436; efeitos do vinho tinto sobre, 173; isquemia, 150, 179; países e regiões com maiores taxas de, 438; risco genético, 439

doença celíaca, 74, 117, 194, 228, 258, 436, 439

doença de Alzheimer, 16, 34, 38, 52, 57-8, 69, 77, 95, 97, 128, 135, 145, 155, 161, 190, 193, 228, 408, 437, 439

doença de Crohn, 77, 193, 220, 259, 282, 407, 437; *ver também* doenças inflamatórias intestinais

doença de Graves, 118

doença de Parkinson, 53, 58, 74, 77, 97, 161-2, 190, 193, 228, 408, 437, 439

doença vascular periférica, 49, 51, 436; *ver também* angiogênese doença cardiovascular

doenças: alimentação na prevenção de, 12; causadas pela angiogênese excessiva, 128-9; condições em que aumentar as células-tronco podem ajudar na cura, 161; danificando o DNA, 97-8, 227-8; doses alimentares para doenças específicas, 393-7; estatísticas globais de doenças não transmissíveis, 11; estrutura 5 × 5 × 5 para pessoas enfrentando doenças graves, 312; foco no tratamento de saúde, 410; função das células-tronco e, 47-9; imunidade insuficiente e, 114-20; limites do tratamento de, 11; microbioma e, 73-4; proteção contra as principais doenças, 401-10; relacionadas à angiogênese insuficiente, 149-51; relacionadas ao sistema imunológico, 256, 257; *ver também doenças específicas* Pontuação de Risco à Saúde, sistema de

doenças autoimunes, 116-7, 258-9; alimentos atenuantes, 274-8, 285; ativação dos sistemas de defesa contra, 407; danos ao DNA, 228; necessidade de adaptação da dieta, 284; relação com disbiose, 194; Tregs e, 113

doenças crônicas: estresse crônico, 212, 445; feridas crônicas, 35, 161; função de células-tronco e, 48; inflamação crônica, 109, 116, 258-9, 407; proteção contra as maiores doenças, 401-10

doenças inflamatórias intestinais, 193; alimentos que atenuam, 274-5; dieta do protocolo autoimune, 281-3; discussão geral, 193; imunidade superativa, 259; *ver também* inflamações

doenças neurodegenerativas, 11, 408-9, 437, 439

dopamina, 60

doses alimentares: alertas para ter em mente, 398-400; ciência das, 390-8; proteção das maiores doenças, 401-10; visão geral, 389-90

drupas, 135, 185, 326

E. coli (bactéria), 220

Earl Grey (chá), 143

edam, queijo, 146, 156, 303, 342, 397, 424

edamame, 130, 236; *ver também* soja

educação nutricional, 12

efeito parácrino, 45

EGCG *ver* epigalocatequina-3-galato

Eisenberg, David, 12

elagitaninos, 169, 191

eliminação, dietas de, 281-3

endométrio, 28; câncer endometrial, 101

endometriose, 38, 155, 436

ensaio cometa (teste de sangue), 225

Enterococcus faecium (bactéria), 200

enterodiol, 66, 201

enterolactona, 66, 201

envelhecimento: ativação dos sistemas de defesa contra o, 407-9; danos às células-tronco causados pelo, 47, 158; efeitos do consumo de cogumelos sobre o, 215

enzimas, 29, 33, 88, 95, 108, 119, 195, 199-200, 238, 262, 279; e autorreparo do DNA, 88

eosinócitos, 106

epigalocatequina-3-galato (EGCG): efeito antiangiogênico da, 143; efeitos em doenças autoimunes, 276-8; matando células-tronco cancerígenas, 182; mudanças epigenéticas causadas pela, 238

epitélio pigmentar da retina (EPR), 54

equilíbrio: como objetivo da dieta angiopreventiva, 126-7; como objetivo da saúde, 400, 417

Erdman, Susan, 73-4

ervas, 149, 240, 251, 303, 323, 330, 360, 371

escaldar, 328

esclerodermia, 55, 258, 274, 408, 436

esclerose múltipla (EM), 53, 74, 116, 194, 258, 274, 276, 407-8, 436; dieta com alto teor de vegetais e baixo de proteína, 280; efeito do chá verde sobre, 276; recorrente-remitente, 280; visão geral, 117-8, 258

escorredor de metal, 318

escovinhas de cogumelos (utensílio), 320

esôfago de Barrett (lesão pré-maligna), 136, 395, 436

Espaguete com cacau, lula e pimenta, 379-80

esperma, 28, 39, 87, 94; efeito do exercício sobre o, 94

espinafre, 140, 168, 188, 228, 301, 332, 364-5, 426, 430

espinasterol, 339

estatinas, 159-60, 391

esterilização hospitalar, desenvolvimento da, 62

esteroides, 100, 274, 407

estilo de vida: contrabalançando o encurtamento dos telômeros, 246-7; efeito nos telômeros, 97; mudança epigenética relaciona ao, 93-5; redução do risco à saúde através do, 447-8; *ver também* dieta Pontuação de Risco à Saúde, sistema de

estresse, 60, 66, 91, 95-6, 102, 129, 167, 211, 224, 297, 443; crônico, 212, 445; no sistema de Pontuação de Risco à Saúde,

445; transtorno do estresse pós-traumático (TEPT), 95, 98

estrutura 5 × 5 × 5: adaptabilidade e, 296-7; alimentos defensores da saúde na, 299; arquétipos, 307-13; colocando em ação, 297, 299; comer cinco alimentos para cada dia, 306; comer com outras pessoas, 315; comer conscientemente, 315; comer o que você gosta, 294; como usar, 293; compatibilidade com outras escolhas da vida, 306; criação da lista personalizada de cinco alimentos favoritos, 300-4; dicas para incorporar a, 312-6; escolha de cinco alimentos para cada dia, 304-5; experimentar alimentos novos, 316; flexibilidade na, 296; lidar com escolhas não tão saudáveis, 294; modelo de guia de refeição, 350-3; moderação no tamanho das porções, 314; para o "jovem astro do rock", 310; para o "sábio de meia-idade", 311; para o "viajante frequente", 308; para os "pais ocupados", 307; para pessoas enfrentando doenças graves, 312; personalização da, 295; Planilha Diária, 304, 423-31; refeições e lanches na, 299; registro da lista de alimentos favoritos, 304; restrição de calorias, 314; sistemas de defesa da saúde na, 298; sustentabilidade da, 295; uso da, 293; visão geral, 291-3; visão geral das receitas, 354-5; *ver também* receitas

Estudo de Câncer e Dieta de Malmö (Suécia), 50

Estudo de Sete Países, 176

Estudo de Sobrevivência de Câncer de Mama de Xangai, 131

Estudo Multiétnico de Aterosclerose (MESA, Multi-Ethnic Study of Atherosclerosis), 249

estudos clínicos, 53, 398-9, 415-6

estudos laboratoriais, 416

Ewing, sarcoma de, 125

exercícios físicos, 83; consumo de mirtilo após os, 268; efeito sobre o esperma, 94; mudança epigenética relaciona aos, 93; no sistema de Pontuação de Risco à Saúde, 443

exossomas, 45

exposições tóxicas (no sistema de Pontuação de Risco à Saúde), 440

extrato de tomate, 325, 334

facas, 318-9, 385

fagócitos, 108-9, 113, 115

farelo de arroz, 165, 188, 302, 426

farinhas, 324, 334

fast-food, 315, 442

fator de célula-tronco, 51

fator de crescimento endotelial vascular (VEGF), 35, 44, 153

fator de recrutamento de célula-tronco (SDF-1), 52, 173

fatores de crescimento, 29-31, 34-5, 44-5, 153

fatores de sobrevivência (proteínas), 30, 45

febre da fumaça do polímero, 321

feijões, 148, 213, 228-9, 323, 334, 370-1, 408; *ver também* leguminosas

feridas, 49, 56; angiogênese insuficiente, 151; angiogênese relacionada a, 28; células-tronco no tratamento de, 55; crônicas, 35, 161

ferro fundido, utensílios de cozinha de, 319, 321, 327, 331

ferro heme (na carne vermelha), 250

fetos: angiogênese e, 28; bactérias transferidas da mãe para o, 67; células-tronco embrionárias (CTE), 39; síndrome do alcoolismo fetal, 47

fibras dietéticas, 65, 71, 75, 153-4, 165, 196, 198, 204-6, 209, 221, 226, 243, 259, 263, 442

fibrossarcomas, 269

Firmicutes (bactéria), 64, 78-80, 196, 198, 206, 212, 214-5

fitoestrogênios, 131

flavanóis, 159, 211-2

flores de abóbora, 339, 424, 426, 429-30

fogo brando, cozinhar em, 328

formaldeído, 87, 440

forno elétrico, 319

Fotsis, Theodore, 125-6, 130

framboesas-pretas, 136, 169, 264, 395, 426, 430

frango: canja de galinha, 255; como antiangiogênico, 140; Curry de frango e coco, 380-1; dose alimentar, 394; Frango com hortelã em molho de peixe, 382-3

Franklin, Rosalind, 84

frituras, 246, 249, 331, 442

frutas, 332; antiangiogênicas, 135-7; para a lista de alimentos favoritos, 300; refrigeração de, 331; secas, 154, 324, 335;

509

silvestres, 136, 164, 169, 182, 229, 254, 303, 326, 429; *ver também* sucos de frutas

frutos do mar: como antiangiogênicos, 137-9; conservação de, 333; dose alimentar, 397; efeitos protetores ao DNA de, 233-5; enlatados, 325, 335, 347; entre os "achados globais" dos alimentos excepcionais, 340-1; escolha de, 347; Espaguete com cacau, lula e pimenta, 379-80; Mariscos a la plancha, 383-4; mariscos vivos, 333; navalha, 341; ômega 3 (ácido graxo) em, 137, 139, 347; para a lista de alimentos favoritos, 302; Peixe no vapor com gengibre, 384-5

frutos secos, 148, 176, 183, 204, 221, 344, 398

ftalato de dietila, 87

fumaça de cigarro, 46, 87, 231, 441; no sistema de Pontuação de Risco à Saúde, 441

fungos, 59, 167, 214, 340; para a lista de alimentos favoritos, 301; *ver também* cogumelos

galinha, canja de, 255

GALT (tecido linfático associado ao intestino), 115, 284

garrafas de água, 326

Gawande, Atul, 289

Gene Expression Modulation by Intervention with Nutrition and Lifestyle (GEMINAL), 246-7

gênero/sexo (no sistema de Pontuação de Risco à Saúde), 434

genes, 85; genoma humano, 84-5; mutações nos, 82; prejudiciais, 93, 97, 226; risco genético (no sistema de Pontuação de Risco à Saúde), 439; supressores de tumores, 237-8, 240; *ver também* DNA

gengibre, 166, 196, 198, 332, 353, 358, 385; Chocolate quente com laranja e gengibre, 357-8; Peixe no vapor com gengibre, 384-5

genisteína, 125, 130-1, 185, 236

Geotrichum candidum (fungo), 70

gerações futuras: efeito do exercício sobre, 94; efeito dos danos ao DNA sobre, 88; relação com microbioma, 72

germofobia, 62

gestação: angiogênese durante, 28; bactérias transferidas da mãe para o feto, 67; células-tronco no feto durante a, 39

ginseng, 154

glaribidina, 272

glicose, 65, 78, 116, 186-7, 191, 197, 202, 208, 211, 219-20, 258, 272, 406, 439; tolerância à, 197-8, 210, 220

glioblastoma, 186, 187

glóbulos brancos, 106-7, 225, 228, 232-3, 242, 245-7, 249, 269, 403

glóbulos vermelhos, 40

glucosilonatos, 195

glutationa, 234-5, 238

glutationa-S-transferase (GSTP1), 238

glúten, 16, 117, 259, 292, 306, 324

goiaba, 232, 254, 276, 285, 300, 424, 429-30

goji berries, 168

gorduras: prejudiciais ao DNA, 248; prejudiciais às células-tronco, 179; saturadas, 146, 165, 176, 179-80, 245, 248-50, 280, 442; *ver também* ácidos graxos poli-insaturados (PUFAS)

gouda, queijo, 79, 146, 156, 199-200, 222, 303, 342, 353, 424, 428

grãos integrais, 428; como item para ter na despensa, 325; dose alimentar, 397; efeito sobre o microbioma, 207; para a lista de alimentos favoritos, 302; prazo de validade, 335; reforço de células-tronco, 164

Graves, doença de, 118

grelhar, 329

gripe, 114, 255, 260-2, 265-6, 284

GSTP1 (glutationa-S-transferase), 238

Gurdon, John B., 54

HA (amino-heterocíclicos), 329

Hachiya (caqui), 339

HAP (hidrocarbonetos aromáticos policíclicos), 329

Harvard Health Professionals Follow-Up Study, 133

Hashimoto, tireoidite de, 119, 258

Helicobacter pylori (bactéria), 232-3

hemangiomatose capilar pulmonar, 32

hepatite, 104, 436; hepatite B, 115, 118, 257; hepatite C, 115, 118, 257

hidrocarbonetos aromáticos policíclicos (HAP), 329

hidroxitirosol, 146, 263

hiperglicêmicos, alimentos, 180

hipermetilação, 92

hipertensão, 142, 169, 175, 193, 198, 239, 436

Hipócrates, 23, 123

hipometilação, 92
hipóxia, 29, 46
hipurato, 66, 211, 214
histamina, 108, 119
histonas, 91-2
histórico familiar (no sistema de Pontuação de Risco à Saúde), 437
histórico médico (no sistema de Pontuação de Risco à Saúde), 435
HIV (vírus da imunodeficiência humana), 114-5, 119, 257
"holobionte", 59
homeostase, 26, 127, 143, 274, 417
Homo sapiens, 61
Honjo, Tasuku, 100
hormese, 400
hormônios de saciedade, 314
hortelã: Frango com hortelã em molho de peixe, 382-3
hospitais, comer em, 313
HPV (vírus do papiloma humano), 104-5, 118, 257, 436

idade (no sistema de Pontuação de Risco à Saúde), 434
idade da morte dos pais (no sistema de Pontuação de Risco à Saúde), 445
imunidade *ver* sistema imunológico
imunodeficiências, 114-6; congênitas, 115; aids (síndrome de imunodeficiência adquirida), 100, 114, 118-9, 257; primárias, 115; SCID (imunodeficiências combinadas graves), 115, 118, 258
imunoterapia *ver* tratamentos imunoterápicos contra o câncer
índice de massa corporal (IMC), 434
indígenas, 250
individuais, respostas, 399
indole-3-carbinol, 134
infecções do trato urinário (ITUS), 265
inflamações: alimentos que acalmam as, 274-8, 285; crônicas, 109, 116, 258-9, 407; dieta do protocolo autoimune para, 281-2; dieta paleo e, 281; efeito das ostras-do-pacífico sobre, 271; efeito do consumo de mirtilos sobre, 268; papel no sistema imunológico inato, 109; *ver também* doenças inflamatórias intestinais
inibidor tecidual de metaloproteinase (TIMP), 239
inibidores de angiogênese, 33; *ver também* alimentos antiangiogênicos

inibidores de *checkpoints*, 100, 191, 210
insulina, 48, 116, 171, 206, 258, 267, 272, 404
interferon, 109; alfa, 32; gama, 266
interleucina-10, 109, 263
interleucina-7, 273
interstício, 411
intestino: como local do sistema imunológico, 106, 116-7; microbioma no, 68, 73; revestimento mucoso do, 67, 71, 181, 213; tecido linfático associado ao intestino (GALT), 115, 284; "vazamento intestinal", 207-8; *ver também* microbioma
Investigação Prospectiva Europeia sobre Câncer e Nutrição (EPIC), 136, 138, 144, 146, 148
ioga, 96, 247
iogurte, 63, 70, 76, 196, 200-2, 222, 268, 303, 352-3, 368-9, 396, 428
iPSC (células-tronco pluripotentes induzidas), 54
isoflavonas, 130, 236-7
isolicritina, 272
isopor, copos de, 322
isotiocianatos, 195
isquemia, 150-1, 176, 179; teste de hiperemia reativa à, 176; úlceras isquêmicas de perna, 49

jamón ibérico de bellota, 141
jasmim, chá de, 143
jejum, 107, 178, 255, 315
Jenner, Edward, 104
"jovem astro do rock", arquétipo do, 310
junk food, 74, 221, 442-3

kaempfrol, 134
Kangxi, imperador chinês, 103
Keys, Ancel, 176
Keytruda (medicamento contra o câncer), 101-2, 104
kimchi, 15, 66, 70, 196-8, 222, 301, 330, 396, 424, 428, 430
kiwi, 208, 222, 230, 254, 300, 332, 345, 353, 408, 424, 426, 428-30
Kossel, Albrecht, 84
Kryia Yoga, 96

Lachnospiraceae (bactéria), 281
lacinato (couve-preta), 134
Lactobacillus (bactérias), 64, 116; aumento com o consumo de kiwi, 208; *L. bulga-*

ricus, 63; *L. casei*, 79, 199, 201; *L. planta-*
rum, 60, 66, 70, 79, 195-6, 199; *L. reuteri*,
73-4, 79, 201-3, 219; *L.rhamnosus*, 60, 79,
199, 201
lanches (na estrutura 5 × 5 × 5), 299
laranjas: Chocolate quente com laranja
e gengibre, 357-8; dose alimentar, 396;
efeitos protetores ao DNA, 225; suco de,
225-6, 229
laticínios, 79, 200, 246, 249, 280, 282;
para a lista de alimentos favoritos, 303
L-carnitina, 250
Lee, Bruce, 296
legumes *ver* verduras e legumes
leguminosas, 61, 79, 176, 204, 206, 245,
280, 323; *ver também* feijões
leite cru, queijo de, 199
leite materno, 31, 68, 444
Lentibacillus kimchi (bactérias), 196
lesão tissular profunda, 56
leucemia, 38, 101, 115, 118, 128, 196, 239,
256-7, 403, 411
leucócitos *ver* glóbulos brancos
Leuconostoc mesenteroides (bactérias), 70
Li, William W., 9, 34, 56, 390
lichia, 135
licopeno, 132-3, 232-3, 325, 328, 331, 347,
378; efeitos protetores ao dna, 232; fontes de, 347; risco de câncer de próstata
e, 133; *trans*-licopeno, 133
lignanas, 153, 201-2, 207
limão: Vinagrete clássico de limão, 360-1
limpar o prato, evitar a tentação de, 313
linfócitos, 106, 270; *ver também* células exterminadoras naturais células B células T
linfomas, 38, 101, 128, 130, 154, 256, 403;
linfoma difuso de células B, 101; não
Hodgkin, 134, 136
lipídios, 65, 93, 143, 150, 197, 211
liquidificador, 320
lista de alimentos favoritos (LAF): atualização periódica, 316; comer cinco alimentos por dia, 306; criação da, 300-4;
escolha de cinco alimentos por dia, 304,
306; para pessoas que enfrentam doenças graves, 312; Planilha Diária, 423-31;
registro, 304; visão geral, 293
Lister, Joseph, 62
lula, 334; Espaguete com cacau, lula e pimenta, 379; tinta de, 139, 156, 163, 302,
324, 341, 345, 425, 427-9, 431; *ver tam-*
bém frutos do mar

lúpus (lúpus eritematoso sistêmico), 98, 119,
394-7; alimentos que contêm vitamina C
para o, 116-7, 228, 258, 274-8, 393, 407,
436; benefícios do chá verde sobre o, 277
luteína, 134-5, 269
luteolina, 185

macadâmia, 147, 156, 244, 254, 302, 344,
396, 424, 429
macarrão *ver* massas
maçãs, 135-6, 185, 347, 390
macrófagos, 29, 106, 108, 119
mães, moldando o microbioma do bebê, 67
magnésio, 228
mama, câncer de, 35, 37-8, 66, 77, 130-1,
137-8, 147, 154, 182, 184, 186, 236-8, 240,
339, 341, 394-8, 434, 439
mamão, 254, 300, 324, 347, 429
mangas, 135, 171, 345, 426, 428-30
mangiferina, 171
maple syrup (adoçante natural), 326, 335
marinar, 329-30, 363
mariscos *ver* frutos do mar
Markoff, Katrina, 358
massas: como item despesa a se ter, 324;
Espaguete com cacau, lula e pimenta,
379-80; Massa com molho de tomate
fresco, 375-7; Massa com talos de alho e
tomate-cereja, 378-9; Nhoque de batata-
-roxa, 374-5; *noodles*, 324, 335; *Pesto* de
nozes, 373-4; prazo de validade, 335;
Trofie com *pesto* básico, 371-2
mastócitos, 106, 108
McClellan, Mark, 33
McCulloch, Ernest, 41-2
medicamentos/tratamentos medicamentosos: doses, 389; limites de, 11; *versus*
segurança da dieta, 126-7; *versus* tratamentos alimentares, 391
medicina personalizada, 82, 399
médicos: avaliação de risco à saúde feita
por, 432-3; consultar sobre dieta, 399
meditação, 95
medula óssea: células mononucleares da
medula óssea (CM-MO), 43; células-tronco na, 42-4, 53; como local do sistema
imunológico, 105; transplante de, 41-2
Meihaus, Grace, 55
mel, 326, 335
melancia, 232, 254, 300, 332, 347, 424, 429
melanoma, 87, 101, 104, 129, 134, 256, 271,
437, 439

melão-de-são-caetano, 300, 339-40, 426

memória, 47, 179, 218; células B de, 114, 120; células T de, 120

menaquinona (vitamina K2), 140-1, 146, 196, 199, 342

Mendel, Gregor, 83

mercúrio, 440; níveis de mercúrio em peixes, 138, 233, 347

mesentério, 411

meta-análise, 138, 241

metabolismo, 48, 78, 161, 177, 186, 191, 207-8, 211, 221, 267, 340, 404; *ver também* síndrome metabólica

metabolitos, 15, 60, 65-6, 70, 192, 206, 211, 217, 221, 274

metal, utensílios de, 318, 320-1, 327, 329, 331, 381, 385

metástase, 32

Metchnikoff, Ilya, 63, 201

metilação, 91-3, 236-7, 249

miastenia grave, 55

microbioma, 15, 59-61; abordagem diagnóstica, 75; adoçantes artificiais e, 219; alimentos que contêm bactérias benéficas, 194-203, 222; alimentos que exercem influência positiva sobre o, 203-19, 222; cicatrizes no, 72; ciência do, 64-7; comer menos carne para cuidar do, 204; como sistema de defesa, 14; cuidados com o, 204-6; desequilíbrio do, 77, 79, 193; dieta e, 69-73, 76, 190-2, 221-2; diversidade, 70, 72, 214; doenças e, 73-4; efeito de cogumelos sobre o, 214; efeito de nozes sobre o, 212; efeitos de dieta com alto teor de vegetais e baixo de proteína, 280; efeitos do chá verde sobre o, 217-8; efeitos do vinho tinto sobre o, 217; extinção de bactérias do, 72; lista de alimentos favoritos, 425; local do, 67-70; principais agentes do, 78-80; Projeto do Microbioma Humano, 64; relação entre humanos e bactérias, 61-4; saúde de futuras gerações e, 72; sistema imunológico e, 117, 284; sucos de frutas com efeitos positivos sobre o, 191, 215; transplante de microbiota fecal (TMF), 75; visão geral, 59-61; *ver também* sistemas de defesa da saúde

micróglias, 52

micronutrientes, 228

micro-ondas, forno de, 319, 327, 331

microplásticos, 326

microRNAs, 93

microvesículas, 45

mielomas, 33, 38, 115, 119, 128, 257, 403

Miescher, Friedrich, 83

minerais, 228, 409

mirosinase, 262

mirtilos, 136-7, 154, 164, 167, 169, 267-9, 279, 324, 345, 357, 396, 425-6, 428-30

missô, 130, 325, 335

MIST (equipamento terapêutico), 56

mixer, 320

MMA (artes marciais mistas), 296, 309

moderação: estrutura $5 \times 5 \times 5$ e, 314; necessidade de, 144, 400, 442

moedor de café, 320

molhos e pastas, 325; molho chili (molho de pimenta-malagueta), 325; molho Sriracha, 325, 335

monócitos, 106, 108, 119, 281

morangos, 102, 136-7, 156, 230, 276, 279, 285, 300, 333, 387, 396, 424, 426, 429-30; *ver também* ácido elágico

morte dos pais, idade de (no sistema de Pontuação de Risco à Saúde), 445

MSI-H (cânceres de alta instabilidade de microssatélite), 101, 234

MSS (cânceres microssatélite estáveis), 234

mudança epigenética, 90-4; alimentos que influenciam a, 235-9, 253; consumo de gordura e, 248, 249; visão geral, 82

mulheres portadoras da mutação BRCA, 237

Murray, Joseph, 42

músculos, 27, 30-1, 34-5, 39, 42-3, 49, 55, 93, 117, 141, 151, 158, 161-2, 402

Musse de chocolate saudável, 352, 387-8

naftalina, 440

National Health and Nutrition Examination Survey (NHANES, EUA), 241, 243, 251

navalhas (mariscos), 341; *ver também* frutos do mar

NBP (3-n-butilftalida), 170-1

nectarina, 135, 332, 345

neotame, 219

nervos, vasos sanguíneos dos, 34

neurônios, 28, 47, 52, 179, 239

neuropatia periférica, 35

neuropatias, 34-5, 161

neutrófilos, 29, 106, 108, 119

Nhoque de batata-roxa, 374-5

nichos, células-tronco em, 43

noites em claro, 94, 444

noodles, 324, 335

N-óxido de trimetilamina (TMAO), 193, 251

nozes, 16, 396; como antiangiogênicos, 147; como exterminadores de células--tronco cancerígenas, 183; dose alimentar, 396, 398; efeito sobre o microbioma, 212; *Pesto* de nozes, 373-4; *ver também* ácido elágico; oleaginosas

nucleínas, 83

Nurses' Health Study (EUA), 234, 241, 244

obesidade: angiogênese e, 38; ativação de sistemas de defesa contra a, 406; efeito do consumo de broto de bambu sobre, 210; efeito sobre o sistema imunológico, 119; efeitos no sistema imunológico, 257; no sistema de Pontuação de Risco à Saúde, 434

oleaginosas: como alimento excepcional de cair o queixo, 344; como antiangiogênico, 147; como item para ter na despensa, 324; para a lista de alimentos favoritos, 302; para contrabalançar o encurtamento dos telômeros, 243; *Pesto* de nozes, 373-4; Sopa de castanha-portuguesa, 365, 366; tempo de validade, 334; Trufas de castanha-portuguesa e chocolate amargo, 386-7

óleo: evitar reutilização de, 331; evitar superaquecemindo de, 328

óleo de peixe, 162-3, 247

oleocantal, 146, 263

oleuropeína, 146

olhos, 409; efeito de zeaxantina sobre a saúde ocular, 168; epitélio pigmentar da retina (EPR), 54; perda de visão, 33, 38, 54, 117, 138, 155, 161, 405, 409; retina, 33, 54, 90, 168, 409; saúde ocular, 168; *ver também* degeneração macular relacionada à idade (DMRI)

ômega 3 (ácido graxo): como reforço das células-tronco, 162; efeitos protetores ao DNA, 233; em frutos do mar, 137, 139, 347; em presuntos curados ao ar, 141

ômega 6 (ácido graxo), 137-8, 140, 142, 163

oolong (chá), 143, 156, 218-9, 222, 242, 303, 324, 353, 423, 427, 429

órgãos linfáticos, 110

Ornish, Dean, 96, 246, 292

osteoporose, 58, 161

ostras, 229; molho de ostra, 235, 254, 302, 326, 335, 429; ostras-do-pacífico, 156,

234-5, 270, 285, 302; *ver também* frutos do mar

ovalbumina, 271

ovos, 228, 246, 271, 280

óxido nítrico, 172

oxigênio, 14, 26-7, 29-30, 46, 49, 88, 150-1, 153-4, 162, 224, 231, 233, 268

oxitocina, 60, 74, 79, 203, 219

padrão alimentar ao longo da vida (no sistema de Pontuação de Risco à Saúde), 442

pais, idade de morte dos (no sistema de Pontuação de Risco à Saúde), 445

"pais ocupados", arquétipo dos, 307

países/regiões (no sistema de Pontuação de Risco à Saúde), 438

panelas: antiaderentes, 321, 440; de alta qualidade, 319; de ferro, 319; evitar Teflon, 321; panela de bambu para cozimento a vapor, 319, 385; panela de pressão, 321; panela elétrica de arroz, 319; panela elétrica de cozimento lento, 321, 328; *wok*, 243, 319, 327, 329, 381, 383, 385

pão, 202-3, 207, 302; de fermentação natural, 15, 79, 202-3, 222, 302, 352-3, 365, 370-1, 373, 428; *pumpernickel*, 207-8, 222, 302, 428

pao cai (repolho fermentado chinês), 198, 222, 301, 330, 428

Paracelso, 400

paradiclorobenzano, 440

pares de bases (no DNA), 88

Parkinson, doença de, 53, 58, 74, 77, 97, 161-2, 190, 193, 228, 408, 437, 439

Parma, porcos de, 141

parmigiano reggiano, queijo, 141, 199, 222, 303, 342-3, 428

parto, bactérias transferidas para o bebê durante o, 67

passe-vite, 375-6, 387

pastas e molhos, 325; pasta de anchova, 325, 335

p-cresol, 66, 211

peixes: atum, 138, 140, 156, 162, 233, 254, 302, 325, 347, 393, 423, 426, 428; como antiangiogênicos, 138-40; congelados, 333; conservação de, 333; dose alimentar, 397; efeitos protetores ao DNA, 234; enlatados, 325, 335, 347; entre os "achados globais" dos alimentos excepcionais, 340; escolha de, 347; Frango com hortelã em molho de peixe, 382-3; lista de alimentos favoritos, 302; níveis de mercúrio em, 138, 233, 347; óleo de peixe, 162-3, 247; Peixe no vapor com gengibre, 384-5; peixe-espada, 138, 140, 156, 302, 347-8, 397, 424, 426, 429; salmão, 138, 140, 142, 156, 233, 302, 347-8, 352, 397, 424, 426-7, 429; sardinha, 138, 140, 156, 228, 302, 325, 348, 397, 425, 427, 429; tilápia, 140

pele: câncer de, 227; como fonte de células-tronco, 54; úlceras cutâneas, 151

pembrolizumabe (Keytruda), 101-2, 104, 210

peptídios, 234, 270-1

perda de cabelo, 152

perda de visão, 33, 38, 54, 117, 138, 155, 161, 405, 409

pericitos, 30

pernas, 161; angiogênese insuficiente nas, 151; úlceras varicosas, 38, 56, 151

pesquisas epidemiológicas, 390, 398

pêssegos, 135, 157, 169, 189, 216, 222, 300, 326, 332, 345, 397, 424, 427-30

Pesto de nozes, 373-4

Peyer, placas de, 105

Physician's Health Study (EUA), 243

picantes, comidas, 343

pilão, 320

pimentas: molho chili, 325; pimenta-do-reino, 323, 335; pimenta-malagueta, 114, 154, 157, 189, 196, 269-70, 285, 301, 325, 333, 353, 380, 424, 427-8

pinças de metal, 318

pinhões, 324, 374, 424, 429

piperina, 323

placas beta-amiloides (no cérebro), 52

placas de Peyer (no intestino), 105

placas nas artérias e vasos, 128, 165

placenta, 28, 40, 55, 67

plancha, 329

Planilha diária (estrutura 5 × 5 × 5), 304, 423-31

plásticos, 87; evitar utensílios de, 319-22, 326, 331; microplásticos, 326

polifenóis, 66, 78, 135-6, 144, 146-7, 164, 173, 175, 184, 201, 207, 217-8, 229, 238, 264, 323, 326, 347-8

pólipos colorretais, 127, 136, 183, 227

polissacarídio genisteína concentrado (GCP), 130

poluição, 46-7, 224

Pontuação de Risco à Saúde, sistema de,

432-3; amamentação, 444; animais de estimação, 443; condições de risco superalto, 436; consumo de álcool, 442; exercícios físicos, 443; exposições tóxicas, 440; histórico familiar, 437; histórico médico, 435; idade, 434; idade da morte dos pais, 445; índice de massa corporal (IMC), 434; nível de atividade física, 443; nível de estresse, 445; onde você mora, 438; padrão alimentar ao longo da vida, 442; pontuação total, 446; risco genético, 439; sexo (gênero), 434; tabagismo, 441; trabalho no turno da noite, 444; visão geral, 432-3; zona amarela, 294, 447; zona verde, 448; zona vermelha, 294, 446

porcos: de Parma, 141; ibéricos, 141; presunto curado ao ar, 141-2

potes para guardar comida, 320

prazo de validade de itens de despensa, 334-5

prebióticos: ácidos graxos de cadeia curta (AGCCS), 65; alimentos como, 207-17, 222; atenuar inflamação com, 274; lignanas, 153, 201; visão geral, 70

pré-câncer, 136, 227

pré-diabetes, 169, 196, 405

PREDIMED (estudo), 201-2, 243

pressão: cozimento na, 328; panela de, 321

presunto curado ao ar, 141-2

prevenção de doenças: angiogênese e, 37, 126-7; cânceres hereditários, 129; dieta na, 126-7, 410; poder da, 412

Prevotella (bactérias), 79, 213

Priestley, Joseph, 251

probióticos: alimentos como, 69-70, 194-204, 222; *Lactobacillus reuteri* (*L. reuteri*), 73-4, 79, 201-3, 219; suplementos, 76, 78-9

produtos finais de glicação avançada (AGES, *advanced glycation end products*), 250, 331

progenitoras de oligodendrocitos (células-tronco cerebrais), 47, 52

Projeto China-Cornell-Oxford, 245

Projeto do Microbioma Humano, 64

Projeto Genoma Humano, 64, 84

propionato, 65, 206, 213, 218

prosciutto di Parma, 141-2, 343

próstata, câncer de, 38, 96, 104, 133, 141, 146, 148, 185, 247, 339, 400, 434

Prostate, Lung, Colorectal and Ovarian Cancer Screening Trial (EUA), 145

proteína de ocultação (PD-L1), 264-5
Proteobacteria, 64, 78, 80, 206
psoríase, 33, 38, 74, 77, 116, 119, 259
PubMed (sistema de busca), 354-5, 416
PUFAS *ver* ácidos graxos poli-insaturados
pulmão: câncer de, 38, 87, 135-6, 185, 227, 342, 403; hemangiomatose capilar pulmonar, 32

quantidades, cozinhar em grandes, 308
queijo: camembert, 70, 146, 156, 200, 222, 303, 342, 424, 428; câncer e, 146; cheddar, 15, 303, 342; como alimento excepcional de cair o queixo, 342; como antiangiogênico, 146; edam, 146, 156, 303, 342, 397, 424; efeito sobre o microbioma, 70, 199-200; gouda, 79, 146, 156, 199-200, 222, 303, 342, 353, 424, 428; para a lista de alimentos favoritos, 303; parmigiano reggiano, 141, 199, 222, 303, 342-3, 428
queimados, evitar alimentos, 251, 329
quercetina, 134-5, 144, 154, 169, 185
quimioexcitação, 86
quimioterapia, 33, 35, 42, 101, 107, 115, 148, 191, 228, 257, 271, 273, 284, 341, 344, 399

radiação (radioatividade), exposição à, 41, 232
radiação ultravioleta, efeito sobre o DNA, 86, 224
radicais livres, 88-9, 164, 224-6, 230, 233-4, 238
radioterapia, 33, 42, 228
radônio (gás), 87, 441
ralador, 320
Ramsés V (faraó), 103
RARB2 (ácido retinoico receptor B2), 237-8
raspar o prato, evitar a tentação de, 313
reaquecer comida, 331
receitas, 354-5; Barrinha de chocolate amargo, 356; Beringela grelhada, 362-3; Chocolate quente com laranja e gengibre, 357-8; Cogumelos assados, 361-2; Cozido de vegetais de verão, 370-1; Creme de coco batido, 358; Curry de frango e coco, 380-1; Espaguete com cacau, lula e pimenta, 379-80; Frango com hortelã em molho de peixe, 382-3; Mariscos a la plancha, 383-4; Massa com molho de tomate fresco, 375-7; Massa com talos de alho e tomate-cereja, 378-9; Musse

de chocolate saudável, 387-8; Nhoque de batata-roxa, 374-5; Peixe no vapor com gengibre, 384-5; *Pesto* de nozes, 373-4; Salada morna de folhas de cenoura, 359-60; Sopa de abóbora, 367-8; Sopa de batata-roxa assada, 368-9; Sopa de castanha-portuguesa, 365-6; Sopa de cogumelo, 366-7; Sopa de talos de brócolis e orégano, 364-5; *Trofie* com *pesto* básico, 371-2; Trufas de castanha-portuguesa e chocolate amargo, 386-7; Vinagrete clássico de limão, 360-1
recipientes para armazenar alimentos, 320
refeições: guia de refeições (estrutura $5 \times 5 \times 5$), 350-3; na estrutura $5 \times 5 \times 5$, 299; pular, 315
refrigeração de alimentos, 331, 333
refrigerantes, 97, 221, 249, 251-2, 275, 442
regeneração, 14, 23, 41, 43-7, 51-5, 58, 118, 161, 163, 165, 168-9, 171, 174, 178-9, 181, 291, 298, 304, 351, 355, 408-9, 411, 425; alimentos que reforçam as células-tronco, 162-75, 188; benefícios de reforçar células-tronco, 50-1; causas de danos a células-tronco, 46-9; células-tronco cancerígenas exterminadas, 181-8; células-tronco e lesão, 43-5; células-tronco na medicina, 52; como sistema de defesa, 14; condições em que aumentar as células-tronco pode ajudar na cura, 161; dieta e, 57, 158-60, 187-8; doenças em que é a regeneração necessária, 58; efeito da zeaxantina na regeneração de órgãos, 168; lista de alimentos favoritos, 425; padrões alimentares para reforçar a, 175-8; padrões alimentares que prejudicam a, 178-81; poder de cura de células-tronco, 41; relação com angiogênese, 45; visão geral, 39-41; *ver também* células-tronco sistemas de defesa da saúde
relaxamento, 96
remédios *ver* medicamentos/tratamentos medicamentosos
repetições palindrômicas curtas agrupadas e regularmente interespaçadas (CRISPR), 89
resíduos amiloides (na doença de Alzheimer), 52
restaurantes, comer em, 309, 312
restrição calórica, 177-8, 314
resveratrol, 144, 167, 172, 185

retina, 33, 54, 90, 168, 409

Revolução Agrícola, 61, 204

rim, câncer de, 38, 145, 342, 395

risco pessoal *ver* Pontuação de Risco à Saúde, sistema de

RNA (ácido ribonucleico), 93; microRNAs, 93

romãs, 16, 26, 156, 186, 188, 191-2, 215-6, 221, 223, 285, 300, 303, 333, 352, 424, 427-8, 431; *Akkermansia* (bactéria) e, 71; *ver também* ácido elágico

rotavírus, 272

Ruminococcus (bactérias), 79, 213

sacarina, 219

saciedade, hormônios de, 314

sal, 142; dieta com alto teor de, 180-1

Salada morna de folhas de cenoura, 359-60

salmão, 138, 140, 142, 156, 233, 302, 347-8, 352, 397, 424, 426-7, 429; *ver também* peixes

saltear, 328, 331, 346

samambaia, brotos de, 168, 189, 301, 340, 345, 423, 426-8, 430

sangue: açúcar no, 48, 50, 180; cânceres de, 403; colesterol no, 47; do cordão umbilical, 40; remoção de células-tronco do, 53; *ver também* angiogênese vasos sanguíneos

saponinas do chá, 218

sarcomas, 270; fibrossarcomas, 269; sarcoma de Ewing, 125

sardinha, 138, 140, 156, 228, 302, 325, 348, 397, 425, 427, 429; *ver também* peixes

saúde: de futuras gerações em relação ao microbioma, 72; definição de, 23; denominadores comuns da, 13; dicas de culinária para promover, 330-1; equilíbrio como objetivo de, 399-400, 416; foco atual do sistema de saúde, 410-1; função da dieta na, 412; *ver também* sistemas de defesa da saúde Pontuação de Risco à Saúde, sistema de

SCID (imunodeficiências combinadas graves), 115, 118, 258

SDF-1 (fator de recrutamento de células-tronco), 52, 173

SDG (diglicosídeo secoisolariciresinol), 153-4

secoiridoides, 184

selênio, 247

sementes: como item para ter na despensa, 325; contrabalançando o encurtamento dos telômeros, 243; de abóbora, 345; de

girassol, 345; estimuladoras da angiogênese, 153; para a lista de alimentos favoritos, 302; prazo de validade, 335

Semmelweis, Ignaz, 62

sencha (chá japonês), 142-3, 156, 303, 424

serotonina, 60

sexo/gênero (no sistema de Pontuação de Risco à Saúde), 434

shiitake (cogumelo), 214-5, 222, 260, 285, 301, 324, 347, 353, 427, 430

shimeji-preto (cogumelo), 260, 285, 301, 430

shoyu, 130, 335, 353, 382, 384-5

síndrome do alcoolismo fetal, 47

síndrome metabólica: consumo de kimchi e, 196; efeito de framboesas-pretas sobre a, 169; efeito de mirtilo sobre a, 267; relação com o sobrepeso, 406

Singapore Chinese Health Study, 138

sistema imunológico, 15; adaptativo (ou adquirido), 107, 110, 119-20; alimentos que acalmam o, 274-8, 285; alimentos que estimulam o, 259-73, 285; anatomia do sistema imunológico, 105-6; anticorpos e células B, 114-5; azeite de oliva extravirgem como estimulante do, 263; como sistema de defesa, 100-3; como sistema de duas partes, 107; doenças relacionadas ao, 256-7; efeito da dieta sobre o, 255-6, 283-5; imunidade insuficiente e doença, 114-20; imunidade mediada por células, 110-3; inato, 108-10, 119; intestino como local do, 106, 116-7; lista de alimentos favoritos, 430-1; padrões alimentares que atenuam doenças autoimunes, 278-83; primeiros esforços de imunoestimulação, 103-5; principais células e funções, 106-8; reforçado com vacinas, 104; sucos de frutas com poder imunoestimulante, 265-6

sistema reprodutivo, angiogênese no, 28

sistemas de defesa da saúde, 123, 410; falta atual de conhecimento sobre os, 411; na estrutura 5 × 5 × 5, 298; reforço com alimentação, 13; visão holística sobre vencer doenças, 401-10; *ver também* saúde

SmartGut (exame de fezes), 75

SmartJane (exame vaginal), 75-6

sobrecoxa de frango, 140

sobremesas: Musse de chocolate saudável, 352, 387-8; Trufas de castanha-portuguesa e chocolate amargo, 386-7 sobrepeso, 13, 198, 263, 406-7, 434; *ver também* obesidade

sódio, 142, 146, 272

soja: como antiangiogênico, 125-6, 130-1; efeitos epigenéticos da, 236-7; leite de, 130-1, 396, 398; proteína de, 131, 398

sol, exposição do: efeito sobre o DNA, 86

sono, 82, 94

sopas: Sopa de abóbora, 367-8; Sopa de batata-roxa assada, 368-9; Sopa de castanha-portuguesa, 365-6; Sopa de cogumelo, 366-7; Sopa de talos de brócolis e orégano, 364-5

Sriracha (molho), 325, 335

.*stir-fry* (técnica de cozimento), 170, 235, 327-31, 353

Strong Heart Family Study (EUA), 250

sucos de frutas: açúcar em, 267; com efeitos positivos sobre o microbioma, 191, 215; com efeitos protetores do DNA, 225-6, 229; com poder imunoestimulante, 265-6; de *cranberry*, 265; de laranja, 225-6, 229; de uva Concord, 216; para a lista de alimentos favoritos, 303; silvestres, 229, 429; *ver também* frutas

sucralose, 219-20

sulfeto de hidrogênio, 66-7, 80, 207, 209, 218

sulforafanos, 134, 237-8, 262

suplementos: alimentares, 73, 126, 225, 231, 409; probióticos, 76-9

sustentabilidade da estrutura 5 × 5 × 5, 295

tabagismo, 46-7, 87, 99, 160, 173-4, 252, 402, 441; no sistema de Pontuação de Risco à Saúde, 441; passivo, 46, 87

tábua de corte, 319

tacho com tampa, 319

taxas de doenças não transmissíveis, 11

tecido linfático associado ao intestino (GALT), 115, 284

Teflon, evitar panelas com, 321

telomerase, 95-6, 247

telômeros, 82; alimentos que protegem os, 253; alimentos que protegem os, 240-7; efeito da carne processada sobre os, 249; efeito de bebidas adoçadas com açúcar sobre os, 251; papel na defesa da saúde do DNA, 82, 95-6; visão geral, 82

terapia de células CAR-T, 101

terapias biológicas, 281, 283, 407

tetracloreto de carbono, 441

Thomas, E. Donnall, 42

tilápia, 140

Till, James, 41-2

timo (glândula), 105, 110-1, 271, 273

TIMP (inibidor tecidual de metaloproteinase), 239

tinta de lula, 139, 156, 163, 302, 324, 341, 345, 425, 427-9, 431

tireoide, 25, 33, 38, 258

tireoidite de Hashimoto, 119, 258

tirosol, 146

TMAO (N-óxido de trimetilamina), 193, 251

tofu, 130-1, 229, 353, 387-8

tolerância à glicose, 197-8, 210, 220

tolueno, 441

tomates: como antiangiogênicos, 132-3; efeitos protetores ao DNA dos, 232-3; escolha dos, 347; extrato de, 325, 334; Massa com molho de tomate fresco, 375-7; Massa com talos de alho e tomate-cereja, 378-9; prazo de validade, 335; San Marzano, 133, 301, 325, 347, 425, 429; tomate-cereja, 157, 285, 301; tomates-cerejas, 133, 397; tomate-tangerina, 133, 157, 301

toranja, 232, 254, 276, 285, 300, 335, 425, 429, 431

Toscana, couve da, 134

tóxicas, exposições a substâncias (no sistema de Pontuação de Risco à Saúde), 440

trans-licopeno, 133

transplante de microbiota fecal (TMF), 75

transtorno do estresse pós-traumático (TEPT), 95, 98

tratamento antiangiogênico, 32

tratamentos imunoterápicos contra o câncer: ácido elágico e, 102, 264; *Akkermansia* e, 191; função da dieta no efeito estimulante de, 284; visão geral, 101-2, 256

Tregs (células T supressoras), 112-3, 281

Triclosan, 75

trigo integral, 164, 324, 352, 376, 397

Triticum aestivum (trigo comum), 164

Trofie com *pesto* básico, 371, 372

trufas, 340

Trufas de castanha-portuguesa e chocolate amargo, 386-7

tumores: genes supressores de, 237-8, 240

turno da noite, 444

úlceras de pressão (escaras), 38, 56, 152

úlceras varicosas, 38, 56, 151

umami, sabor, 235, 325-6, 366
urolitina A, 191, 215
utensílios de cozinha, 318, 320-1
"útero estéril", ideia de, 67
uvas, 185; suco de uva Concord, 216

vacinas, 104
vagem, 301, 371
vaginal, microbiota, 76
Vagnucci, Anthony, 34
vapor, cozimento a, 135, 202, 231, 319, 327, 330, 341, 384-5; Peixe no vapor com gengibre, 384-5
varíola, 103
vasos sanguíneos: alimentos que estimulam as células-tronco e, 165; dieta mediterrânea e, 177; efeitos epigenéticos da curcumina, 239; função do sistema imunológico inato, 108; função dos, 27-31; regeneração pelas células progenitoras endoteliais, 158; *vasa nervorum*, 34-5; vasos colaterais, 36; *ver também* angiogênese
Vaticano, 54-5, 413
"vazamento intestinal", 207-08
VEGF (fator de crescimento endotelial vascular), 35, 44, 153
Venter, Craig, 84
verduras e legumes: angiogênicos, 134; Cozido de vegetais de verão, 370-1; dicas de culinária promotoras da saúde, 330; dieta baseada em, 245-6, 280-1; para a lista de alimentos favoritos, 301; refrigeração de, 332; vegetais grelhados, 329; verduras mais saudáveis, 346
Verrucomicrobia (bactérias), 78, 214
viagens, escolhas alimentares saudáveis durante, 309
"viajante frequente", arquétipo do, 308
vidro: assadeiras de, 319; utensílios de, 320-1, 323, 326, 331, 377
vinagres: vinagre balsâmico, 323; vinagre de maçã, 323
Vinagrete clássico de limão, 360-1
vinho tinto, 14, 144, 157, 167, 172, 185, 188, 202, 217, 222-3, 303, 425, 427-8, 431,

442; como antiangiogênico, 144; como reforço de células-tronco, 172; dose alimentar, 397; efeitos sobre o microbioma, 217
vírus, 59, 99, 102-3; da gripe, 262; enfraquecendo o sistema imunológico, 257; HIV (vírus da imunodeficiência humana), 114-5, 119, 257; HPV (vírus do papiloma humano), 104, 115, 118, 257, 436; rotavírus, 272
visão, perda de, 33, 38, 54, 117, 138, 155, 161, 405, 409
vitaminas, 165, 323, 409; vitamina A, 228; vitamina B, 79, 228, 250; vitamina C, 225-6, 228, 230, 247, 266, 275-6, 285; vitamina D, 228; vitamina E, 228, 247, 392; vitamina K2 (menaquinona), 140-1, 146, 196, 199, 342
voos de avião, exposição a radiação ultravioleta em, 86

wasabi, 301, 339, 427
Watson, James, 84
wok (panela oriental), 243, 319, 327, 329, 381, 383, 385
Women's Health Study, 138

xanthohumol, 173, 342

Yamanaka, Shinya, 54

zeaxantina, 168, 269
zinco, 229
Zitvogel, Laurence, 191
"zona de Goldilocks" (na angiogênese), 126, 285
zona amarela (no sistema de Pontuação de Risco à Saúde), 294, 447
zona verde (no sistema de Pontuação de Risco à Saúde), 294, 448
zona vermelha (no sistema de Pontuação de Risco à Saúde), 294, 446
Zonas Azuis (de pessoas centenárias no mundo), 315

TIPOGRAFIA Adriane por Marconi Lima
DIAGRAMAÇÃO Osmane Garcia Filho
PAPEL Pólen Soft, Suzano S.A.
IMPRESSÃO Lis Gráfica, setembro de 2019

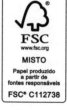

A marca FSC® é a garantia de que a madeira utilizada na fabricação do papel deste livro provém de florestas que foram gerenciadas de maneira ambientalmente correta, socialmente justa e economicamente viável, além de outras fontes de origem controlada.